AF330708

ESSAI PRATIQUE

SUR

L'ACTION THÉRAPEUTIQUE

DES EAUX MINÉRALES.

NANCY, IMPRIMERIE DE RAYBOIS ET Cie.

ESSAI PRATIQUE

SUR L'ACTION

THÉRAPEUTIQUE

DES

EAUX MINÉRALES,

SUIVI D'UN PRÉCIS ANALYTIQUE

DES SOURCES MINÉRO-THERMALES CONNUES,

PAR M. CHENU,

DOCTEUR EN MÉDECINE,

CHIRURGIEN AIDE—MAJOR AU CORPS DES SAPEURS-POMPIERS DE LA VILLE DE PARIS.

> Les médecins éclairés qui consultent toutes les chances
> des uccès pour leurs malades, sont dans la plus grande in-
> certitude lorsqu'il s'agit de les diriger vers une source
> thermale.
> Ils sont étonnés, avec raison, de l'étendue du pouvoir
> que ceux de leurs confrères qui ont écrit sur les eaux mi-
> nérales, accordent aux sources qu'ils décrivent.

TOME PREMIER.

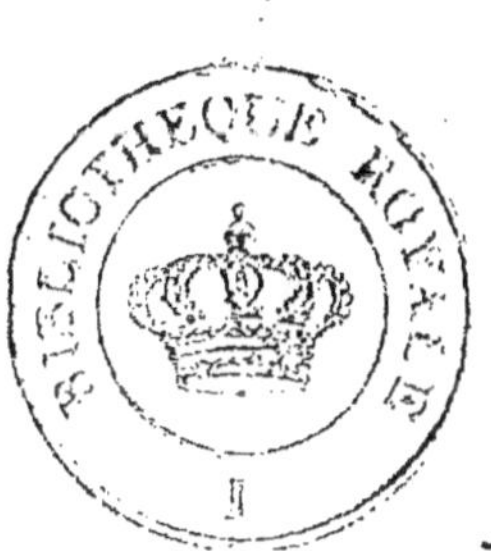

PARIS,

CHEZ FORTIN, MASSON ET Cie, LIBRAIRES,

1, PLACE DE L'ÉCOLE DE MÉDECINE.

NANCY,

CHEZ GRIMBLOT, RAYBOIS ET Cie, IMPRIMEURS-LIBRAIRES,

PLACE STANISLAS, 7, ET RUE SAINT-DIZIER, 127.

1840.

NOTICE HISTORIQUE

LES EAUX MINÉRALES.

Défiez-vous de ce qui est écrit sur les eaux minérales,
expérimentez vous-même, ou vous éprouverez à chaque
pas des mécomptes et des déceptions. Voilà comme nous
entendons la pratique; et nous en avons la conviction
intime, nous trouverons des échos parmi les véritables
praticiens.

> ANDRAL et S. RATIER.

Dans tous les temps et sur toute l'étendue du globe, les
eaux minérales ont paru mériter l'attention des médecins et
la reconnaissance des malades. On attacha d'abord à ces
sources une croyance religieuse qui ne se serait perdue que
pour faire place à une appréciation médicale positive de
leurs effets, si l'exagération des éloges qu'on en publia,
n'avait donné naissance à un grand nombre de préjugés ridicules. Quoiqu'il en soit, répandues plus ou moins libéralement dans toutes les régions de la terre, ces sources nous
offrent l'exemple unique en médecine, d'un usage commun
à tous les peuples, et elles présentent aux médecins un
sujet d'étude aussi curieux qu'important.

On donne en général le nom d'Eaux minérales (1) à celles dans lesquelles on reconnaît des principes quelconques qui les font jouir de propriétés médicales; et celui d'Eaux thermales aux sources dont la température est au-dessus de celle de l'atmosphère. Les principes qu'elles contiennent sont tellement variés, qu'il n'existe pas dans la nature deux sources semblables, soit par les substances qui y sont en dissolution, soit par les proportions dans lesquelles ces substances s'y rencontrent.

C'est pendant leur cours souterrain et à l'aide d'une température élevée ou d'une haute pression, que ces eaux s'emparent d'une assez grande quantité de sels ou de gaz pour obtenir des propriétés thérapeutiques très-remarquables, mais qui semblent n'avoir encore pu être soumises aux lois plus précises de la thérapeutique moderne et ont échappé aux progrès de cette partie de la science.

Shaw et Duchanoy remarquent avec raison que les eaux, dites minérales, contiennent aussi quelques substances végétales et animales dont l'action thérapeutique n'est pas indifférente et qui auraient pu concourir à donner un nom plus exact aux sources utilisées en médecine. Mais l'usage a prévalu malgré la précision presque mathématique du langage médical employé aujourd'hui.

Scudamore dit à ce sujet, que toutes les eaux, à l'exception de l'eau de pluie, pourraient être nommées minérales, car l'expérience prouve qu'elles contiennent toutes une plus

---

(1) Aquæ medicatæ (gallice minerales) dicuntur quæ suo per anfractus interioris terræ decursu, terreas, salinas, sulphureas, aut metallicas vectitant particulas, à quibus ut peculiarem plerumque saporem, sic et specialem morborum quorumdam sanandorum facultatem nansciscuntur; earum tantus est numerus, tanta varietas ut nulla ferè sit regio, quæ suas non venditet alicujus morbi curatione celebres.

Leçons de Geoffroy au collège royal.

ou moins grande quantité de principes étrangers. Cependant, sous le point de vue médical, on n'accorde ce nom qu'aux eaux chaudes et froides dans lesquelles on rencontre des sels ou des gaz qui souvent secondés par une température élevée produisent des effets remarquables sur l'économie (1).

La faveur dont jouissaient anciennement les sources minérales et la confiance qu'on leur accorde de nos jours, sont une preuve irrécusable qu'une action thérapeutique est attachée à leur usage. Les voyages aux établissements thermaux ne pourraient être, depuis si longtemps, l'effet seul du caprice et de la mode : car, si réellement ces eaux salutaires ne devaient leur réputation qu'à ces deux pouvoirs de notre siècle, on fréquenterait particulièrement celles qui, comme les eaux gazeuses, sont agréables à boire, et l'on ne donnerait justement pas la préférence à des sources sulfureuses ou salines dont l'odeur et la saveur n'ont rien de bien séduisant.

Cependant, certaines sources ont eu à diverses époques une vogue passagère, et si quelques-unes ont été complétement oubliées, on voit encore le caprice et la mode les remettre en réputation. Ainsi l'on va à Gaïs, en Suisse, autant par genre que pour boire du petit lait ou faire usage des eaux des environs. C'est pour cela qu'on n'y voit généralement que quelques ennuyés de haut parage, ou quelques curieux des beautés de la nature, et que, soumises

---

(1) In an extensive acceptation of the word, all waters, except rain water, might be named mineral, for, of necessity, they derive from the strata through which they pass, a certain degree of impregnation. But, in a medical sense, the term is limited to those waters, which, from their degree of impregnation, gaseous contents, or particular temperature, ar found to produce some remarkable effect on the hum: n constitution. SCUDAMORE, page 1.

aux fantaisies des voyageurs, les promenades de ce genre ne sont pas aussi régulières que celles qu'on fait aux établissements thermaux vraiment dignes de ce nom. S'il en était toujours ainsi des eaux minérales, elles auraient subi le sort de tant d'autres remèdes merveilleux, et l'oubli eût été leur partage.

Loin de là, leur célébrité, qu'on ne peut constester, se justifie tous les jours ; et chaque année voit augmenter le nombre des malades qui les visitent : bientôt aussi seront-elles fréquentées comme l'étaient les thermes des Romains (1).

Cette disposition impose aux médecins l'obligation de les étudier avec soin. Mais malheureusement, malgré le grand nombre d'ouvrages publiés sur ce sujet, on ne connaît que bien imparfaitement leur mode d'action et les maladies qui sont guéries ou modifiées par leur usage. C'est de l'aveu de tous les praticiens, l'analogie qui les dirige dans l'envoi d'un malade aux eaux. En effet, comment choisir; il faudrait avoir visité toutes les sources, car on n'a publié aucun travail général réellement satisfaisant.

La cause de cette ignorance tient à la difficulté de l'exécution ; il y a peu de médecins qui puissent sacrifier, sans

---

(1) Pline pensait que les eaux minérales étaient un bienfait de la Providence, et qu'elles pouvaient remplacer tous les autres agents thérapeutiques. Il s'exprimait ainsi dans son enthousiasme : *Hæc sola naturæ placuerat esse remedia parata vulgo, inventu facilia, ac sine impedio, et quibus vivimus. Postea fraudes hominum et ingeniorum capturæ officinas invenere istas, in quibus sua cuique homini venalis promittitur vita. Statìm compositiones et mixturæ inexplicabiles decantantur. Arabia atque India in medio æstimantur : hulcerique parvo medicina à rubro mari imputatur : cum remedia vera quotidiè pauperrimus quisque cœnet. Nam si ex horto petantur, aut herba vel fructus quæratur, nulla artium vilior fiat.* Pline, *lib.* 24, *pag.* 160.

nuire à leur clientèle, le temps qu'il faut pour visiter tous
les établissements thermaux, ou au moins un assez grand
nombre pour recueillir des données exactes et établir un
plan d'étude.

On comprend sans peine qu'il est impossible de faire un
travail profitable à la science, si l'auteur n'a pas étudié lui-
même nos sources minérales et comparé leurs effets thérapeutiques ; car s'il s'en rapporte aux descriptions , aux
éloges et aux notes ou renseignements qu'on peut lui four
nir dans chaque localité, il devra craindre les préventions qui empruntent quelquefois le langage de la vérité,
et les erreurs inévitables dues à la nature d'un travail
qui est l'œuvre de tant d'aptitudes différentes. Un médecin anglais qui conseillait souvent l'usage des eaux minérales ne les connaissant cependant que par les écrits des
médecins des eaux, fut fort surpris des nombreuses erreurs
qu'il reconnut facilement en visitant les principales sources
de la Grande-Bretagne. Les traités sur les eaux, dit-il,
contiennent des erreurs plus ou moins graves, quant au
nombre des sources et à leurs propriétés chimiques et médicales, et j'ai reconnu la faute que j'ai commise en accordant trop de confiance aux auteurs qui ont écrit sur ce sujet ; aussi ai-je pris le parti de ne m'en rapporter qu'à mes
observations, (1). En Allemagne, Vetter s'est convaincu,
et depuis longtemps déjà, de la nécessité de ne s'occuper
aujourd'hui que de recherches vraiment scientifiques, puisque jusqu'à présent, on n'a produit sur ce sujet que des

---

(1) Books were defective in describing the number of the springs in
many places, and more or less erroneous as to the chemical properties of most of the waters. I discovered the error into which i had been
led by the confidence which i had placed in authors ; and i resolved at
least to gain some further instruction for myself. Scudamore, page 1.

notices topographiques présentées sous forme d'annonces pour attirer des baigneurs (1). Beaucoup de travaux ont cependant été entrepris sur l'action des eaux, beaucoup de mystères ont été réduits à leur juste valeur, mais il faut le dire, la science n'y a gagné que plus d'incertitude : on rencontre de trop nombreuses difficultés, dans l'intérêt local qui étouffe l'esprit qui dirige des recherches et parle plus haut que le besoin de la science ; cette vérité présente quelques exceptions, mais elles sont rares et à citer.

Montaigne qui savait si bien critiquer les faiblesses humaines disait : J'ai trouvé mal fondés et faux les bruits des opérations miraculeuses qui se sèment aux lieux des eaux minérales, et qui s'y croient, comme le monde va se piquant aisément de ce qu'il désire, sur la foi de ceux qui vont bastelant et baguenaudant à nos dépens.

Bordeu, tout en reconnaissant l'exactitude du reproche de Montaigne, pensait que la critique du philosophe aurait dû ne pas porter sur les sources innocentes des sottises de ce monde et frapper plus fort sur les coupables. J'ai vérifié, disait-il, que Montaigne qui s'égayait tant sur leurs vertus jouissait d'une santé trop forte pour en être cru sur le mal qu'il disait des eaux minérales. Il aurait voulu pour juger César et Pompée, les voir dans leurs ménages. J'aurais voulu le voir lui-même malade, ou incommodé pour juger

---

(1) Die Aufmerksamkeit, welche ich seit einer Reihe von Jahren diesem Gegenstande zugewendet hatte, war zwar hinreichend, mich von der Nothwendigkeit eines festeren, principmässigeren und gegründeteren Zusammenhalts der betreffenden Materien, einer strengeren Sonderung des eigentlich wissenschaftlichen von demjenigen zu überzeugen, was topographischer und statistischer Darstellung angehört oder was zur Förderung des Wohlstandes von Bad und Brunnen als Einladung, empfehlung und anpreisung gelten muss, etc. VETTER, page 1.

de ses saillies contre les médecins. Je suis sûr que son valet qu'il appelait son page, le traitait et le médicamentait lorsqu'il avait sa colique (1).

Bordeu et Montaigne ont raison tous deux en ce sens, que l'un juge les sources d'après ses observations particulières, tandis que l'autre les juge d'après ceux qui en exagèrent les vertus.

Carrère, en faisant son catalogue raisonné des ouvrages publiés sur les eaux minérales, a bien reconnu aussi que la plupart des auteurs dont il parle ont négligé les observations de pratique et ne se sont occupés que des moyens d'attirer des malades par des promesses exagérées quand elles ne sont pas trompeuses.

Buchoz signalait encore cette faute en 1775, et depuis, son observation est restée sans résultat : ceux qui ont écrit sur l'usage particulier de certaines eaux minérales, sont souvent trop généreux dans le nombre de propriétés et surtout de propriétés exclusives qu'ils leur attribuent. On doit donc peser attentivement le degré de confiance qu'ils méritent et se tenir en garde contre les erreurs qu'ils pourraient nous communiquer (2). M. Delens, chargé par l'académie de faire un rapport sur un ouvrage publié sur les eaux minérales s'exprima ainsi : cet ouvrage ne saurait être consulté par des médecins qu'avec une sorte de réserve; observation ou reproche malheureusement applicable à un grand nombre de travaux de ce genre publiés moins en vue de la science que dans un intérêt particulier. De là, malgré une abondance d'écrits spéciaux, le manque de données précises sur les eaux minérales, ainsi que l'imperfection des traités généraux; de là

(1) BORDEU, avis de l'édition de 1775.
(2) BUCHOZ, *Dict. des eaux minérales* t. 2, p. LXXXIV.

aussi le peu de valeur qu'attachent beaucoup de praticiens à l'emploi de ces agents, si actifs pourtant, mais que la plume complaisante de leurs partisans intéressés gratifie de vertus trop nombreuses et surtout trop uniformes, vu la variété des eaux, des lieux et des climats pour ne pas exciter la défiance des thérapeutistes (1).

Plus récemment encore, M. Lafond reproduit ainsi cette vérité : Aujourd'hui, tout le monde parle des eaux ; et nous aurions grand tort de nous étonner de les voir devenues un sujet de conversation aussi fréquent dans notre civilisation parisienne ; nous pourrions presque ajouter qu'elles sont tombées dans le domaine public. Depuis que tout le monde écrit sur les eaux, chaque'année voit paraître une nouvelle description de Saint-Sauveur, d'Aix ou de Vichy, description que viennent rajeunir une foule de gravures et de lithographies ; mais au milieu de tous ces essais, les propriétés thérapeutiques des eaux minérales sont généralement peu connues ; nous avons si peu de médecins qui les visitent et surtout qui les étudient ! cette indifférence médicale n'a-t-elle pas son excuse dans l'inutilité de presque tous les travaux antérieurement entrepris pour expliquer la formation des eaux minérales. Que de recherches n'a-t-on pas faites ? combien n'a-t-on pas publié de volumes sur la thermalisation et la minéralisation des sources d'eaux chaudes ? ce sont là des questions capitales dont la solution n'est guère avancée, malgré tant de travaux. Il y a encore là de l'à propos dans les paroles de Rabelais, qui cacha si souvent la vérité sous un masque de cynique, suivant l'heureuse expression d'un de nos confrères les plus spirituels, M. R. Parise : « et m'esbahis grandement, dit-il, d'un tas

---

(1) Revue médicale, août 1838.

de fols philosophes et médicins, qui perdent temps à disputer d'oud vient la chaleur de ces dictes eaües ; ou si c'est à cause du baurach ou du soufre, ou de l'alun, ou du salpêtre qui est dedans la minière ; car ils n'y font que ravasser, et mieux leur vaudrait se aller frotter le cul au panicault, que de perdre ainsi le temps à disputer ce dont ils ne savent l'origine. »

Enfin l'an dernier, la commission des eaux minérales à l'académie royale de médecine a exprimé le regret de voir les rapports des médecins inspecteurs des établissements thermaux, stériles pour les progrès de la science ; et son rapporteur, M. Patissier, sentant l'insuffisance de tous les travaux publiés jusqu'à ce jour a cherché à établir quelques conséquences pratiques propres à guider les médecins dans la prescription d'un médicament dont la puissance curative, dit-il, est malheureusement trop peu connue ou mal appréciée. Il pense qu'on peut fixer à deux mille quatre-vingt-cinq le nombre des ouvrages publiés jusqu'à ce jour sur les eaux minérales, et il ajoute avec raison que cette foule de productions atteste leur insuffisance, car on écrit peu sur une matière sur laquelle tout est dit.

En effet de tous ces ouvrages, il y en a bien peu qui méritent d'être lus. Cette triste vérité avait été déjà exprimée par Hoffmann (1), mais Carrère a plus complétement rendu la même pensée : on a reconnu depuis longtemps, dit-il, l'utilité des eaux minérales dans la pratique de la médecine. La variété de leurs principes peut les rendre efficaces dans une infinité de cas où les ressources de l'art sont très-bornées ou insuffisantes. Le véhicule doux et abondant dans lequel ces principes sont comme noyés, facilite leur intro-

---

(1) In tanta librorum farragine, est quod amputare, quod carpere et imprimis eligere debemus.

duction dans nos vaisseaux et leur mélange avec la masse de nos fluides ; il augmente ainsi leur efficacité. Aussi y a-t-il peu de sujets sur lesquels on ait tant écrit, mais nous n'en connaissons pas mieux les principes qu'elles contiennent et les effets qu'elles produisent. Parmi ceux qui ont écrit sur les eaux minérales, les uns, entraînés par un esprit de système, n'ont donné que des hypothèses dont on reconnaît aujourd'hui l'absurdité ; les autres n'ont prononcé sur leurs principes que d'après des conjectures hasardées, des raisonnements frivoles ou des qualités sensibles de ces eaux. Les autres absolument dépourvus de connaissances chimiques, n'ont pu faire que des analyses imparfaites et infidèles. La plupart ont négligé les observations de pratique ; et le glus grand nombre de ceux qui s'en sont occupés, se sont laissé entraîner par une prévention qui leur a fait voir dans leurs eaux un remède à toutes les infirmités de l'espèce humaine (1). On n'en finirait pas s'il fallait donner l'opinion de tous les auteurs modernes, qu'il suffise de dire que tous les médecins, et je ne serai pas contredit, se plaignent de voir cette partie de la science étudiée plutôt dans l'intérêt des sources que dans celui des malades.

Vetter commence son traité sur les eaux d'Allemagne en disant qu'il y a déjà un si grand nombre d'ouvrages sur ce sujet, que vouloir en produire un nouveau, c'est porter de l'eau à la mer dans l'espoir d'en augmenter le volume (2). Cette vérité est peu encourageante, cependant je crois qu'il reste encore trop à faire pour ne pas hasarder quelques observations sur un sujet qui intéresse à un si haut degré les

---

(1) Carrère. Catalogue.

(2) Eine neue Arbeit über Heilquellenkunde bekannt zu machen, heisst, wenn wir nur die menge des vorhandenen Stoffes berücksichtigen, wenig mehr, als Wasser in das Meer tragen. VETTER, page 9.

malades et les médecins. Quoiqu'il en soit, on croit généralement que ces eaux sont employées avec succès dans le traitement d'un grand nombre d'affections chroniques et qu'elles peuvent produire parfois d'excellents effets pendant la convalescence de quelques maladies aiguës. On les voit, conseillées par un médecin éclairé, devenir un médicament efficace autant qu'il est doux, agréable et d'une administration facile. Son action est presque insensible, et comme l'exprime Bordeu dans le langage médical du temps, « Nul autre ne dirige mieux que lui la nature dans le choix de l'organe le plus favorable à l'excrétion des humeurs qu'elle veut expulser. » Il est donc fort important d'étudier ces eaux salutaires jusqu'à ce qu'on les connaisse assez pour ne les employer qu'avec quelques chances de succès.

Le fait est qu'on voit peu de médicaments dont l'usage soit mieux indiqué dans un grand nombre d'affections chroniques, qui dépendent du dérangement ou de la suppression d'une fonction, ou que nos moyens ordinaires ne peuvent atteindre ; et dans la plupart de ces cas les eaux n'agissent d'une manière surprenante que parceque la cause ou le siége du mal nous étaient inconnus et qu'il devenait impossible d'obtenir cette modification heureuse que les eaux provoquent. On a pensé aussi, en voyant chaque année guérir un si grand nombre d'affections chroniques, sous l'influence de ce moyen thérapeutique que nous offre la nature, que le meilleur traitement des maladies de ce genre doit être aussi le plus simple.

L'emploi des eaux minérales est encore souvent conseillé pendant la convalescence des maladies longues et qui ont épuisé les forces : nul autre moyen, dans ce cas, ne remplit mieux l'indication de réveiller l'énergie vitale d'une manière douce et insensible ; et quoique de nos jours, on n'ait pas la prétention de renouveler par leur usage les miracles de l'ancienne fontaine de Jouvence (1), on doit supposer qu'elles peuvent être, dans certains cas, conseillées comme moyen hygiénique, et convenir aux malades qui ont besoin de réunir le calme de l'esprit, un changement d'air et des distractions douces à un traitement agréable et facile ; aux hommes qu'une vie laborieuse épuise, et aux femmes que l'âge éprouve si capricieusement à deux époques de la vie. Il est arrivé (2) à beaucoup de médecins sans doute, de conseiller l'usage des eaux pour déguiser le véritable but qu'ils se proposaient ; et il serait difficile d'excuser cette petite fraude plus spirituellement que le fait M. Isidore Bourdon, en racontant l'histoire de cette jeune fille qui n'avait besoin pour se rétablir que d'un peu d'exercice et de distraction, et qui ne voulait pas consentir à se promener, persuadée qu'elle était que les remèdes seuls pouvaient agir sur elle. Son médecin lui prescrivit alors, je crois, l'usage de quelques onces d'une eau plus ou moins

---

(1) Cela rappelle les vers que fit l'abbé Mangenot, que les eaux de Bourbonne venaient de guérir d'une paralysie du bras droit.

Revenez sous mes doigts, instrument que j'adore,

Plume, que je tirai de l'aile de l'amour :

Trop heureux si ce dieu daignait sourire encore

Comme il sourit au premier jour !

Le docteur Bourdon, auteur d'un Guide aux eaux minérales de France, qui cite aussi ces vers, a soin d'ajouter que l'amour aurait trop à faire, s'il lui fallait sourire à tous ceux qu'il a paralysés.

(2) Videmus hinc rationem, quare medici in curandis morbis chronicis sæpè totum vivendi genus mutant, ut aliam conditiònem inducant corpori, quam quæ nunc adest. Hippocrates jam dixerat solum vertere in morbis longis convenit. Sic alius victus, alia æris temperies, conciliatur, dum simul à curis rerum agendarum liberi, oblectantur continuâ varietate objectorum quæ peregrinantibus se offerunt. Van Swieten. de morbis chronicis. t. 3. p. 347.

minérale, ou quelqu'autre moyen semblable, qu'elle devait aller chercher elle-même tous les matins, à une demi-lieue de l'endroit qu'elle habitait. Le miracle s'opéra, et il n'est pas douteux que toute la reconnaissance s'adressa à la source bienfaisante, lorsqu'il fallait tout simplement reconnaître la pénétration et le tact du médecin. Mais il y a loin de l'heureux emploi de cette ruse bien permise (1) à l'abus qu'on en peut faire, et qui a discrédité les eaux minérales ; car ce n'est que rarement dans ce but qu'on conseille un voyage aux sources, et leur action est trop évidente dans la plupart des cas pour qu'on puisse la mettre en doute.

Aussi le grand nombre et la variété des sources minérales permettraient-ils de supposer que la providence qui a présidé à la distribution des êtres et des choses a répandu ces eaux salutaires avec une si bienfaisante profusion (2), qu'il était impossible à l'homme de ne pas ajouter ce remède naturel (3) à tous les agents thérapeutiques qu'il devait mettre en usage, et si quelques personnes ont pensé devoir considérer ces eaux seulement comme une dernière

---

(1) Ex medicorum omnium consensu non pauci extant chronici, incantamentis ut ita dicam potius demulcendi, quam irritamentis debellandi, tunc non aperto marte gradiendum, sed insidiis vincendum. Hinc quoque ex medicorum consilio, omnem operam collocare debent ægri istius modi, in aere mutando, alimentis ritè seligendis, exercitio rectè capessendo, non diutius exacerbandis vigiliis, somno non nimis protrahendo, refrenandis animi pathematibus, non retinendis quæ debent eliminari. Bourru. Num chronicis aquæ minerales ? p. 50.

(2) Pro regionibus quibuscumque climatibus diversæ, morbis et temperamentis propriæ, aquæ minerales prosiliunt, ubicumque terrarum. Baccius. de thermis.

(3) Le premier remède que l'instinct et la nature offrirent à l'homme blessé, fut l'eau; dans l'enfance du monde, il n'en dut pas avoir d'autre; et on cite encore des peuples qui ne connaissent que

déception à faire éprouver aux malades, c'est que réellement elles avaient passé du domaine de la médecine dans celui du charlatanisme, et que pour leur usage on n'avait d'autre guide que l'empirisme, qu'enfin elles ont paru de tout temps servir de prétexte à la débauche et aux passions.

En effet les propriétaires de bains publics étaient autrefois les mercures de la jeunesse, ce qui fit dire que Figaro, barbier à Séville, aurait tenu des bains à Rome (1), l'oubli de la décence et le mélange des sexes dans le même lieu achevèrent de discréditer l'usage des bains. (2). La corruption, dit M. Saint-Edme, bannit bientôt la bienséance de ces lieux, des femmes se mêlèrent aux hommes pour satisfaire leur lubricité, croyant par ce moyen cacher leurs intrigues. Les maîtres ou propriétaires des bains, pour attirer un plus grand nombre de clients tenaient beaucoup à avoir de fort belles esclaves pour le service, ou bien les baigneurs menaient avec eux de jeunes servantes pour garder leurs habits. Les magistrats, malgré leur sévérité, ne

---

cette médecine dont leur crédulité et la ruse ou la sottise de leurs jongleurs ont fini par corrompre la simplicité. PERCY. *Dict. des sc. méd.* t. 10. p. 470.

(1) Bordeu disait que les sources minérales étaient le rendez vous des joueurs, des farceurs, des baladins et des garnements de province.

(2) Eo venere, inquit Clemens alexandrinus, intemperantiæ mulieres nostri temporis, ut cænent et sint ebriæ dum lavantur. Viris autem et fœminis communia aperta sunt balnea, ac ex eo exuuntur ad intemperantiam, itaque ipsæ suis maritis non se exuerint, simulatum pudorem probabiliter præ se ferentes. Licet tamen aliis volentibus, eas quæ domi sunt inclusæ, nudas videre in balneis. Hic enim se exuere spectatoribus, tanquam corporum cauponibus, non erubescunt, quæ autem non usque adèo pudorem exuerint, externos quidem excludunt. Una autem cum suis ministris collavantur, servis nudæ exuuntur, et ab eis item nudis fricantur. Baccius. de thermis.

purent empêcher ce mélange d'hommes et de femmes. Cependant il fut défendu, pendant un temps, sous peine d'être noté d'infamie, de se servir dans ces établissements de femmes ou de filles pour garder les habits ou pour rendre d'autres services.

Les empereurs Adrien et Marc-Aurèle ordonnèrent qu'il y eût des bains séparés pour chaque sexe; mais le voluptueux Héliogabale permit de nouveau ce mélange indécent; et, quoique Alexandre Sévère eût renouvelé les défenses de ses prédécesseurs, les bains n'en restèrent pas moins communs aux hommes et aux femmes, avec cette différence que chaque personne était servie par des gens de son sexe. Cet usage ne fut, dit-on, entièrement aboli qu'après le règne de Constantin-le-Grand (1). Mais la sagesse de ces défenses fut de nouveau méconnue; car, de nos jours, dans plusieurs établissements thermaux, la même piscine voit encore les sexes réunis; et, quoique la décence y soit mieux observée, qui oserait blâmer la répugnance et la honte qu'éprouve une femme à sortir du bain en présence de nombreux témoins. Aussi, on a réformé presque partout, mais surtout en France, cet abus inconvenant, et des piscines ont été établies pour chaque sexe. Enfin, dans le plus grand nombre des établissements thermaux, les piscines ne reçoivent aujourd'hui que la classe malheureuse, et chaque malade veut avoir sa baignoire. Dom Calmet ne trouvait rien d'indécent dans l'usage des bains collectifs. Il disait des piscines de Plombières : « On se baigne indistinctement, hommes, femmes, filles, hommes de guerre, prêtres et religieuses dans le même bain; on sue dans la même étuve, on y prend la douche la chair nue, on est assis dans le bain l'un auprès de l'autre, on est, pour ainsi dire, l'un sur

---

(1) Gasté. Essai sur les bains de Marie-Thérèse.

l'autre, sans lumière et presque nus, dans un espace de dix à douze pieds. Bien des gens y trouvent beaucoup d'indécence. Il est vrai que comme cela se fait à la vue de tous les baigneurs, s'il arrivait la moindre légèreté ou la moindre liberté, tout le monde crierait ; on huerait et l'on chasserait le coupable (1). »

Néanmoins, ces anciennes habitudes que nous réprouvons, en se perpétuant dans certaines localités, et particulièrement en Allemagne, assurèrent, à quelques sources, une vogue plus certaine, et, dès ce moment, la célébrité s'arrêta quelquefois en aveugle sur un très-petit nombre de fontaines minérales, tandis que leurs voisines, plus modestes, mais souvent non moins salutaires, et trop heureuses sans doute, de n'être pas oubliées complétement, ne furent fréquentées que par quelques indigents des environs, obligés de consulter moins leur confiance et leurs goûts que leur bourse. On a même vu un filet d'eau claire, avantageusement placé, devenir, pour celui qui a su l'exploiter, un moyen de fortune, et le rendez-vous annuel de ceux qui avaient un intérêt quelconque à lui trouver des propriétés médicales surprenantes. En compensation, un grand nombre de sources, qu'il conviendrait de connaître, sont encore délaissées (2) ; elles présenteraient cependant de grands avantages aux personnes dont la maladie ou la fortune sont un obstacle à un déplacement coûteux ou fati-

---

(1) Traité des eaux de Plombières. 1748.

(2) In magno enim mortalium incommodo optimi fontes ità in oblivionem veniunt, ut et locus in quo floruerunt controvertatur. Hinc doctissimus mercurialis libri primi variarum lectionum caput tertium implet dubitatione ubi fuerint aquæ ferratæ à Scribonio Largo et Marcello burdigalensi descriptæ, quæ quia vesicæ vitia emendabant, vesicariæ vulgo audiebant. **P. 1, t. 1,** *Heers.*

gant. D'autres (1), célèbres d'abord , sont à peine employées aujourd'hui , comme si les propriétés médicales d'une source, ses qualités physiques et chimiques n'ayant pas changé du reste, n'étaient pas toujours les mêmes. N'a-t-on pas vu plusieurs sources de France éprouver ces alternatives de célébrité et d'oubli (2), et l'on a fait les mêmes observations en Allemagne et en Italie (3). Un grand nombre d'eaux minérales précieuses, comme on peut s'en assurer , ne sont pas connues au delà du pays qu'elles arrosent, y sont même souvent sans usage ; et cependant il importerait beaucoup de les étudier, car elles présenteront tous les avantages possibles à ces malades qui ne peuvent faire de longues absences, ou qu'un voyage, toujours coûteux, arrête devant un moyen de salut.

On a souvent eu la pensée de s'occuper de ces sources si injustement oubliées ; mais ce projet n'a jamais été exécuté complétement. Banc, qui a voulu entreprendre ce travail, s'exprimait ainsi : Nous aurions assez de subjects de parler des eaux que l'expérience nous a laissées , pour jouir de

---

(1) Destituuntur aliquando balnea a vulgari hominum imperitia , q. adversum earum affectum frustrati expectatione experiuntur. I. Ant. PANTHEUS , *de fontibus caldarianis.*

(2) Mirumque et indignum protinùs subit, nullam artium inconstantiorem fuisse, et etiam non sæpiùs mutari. PLINE , *livre* 29.

(3) In oggi molta gente parla d'una maniera poco favorevole, e poco giusta della virtu ed effetti di quest'acque de nostri bagni, come se questa virtu dispendesse della mutazione de tempi, e della buona o cattiva sorte delle cose umane. Se vi e qualcheduno que abbia risentito effetti contrari alla sua speranza ; la loro sperienza non prova contro l'efficacita in altri casi, come ne posson far fede vari personnaggi , che dalle madesime hamo ottenuto in loro intento, e come succederà quelle persone, che da medici savi ed instruiti veranno lor consigliate per le loro quarigioni. *Bains de Pisc.* Dr. MESNY.

leur utilité, sans nous embarquer davantage à la recherche de la propriété d'une infinité d'autres, qui serait trop longue en l'attente de leur décision : mais j'ay pitié d'elles qui se plaignent et murmurent du dédain qu'on en fait, cependant qu'elles nous invitent à peine d'ingratitude, d'articuler quelque chose de l'utilité qu'elles font mine de nous vouloir apporter, si nous voulons un peu nous arrester à l'essay de leur valeur et mérite, aussi bien que nous faisons à celuy des autres que nous avons en usage (1).

C'est, dit-on, le hasard qui a présidé à la découverte des sources et de leurs propriétés médicales (2); des animaux malades, s'il faut en croire les auteurs anciens, auraient instinctivement fait usage de ce remède naturel, et appris aux hommes à s'en servir. C'est ainsi qu'on raconte que Charlemagne étant à la chasse, remarqua qu'un de ses chiens quittait la meute toujours au même endroit, et revenait tout couvert d'une eau répandant une forte odeur de soufre. Ce prince fit suivre le chien pour reconnaître la cause qui pouvait l'attirer, et l'on fut fort étonné de le voir se plonger dans une source chaude. L'ordre fut immédiatement donné de bâtir des bains dans cet endroit, qui vit s'élever bientôt après la ville d'Aix-la-Chapelle.

On dit aussi suivant une tradition populaire, qu'il y a près de deux siècles la fontaine de Bagnoles, fut découverte par des paysans galeux qui s'en servirent avec succès, à l'imitation d'un cheval poussif, tellement hors d'état de servir qu'on l'avait abandonné dans les forêts et qui reparut quelque temps après bien portant. Enfin l'on dit encore qu'à Barèges, une brebis sortant tous les jours de sa bergerie, se frayait à travers les neiges, un chemin pour aller

---

(1) La Mémoire renouvelée des merveilles des eaux minérales. P. 16.
(2) Dict. des sc. méd., t. 33, p. 446.

à la source thermale. En un mot, les auteurs de tous les pays racontent la découverte des sources minérales à peu près de la même manière (1).

Quoiqu'il en soit, le goût prononcé des animaux pour les eaux minérales n'a rien qui doive surprendre, et lorsqu'on dit qu'ils les recherchent par instinct lorsqu'ils sont malades, on oublie que ce même goût domine chez eux même à l'état de santé parfaite. Personne n'ignore que les animaux aiment beaucoup le sel et qu'ils lèchent avec plaisir les murs et les corps qui sont couverts d'efflorescences ou d'incrustations salines. On aime le merveilleux surtout en médecine, et les malades sont facilement crédules; ainsi, n'attribue-t-on pas encore à des animaux la découverte de presque tous les médicaments (2). L'hippopotame aurait donné aux hommes l'idée de la saignée, une chèvre appris à opérer la cataracte par abaissement, l'hirondelle à guérir les maux d'yeux à l'aide de la chélidoine et du hieracium (3),

---

(1) Es tradicion en nos naturales de dicha villa, que el nombre q̄ oy tiene de la fuente del Toro le adquirio por un successo, que quentande sus aguas, el qūal fue aisi. Auia en campanīa de las bacas de dicha villa un toro de los que comunmente tienen en sus rebanos, y llaman padre de bacas, el qual enfermò del bazo, y se inchò en gran manera : este viendole con aquella enfermedad le devaron estar en un vallecillo sin recorgerle con las bacas y el dio en acudir a beber las aguas de aquella fuente. Con cuyo uso se desincho, y engordo desuette, que el baquero, y los que lo vieron quedaron admirados, y le bolvieron a recoger con las bacas. Attribuyendo aquel efecto tan admirable a las aguas de aquella fuente. Assi la llamaron la fuente del Toro; y romò para con ellos estimacion teniendo dichas aguas por medicinales, y buenas para males de bientre, y opilaciones aunque como gente poco practica no hizieron devida inquisicion desus virtutes con mas Especia lidad. MONTERO, *Hist. des eaux minérales et bains d'Espagne.*

(2) GIACOMINI, *Trait. philos. et expérim. de matière médicale,* p. 1.

(3) PLINE, lib. VIII.

un chien à se servir de l'émétique, l'ibis à employer les purgatifs (1). C'est à un lion qu'on devrait la connaissance des
effets du quinquina (2), et à un serpent l'art de ressusciter
les morts au moyen d'une plante malheureusement perdue
de nos jours (3).

Des enthousiastes plus hardis, accordent aux eaux minérales, une origine plus merveilleuse encore, ils vont jusqu'à prétendre que Minerve en prescrivit l'usage à Hercule
pour le délasser de ses travaux ; et que Mars blessé par
Diomède au siége de Troie, vint faire usage des eaux de
Bagnères et qu'il s'en trouva bien. On cite enfin les heureux effets de la source d'Artiguelongue sur la jeune Hébé,
atteinte d'une aménorrhée qui la privait du bonheur d'être
mère et qui depuis donna le jour à une trentaine de demi-
dieux (4).

On prête aussi à ces eaux une origine plus récente mais
toute mystérieuse, qui a fourni un vaste champ pour exploiter l'ignorance. Les fées, écrivait Bordeu, avaient touché quelques sources de leur baguette miraculeuse. Il y en
a dans les Pyrénées qu'on nomme encore fontaine des fées
(fon de las fades) ; les sorcières, broxes et loups-garoux y
faisaient leurs sabbats. Il n'y a pas un siècle qu'on voyait
dans ces lieux escarpés et éloignés de toute habitation, où
la nature fait jaillir des eaux minérales, des boucs et des
chevre-pieds de mauvais présage pour les devins et les as-
trologues ; c'était à peu près le temps où la Caligaï révé-
lait au parlement de Paris le vrai secret de la sorcellerie
et de la magie.

---

(1) Cicero, de naturâ deorum.
(2) Sébast. Bado, Anastasis cort. peruv.
(3) Clerc, Storia della médicina, p. 1.
(4) Thèse. Citations de M. de Courtilz.

La superstition fruit de l'ignorance ne contribua pas peu à exagérer les vertus des eaux minérales. Aëtius Aristides dit en parlant de la fontaine d'Esculape à Pergame, qu'on a même vu un muet recouvrer la parole après avoir bu à cette fontaine, de même que ceux qui ont bu des eaux sacrées acquièrent le don de prophétie. Il a suffi à d'autres de puiser de cette eau pour conserver leur santé et les personnes saines qui en ont goûté une fois, n'en trouvent plus aucune autre bonne (1).

On comprend qu'au prix d'une fable plus ou moins ingénieuse, chaque source voulut avoir une antique origine. Quoiqu'il en soit le fait est qu'elles durent être regardées tout d'abord comme un bienfait de la bonté des dieux, et qu'on leur rendit des honneurs divins. Elles devinrent célèbres parce qu'il s'y opéra sans doute quelques guérisons miraculeuses, et que leur température convint à la mollesse et à la sensualité.

Leur origine est sans doute fort ancienne, car comment n'aurait on pas remarqué leur odeur, leur saveur et leur température si différentes de celles des eaux qui arrosent le globe. Les premiers qui s'en servirent les employèrent au

---

(1) Πδη δὲ τις πιὼν, εξ ἀ φώνου φωνήν ἀ φῆκεν, ὥσπερ οι τῶν ἀπορρήτων ὑδάτων πιόντες μαντικοι γινομενοι. Τοῖς δε καὶ αὐτὸ τὸ ἀρύεσθαι ἀντ'ἄλλης ςωτηρίας καθέστηκε..... και τοῖς ὑγιαίνουσιν ἐνδιατωμενοις παντος ἄλλου χρῆσιν ὕδατος οὐκ ἄμεμπτον ποιεῖ. Aristides. Oratio in puteum Æsculapii. T. 1. 447. Hist. de la médecine. SPRENGEL. T. 1. 156.

In Arcadiâ verò civitas est non ignota Clitori, in cujus agris est spelunca profluens aqua quam qui biberint fiunt abstemii. Ad eum autem fontem epigramma est in lapide inscriptum ac sententia versibus græcis, eam non esse idoneam ad lavandum sed etiam inimicam vitibus, q. apud eum fontem Melampus sacrificiis purgavisset rabiem Prœti filiarum restituissetque earum Virginum mentes in pristinam sanitatem. VITRUVIUS. De aquis.

hasard, c'est-à-dire qu'il en est des eaux minérales comme des autres médicaments qui n'ont été mis d'abord en usage que par des malades superstitieux, hardis ou fatigués de l'opiniâtreté de leurs maux, et c'était pour recevoir les avis des passants et des voyageurs qu'on exposait autrefois les malades sur les places publiques (1). Il est probable que quelques hommes voisins d'une source obtinrent en s'y baignant des guérisons inattendues et proclamèrent leurs vertus en leur offrant mille tributs de reconnaissance, mais ce n'est qu'après un temps plus ou moins long et des essais nombreux qu'on est arrivé à connaître bien imparfaitement, il est vrai, quelques-unes de leurs propriétés (2).

La reconnaissance donna aux sources des protecteurs dont le patronage indiquait plus ou moins bien leurs qualités. On éleva près de ces fontaines sacrées des temples (3) dont les restes peuvent dire encore les cures miraculeuses dont ils ont été témoins. Des villes importantes se formèrent dans

---

(1) RENAULDIN, *Dict. des sc. méd.*, t. 1, p. 23.

(2) A cette époque la science n'était point assez avancée pour s'élever à la recherche du mode d'action des eaux minérales. On usait du remède sans chercher à étendre ou à rectifier ce que la tradition avait appris de ses vertus. BERTRAND, *Recherches sur les eaux du Mont d'or.*

(3) On a remarqué que les peuples qui se servirent les premiers des eaux minérales, plaçaient toujours, ou presque toujours, près de ces sources miraculeuses, ou dans les lieux remarquables par leur salubrité, un temple dédié à Esculape. Le traducteur de l'Histoire de la médecine dit qu'on établissait de préférence les temples des dieux dans le voisinage des fleuves. Que le temple d'Esculape, à Corona (golfe de Messénie), était célèbre par les cures qui s'y opéraient, qu'enfin la fontaine du même dieu à Pergame était très-connue à cause de la bonne qualité de ses eaux. C'est là qu'on inventa le xystre, espèce de brosse fort rude avec laquelle on se faisait frotter après le bain. Xénophon semble indiquer que le temple d'Esculape, à Athènes, renfermait une source d'eau chaude. *Hist. de la Méd.* (SPRENGEL.)

leur voisinage (1) , et les inscriptions trouvées dans les ruines des anciens monuments thermaux portent à croire que les eaux minérales étaient placées dès les premiers temps sous la protection d'Hercule , sans doute parce qu'elles rendaient la force et la santé, car les mots *herculea*, *herculanea*, se trouvent souvent employés comme synonymes de *Balnea* (2).

---

(1) Augent numerum deorum nominibus variis, urbesque condunt, sicut Puteolos in Campaniâ, Statyellas in Liguriâ, Sextias in Narbonensi. Plin., liv. 5.

Quelle qu'ait été l'origine de la confiance que les hommes ont placée, de temps immémorial, dans les eaux minérales , je crois volontiers, avec Pline le Naturaliste, que leur présence a été l'occasion de la fondation de plusieurs villes , bourgs et villages , qui en ont reçu leur nom : les mots d'Aqua et d'Aqui se rencontrent dans la désignation de plusieurs lieux en Italie. En France , dans la Gascogne et dans le Bigorre , au pied des Pyrénées , elles ont fait élever des villes et des bourgs célèbres, connus sous le nom de Bagnères, et la ville de Bagnols en Normandie, dans le pays de Bocage, etc.,etc. Mais c'est surtout en Allemagne, contrée féconde en montagnes, en forêts et en accidents divers , que ces sources plus multipliées ont aussi été plus appréciées et ont fourni la terminaison de bad , qui signifie bain , au nom de plusieurs lieux commençant par le prénom de princes et de princesses qu'on voulait honorer ou flatter , tels que Charles , Louis , Frédéric , Marie , etc., comme on l'a fait également pour les montagnes , en ajoutant à un nom propre le mot berg , qui signifie montagne ; car il n'est point de peuple plus obséquieux que la nation allemande. Ainsi nous avons Carlsbad , Luisbad, Wiesbad, Wilbad, Erlanbad, Grissbad , Frédéricsbad, Marienbad, etc. , ou bien quand les eaux avaient déjà quelque renommée , indépendamment de tout patronage étranger , le lieu fut salué du nom tout court de Bad , Bade , Baden , et s'étendit même à toute la principauté. Ainsi nous avons Bade en Autriche, Bade en Suisse et Bade en Souabe. FODÉRÉ, *Mémoire sur les eaux minérales de Bade en particulier et sur les eaux thermales en général.*

(2) Hinc Herculanea cognominata videntur balnea apud Pisandrum

On attribue même à ce héros l'invention des douches. Quelques médailles trouvées à Hyméra, en Sicile, le représentent debout dans une baignoire, exposant sa large poitrine à un jet d'eau sortant de la gueule d'un lion.

Les Grecs (1) regardaient comme sacrées les sources d'eau thermale ; et les Romains, suivant Pline (2), les employaient comme une panacée universelle. C'était presque toujours une jeune et jolie nymphe qui les protégeait (3), et chaque fontaine minérale avait sa divinité tutélaire.

Les déesses du premier ordre avaient pris certaines sources en affection, et il paraît qu'elles avaient besoin de quitter de temps à autre leurs célestes demeures pour venir partager les faiblesses humaines (4).

Quelques dieux d'un ordre inférieur étaient de droit les protecteurs des sources moins célèbres. On reconnaissait la tutelle de Priape pour celles de la Provence, qui étaient réputées pour faire cesser la stérilité des femmes.

---

et athenæum, quia naturaliter essent calida, vel quia Herculis inventum, etc., etc. BACCIUS de thermis.

(1) Plusieurs sources minérales sont indiquées par les auteurs grecs les plus anciens. Encyc. méth. hist. de la méd., t. 1, p. 139.

(2) In nullâ enim parte naturæ majora sunt miracula quam in thermis. PLINE.

(3) Encycl. méthodique.

(4) Il existait à Argos, dans un temple de Junon, une source où la déesse venait chaque année rajeunir ses charmes ; l'on dit aussi que mortelles et déesses s'empressaient d'imiter la reine des dieux.

> Voulant captiver un époux
> Aussi volage que jaloux
> En ses conjugales alarmes,
> Junon y venait tous les ans
> Rajeunir, en dépit du temps,
> Ses grâces, son teint et ses charmes.

DE LA BOUISSE-ROCHEFORT. *Voyage aux eaux de Rennes.*

Cette assertion a paru vérifiée par ce passage de Strabon, au sujet des Saliens qui habitèrent la Provence. *Etenim mulieres fœcunditate et educandi studio optimæ :* Voici comment s'explique à ce sujet l'auteur d'un essai historique et médical sur les eaux d'Aix : « Strabon, dit-il, remarque que les femmes des Saliens étaient très-fécondes ; ce que nous devons attribuer avec raison, à l'usage des eaux dans lesquelles elles se baignaient si fréquemment ». Une autre version adoptée sérieusement aussi par le même auteur, explique la dédicace de ces thermes au dieu d'impudique mémoire, par le pouvoir qu'auraient les eaux d'Aix de guérir les maladies vénériennes. La protection de Priape ne paraît attestée que par une statue du dieu trouvée dans les ruines d'un ancien temple voisin de la source.

Il y a peu de temps, on a rencontré au même endroit, et les journaux en ont annoncé la découverte (1), une nouvelle statue qu'on suppose encore un Priape ; mais malheureusement on n'a pu le reconnaître qu'à des ornements peu caractéristiques (2).

---

(1) Journal des Débats, 31 mars 1839.

(2) On a beaucoup vanté les vertus miraculeuses des eaux d'Aix, et il n'est pas évidemment question de la tutelle de Priape; on en jugera par ces trois inscriptions qu'on attribue à **J. Gerardinus**, qui n'aurait pas manqué de parler du dieu :

I.

Tempus edax, calidas, sitiens exhauserat undas,
Impatiens ardoris eas nunc reddidit urbi.
Plaudite, vos, cives, reddit ingens gloria Sexti :
Plaudite, vos, ægri, quibus hæc dabit unda salutem.

II.

Currite, mortales, properate ad balnea Sexti,
Sic fugiet morbus, sic fiet longa Juventus.
Altera se gravibus piscina doloribus offert,
Et quæ tristis erat, nunc jucunda senectus.

Ce qu'il y a de vrai dans ces documents qu'on a présentés quelquefois comme historiques, c'est que la reconnaissance a dressé des autels partout où des malades ont obtenu une guérison miraculeuse ou inespérée. Des prières étaient adressées aux dieux protecteurs des sources (1), et à ceux qui avaient des attributions spéciales (2) ; ainsi nous trouvons un nombre prodigieux d'inscriptions votives que chacun explique à sa manière. Il y a peu d'établissements thermaux qui ne soient fiers d'en fournir quelques exemples, et il faudrait plusieurs volumes pour les commenter. Un dieu Lexon protégeait, dit-on, les eaux de Bagnères de Luchon :

III.

Quisquis epidemico morbo, vel peste laborat,
Hauriat è nostro fonte, salutis opem.
Spasmus, hydrops, febris, colica et vertigo catarrhus
Ista levant, hujusquam cito, fontis aquæ
Non tales, unquàm, vidit sibi Gallia lymphas,
Parva loquor, non est talis in orbe locus.

Ess. hist. et médic. sur les eaux d'Aix.

(1) Hæc vota aut urgente quâpiam necessitate, aut pro felici partu aut pro restaurandâ valetudine, aut alias pio affectu offerebantur. Græci Romanique bonos deos colebant ut beneficia donaque impetrarent; malos etiam noxiosque deos agnoscebant, ipsosque divinis honoribus votisque placebant, ne mala inferrent : qui tantus error fuit, inquit Cicero, de naturâ deorum, ut perniciosis etiam rebus non modò nomen deorum tribueretur, sed etiam sacra constituerentur. Febris enim fanum in palatio, et Orbonæ ad ædem larum, et aram malæ fortunæ Esquiliis consecratam vidimus.

Orbona, eodem loco à Cicerone memorata, à patribus matribusque invocabatur, ne inciderent in orbitatem, neve eorum liberos morte deleret. Nihil aliud circa Orbonam scimus, et sub quâ formâ culta fuerit ignoramus. *Antiquité expliquée.*

(2) Othamus, Ronitsulus, Priapus Dii obscœni, quibus mulieres lascivæ jubentur afferre munera. PLATO in Phædone, apud alb.

Lexoni deo sacrum. A Bourbonne les-Bains, c'était la déesse Orvone : *Orvoni Damonæ , Caius Jatinius Romanus in Gallia pro salute cocillæ filiæ, ex voto.* On voit encore cette inscription à la fontaine de la place. Enfin, c'est d'après ces documents qu'on a décidé que Luchon doit venir de Lexon, et que Bourbon, Bourbonne, etc., viennent de Orvone.

Quoi qu'il en soit, il paraît que peu à peu l'ingratitude des hommes chercha d'autres protecteurs, car, aux divinités du paganisme et à cette foule de naïades bienfaisantes, on voit succéder les génies et la magie ; enfin, des prêtres plus exigeants, mais non plus habiles que leurs divins prédécesseurs. Aussi, à dater de ce moment, au lieu d'inscriptions votives ou de simples vœux pour obtenir la guérison des maladies, il faut des prières, une croyance aveugle et, par-dessus tout, des offrandes (1). Les maux de l'espèce humaine, dit l'auteur de l'histoire de la médecine, étaient alors l'effet de la colère des Dieux ou des mauvais génies, et l'on n'obtenait de guérison qu'après avoir, par des paroles magiques, calmé les uns et expulsé les autres. Les prêtres acceptèrent le titre de médiateurs, et avec lui les bénéfices de cette médecine théurgique (2). On sait qu'elle n'était entre leurs mains qu'un culte absurde rendu aux divinités du pays. Ils faisaient prendre certains médicaments, en prononçant des paroles toujours allégoriques, et la médecine était un secret dont les dieux ne dévoilaient la connaissance qu'à leurs favoris (3).

Dès ce moment, les anciens thermes perdent leur célébrité, et les premiers temps du christianisme augmentent encore leur défaveur (4). Les chrétiens, dit Bordeu,

---

(1) Dict. des sc. méd. t. 33, p. 448.

(2) Thermæ ad ritus sanctos ecclesiæ subrogatæ. Baccius de thermis.

(3) Histoire de la médecine. Sprengel.

(4) Dict. des sc. méd. t. 33. p. 448.

jugeant que l'usage des bains appartenait aux rêveries du paganisme, les trouvaient déplacés. Ils n'aimaient point à se baigner pêle-mêle, suivant la liberté romaine; leurs femmes fuyaient cette soldatesque impie et mal morigénée; ils se concentraient dans leurs ménages et s'occupaient peu de la propreté et de la santé du corps, pour ne penser qu'à celle de l'âme : ils trouvaient trop de douilletterie dans les enfants du siècle, qui mettaient tant de prix à leur santé. Les valétudinaires allaient ensevelir leurs infirmités dans des maisons religieuses; les thermes furent transformés en églises (1), et l'on ne s'y livra, pendant longtemps, qu'à de pieux exercices (2). Cependant l'austérité fût bientôt remplacée par quelque peu de luxe, et l'on arriva peu à peu à les rétablir. Théodose prit un soin particulier des bains publics, et une ordonnance des empereurs Honorius et Arcadius accordait au rétablissement et à l'entretien des thermes des grandes villes, des fonds pris sur la troisième partie des revenus de l'état (3).

Alors on oublia tout à fait la réputation acquise aux anciens dieux protecteurs, et l'on considéra l'usage des eaux thermales comme une découverte toute récente; elles n'avaient cependant pas cessé d'être fréquentées par quelques malades confiants dans leurs vertus, qui allaient leur

---

(1) Quæ fuerant thermæ nunc templum est virginis, auctor
　　　Est pius ipse pater, cedite deliciæ.

Ce distique a été trouvé sur une pierre d'un temple dédié à sainte Marie des Anges.

(2) Loca thermarum, ac structura ad honestiores christianæ vitæ ritus, reducta, ac thermæ conversæ sunt in templa. Baccius de thermis. p. 392.

(3) Ne splendissimæ urbes vel oppida vetustate labantur, de reddiibus fundorum juris reipublicæ, tertiam partem reparationi publicorum mœnium et thermarum substitutioni deputamus.

　　　　　　Sprengel, *Histoire de la médecine.*

rendre hommage, et par ce culte modeste les consoler de l'oubli auquel elles paraissaient condamnées. Elles passèrent alors sous le patronage des saints et des saintes dont elles prirent le nom, et que beaucoup conservent encore aujourd'hui. L'évangile fut invoqué comme preuve, et les paroles du Christ à l'aveugle-né, guéri en se baignant dans la fontaine de Siloë, servirent de texte à divers commentaires. *Vade, lava in natatoria Siloë. Abiit ergo, lavit et venit videns.* Au milieu de ces alternatives de faveur et d'oubli, on remarque cependant que, dans tous les temps, ces sources bienfaisantes ont fixé l'attention des hommes distingués, excité l'admiration générale, et que leurs effets, souvent merveilleux, ont dù facilement passer pour des miracles. Cette juste admiration fit encore place à la superstition, et nous verrons comment on l'exploita.

Ces pauvres sources ainsi dégénérées, devinrent la proie d'empiriques et de charlatans, et c'est là sans doute la cause des préjugés et de la routine qu'on observe encore dans leur emploi ; et il est d'autant plus difficile de les détruire, que leur ancienneté paraît plus respectable.

Il y aurait la matière d'un volume si l'on voulait faire connaître les préjugés répandus sur ces eaux et sur leurs vertus merveilleuses, et l'on s'étonne avec raison de l'ignorance dans laquelle nous sommes encore de leurs propriétés réelles, lorsque toutes les autres parties des sciences médicales ont fait des progrès si remarquables.

Autrefois on reconnaissait des fontaines qui rendaient des oracles (1), d'autres qui jouissaient du don de la pa-

----

(1) Alia acidula si afferatur ægris limpida remanens, salutem ; sin conturbetur, mortem certam significare. Baccius, *de thermis*, p. 392.

L'on raconte que dans le pays de Sicile, il y a une fontaine, de laquelle est de telle efficace, que si quelqu'un jurait en icelle, le serment étant couché par écrit, s'il était faux, il enfonçait dans l'eau, et

role (1). Il y en avait qui rendaient fou, quelques-unes faisaient tomber les cheveux, contenaient du vin ; enfin, on en trou-

---

le parjure était à l'instant converti en feu, rédigé en cendre, en quelque part qu'il fust trouvé, et quand le serment était pour la vérité, il nageait et ne se pouvait aucunement enfoncer, et lui conservé.

Au pays de Sardinia, il y a des fontaines, l'eau desquelles est de telle vertu, qu'elle guérit de toute sorte de maladie, de quelque espèce qu'il puisse être, si une fois on s'en est lavé tout le corps. Mais s'il advient qu'un larron touche ses yeux de ladite eau, et qu'il jure à faux n'avoir jamais dérobé, il perd à l'instant la vue. Que si un homme de bien, jurant pour la vérité n'avoir point dérobé, lave les siens de ladite eau, ils viennent plus clairs, et beaux sans aucune macule.

Aux bains de Bade, près du Rhin, qui sont bouillants, si vous y jetez une poule dérobée, elle ne se plume pas dans cette eau : si elle est vôtre sans larcin, elle se plume incontinent. DUFOUILLOUX, *page 14.*

En Arcadie, il y a une contrée qu'on appelle Nonacris, en certaine montagne d'icelle il y a des lieux pierreux, desquels distille une liqueur extrèmement froide, on l'appelle sur le lieu eau stygiale. On croit qu'elle ne peut être transportée dans un vaisseau aucun de quelle matière il puisse estre fait, excepté dans un ongle de mulet; elle est si maléfique, qu'elle n'arrête que bien peu à rendre son effet mortel.

Au même pays d'Arcadie, il se trouve un lieu souterrain, dans lequel il y a certaine eau qui rassasie et nourrit ceux qui en boivent.

En l'isle de Chios, se trouve une source qui rend ceux qui en boivent aliénez d'esprit, aussi bien qu'en Colophone une spelonque dédiée à Apollon, où il se trouve une eau marescageuse qui rend ceux qui en boivent remplis de la science des choses à advenir, mais c'est en accourcissant de beaucoup leur vie.

La recherche de l'antiquité, touchant ces diversitez et propriétez admirables, est si advantageuse que qui voudrait s'occuper d'en faire quelque collection, en pourrait remplir un gros volume, et est chose digne de remarque et observation, qu'elle aye bien eu la curiosité de décliner les incommoditez qui viennent à cause des maléfiques eaux; sans jamais avoir été que fort peu embesognée à la recherche de l'utilité qu'elle pouvait tirer des bonnes, pour l'aide des corps aux maladies. BANC, *La mémoire renouvelée des merveilles des eaux, page* 9.

(1) De aguas que engendran buenas vozes. Estas es cierto que las lieue

vait aussi qui donnaient la mort, etc., etc. Voilà à quelles superstitions se sont arrêtés quelques auteurs anciens. Mais il faut le dire aussi, quelques écrivains modernes ont accordé aux sources qu'ils vantent des vertus plus extraordinaires encore. Il n'y a pas fort longtemps qu'un seigneur de Pigray écrivait avoir vu en présence des docteurs Martin et Bazin, qu'un homme qui avait mangé des anis en buvant de l'eau diurétique du Pouhon, comme c'est la coutume, en avait rendu par les urines!!! Juy, dans son traité sur les eaux thermales de Bourbonne-les-Bains, nous dit : « J'ai pris une pinte de lait que j'ai fait bouillir dans une casserole, en le remuant sans cesser jusqu'à ce qu'il ait été réduit en bouillie bien épaisse et coagulée. J'ai pris ensuite une pinte d'eau minérale de la fontaine que j'ai versée peu à peu sur cette matière pour la bien délayer, ce qui étant fait, je l'ai passée dans un linge blanc. Il est resté dans ce linge une matière de fromage dont la liqueur qui en est sortie s'est trouvée blanche comme le lait; l'ayant goûtée, je l'ai trouvée si douce que je l'aurais prise pour un lait d'amande ou pour quelqu'autre liqueur des plus agréables : j'ai expérimenté moi-même ce remède et ayant pris ce composé, il m'a fait faire dix selles et m'a fait aussi beaucoup uriner, l'un et l'autre sans aucune violence, car à peine me suis-je senti aller. »

J. Daquin (1) raconte aussi qu'il reconnut avec M. Thouvenel et plusieurs magistrats le cours des sources d'Aix en

---

nuestra España en mucha abundancia ; assi lo afirma *Ambrosio de Morales*, y prueba con la experiencia ; assi dize que son las aguas de Guadarrama, y sierras de Cuenca, de donde se reconocen singulares vozes. Tambien dize ser tales las aguas de las sierras de Caçorla, y por essa causa aver en ella muchachos de singularissimas vozes, y que la santa iglesia de Toledo por tener lo assi reconocido busca para su coro muchachos de aquella tierra. LIMON MONTERO, p. 156.

(1) Des Eaux thermales d'Aix, dans le département du Mont-Blanc. 1808.

Savoie à l'aide de Bleton, homme remarquable par la manière surprenante dont la nature l'avait organisé. Outre la
baguette qui tournait entre les mains de cet homme singulier, dit-il, lorsqu'il se trouvait sur le courant d'une
eau souterraine, il éprouvait encore des impressions dont
la principale se portait sur le diaphragme et lui causait
de l'oppression, du froid un tremblement général et les
symptômes d'une fièvre intermittente. Lorsque le cours de
l'eau était très-rapide ou son volume très-considérable, ou
que l'une et l'autre de ces deux conditions étaient réunies,
Bleton tombait en syncope, ou était près d'y tomber s'il ne
s'en écartait promptement. Lorsque l'eau souterraine était
chaude, il éprouvait des douleurs dans toutes les articulations comme si elles avaient été arthritiques et des démangeaisons fatigantes, comme les éprouvent les ictériques
accompagnées d'un goût d'amertume fortement bilieux !!! »

Aujourd'hui on est arrivé à mieux expliquer les effets si
variés et l'origine des eaux minérales; et les merveilles
qu'elles produisent ne perdront pas leurs droits à la reconnaissance en sortant du domaine du miracle, pour rentrer
dans le domaine de la nature.

La connaissance qu'on avait des eaux minérales était
comme on le voit très-imparfaite. On ne retrouve que des
préjugés absurdes, et ce qu'il y a de plus curieux, c'est
que les médecins et les malades étaient parfaitement d'accord pour les accréditer et préparer ainsi la perte des établissements thermaux. Les premiers se couvrirent de ridicule par leurs jongleries, car on ne peut appeler autrement
les manœuvres qu'employaient la plupart d'entre eux. Les
épigrammes (1), la satire la plus acerbe, rien n'a pu le-

____

(1) A M. le comte de M***, qui demandait à l'auteur de lui
écrire ce qu'il pensait des eaux minérales, qu'il prenait alors.

corriger ; le temps seul devait le faire. Les seconds, ou plutôt un grand nombre de ceux qui se disaient malades fai-

---

Vous demandez qu'en vers je tâche à vous apprendre
Des nouvelles des eaux que je suis venu prendre ;
      Vous pourrez être satisfait,
      J'en sçus acquérir la science,
Sur le rapport qu'ici mille gens m'en ont fait,
      Et sur ma propre expérience.
Il en faut convenir, en fait de guérison,
      Des trente et quarante miracles,
      Sont les agréables spectacles
Qu'on vante aux eaux chaque saison :
      Sciatique, paralysie,
Rhumatisme malin, colique, apoplexie,
      Disparaissent en moins de rien.
Mais vous, me dira-t-on, vous en trouvez-vous bien ?
De ces divines eaux, de ces eaux non pareilles,
      Avez-vous senti les vertus ?
Assurément, des effets, tant et plus :
On m'en fait compliment, elles me font merveilles.
      Tant mieux, vous êtes donc guéri ?
Guéri ? je n'en sais rien, mais il le faut bien croire,
      Mon médecin s'en est fait gloire,
Et mon hôte me trouve un visage fleuri :
Pourrait-on en douter après cela ? Nenni.
D'ailleurs pour le présent je ne suis pas en peine ;
Car on débite ici, pour maxime certaine,
Que c'est deux mois après qu'on a quitté les eaux,
Que soi-même on ressent que l'on n'a plus de maux.
S'il m'en reste, tant pis ; ce sera bien ma faute,
Non, la leur : cependant tout aura réussi
      Pour mon médecin et mon hôte ;
Qui, trop judicieux pour en prendre souci,
Me verront, moi bien loin, et mon argent ici.
      Traité des eaux de Spa, P. DE LIMBOURG.

saient des établissements thermaux un lieu de rendez-vous aussi commode qu'il était souvent peu discret. On raconte un si grand nombre d'intrigues amoureuses, on cite tant de jeunes personnes ou de veuves atteintes d'hydropisies qui se terminaient par un accouchement inattendu, on parle de tant d'époux trompés, qu'on n'osait plus aller aux eaux sans se compromettre ou devenir ridicule (1).

Un auteur anonyme dit qu'on aurait tort de croire que tous ceux qui vont aux eaux en fassent usage pour leur santé. Le plaisir est le motif principal qui y amène tant de personnes différentes. On y rencontre pêle-mêle des seigneurs, des bourgeois, des dupes, des parasites et des fripons. Les chevaliers d'industrie y sont en grand nombre et la familiarité qui préside aux réunions des baigneurs leur donne la facilité de bien choisir leurs victimes. De telles habitudes n'étaient pas durables, aussi les sources dont la réputation étaient le mieux fondée, furent abandonnées et ne regagnèrent leur célébrité qu'à l'aide du temps et en opérant de nouvelles guérisons. Delille a parlé des eaux minérales en style si vrai et en vers si gracieux qu'il y a peu de chose à ajouter pour avoir une idée complète de l'opinion qu'on avait généralement autrefois des voyages aux sources thermales, il dit :

Eh ! pourrais-je oublier ces eaux miraculeuses
Que cachent à nos yeux leurs grottes caverneuses,
Et dont les flots, glacés par de fréquents éclairs,
Aux approches du feu, font pétiller les airs ?

---

(1) Pontanus disait des thermes romains :
      Quid thermæ, nisi lenc, molle, mite ?
      Hic fas est juveni, hic licet puellæ,
      Certatim teneros inire lusus.
      Hic et basia, morsiunculasque
      Subreptim dare, mutuos fovere

Et celles que le soufre attiédit et colore,
Où la brillante Hygie et le dieu d'Epidaure,
Dans un bain salutaire ont mêlé de leurs mains
Les métaux de Cybèle et les feux de Vulcain,
Et de qui la vertu, riche en métamorphoses,
Rend au teint pâlissant et le lys et les roses.
Là viennent tous les ans, exacts au rendez-vous,
Les vieillards écloppés, un jeune essaim de fous,
La sottise, l'esprit, l'ennui, le ridicule:
Le vaudeville court, l'épigramme circule,
Là, la coquette vient, réparant ses attraits,
Aux fats de tout pays tendre encore ses filets ;
Là, même lieu rassemble et l'aimable boudeuse,
Et la jeune éventée, et la vieille joueuse
Que l'aube, au tapis vert surprend à son retour,
Veillant toute la nuit, se plaignant tout le jour.
Plus la foule est nombreuse, et plus elle est active ;
L'un vient et l'autre part, l'un part et l'autre arrive
Là, chaque côterie a ses arrangements,
Chacun y fait emplette et d'amis et d'amants.
Que de vœux passagers, de liaisons soudaines,
De Pilades du jour, qui, dans quelques semaines,
L'un de l'autre oubliant les serments superflus,
Doutent en se voyant s'ils se sont jamais vus !
D'autres prennent l'avance et deux tendres amies,
Arrivent s'adorant, et partent ennemies.
Assemblage piquant de costumes, d'humeurs,
D'âges, de nations, et d'état et de mœurs !
Peindrai-je du matin les fraîches promenades,
Les bruyants déjeûners, les folles cavalcades?
Chaque belle a choisi son galant écuyer:

Amplexus licet et jocari,
Hanc legem sibi balneæ edidere,

. . . .

AND. BACC., *p.* 391.

Les deux pieds suspendus sur son double étrier,
Assise de côté, l'une trotte à l'anglaise ;
L'autre va sautillant sur la selle française ;
L'autre lance un wiski ; d'autres de leur talon
Aiguillonnant en vain un paresseux ânon,
Maudissent de Sancho l'indocile monture.
Mais déjà midi sonne, et l'appétit murmure ;
La table les appelle, et chacun à son choix
Court, de son médecin, suivre ou braver les lois.

Les trois règnes. Chant 3.

Les sources d'Allemagne avaient principalement donné lieu à des reproches si bien mérités, mais elles n'ont pas plus souffert que les autres. « Schwalsbach, disait-on, est le lieu du monde où les médecins entendent le mieux la charlatanerie de leur profession. Il n'y en a pas un qui n'ait quelque spécifique particulier pour faire passer les eaux minérales, dont il fait bien valoir les vertus et les propriétés merveilleuses.... Il est temps que je parle de la manière dont ils font prendre ces eaux. Ils commencent la cure par faire saigner ou purger le malade. Après quelques jours, ils lui permettent de boire les eaux en telle quantité qu'il voudra. Si l'on a commencé sans répugnance, ils jugent par le nombre de gobelets qu'on a pris le premier jour, de la quantité à laquelle on doit être condamné, je dis condamné, car c'est une véritable question qu'ils font subir à leurs patients. Soit qu'il fasse chaud ou froid, soit qu'on y ait de la répugnance ou non, ils prétendent qu'il faut aller jusqu'au nombre prescrit, et puis descendre jusqu'à celui du premier jour. Il arrive rarement, ou pour mieux dire, il n'arrive jamais qu'un buveur d'eau ait suivi ces ordonnances à la lettre, sans qu'il ait besoin de médecins et de remèdes (1). »

Ce qu'il y a de bien curieux dans l'histoire des eaux

(1) Amusements des eaux de Schwalsbach, p. 23 et 132.

minérales, c'est cette alternative continuelle (1), de vogue
et d'oubli dont il a déjà été fait mention ; Jean Banc qui
écrivait en 1605, consacra un chapitre de son livre à en expliquer les causes ; « Nous ne faisions depuis peu d'années,
dit-il, que réveiller l'usage de nos bains naturels ; au moins
avecques la reigle et l'ordre qui est deu à leur employe pour
la santé. Ceux de Bourbon Lancy, les plus beaux de ceux
qui nous restent entiers de la curiosité de l'antiquité romaine..., ceux de Balleruc..., de Sainte-Marguerite..., de
Vichy en Bourbonnais..., etc., et dirai avec vérité qu'il
y a eu fort peu de telles eaux qui n'ayant esté aussi bien
abandonnées en leur usage pour quelque temps, que
d'autres l'ont été et sont encore ; je serais trop long en la
déduction de pareilles recherches... Quoy donc ? faut-il
pour cela en accuser la négligence de nos devanciers ? doit-
on rapporter tel deffaut à la nature, qui retranche par la
longueur des années, les facultez et vertus qu'elle voulait
communiquer à telles substances aigueuses ? la terre peut-
elle altérer à la longue dans ses conduits les qualités de son
ancienne possession ? la matière du meslange en se diminuant peut-elle avoir rendu manque la vertu des eaux ?

Peuvent-elles aussi occurremment se mesler avec quelques autres sources douces, par lesquelles elles énervent

---

(1) Nam ut verisimile sit, cum aliquandiù res balnearia eum hoc
instituto laudabilis extitisset, donec scilicet illa stetit romani imperii
majestas : sic eo declinante, simul atque fatali quâdam omnium bonarum
artium labe paulatim consecutâ, ac inter alias calamitates amissa ferè
in totum medicinæ peritia. Denuò ipsa necessitas coegisse quodammodo
visa est homines ad balnea naturalia. Quibus, quodam veluti extempo-
raneo refugio usa est ipsa posteritas, et ut solet esse omnium novorum
rituum introductio, confuso potius modò, quàm instituto aliquo, donec
esset qui illis modum ac leges poneret.

Baccius de thermis, l. 1, p. 53.

leurs qualités médicamenteuses? les températures des corps pourraient-elles en certaines constitutions du ciel et d'années estre antbipatiques avec aucunes d'icelles eaux? ou si la mésusance les peut avoir descriées tout le temps de l'oysiveté de leur usage. La plus véritable et la plus apparente cause de toutes est cette mésusance et indiscrétion à se porter aux remèdes des eaux témérairement et mal à propos.

Car qui ne cognoist le peuple et principalement le françois ahurté à toute nouveauté; la vertu de quelque eau n'a jamais été si tost publiée avoir eu action pour la guérison d'une maladie que non-seulement celuy qui se sent atteinct de pareilles ne s'y jette à corps perdu : mais tout autre malade aussi touché d'indisposition, de nature et condition toute contraire s'y porte de même pied. A-t-il veu un hydropique guéry de l'usage de l'eau de Pougues? il s'y rend tout asthmatique et phtisique, etc., etc.

De là donc à mon jugement la cause principale de la défaveur et manque de créance des eaux envers le peuple, qui a duré jusqu'à nous, quand les mauvais et funèbres événements qui ont essuyiés tels inconsidérés usages les ont reculées de crédit : pour establir un descry et mauvaise réputation à leur naturelle vertu, danger où nous sommes demy-portés à l'advenir, aussi bien que nos anciens, si avec plus de discrétion et de jugement, nous ne nous rangeons à l'ordre, et recherche convenable à tel usage. »

Banc pensait donc que les eaux minérales devaient mériter plus d'attention et devenir l'objet d'un travail sérieux; et, à voir le grand nombre d'ouvrages publiés sur les thermes, on croirait que ses conseils ont été suivis, car on connaît peu de sujets qui aient autant, sans résultat heureux, excité les recherches des chimistes et des médecins, on peut dire aussi qu'il en est peu en médecine qui aient autant prêté à la plaisanterie. Trouve-t-on encore la cause

de cette bizarrerie dans l'abus qu'on faisait des eaux minérales ? c'est probable, ce qui devait être le but de recherches multipliées et sérieuses, offrait trop de chances à
la cupidité, le ridicule devait s'y attacher.

Bordeu disait déjà : « Jamais il ne fut autant question
» d'eaux minérales que dans ce siècle (Dieu sait ce qu'il
» pourrait dire aujourd'hui !) Jamais nos Pyrénées n'avaient
» tant vu d'écrits, de mémoires, de lettres : leurs échos ne
» répètent que les noms d'analyse, d'observations : chacun
» a voulu avoir sa source, la prôner, la créer. Il serait per-
» mis de dire que quelques nymphes bâtardes ont prétendu
» ériger en eaux minérales des bourbiers où elles croupis-
» saient : vingt petits fossés marécageux ont osé se comparer
» à nos sources maîtresses. On a porté les choses jusqu'au
» point de chauffer artificiellement quelques filets d'eau
» pour en faire imprimer le nom et les vertus à côté de celles
» de Cauterets , de Barèges et de Bonnes. Des suffrages
» mendiés, des faits exagérés, ont fait le sujet de plusieurs
» opuscules éphémères ».

Bordeu avait bien raison, car certaines eaux n'ont dû leur
réputation passagère, qu'au caprice où à des faits de pure invention et malheureusement on a cru pouvoir les juger toutes
de la même manière. Walter Scott dit, au sujet d'une source
d'Écosse qui peut être classée parmi celles dont nous par-
lons : « On regardait ces eaux comme n'étant bonnes à rien,
si ce n'est seulement de temps en temps à quelque enfant de
pauvre qui avait gagné les écrouelles et qui n'avait pas le
moyen d'acheter pour un penny de sels. Mais Mylady Pénélope
tomba malade, et comme c'était une maladie que personne
n'avait jamais eue, il fallait bien qu'elle fût guérie par un
remède qui n'avait jamais guéri personne, ce qui était fort
raisonnable. » La critique de Walter Scott est, comme on
le voit, aussi spirituelle que juste, et l'on avait trop raison

de se défier des bons effets des eaux minérales , pour ne pas blâmer la négligence de ceux qui, pouvant le faire , n'ont point traité cette question comme elle devait l'être , et les fautes ou erreurs commises par ceux qui s'en sont occupés par intérêt personnel.

J'avoue que lorsqu'on ne connaît qu'une source, et c'est ce que j'ai éprouvé moi-même , lorsque je n'avais visité qu'un seul établissement, quand on a été témoin des guérisons qui s'y opèrent, on ne peut se défendre d'une juste admiration , et l'on est en quelque sorte entraîné à craindre de ne point assez en faire l'éloge : et si à cette disposition pour le merveilleux que se reconnaissent les personnes étrangères à la localité, l'on ajoute l'intérêt que peuvent y prendre les habitants, dont l'amour du pays et de l'humanité masque mal une cupidité inexcusable, on connaîtra la cause de l'exagération qu'on remarque dans le plus grand nombre des traités particuliers sur les eaux minérales.

Aussi les médecins qui conseillent l'usage des eaux, les connaissent généralement peu (1); ils ignorent les différences ou l'analogie qui existe entre les sources d'un même genre, et par cela seul il leur est souvent impossible de réussir dans leurs applications thérapeutiques.

Galien dans le troisième livre de sa méthode se récriait déjà contre certains médecins qui après avoir accablé leurs malades de remèdes souvent contraires, et perdu l'espoir de les guérir , les envoyaient prendre les eaux, quoiqu'ils en ignorassent les qualités et les vertus, se souciant fort peu que les malades mourussent pourvu qu'ils en fussent débar-

---

(1) Il n'est permis à personne d'employer dans les maladies des remèdes douteux. Il l'est donc encore moins aux médecins de conseiller à leurs malades des médicaments dont ils n'ont pas une connaissance exacte. GARLON. *Ess. sur les eaux de Barbotan.*

rassés. De Heers qui fait cette citation ajoute qu'il a eu souvent l'occasion de vérifier le reproche de Galien.

La plupart des ouvrages sur les eaux ne sont en quelque sorte que des catalogues exagérés de toutes les maladies connues, et malheureusement, ils n'offrent aucun but utile à la pratique, pour ne pas dire plus, puisqu'ils sont faits en général plutôt pour les malades que pour les médecins. L'auteur de l'article, Eaux minérales, d'un dictionnaire de médecine, a cru devoir blâmer cette fâcheuse direction, et il a dit : « Longtemps les prêtres ont exploité et ils exploitent encore ces sources fécondes ; mais dans notre Europe les médecins se sont emparés de cette partie de leurs temples, et il en est plus d'un qui ne leur cède en rien dans l'art d'ajouter à la vertu souvent équivoque des eaux, par des paroles pleines d'espérance, mais trop souvent trompeuses. »

Pour ne citer qu'un exemple de cette vérité, il suffira de dire que l'énumération des propriétés merveilleuses d'une source de France a provoqué de la part des rédacteurs des archives générales de médecine (*Tome* 8) le rapport suivant. « Si ce prospectus n'était pas signé par le docteur en médecine, nommé inspecteur général de ces eaux, on le croirait rédigé par un de ces marchands qui, pour vendre leur marchandise, croient permis tous les moyens de séduction ; c'est une énumération longue et fastidieuse des maladies traitées avec succès par ces Eaux. »

En Allemagne, en Italie, en Angleterre et partout enfin (1) où les eaux minérales sont en usage, on entend les mêmes

____

(1) Verùm quod in his mihi damnandum videtur hoc est, quòd in communi censu omnes, non concludunt, neque certa, aut definita aliqua tradunt instituta, ut cæteræ artes, de his quæ scienda esse, et quæ servanda in balneis operæ pretium fit, ubicumque gentium habeantur. BACCIUS de thermis, p. 54.

plaintes. Limon Montero qui a écrit un long ouvrage sur les eaux d'Espagne reproche à ses confrères de la Péninsule leur insouciance et leur ignorance : il les blâme de conseiller l'usage des eaux sans avoir pris la peine de faire les recherches que leurs propriétés médicales si variées et si curieuses nécessitent (1).

Quelle confiance peut-on raisonnablement accorder à cette phrase écrite au sujet d'une des sources de France : « C'est le port de salut qu'il faut faire atteindre aux malades » de toute espèce, depuis la jeune veuve désolée de la perte » d'un mari adoré ; depuis les amants malheureux ou les » victimes des passions, jusqu'aux pauvres paralytiques. »

On pourrait faire mille citations semblables, mais cela n'ajouterait rien à ce que chacun sait ou peut voir; aussi je renvoie les curieux à quelques mémoires ou notices sur les eaux minérales.

Cependant malgré tant de déceptions, je le dis encore, les sources thermo-minérales ont de tout temps et dans tous les pays, fixé l'attention des malades et des médecins; et le grand usage qu'on en fait maintenant pour combattre certaines maladies rebelles à nos moyens ordinaires, doit engager à étudier avec soin leur mode d'action, afin de connaître plus justement le degré de confiance qu'on doit accorder à telle ou telle source, et l'étendue d'un pouvoir aussi exagéré par les uns que méconnu par les autres.

Vetter appelle cette vogue des eaux minérales, une hydromanie, et il paraît que ce n'est pas seulement en France qu'on peut l'observer, car il dit qu'elle est très-répandue en

---

(1) Ay otras muchas fuentes cuyas aguas son minerales como de ellas, y de sus minerales se conoce, y es cierto, que son muy utiles, para la cura de muchos males, mas la poco curiosidad de los naturales, es causa de que no esten publicadas sus virtutes. Limon Montero, p. 150.

Allemagne, et il s'excuse de publier un travail sur les eaux en disant qu'il craint que cette hydromanie ne perde la médecine pratique en la livrant à l'empirisme le plus pernicieux, si elle n'appelle à son secours la physique et la physiologie qui doivent servir de flambeau à la thérapeutique (1).

Il devient donc nécessaire d'étudier toutes les sources minérales, d'en faire l'analyse chimique, de bien spécifier l'action thérapeutique de chacune d'elles et les modifications physiologiques qu'elles déterminent, d'indiquer les fonctions qu'elles troublent ou activent; enfin il convient de faire connaître les organes sur lesquels elles agissent plus particulièrement. Seulement alors, on pourra apprécier ce moyen thérapeutique à sa juste valeur, employer à propos la source qui se trouve le plus près du malade, lorsque toutefois elle conviendra à son mal, éviter souvent la fatigue et les frais d'un long voyage, si le voyage ne doit pas faire partie du traitement, et retrouver la santé sans aller toujours la chercher si loin.

Je ne m'occuperai pas dans cet essai de ce qui a été rêvé sur ce sujet; je ne parlerai que des propriétés les mieux connues des eaux minérales, et si parfois quelques jugements sévères se sont glissés dans mon travail; c'est moins avec l'intention de faire une critique amère, que parce qu'il était impossible, en écrivant l'histoire de ces eaux, de ne pas attaquer des préjugés et des erreurs qui nuisent au progrès

---

(1) Zugleich fanden sich neue momente der betrachtung aus der hier in Berlin eine zeitlang so übermässig verbreiteten Hydromanie; einem jener vielen zeichen der zeit: dass die praktische medicin nothwendig in dem verderblichsten und einseitigsten empirismus untergehen müsse, wenn sie nicht eifrig, fast möchte ich sagen ängstlich, bei den physikalischen und physiologischen wissenschaften schutz gegen der andrang eines nach brod und enderlust allein begierigen strebens suchen wolle. VETTER, p. x.

de la science. On conçoit aussi qu'il est bien difficile de ne pas reproduire les impressions qu'on reçoit en étudiant, et il convient d'ajouter que je ne fais que répéter quelques-uns des reproches que contiennent les divers ouvrages que j'ai dû consulter

Un médecin célèbre de nos jours dit : « Qu'on peut citer un grand nombre d'exemples des effets extraordinaires des eaux minérales ; ce qui tendrait à faire croire que le déplacement des malades ou d'autres circonstances analogues entrent pour beaucoup dans le succès de ce moyen curatif ; du reste quelles qu'en soient les causes ; les effets parlent en faveur du remède ; c'est au médecin à saisir l'instant le plus favorable à son application, en attendant que la science en ait dévoilé l'action. »

Il est vrai qu'on a obtenu par l'usage des eaux minérales, des guérisons surprenantes et inespérées ; mais maintenant qu'on sait à quoi s'en tenir sur ce qu'il y a de merveilleux dans leur emploi, que leur réputation fondée, dans quelques circonstances, n'est plus un article de foi, on peut mieux les étudier et faire la part de ce qu'elles ont de réellement efficace et celle des moyens qui peuvent les seconder favorablement.

Je suis donc loin de croire que les eaux minérales ne sont que des chimères consolantes (1) ; elles réclament une attention particulière et des recherches soutenues ; mais la marche suivie jusqu'à ce jour ne pourrait pas conduire à la connaissance exacte de leurs propriétés : on a trop facilement étendu leur pouvoir et trop vaguement spécialisé leur action. Il semblerait qu'on a écrit dans l'intérêt des localités et non dans celui de la science et des malades. Et, sans parler du manque d'ensemble dans les analyses,

---

(1) Qui diverticulis aquarum fallunt ægrotos. PLINE.

du défaut d'uniformité dans les méthodes et dans les poids, ce qui rend les résultats peu comparables, on reste étonné en lisant la plupart des observations pratiques citées à l'appui de faits souvent invraisemblables. Le but qu'on se propose en agissant ainsi, détruit la confiance au lieu de l'inspirer. On doit donc désirer que des observations vraies et bien rédigées, et que des analyses exactes viennent fournir des bases plus solides à la thérapeutique. Jusqu'ici l'on n'a pu comparer les effets de toutes les sources, et on les a jugées par analogie de composition, en se basant sur des analyses dont les nouvelles découvertes de la chimie montrent le peu de précision.

Si on lit d'abord les descriptions des différentes sources, on est surpris de voir traitées par le même moyen et avec le même succès, tant de maladies qui réclament une médication si variée et attribuer à chaque source en particulier, soit par enthousiasme mal fondé, soit par intérêt, les propriétés de toutes les autres; et comme on l'a déjà dit, l'intérêt des habitants est lié aux traditions existantes, et ils prennent grand soin de les accréditer. Ces monographies consacrent toujours un chapitre à la description des plaisirs qu'on rencontrera, à celle des bals, des salons, et l'on n'oublie jamais d'insister sur le confortable et la délicatesse de la table, de sorte qu'on ne peut se défendre de la pensée qu'il faudrait une santé robuste pour résister à ce régime des eaux. On conçoit tout ce que de semblables prospectus ont d'avantageux pour les logeurs, quand on a visité quelques établissements thermaux et étudié la plupart des personnes qui les fréquentent.

Car un voyage aux eaux est un luxe pour la bonne moitié de ceux qui s'y rendent. Aussi rien de plus singulier qu'une réunion de baigneurs; elle se compose le plus souvent de quelques vrais malades, d'un plus grand nombre d'imaginaires, d'hommes de lettres, qui viennent se délasser ou chercher des inspirations, de femmes gracieuses qui y suivent leurs parents et leurs amis, et les uns et les autres, au dire d'un voyageur, ne manquent pas de ridicules copies.

La société, aux eaux thermales, dit M. Arbanère, offre dans ses éléments la même variété qu'une mosaïque, les habitants de chaque ville ont leur physionomie particulière, les différences ne sont souvent que des nuances inaperçues pour des yeux inattentifs, mais elles sont néanmoins très-réelles pour un observateur. On sent facilement que dans le séjour où se rassemblent, où sont dans un contact intime, des personnes de provinces diverses, les accents, le ton, les manières, le genre d'esprit y forment des oppositions très-perceptibles, malgré la couleur générale dont l'éducation a revêtu ces individus (1). Une différence bien plus sensible partage encore les baigneurs, c'est la douleur ; en effet, auprès d'un malade qui gémit et qui souffre, on en voit mille autres qui ne cherchent que le plaisir. Cet abus, dira-t-on, ne détruit pas l'effet réel des eaux sur les premiers ; mais à côté des petits avantages qu'il présente, on lui reconnaît l'inconvénient majeur d'attirer vers une source, parce que tous les agréments s'y rencontrent, une foule de malades auxquels ces moyens accessoires ne conviennent point et qui trouveraient souvent bien mieux la santé aux sources modestes qu'ils dédaignent.

Les bains, dit-on, (2) ne sont qu'une affaire de mode, et il est bien reconnu que de ces innombrables baigneurs qui se répandent en volée, autour de toutes les sources sulfureuses et ferrugineuses de l'Europe, quand arrive la saison des eaux, la moitié du moins n'est heureusement

---

(1) Arbanère, tableau des Pyrénées françaises.
(2) La Presse, 21 décembre 1838.

affligée d'aucune infirmité. Les eaux sont les plaisirs de l'été comme les bals, les soirées et les spectacles sont les plaisirs de l'hiver. Comme tels, la mode les régente souverainement, c'est elle qui, plus habile que les plus doctes et les plus vénérés docteurs de toute l'Europe, décide qu'elles sont les sources qui devront rendre la santé et la fraîcheur à ces jeunes visages qui ne ne les ont jamais perdues. »

On lit encore : C'est à la gracieuse aisance des habitations, à la beauté des sites qui les entourent, au doux aspect de la nature, dont le charme agit toujours plus ou moins sur l'homme ; c'est enfin aux loisirs qu'on y goûte, à l'indépendance sociale dont on y jouit, que la plupart des lieux où l'on va prendre les eaux doivent ce que l'on est convenu d'appeler la vogue (1). On ne saurait trop le répéter ici, si l'on veut se rendre raison de l'affluence des visiteurs à laquelle seule les établissements de ce genre doivent leur splendeur, ce n'est pas aux vertus des eaux, quelque merveilleuses qu'elles puissent être, que la plus grande partie de ceux qui les fréquentent viennent rendre hommage : entrainés par le caprice ou leurs inclinations naturellement vagabondes, ou bien encore fuyant l'ennui ou les soucis qui les dévorent, ils ne cèdent qu'à l'attrait du plaisir.

Je ne sais si cela doit être pris à la lettre, mais il est un fait certain, c'est qu'avant de partir pour les eaux, on s'inquiète autant du plaisir qu'on y trouvera, que des qualités de l'eau dont on devra faire usage. C'est ce qui a fait dire qu'aux eaux, le plaisir avait ses autels près du temple d'Esculape, et qu'on devait le croire de moitié dans les miracles qui s'y opèrent.

Quelques médecins, en prescrivant l'usage des eaux, préviennent souvent le caprice d'un malade, persuadés qu'ils sont des bons effets que le voyage pourra produire sur une

---

(1) REINER, considérations sur les bains de Niderbroon.

maladie dont la gravité est de nature à ne pas alarmer. Malheureusement, on pense que dans le plus grand nombre des cas, il en est de même, et cette idée ne peut que diminuer l'importance médicale des eaux minérales.

Pope ayant rencontré aux eaux de Bath, une femme jeune et jolie, lui demanda pourquoi elle prenait les eaux : Par pure fantaisie, répondit-elle ; dites-moi, je vous prie, Mistress, répliqua gravement le poëte, vous ont-elles jamais guérie ? (1).

On connaît aussi l'histoire de ce diplomate qui accourait aux eaux, lorsque son absence servait à sa politique ; il avait une santé qui ne laissait rien à désirer, et à son départ, il se félicitait toujours du soulagement qu'il se persuadait avoir obtenu. Que de médicaments n'ont dû leur vogue qu'à de semblables effets !

De Nihell, qui a écrit sur ce sujet, prétendait, et il avait raison, que ce sont moins les eaux qui manquent aux bons effets que l'on attend de leur usage, que les malades au régime. Si nous recommandons l'exercice, disait-il, et la dissipation, on se livre au jeu avec passion, à la danse avec excès, aux intempéries de l'air sans épier ses vicissitudes, on fait enfin durant le cours de la boisson des eaux minérales, tout ce qui peut les rendre nuisibles et rien de ce qui doit les rendre salutaires.

On se soumet cependant, il faut en convenir, à quelques bonnes habitudes, pendant un séjour près d'une source ; on se lève dè grand matin et il est facile de comprendre tout l'avantage qui en résulte, par exemple chez une femme habituée à ne voir le jour qu'à midi. Ce qui a fait dire que dans nombre de circonstances, une promenade matinale était bien capable de préparer l'action puissante de l'eau

---

(1) Voyage à Rennes-les-Bains, DE LA BOUISSE ROCHEFORT.

et d'ajouter à la science du médecin qui la prescrit. Car on ne peut se le dissimuler, il y a un certain nombre de malades qu'un médecin peut envoyer aux sources minérales autant pour jouir et profiter des moyens accessoires qu'on y rencontre, que pour faire usage des eaux. Les affections qui dépendent de la fatigue de l'esprit, les dispositions à une monomanie et toute cette série de maladies nerveuses qu'on guérit par des moyens moraux, peuvent trouver un remède puissant, surtout aux sources placées avantageusement, et à celles des pays de montagnes. On a écrit, et cela est très vrai, qu'un remède moral des plus certains chez les personnes dont l'esprit a été cultivé, est le spectacle de la nature ; et, des promenades dans un pays nouveau, présentent le double avantage de l'exercice et de la distraction, dont on conçoit facilement l'heureuse influence. On ne parvient pas toujours à se distraire, quelle que soit la bonne volonté qu'on en ait, car vouloir oublier un sujet quelconque, c'est penser à lui, et pour n'y pas songer, il faut que d'autres sujets attachent notre attention. Quel moyen alors plus sûr pour arriver à ce but, qu'un voyage, surtout dans les montagnes ; leur aspect n'est-il pas attrayant, l'air qu'on y respire n'est-il pas plus pur, n'y trouve-t-on pas quelque chose qui charme et séduit ? Pourquoi les montagnards tiennent-ils si remarquablement aux lieux qui les ont vus naître ? tous ceux qui en ont fait l'expérience le comprendront, mais il leur sera difficile de l'expliquer. On doit donc penser que toutes les émotions qu'éprouvera un malade dans un pays nouveau, pourront changer la direction de ses idées et lui faire oublier bien des douleurs.

Aussi l'on ne blâmerait pas tant les descriptions séduisantes des diverses localités où l'on rencontre des sources, puisqu'il faut tenir compte de ces moyens accessoires, si elles n'étaient exagérées et toujours faites aux dépens du but important qu'on devrait se proposer, l'action purement médicale des eaux. C'est le défaut de presque tous les traités généraux et particuliers publiés sur ce sujet ; on voudrait y trouver quelques données certaines, précises, vraiment médicales, pour guider le médecin dans le choix de la source la plus convenable, et lui éviter de conseiller, sans prévoir les résultats, un agent thérapeutique en usage depuis des siècles. En effet, les ouvrages généraux publiés sur les eaux minérales, consistent dans des classifications des différentes sources, avec la description plus ou moins exacte du pays qui les fournit, et parfois encore l'énumération des nombreux plaisirs qu'on y rencontre. La partie thérapeutique est trop légèrement touchée ; ce sont de véritables guides aux eaux minérales, faits plutôt pour flatter la curiosité des baigneurs que pour éclairer les médecins. Cela est tellement vrai, qu'en rendant compte d'un des derniers traités publiés sur ce sujet, un journal (Quotidienne, 1er juillet 1837) disait que les ouvrages sur les eaux minérales étaient la littérature légère de la médecine, et qu'étant écrits beaucoup plus pour les voyageurs, les malades et les ennuyés du haut parage, que pour le monde savant, ils devaient avoir leur cachet particulier ; que les règles du genre n'avaient point encore été tracées, ou étaient restées inédites ; que l'homme de science qui entreprenait une pareille tâche, devaient comprendre sans peine les conditions du succès. Je ne partage pas du tout la manière de voir de l'auteur de cette note, et je crois qu'un médecin qui cherchera le succès en étudiant les eaux minérales au point de vue purement médical, y parviendra tout aussi sûrement. Et, à ce sujet, je dois dire que si ce chapitre d'introduction, consacré à l'histoire des sources minéro-thermales, n'a pas toujours le caractère sérieux que je me plains de ne pas trouver dans la presque totalité des ouvrages

publiés jusqu'à ce jour, c'est qu'il fallait des citations à
l'appui de ce que j'avançais, et que cette partie, purement
historique, l'exigeait peut-être. En un mot, c'est le chapitre
destiné particulièrement aux personnes qui vont aux eaux
par plaisir, mode ou bon ton, et je suis loin de blâmer chez
elles un caprice dont j'ai pu apprécier tous les agréments ;
le reste de mon travail est réservé aux vrais malades, aussi
j'y ai mis tous les soins et toute l'attention qu'ils sont en
droit d'exiger.

Le peu de confiance qu'on accorde généralement aux
traités sur les eaux minérales, s'explique suffisamment par
la négligence qui a présidé à leur rédaction ; et le peu d'importance qu'on attache à leur publication, prouve la légèreté avec laquelle on les juge. Aussi les médecins éclairés,
qui consultent toutes les chances de succès pour leurs malades, sont-ils dans la plus grande incertitude, lorsqu'il
s'agit de les diriger vers une source thermale, et ils blâment
justement ceux qui, placés près des établissements thermaux,
pourraient éclairer leurs confrères, et contribuer si puissamment à faire cesser des doutes honteux pour la science.

On a souvent témoigné le désir de voir un peu moins de
négligence ; quelques médecins n'ont pas craint d'adresser
de justes reproches, et dans une de ses séances, l'Académie
royale de médecine a pu constater la négligence de certains
inspecteurs des eaux, car au lieu de quatre-vingt-neuf rapports qu'elle devait recevoir d'eux, il n'en était arrivé que
seize, et l'on n'a pu faire de suite le rapport général (1).

Comment expliquer, d'une part, cette négligence envers
le corps médical et les malades, et, de l'autre, la facilité
avec laquelle on lance, chaque année, dans le public et un
peu avant la saison, des descriptions brillantes des diffé-

____

(1) Journ. de Chimie méd., de pharm., etc., etc. t. 1, mars.

rentes sources, des catalogues des maladies qu'elles guérissent, et un nombre prodigieux de notices sans valeur.

Il est évident, pour tout le monde, que l'intérêt a trop souvent guidé les auteurs d'ouvrages sur les eaux minérales. Mais ce n'était point assez de vanter la source dont on fait la description, il fallait aussi discréditer les sources voisines et souvent ses confrères.

Ainsi on lit dans une notice publiée en 1830. « Quoique ces eaux et celles des Pyrénées soient composées des mêmes principes, combinés seulement dans des proportions différentes, on observe aux eaux de C...... une propriété médicale bien supérieure à celles dont jouissent les sources des Pyrénées. » De toutes les eaux minérales que je connais, je n'en ai point trouvé qui aient eu des succès aussi fréquents que celles de C...... J'assure même qu'elles ont procuré plus de guérisons que celles de Bagnères, de Bigorre.

Walter-Scott donne bien l'idée des médecins qui s'oublient de la sorte, en faisant dire au médecin des eaux de Saint-Ronan, le docteur Quackleben à mistress Blower qui lui parlait de son médecin ordinaire : « C'est un homme fort instruit, on ne peut le nier, mais il est certains cas, le vôtre par exemple, celui de bien des gens qui viennent prendre ces eaux, que je doute qu'il entende parfaitement. Il aime les moyens prompts et rapides ; or moi, Mistress, je laisse la maladie aller son train, j'épie sa marche et j'attends le moment du reflux : ensuite c'est un médecin qui affame ses malades ; moi, je ne suis ami ni des excès, ni des stimulants trop violents, mais il faut seconder l'action de la nature (1).

Walter Scott a, je l'imagine, exagéré les prétentions du docteur sur lequel il voulait jeter du ridicule ; cependant il a touché le côté faible. Ce n'est pas aussi ouvertement,

---

(1) Les eaux de Saint-Ronan.

sans doute, qu'on s'élève de nos jours aux dépens des autres; mais il y a de ces insinuations adroites, lancées à propos et avec tout l'avantage du moment, dont on sait parfaitement profiter. En effet, les confrères dont on parle si charitablement sont absents et ne peuvent se défendre; le mode d'action des sources semble leur être moins connu qu'à celui qui les administre habituellement et qui s'est fait une réputation de leur efficacité dans certains cas. On raconte qu'un médecin voulant appeler à Schwalbach tous les baigneurs qui se rendaient habituellement à la source de Pyrmont, fit courir le bruit que cette dernière contenait du poison (ratten pulvers, poudre mort aux rats), puisque les grenouilles et les poissons qu'on y plongeait, mouraient immédiatement, et cette fraude réussit, dit-on (1).

Les médecins, en général, sont étonnés avec raison, de l'étendue des pouvoirs que ceux de leurs confrères, qui ont écrit sur les eaux minérales, accordent aux sources qu'ils décrivent. Il semblerait qu'il est question de panacées universelles. Pourquoi donner aux eaux des vertus dont elles manquent? n'ont-elles pas assez de propriétés qui les recommandent?

On a souvent, et de nos jours encore, attribué à quelques sources, certaines propriétés spécifiques qui étaient revendiquées par beaucoup d'autres. Ainsi, on signale comme spécificité de presque toutes les eaux, la propriété qu'elles auraient de donner la fécondité aux femmes stériles, et aux hommes frappés d'impuissance. Ce pouvoir miraculeux qui trouve si bien sa place dans les contes des fées (2) n'appar-

---

(1) VETTER, p. 44.

(2) Il y avait autrefois un roi et une reine qui étaient si fâchés de n'avoir point d'enfants, si fâchés, qu'on ne saurait le dire. Ils allèrent à toutes les eaux du monde : vœux, pèlerinages, tout fut mis en œuvre... etc., etc.

La belle au bois dormant, contes de Perrault, 1660.

tient pas plus à une source qu'à l'autre, toutes le possèdent
au même degré, et il suffit de lire les observations rappor-
tées à l'appui, pour se convaincre de cette vérité, que l'impuissance des uns et la stérilité des autres dépendent le plus
souvent d'une affection passagère, d'une faiblesse des organes génitaux que l'action des eaux modifie ou corrige ; et
dans ce cas, il n'est pas étonnant de voir des organes souf-
frants et affaiblis par des écarts hygiéniques, ou une cause
quelconque, reprendre par l'éloignement de la cause du
mal, leur activité et leurs fonctions. Cela peut tenir aussi
dans certaines circonstances, telles qu'un défaut de convenances ou une trop grande différence d'âge, à une impuissance incurable ; et dans ce cas, si les eaux ont souvent
opéré des miracles, ils sont en dehors de la thérapeutique,
et il ne m'appartient pas de les expliquer.

On raconte qu'il y avait autrefois dans le royaume de
Fez, en Afrique, une ville appelée Aïn-el-Ginum : il s'y
trouvait une fontaine qui possédait ce pouvoir fertilisant.
On y célébrait à certaines époques des fêtes nocturnes, et les
femmes qui ne pouvaient pas devenir mères s'abandonnaient
dans l'obscurité, aux hommes que le hasard leur donnait.
Les enfants nés de ce commerce réputé sacré, étaient élevés
par les prêtres d'un temple consacré à la naïade tutélaire.

J'ai lu dans le recueil des causes célèbres, un fait curieux
de ce genre, qui prouve qu'il existe souvent chez l'homme
ou la femme, une impuissance relative, qui n'avait pas
échappé à la pénétration des prêtres du temple d'Aïn-el-Ginum, et qu'ils connaissaient déjà le véritable moyen de détruire la cause du mal.

« Deux gentilshommes à peu près de même taille et de
» même âge, avaient épousé depuis quatre ans deux femmes
» jolies, bien faites, qu'ils aimaient beaucoup et dont ils
» étaient tendrement aimés ; mais dont ils n'avaient eu aucun

» enfant. Comme ils avaient de grands biens et qu'ils crai-
» gnaient de ne point laisser de successeurs, il n'y avait rien
» qu'ils ne tentassent pour rendre leurs femmes fécondes ;
» remèdes, purgations, eaux minérales, tout était mis
» en usage. Et parce que les médecins leur dirent qu'il
» fallait réitérer ces remèdes plus d'une fois, ces messieurs
» ne manquaient pas d'aller tous les ans avec leurs épouses
» aux eaux de Bourbon. La dernière fois qu'ils y allèrent,
» il y eut plus de foule qu'à l'ordinaire, toutes les hôtelle-
» ries étaient remplies, et ces deux gentilshommes ne pu-
» rent trouver qu'une chambre, où il y avait pourtant deux
» lits. Cela suffisait pour eux et leurs femmes, car pour
» leurs valets, ils couchèrent où ils purent. S'étant donc
» mis en possession de leur chambre, et ayant soupé en
» très-bonne compagnie, comme le temps était fort beau,
» ils proposèrent à leurs femmes de prendre le frais et de
» jouir du plaisir de la promenade ; mais elles dirent qu'elles
» étaient fatiguées du voyage, et qu'étant obligées de se lever
» de bon matin pour prendre les eaux, elles seraient bien
» aises de se délasser et de se coucher de bonne heure, mais
» elles leur laissèrent la liberté de s'aller divertir. Ces bons
» maris, qui ne voulaient point contraindre leurs femmes,
» firent tout ce qu'elles voulurent. Ils allèrent se promener,
» virent ce qu'il y avait de monde de l'un et de l'autre
» sexe, et ce temps leur parut si court, qu'il était près de
» minuit quand ils arrivèrent à leur logis. Leurs femmes
» étaient couchées il y avait deux heures ; elles dormaient
» profondément, et leurs maris, de peur de les éveiller,
» firent le moins de bruit qu'ils purent en se couchant ; ils
» se déshabillèrent sans appeler leurs valets. Chacun d'eux
» se mit le plus doucement au lit où il croyait trouver sa
» femme. On ne sait pas si leurs épouses n'avaient pas bien
» distingué les lits qui avaient été arrêtés par leurs maris,

» ou si ces messieurs eux-mêmes, distraits par les différents
» objets qu'ils avaient vus à la promenade, ou peut-être ac-
» cablés de sommeil, prirent un lit pour l'autre. Quoi
» qu'il en soit, la cause de l'événement est fort indifférente :
» ces deux gentilshommes, au lieu de se rendre chacun
» auprès de sa femme, s'allèrent coucher avec celle de son
» ami. Un poëte dirait que Mercure, qui aime les bons tours,
» prépara celui-ci. Comme l'amour des maris est souvent
» muet, ces quatre personnes, qui se croyaient sous le
» voile du mariage, ne s'aperçurent point du quiproquo.
» On jugera facilement que ces messieurs, qui souhaitaient
» tant d'avoir des enfants et qui étaient allés là pour cette
» seule raison, passèrent bien éveillés une partie de la
» nuit, et troublèrent sans être importuns le repos des
» dames. Le matin étant venu, on voit paraître le jour ;
» on songe à se lever ; on tire les rideaux, on se parle.
» Mais qui pourrait exprimer la surprise de ces deux
» femmes et de ces deux maris à la vue d'une si grande
» métamorphose ? Ils demeurent tout confus, et ils gardent
» un morne silence ; aucun n'a la force d'interroger son voi-
» sin, ni de lui demander comment il a passé la nuit, de
» peur d'en trop apprendre. Chacun se flatte que son com-
» pagnon a dormi toute la nuit ; chacun se console d'avoir
» au moins tiré parti d'une affaire aussi délicate, et de
» n'être pas la dupe ; mais il était en peine d'apprendre ce
» qui s'était passé à l'autre bout de la chambre. Aucune
» de ces femmes n'osait regarder son mari, et encore moins
» celui qui venait d'occuper sa place ; et les maris n'osaient
» pas regarder leurs femmes, de peur de voir sur leurs
» visages des marques certaines d'un affront irréparable.
» Il se passa une scène muette qui exprimait plusieurs pas-
» sions différentes.

» Enfin il y eut un mari plus impatient que l'autre, qui

» tirant brusquement sa femme par le bras, lui dit tout
» en colère : Pourquoi vous allâtes-vous coucher dans cet
» autre lit ? Ne saviez-vous pas que c'était celui-ci que
» j'avais arrêté pour nous deux ? — J'avais cru, dit-elle,
» que c'était l'autre, et je vous prie de ne pas me quereller
» pour une chose dont j'ai plus de chagrin que vous, et
» dont je ne me consolerai de ma vie. — Tant pis, lui dit
» son mari, qui ne connut que trop au langage de sa
» femme ce qui s'était passé entre elle et son voisin. Mais
» il n'était pas juste aussi que les rieurs ne fussent que d'un
» côté. La femme de celui qui n'avait pas encore parlé,
» paraissant toute honteuse, donnait assez à connaître
» qu'elle n'était pas plus nette que sa voisine. Enfin, dit
» ce mari, qui parut fort raisonnable, ce qui est fait est fait.
» Nous sommes à deux de jeu ; nous avons fait, comme
» on dit, troc de gentilhomme sans nous demander du re-
» tour. Prenons le parti de nous accommoder de cette
» aventure, le hasard seul est coupable ; nous ne pouvons
» point imputer de volonté déterminée à nos femmes, nous
» sommes sûrs de leur chasteté ; voilà le point essentiel.
» Que savons-nous si Dieu ne s'est pas servi de ce moyen
» pour nous donner un enfant à l'un et à l'autre ? Les
» femmes devinrent effectivement enceintes, les maris eurent
» soin de ne point approcher d'elles que leurs grossesses ne
» fussent déclarées, et elles accouchèrent heureusement
» chacune d'un beau garçon.

» Pour prévenir les contestations qui pouvaient naître
» dans la suite, on prévit bien que si l'on portait la question
» devant une cour souveraine, on laisserait l'enfant à celui
» qui n'en était pas le véritable père, suivant le texte de
» la loi : *Is est pater quem nuptiæ demonstrant;* mais on fit
» juge un vieillard d'un grand sens, qui décida que chaque
« enfant serait retiré par son véritable père, et qu'il aurait

» cependant une légitime de droit dans le bien de sa mère.
» On se soumit à ce jugement (1). »

Il n'y avait donc point ici impuissance ou stérilité ; et mille exemples, plus ou moins comparables à celui-ci, prouvent qu'il existe souvent une impuissance relative que le temps ou les circonstances peuvent modifier. Et si l'on ouvre un livre dont l'auteur annonce cette spécificité, on trouve qu'en définitive, les eaux ont agi suivant leur habitude, et l'on se rend facilement raison de leur mode d'action. Quelques autres exemples vaudront mieux que toutes les explications que je pourrais donner.

« Trois ans avant la révolution, nous vîmes séjourner à
» St.-Sr., M. St.-G. avec son épouse. Le mari éprouvait des
» douleurs de goutte aux genoux, avec des rétentions fré-
» quentes d'urine, occasionnées par la gravelle ; son épouse
» ne l'avait accompagné que pour lui donner des soins, plu-
» tôt que par besoin pour elle-même ; elle avait l'air de la
» santé. Jeune encore, elle pleurait de dépit à la vue de
» tout petit enfant, qui paraissait lui reprocher qu'elle ne
» fût pas mère après neuf ans de mariage. Le malade prend
» des bains, y dépose insensiblement chaque jour ses souf-
» frances et sa gravelle ; la femme, qui ne se baigne point,
» ressent aussi à son tour les premiers signes de la mater-
» nité. On se retire ; la grossesse prospère, l'accouchement
» est heureux ; mais trois ans après, de nouvelles attaques
» de goutte et de gravelle obligent le couple inséparable de
» revenir à St.-Sr., où le mari retrouve encore la santé et la
» dame un second état de grossesse. »

« De tous les éléments qui composent le bonheur des
» époux, convenances, douceur, attentions, attachement ré-

---

(1) Gayot de Pitaval, *Causes célèbres*, t. 8, p. 418.

» ciproque, santé, richesse et tout ce qui s'en suit, rien ne
» manquait à M. F. L.*** de la Martinique, absolument rien
» qu'un premier enfant, que sa femme tardait un peu trop à
» lui donner. Depuis sept ans de mariage, ils avaient l'un et
» l'autre plus d'un motif de craindre que ce vide, qu'ils sen-
» taient autour d'eux, ne fût jamais rempli; d'ailleurs, le
» séjour des grandes villes, la vie oisive et les autres jouis-
» sances qui suivent la fortune, apportent si souvent tant
» d'obstacles à la fécondité! On consulte, et un voyage aux
» eaux minérales des Pyrénées est décidé : celles de S^t.-S^r.
» sont préférés sous le rapport de leurs propriétés plus
» analogues au tempérament délicat de Madame F. L***.
» **Les deux époux y prennent des bains au 22e degré de**
» **température**; ils se promènent, profitent du bon air et
» des autres avantages du lieu, et bientôt ils ne doutèrent
» plus que le but de leur voyage était parfaitement rempli. »

  « La femme d'un intendant des finances, dont le corps
» présentait un physique svelte et agréable, mais dont le
» genre nerveux était extrêmement aisé à émouvoir, s'était
» mariée à 16 ans', et en avait déjà 25 sans être mère;
» elle jouissait d'ailleurs, ainsi que son mari, d'une bonne
» santé et de tout ce qui peut rendre heureux. On lui con-
» seilla un voyage à Chambéry pour changer d'air; on lui
» parla en même temps des eaux d'Aix, comme d'un moyen
» qui pourrait bien remplir les désirs qu'elle avait de deve-
» nir mère. Je fus consulté à ce sujet; je n'hésitai pas de
» l'y envoyer. Elle prit d'abord quelques bains et chaque
» jour un lavement des seules eaux d'alun, à la suite des-
» quels je lui fis donner la douche sur toute la région lom-
» baire, sur l'os sacrum et les parties environnantes; elle
» buvait également trois à quatre verrées, chaque matin,
» des mêmes eaux. Au bout d'un mois de traitement, elle
» gagna un embonpoint sensible qui l'étonna, et ses règles,

» qui pour l'ordinaire étaient plus abondantes et d'une durée
» plus longue que ne paraissait le comporter son tempé-
» rament, coulèrent en moindre quantité et pendant un
» temps plus court. Je lui annonçai que ces changements
» étaient d'un heureux présage. Elle partit d'Aix, rentra
» chez elle, et environ neuf mois après son retour des eaux,
» elle accoucha d'un gros garçon; et ce qu'il y eut de plus
» singulier, sans avoir éprouvé la plus légère incommodité
» pendant tout le temps de sa grossesse. »

Que conclure de ces observations incomplètes, rédigées
en homme du monde plutôt qu'en médecin.

C'est à Chateldon, dit-on, que les femmes stériles pourront concevoir, avec raison, la flatteuse espérance de devenir
mère... La propriété qu'ont les eaux de Chateldon de faciliter la conception, est aujourd'hui si publique et si authen-
tique, que rien ne peut déterminer à les boire, les femmes
qui craignent d'avoir des enfants ! ! ! ! ! (1).

Mais terminons par un exemple bien singulier, aussi
de l'action spécifique des eaux de Cheltenham, comté de
Glocester (2).

« Amanda L.*** s'était mariée très-jeune au vieux N.
» D.***. Tout ce qu'ambitionnait ce couple, c'est que la
» grande fortune que le mari rapportait de l'Inde, ne
» passât pas à des collatéraux; mais les probabilités ne
» paraissaient pas favorables. Six années déjà s'étaient

---

(1) *Traité des eaux de Chateldon*, p. 26.

(2) Philippe de Limbourg pense que l'idée qu'on a de la vertu pro-
lifique des eaux minérales est bien caractérisée par la précaution qu'on
impute ironiquement aux bourgeois de Francfort, de stipuler dans leurs
contrats de mariage que leurs femmes n'iront que deux fois dans leur vie
aux eaux minérales de Schwalbach, de peur d'être trop fécondes.

Les eaux de Spa, ajouta-t-il, opèrent le miracle plus mystérieuse-

» écoulées sans qu'aucun gage eût encore béni leur union.
» On consulta le docteur M***. Après beaucoup de médi-
» caments inutiles, il en vint à son pis aller ordinaire, les
» eaux de Cheltenham ; mais cette fois, quelle n'en fut
» pas l'efficacité ! Je ne puis dire à celles de mes lectrices
» qui se trouvent dans le même cas, toutes les particula-
» rités de cette cure ; mais ce que je leur garantis, c'est que
» j'ai vu de mes yeux l'heureux N. D.*** après deux sai-
» sons, suivre d'un air de triomphe son épouse chérie,
» à la veille d'être mère, qui s'inclinait nonchalamment, à
» cause de son état, sur le bras du capitaine Friendlay,
» en bénissant les sages avis qui l'avaient envoyée prendre
» de telles eaux (1). »

J'ai lu aussi que Catherine de Médicis, d'après les conseils
de Fernel, son médecin, obtint, neuf mois après un voyage
à Bourbon-Lancy, un enfant que dix années de mariage lui
laissaient espérer. Henri II goûta plusieurs fois, de la même
manière le bonheur de la paternité, et Catherine donnait

---

ment ; c'est la Sauvenière qui a seule toutes les prérogatives de la
fécondation. Une femme stérile n'a qu'à tenir le pied dans une fosse,
qui a à peu près la forme d'un pied ou d'un soulier, qui porte le nom
de Saint-Rémacle ; et pendant cette cérémonie elle doit boire un verre
d'eau de la Sauvenière, avec une ferme confiance de concevoir, et elle
n'y manquera pas. Je ne sais si les diverses promenades, dont on a
enrichi les environs de la Sauvenière, ne contribueront pas à faciliter
l'opération mystérieuse, conformément au sens des vers suivants :

 Non, monsieur Oliva, non je n'en boirai plus ;
  Vos eaux d'Aix sont ma foi trop fades ;
 Quoique vous me disiez, pour vanter leurs vertus,
  Elles ont fait plus de.....
  Qu'elles n'ont guéri de malades.

Traité des eaux de Spa, p. 246.

(1) Revue Britannique, t. 23.

à Fernel, après chaque grossesse, 10,000 écus de France. On doit croire que c'était plutôt pour acheter un secret que par reconnaissance, car les sources auxquelles elle devait sa fécondité furent oubliées par elle (1).

Mélampe, pour guérir les filles de Prétus, roi d'Argos, mit en usage des moyens conformes à la nature du mal dont elles étaient atteintes et qui font beaucoup d'honneur à sa pénétration, quoiqu'il s'efforçât de les ensevelir dans l'ombre du mystère.

Ces princesses étaient devenues folles pour avoir gardé le célibat. Mélampe prit de jeunes garçons robustes, qui dansèrent devant ces femmes et les conduisirent l'espace de dix lieues dans les montagnes jusqu'à Sycione, où il les fit baigner ensemble dans la source de l'Anigrus (2) et les trois filles guérirent (3).

D'après ces citations, on pourrait supposer que je refuse aux sources minérales, la propriété de faciliter la conception ; ce n'est pas là ma pensée ; je signale un abus et je demeure persuadé que puisqu'elles peuvent guérir certaines maladies elles peuvent aussi faire cesser l'impuissance et la stérilité, qui sont la conséquence de ces maladies ; mais

---

(1) Isidore Bourdon.

(2) Assez près de l'Anigrus était une caverne appelée l'antre des nymphes Anigrides : il en est parlé dans Strabon l. 8. l. 6. c. XXII, et dans Pausanias : on prétendait que ceux qui étaient affectés de quelque maladie de la peau, obtenaient leur guérison, si après avoir sacrifié aux Nymphes, ils passaient l'Anigrus à la nage. Encyclop. méthodique, Anigrus.

Ces nymphes avaient chacune leur nom particulier : Calliphaë, Synalaxis, Pégée et Iasis étaient les plus connues. La fête des fontinales (fontinalia) se célébrait à Rome en l'honneur de ces nymphes, à une des portes de la ville désignée sous le nom de Fontinalis.

Siècles païens. T. 5. p. 504 et suiv.

(3) Histoire de la Médecine. (*Sprengel.*)

j'accorde cette propriété à toutes les sources, et je ne peux donner d'une manière absolue, la préférence à celles qu'on vante outre mesure, puisque le choix du remède doit toujours être en rapport avec la cause du mal. On a souvent cherché à détromper les malades, mais une force irrésistible les dirige : il est cependant facile de comprendre que la réussite dépend plutôt du choix convenable de la source, la cause du mal étant connue, que de la spécificité de l'eau qu'elle fournit, et si l'on a souvent accusé l'amour et l'ennui d'envoyer aux eaux plus de malades que les médecins, devait-on s'étonner des guérisons nombreuses qui s'y opèrent.

Qu'il me soit permis de citer un passage d'une lettre écrite de Bade, au sujet de certaines propriétés de ces eaux; c'est un tableau exact, quoique peu flatté de ce qui se passait il n'y a pas fort longtemps aux sources minérales :

« Vous êtes sans doute curieux de connaître la vertu de ces eaux tant courues; elles sont bonnes pour une foule de maux; mais elles ont surtout la propriété merveilleuse de favoriser singulièrement la multiplication de l'espèce humaine. Les femmes y apportent un luxe incroyable; on y rencontre des abbés, des moines qui se divertissent tout comme les autres; il en est même qui se baignent avec les femmes et nouent leurs cheveux avec des rubans.

Il y règne surtout ce qui tient au plaisir, un accord général d'indulgence qui est véritablement caractéristique en ce lieu. Le pays n'a rien d'attrayant, mais la volupté est tellement la grande affaire de ceux qui s'y rendent, qu'on croit se trouver à Cythère avec les mœurs que le culte de la déesse suppose; on s'entend là pour jouir en commun des choses qu'ailleurs on soumet au monopole (1).

---

(1) Boirot Desserviers.

Si cette description, sans doute inexacte, est peu flatteuse, en revanche on voit encore tous les jours des éloges exagérés et des prôneurs adroits faire des dupes ; heureusement on rencontre aussi des incrédules, et s'il n'y avait pas de nombreux exemples des guérisons remarquables opérées par les eaux, je crois que l'ardeur qu'y mettaient leurs détracteurs n'aurait pas été plus puissante pour les faire oublier, que les éloges exagérés de leurs enthousiastes intéressés.

Les uns ne voyaient dans l'action des eaux minérales, que la cessation d'un traitement intempestif, ou l'heureuse influence d'un voyage ; les autres en faisaient une panacée universelle.

Aujourd'hui, il paraît qu'on commence à faire justice des enthousiastes et des détracteurs ; quelques médecins se décident à aller étudier eux-mêmes les effets des eaux ; c'est le meilleur parti à prendre pour les bien connaître. Mais ils ne peuvent consacrer à ces voyages tout le temps convenable, car il ne suffit pas de visiter une source seulement, on se préviendrait facilement en sa faveur, il faut en connaître assez pour bien diriger les malades vers celles qui leur conviennent, et prévoir l'effet qu'ils en obtiendront.

On a comparé, mais à tort, les eaux minérales à ces formules monstres qui mêlent un nombre prodigieux de remèdes différents, et qui, à cause de ce mélange, ne permettent guère de prévoir leurs effets. Ces eaux, il est vrai, sont composées d'un grand nombre de substances, mais on sait que quelques-unes seulement ont une action évidente, et que toutes les autres ne produisent que des effets indéterminés ou sans importance. On est en outre porté à croire que le calorique naturel des sources est un de leurs agents puissants, à cause de l'analogie qui existe dans l'action de toutes les eaux thermales ; car elles ont, sous le point de vue médical, un je ne sais quoi (1) qui les rapproche beaucoup plus intimement que les eaux froides, parmi lesquelles on remarque des différences thérapeutiques bien plus tranchées. C'est peut-être aussi le même motif qui place les eaux artificielles tellement au-dessous des naturelles, que Borden leur a donné le surnom de Nymphes bâtardes : et en effet, on voit souvent des malades qui, n'obtenant aucun effet avantageux des eaux factices, sont guéris par les naturelles.

On verra en définitive que malgré la célébrité des eaux minérales et l'importance que les anciens y attachaient, ils n'ont pu nous laisser aucun document curieux sur leurs propriétés et encore moins sur leur composition chimique (2) ; ce qu'ils en savaient se bornait à des divisions sans méthode, et basées sur leurs qualités apparentes (3).

Hippocrate, dont on a l'habitude de toujours invoquer le nom, parle, dit-on, d'eaux chaudes chargées de cuivre,

______

(1) On doit croire que l'électricité, le voisinage des volcans, les affinités des corps, leur divisibilité et la haute pression sous laquelle les actions chimiques s'opèrent, jouent un grand rôle dans la formation des eaux minérales, mais il n'est guère possible de l'expliquer.

(2) « Cependant, dans le grand nombre de ceux qui, tenant un rang considérable dans l'empire des lettres, ont mis au jour leurs beaux sentiments et ont remué assez de terre pour découvrir les secrets qu'elle renferme, il s'en est trouvé si peu parmi les anciens et les modernes qui aient pris la peine de bien examiner les qualités des eaux minérales et de découvrir le mystère de leur mélange, que si on voulait s'en tenir à leurs recherches, sans y en ajouter d'autres plus exactes, on ne pourrait être assuré d'autre chose, que de marcher entre le doute et la vérité. » LEGIVRE.

(3) Thermas aquenses quod attinet, ter eas in juventis flore adhuc dum constitutus vidi ; sed quod ingenuè confiteor, horum experimentorum parum adhuc gnarus, p. 183, t. 2. URBAIN HIERNE.

d'or, d'argent et de soufre (1) : il prescrivait les bains chauds et froids et savait que les uns donnent de l'humidité et de la chaleur au corps, tandis que les autres produisent des effets opposés.

Cela n'en finirait pas, si nous voulions citer tous les anciens auteurs qui ont parlé des sources thermales ; cependant quelques-uns doivent être remarqués.

On dit qu'Archigènes qui étudia la médecine sous Agathinus et l'exerça à Rome du temps de Domitien, Nerva et Trajan, avait fixé la manière de faire usage de l'eau minérale en boisson. Il disait en parlant de l'eau d'Albula, qu'il fallait la boire à la source, à la dose de trois à six hémines (30 à 60 onces) de grand matin et en se promenant.

Strabon et Galien vantent en général les propriétés des eaux pour dissoudre les graviers (2). Vitruve parle des eaux nitreuses, et dit qu'elles sont purgatives. Pline décrit les sources de Tongres, et cite les bons effets des eaux sulfureuses dans les maladies nerveuses ; il dit les eaux Cicéronniennes bonnes pour les yeux. Celles de Sinuesse, dans la Campanie, ont, à ce qu'il prétend, la propriété de faire cesser la stérilité des femmes, et de guérir la folie des hommes (3), et celle de l'île OEnaria (*Ischia*), de guérir les calculeux.

Oribase (4) fait connaître les effets des eaux ferrugineuses, et Aëtius parle des fontaines sulfureuses et alumineuses.

Aristote paraît avoir entrevu que les eaux minérales devaient leurs propriétés à quelque chose qui s'échappait de leur sein (5).

---

(1) Encycl. méth.
(2) Dict. des sc. méd. T. 55, p. 446.
(3) Caillau. 1810.
(4) Dict. des sc. méd. T. 55, p. 447.
(5) Encycl. méth. et Dict. des sc. méd. T. 55, p. 447.

On dit qu'Alexandre de Tralles, vers l'an 560 à Rome, avait déjà conseillé comme traitement de la mélancolie et de certaines manies, les voyages, les bains et les distractions (1).

Avicenne (2) les recommandait dans les obstructions et plusieurs maladies internes. Les autres médecins arabes qui les employaient fréquemment aussi, ne nous ont rien appris sur leurs effets.

Les premiers traités sur les eaux minérales ont été publiés en Italie (3), par Guaïner de Pavie (4) (1464) et Michel Savonarola (5) (1498); et cette contrée, si riche en sources thermales, donnait, en encourageant (6) ceux qui s'en occupaient, l'exemple que suivirent plus tard la France, l'Allemagne, l'Espagne et l'Angleterre.

Longtemps après ces premiers essais (1534), parurent, à Rome, le traité de Brancaleone, sur l'utilité des bains, à Palerme, celui d'Adria (1536), sur les sources de la Sicile, et à Venise, les ouvrages de Fusch (1542), sur les thermes d'Italie, ceux de Pacciaudi (1550), sur les bains sacrés, et enfin, celui de Clivolo (1552), qui reconnaît à l'eau de ces thermes des propriétés surnaturelles.

Vers cette époque, on réunit, dans un seul ouvrage, publié à Venise (1553), sous le titre *de Balneis omnia quæ extant apud Græcos, Latinos Arabas tam medicos quam alios scriptores*, tout ce qu'on savait des sources minérales. Ce tableau, fort curieux, des connaissances et des préjugés répandus sur ces eaux, devint l'occasion de nouvelles re-

----

(1) Encycl. méth. Ex Alexandro Tralliano excerpta. De Balneis.

(2) Ex Avicennâ excerpta quæ ad aquas et balnea pertinent. De Balneis.

(3) État de la médecine ancienne et moderne. CLIFTON.

(4) Sprengel. Histoire de la médecine.

(5) De balneis omnibus Italiæ.

(6) Ces ouvrages ont eu de suite un grand nombre d'éditions.

cherches. Solenander (1) s'occupa de la cause de leur température extraordinaire, et l'orfévre Thurneisers (2) (1572),
devenu médecin presque malgré lui, exploita habilement la
confiance aveugle qu'on leur accordait.

C'est alors qu'André Baccius fit la description (1596) des
principales sources d'Europe; mais ce travail, entrepris sur
un plan trop vaste, n'eut pas le but utile que se proposait
sans doute l'auteur. Jean Théodose (1584), moins témé-
raire, mais pas plus heureux, avait essayé de décrire seulement les sources d'Allemagne.

Presque toutes les fontaines minérales d'Europe deviennent le sujet de nombreux traités particuliers ; mais malheureusement publiés sous l'influence d'une prévention alors
aveugle plutôt qu'intéressée, ces ouvrages ne peuvent servir
qu'à tracer l'histoire des erreurs (3) d'une science qui, une
fois engagée dans une fausse route, a dû complétement
s'égarer. Pouvait-il en être autrement ? Ce qui n'était tout
d'abord que le résultat de la superstition et de l'ignorance

---

(1) De caloris fontium medicatarum causâ. Lyon.

(2) Thurneisers. Zehn Bücher von kalten, warmen mineralischen,
metalischen Wassern samt der Vergleichung der Pflanzen und Erdge-
wächse. Francfort.

(3) On trouve dans un traité des eaux minérales publié à cette
époque, par Berthemin, l'éloge suivant, qui peut donner une idée du
respect dont le charlatanisme se servait pour se déguiser :

> J'admire ces saintes liqueurs
> De vos yeux (nymphes pitoyables),
> Liqueurs jour et nuit secourables
> Aux corps accablés de langueurs.

> J'admire vos feux soubterriens,
> Vos vertus, vos faicts comme estranges,
> J'admire non moins vos meslanges
> Mescognus des plus anciens.

fut accrédité avec soin pour favoriser des spéculations honteuses. On croirait que chaque auteur a voulu exploiter la crédulité des malades, en proclamant comme incontestables les préjugés les plus absurdes sur les propriétés miraculeuses des sources.

Jusque là, aucun traité général sur les eaux minérales, n'avait paru en France, Bauhin (1600) s'en occupa et il dit aussi un mot des principales sources d'Europe ; cet essai (1) plus restreint que celui de Baccius ne fut pas plus profitable à la science, cependant il fournit le moyen de comparer les propriétés de chaque source et c'est alors qu'on découvrit que chacune d'elles qu'on connaissait à peine voulait être bien supérieure à toutes les autres. Pour mettre

---

Je n'entreprends sur vos secrets
Trop secrets à mon ignorance,
Je mets pour borne à ma science,
Les louanges de vos effets.

—

Stances adressées à M. Banc, très-docte médecin ; par Baugeant, sieur de Chevraie. 1605.

Ils fendent les rochers, ils percent les minières,
Transformans peu à peu leurs qualitez premières
Aux communs accidens de leurs conduis ouvers :
L'un jaune, l'autre gris, l'autre gras, l'autre maigre ;
L'autre chaud, l'autre froid ; l'autre doux et l'autre aigre,
Pour repurger les corps par leurs actes divers.

De nos communs excèz la nature lassée
Dans ces lis griveléz trouve sa panacée ;
Les membres my-pourriz reverdissent encor ;
L'hydropique altéré reçoit de l'allégence :
Et le froid catharreux est tiré de souffrance
Aussitost qu'il descend en ces piscines d'or.

J. Banc. La mémoire renouvelée des merveilles des eaux nat. p. 3.

(1) De thermis aquisque medicatis Europæ præcipuis. 1600.

un terme à ces prétentions exclusives on institua en France une intendance générale et une surinspection des eaux minérales qu'on confia au premier médecin du roi, par lettres patentes et édit du mois de mai 1603, et ces édits furent confirmés par Louis XIV et ses successeurs. C'est aussi de cette époque que date la création de quelques hôpitaux militaires (1) près des établissements thermaux. Dulaurens,

---

(1) Je crois devoir placer ici un mot des établissements thermaux, consacrés à diverses époques, par le Gouvernement, aux défenseurs de la patrie. On verra que le traitement par les eaux était pour un temps plus répandu dans l'armée qu'aujourd'hui, ou du moins que le nombre des sources qui lui étaient réservées, était en rapport avec celui des malades et surtout avec nos conquêtes On se souvenait que les établissements d'eaux minérales formés par les Romains, dans les divers pays qu'ils occupaient, étaient construits en l'honneur de l'armée.

Les hôpitaux militaires consacrés à l'usage des eaux minérales à portée des armées, furent pour l'an IV, au nombre de treize, et ainsi répartis :

Armée du Nord, et de Sambre et Meuse.	Aix-la-Chapelle, Spa.
Armée du Rhin et Moselle.	Bourbonne-les-Bains, Luxeuil.
Armée des Alpes et d'Italie.	Aix-en-Savoie, Moutiers, Digne, Labouisse, Aix-en-Provence.
Armée des Pyrénées orientales.	Arles.
Armée des Pyrénées orientales et occidentales.	Bagnères de Luchon.
Armée des Pyrénées occidentales.	Barèges, Bagnères-Adour.

En l'an V on ne conserva que dix de ces établissements, et en l'an VIII on n'en comptait plus que six.

Barèges.	Bourbonne.
Aix-en-Savoie.	Luxeuil.
Aix-la-Chapelle.	Saint-Amand.

L'hôpital de Saint-Amand avait été rejeté à cause du peu d'utilité de ses eaux et de ses boues. Un ordre exprès du Directoire exécutif l'avait

Joubert (1) et Larivière médecins de Henri IV, accordèrent beaucoup de confiance aux sources minérales, et l'éloge

---

fait rétablir dès l'an VI, contre l'avis des inspecteurs généraux formant le conseil de santé.

Ces inspecteurs, MM. Coste, Biron, médecins; Heurteloup, Villars, chirurgiens; Bayen, Parmentier, pharmaciens, avaient fait connaître les vertus médicinales de chaque source, et celles où il convenait d'adresser de préférence les soldats malades, ainsi que les cas où l'on pouvait se contenter d'employer les eaux minérales artificielles dont ils donnèrent les formules.

On sait que le conseil de santé des armées, toujours choisi parmi nos célébrités médicales, a de tout temps apprécié les bons effets des eaux minérales dans le traitement des douleurs rhumatismales, des plaies anciennes, des cicatrices douloureuses, et en général pour obtenir la guérison de tous les maux contractés aux bivouacs et sur les champs de bataille.

Aujourd'hui le nombre de nos établissements thermaux militaires est réduit à deux, Barèges et Bourbonne-les-Bains; ils suffisent, mais bien strictement, aux besoins du service; on envoie aussi quelques malades à Bagnoles, et d'après une disposition nouvelle, les officiers peuvent fréquenter à leurs frais, il est vrai, mais en conservant leur solde entière, toutes les sources de France, si elles sont convenables au traitement de leurs maladies et si elles leur sont prescrites par les officiers de santé de leurs régiments.

Je ne suis pas de l'avis du docteur Bourdon, qui fait des vœux pour qu'on expatrie pour toujours de Barèges, toute cette armée qui fait peur aux malades civils, je pense que l'établissement d'un hôpital militaire à Aix ne serait que fort avantageux à l'armée, mais les eaux de Barèges sont citées par l'auteur comme supérieures à toutes les autres pour soulager les douleurs rhumatismales, articulaires, et qu'on contracte habituellement au service de l'État, celles qui sont la suite des coups de feu; et il est certain que les militaires, dans leur désir de se guérir, ne sont pas plus despotes que les malades civils, je connais un peu les uns et les autres et tous savent fort bien revendiquer leurs droits.

(1) Henri IV espérant que Joubert pourrait guérir la stérilité de la

qu'on ne cessa d'en faire engagea Louis XIII à aller visiter les eaux de Pougues.

Cependant quelques exemples du peu de succès de ce remède dans certaines circonstances avait déjà éveillé l'attention. On éleva des doutes sur la propriété que pourraient avoir les eaux de donner la fécondité aux femmes stériles, et sur la possibilité d'expliquer leurs effets (1). Il était à peine

---

reine Marguerite le manda à la cour; mais tous ses soins furent inutiles.

(1) A Richard, médecin des eaux de Digne.

> Richard, un jour dans les canceaux
> Où toujours bouillonnent les eaux
> Dont tu découvres la merveille,
> Tout à coup parut à mes yeux
> La Navonde, qui, sans pareille,
> Habite en ces opaques lieux,
> S'arrêtant sur l'onde en repos
> Elle me tenait ces propos :
> Quelque jour le sage interprète
> Des raretés de mon séjour
> Fera que leur vertu secrète
> Sera claire comme le jour.
> Jusqu'alors de tant de vertu,
> Le peuple du mal combattu,
> N'aura parfaite expérience
> Et si ores certainement
> Il en cuide avoir cognoissance,
> Il se trompe grossièrement,
> Voilà, Richard, comment j'appris
> Que nos bains devaient être empris,
> Et leur gloire si loin portée,
> Que jamais le temps et l'oubly,
> Ne verraient dans l'onde Lethée
> Leur nom célèbre ensevely.   J. GAUDIS. 1649.

question de l'analyse chimique des sources. Boyle (1624) avait bien parlé de la composition de quelques fontaines, mais tout se bornait à dire qu'on y rencontrait du soufre, du bitume, du natron, de la chaux, etc. Cependant, il annonça les effets de plusieurs réactifs, tels que l'acide vitriolique, le jus de citron, et signala la coloration bronzée de l'argent par les eaux sulfureuses.

A cette époque (1640) la chimie s'empara complétement de la médecine; les doctrines de Van Helmont, la polypharmacie et les subtilités scholastiques au lieu de trouver une opposition énergique, ne sont combattues qu'à l'aide du sarcasme et du ridicule. Et, malgré les plaisanteries de Molière et la haine de Gui Patin, elles restent en faveur. Aussi voyons-nous que les recherches qu'on fit alors, se bornèrent le plus souvent à des expériences chimiques.

Cette tendance aurait pu néanmoins amener les résultats les plus avantageux, si la chimie avait été plus avancée, mais ce n'est que longtemps après que cette science prit assez d'importance pour arriver à éclairer la médecine.

Cependant l'Académie des Sciences chargea Duclos (1667) d'entreprendre l'analyse de toutes les eaux minérales de France. Quelques années plus tard (1670), la même Académie cherchait à savoir si les eaux qui déposent des concrétions dans les canaux où elles coulent, n'en produisaient pas de semblables dans les reins. Perrault fit l'analyse des dépôts des eaux et des graviers rendus par les urines, et il expliqua que les pierres des animaux n'étaient composées que de sel et de soufre, et que mises sur le feu, elles ne laissaient point de cendres; tandis que les pierres des eaux, au contraire, n'avaient presque pas de soufre ni de sel, que ce n'était que de la terre et que ces matières terrestres étaient trop grossières pour entrer dans les conduits étroits du mésentère. (*Mém. de l'Acad. royale de Médecine.*)

Voilà encore comment l'Académie s'expliquait, à la même époque, au sujet de l'évaporation des eaux : « Dans l'éva-
» poration des eaux, leurs terrestriétés se formaient diver-
» sement ; les unes en pellicules surnageantes, comme celles
» des eaux de Cap-Vert, de Barbazan, d'Encausse, de Vic-
» en-Carladois, de Vic-le-Comte, de Vernet, de Saint-Al-
» ban, de Vichy, de Pougues, de Sainte-Parise, etc., etc.
» Les autres en flocons, comme celles de Barèges, d'Anda-
» bre, de la Bourboule, etc., etc. Les autres en mucilages,
» chaudes aiguës, Prémeaux ; les autres en grumeaux, Saint-
» Myon. D'autres en paillettes, Châtel-Guyon ; d'autres en-
» fin en petits grains sablonneux, la Roche-Posay. » (*Mém.*
de l'Académie royale de Médecine.)

Partout aussi en Europe, on s'occupait attentivement de l'étude des eaux minérales. On remarquait en Italie les travaux de Guyoti (1653), d'Ardizone (1680), et d'Amato (1680); Foot (1669) et Edwards Brow (1671), faisaient connaître les sources nombreuses de l'Autriche et de la Hongrie. Urbain Hiarne (1678), en Suède, publiait sur les eaux acidules un essai, qui prouve la confiance qu'il leur accordait ; c'est lui qui découvrit le natron dans les eaux d'Egra. Lister (1682) annonça la présence de la chaux dans plusieurs sources d'Angleterre, et Boyle continuant ses recherches, publia de nouveaux réactifs. Ses compatriotes Siebald (1685), Derham (1685), Guidot (1691) et Legh (1697), firent paraître des descriptions assez exactes des fontaines minérales de la Grande-Bretagne, et Floyer (1698) chercha, par un essai, *de usu et abusu*, à arrêter le charlatanisme qui présidait à l'emploi de ces eaux.

En Espagne, Limon Montero (1697) publiait sur les sources de son pays les contes les plus absurdes.

En Allemagne, Vallerius (1697) et Vicarius (1699) se montraient meilleurs observateurs, et Legivre, en France, terminait les travaux de ce siècle (1699) en faisant des sources acidules, particulièrement, une panacée universelle. Il attribuait la qualité acidule des eaux à l'alun, contrairement à l'opinion de Duclos.

A cette époque, Fagon, médecin de Louis XIV, observa quelques-unes des propriétés des eaux de Bonnes et de Barèges.

Les premières années du siècle suivant ne voient paraître aucun travail important; tout se borne encore à des expériences chimiques sans résultat.

Regis et Didier (1700) se servent de la teinture de mauve comme étant altérée par les acides, et cette même année, Lémery dit à l'Académie que les eaux minérales chaudes prenaient leur chaleur des feux souterrains ou des terres sulfureuses. Il ajoutait que peut-être aussi certaines eaux tiraient leur chaleur d'une chaux naturelle qu'elles rencontraient dans leur chemin, dans les entrailles de la terre, mais que cette chaux n'était qu'une pierre calcinée par des feux souterrains. (*Mém. de l'Acad.* 21 *avril* 1700.)

Geoffroy présenta une méthode pour analyser les eaux; Allen y trouva le sulfate de chaux, connu sous le nom de sélénite, que Duclos avait déjà cru y rencontrer.

Stahl et Hoffmann (1712) semblent vouloir s'occuper des propriétés médicales des eaux. Le premier en blâme d'abord l'usage parce qu'il les croit trop excitantes. Le second, au contraire, les prescrit dans un grand nombre de maladies chroniques. Selon lui leurs propriétés dépendent d'un principe éthéré qui en dissout tous les éléments; il expliquait la thermalité par la présence dans les eaux d'un acide et d'un principe combustible; enfin il donnait sur leur usage d'excellents conseils, qu'on croit peut-être un peu trop minutieux.

.. Stahl, dont nous venons de parler, découvrit le premier, dans certaines eaux minérales, le sulfate de soude, que Délius devait décrire plus tard, sous le nom de *Sal aperitivum Fredericianum*. Boulduc (1729) publia de nouveaux procédés analytiques, il fit connaître plus exactement la nature du natron, conseilla l'évaporation des eaux pour analyser le résidu sec et séparer les substances qu'elles contiennent.

.Seip (1717) avait essayé quelques recherches sur les sources d'Allemagne, Albert Gesner (1723), sur celles de la Suisse, Short (1709), Linden (1752,) et Rutty (1757) s'étaient occupés de celles de la Grande-Bretagne. La France se signalait alors par les travaux des Bordeu (1748 à 1757), et de Rouelle (1776), qui firent mieux connaître un bon nombre de sources françaises, et apportèrent dans leurs travaux plus de méthode qu'on ne l'avait fait jusqu'alors.

On accordait cependant toujours beaucoup d'importance aux analyses chimiques, et l'on détermina mieux la composition des eaux. Leroy (1754), médecin de Montpellier, annonça la présence du muriate de chaux dans certaines eaux, Home (1756) y trouva du nitrate calcaire, Margraff (1759), du muriate de magnésie, et Black, du sulfate de même base.

Venel (1760) chercha à composer des eaux minérales artificielles (1), et Sawh (1767), en Angleterre, donna une méthode générale pour analyser les sources. On annonça

---

(1) D'après ce que dit Bordeu, Venel, professeur de la Faculté de Montpellier, et Bayen, pharmacien des armées, ont dû par ordre du Roi examiner sur les lieux toutes les eaux du royaume.

que le carbonate de fer des eaux ferrugineuses (1769) était tenu en dissolution par l'air fixe (1).

Ce siècle a vu paraître ungrand nombre de travaux. Ainsi, Raulin, par ordre du Gouvernement, s'occupa des eaux minérales, de leurs propriétés et de leur emploi. Buchoz, l'infatigable compilateur (1775), composa son dictionnaire hydrologique et minéralogique de France. Duchanoy publia sur l'imitation des eaux naturelles un ouvrage, encore estimé aujourd'hui. Monnet et Bergmann découvrirent le gaz hépatique de Fourcroy, et proposèrent de nouvelles méthodes d'analyse. Priestley annonça dans certaines eaux la présence du gaz crayeux, et Kirvan donna encore une nouvelle méthode analytique, en signalant diverses formes du principe sulfureux qu'on y rencontre. Cette époque est remarquable aussi dans l'histoire des sources minérales, par la protection que leur assura le Gouvernement et les ordonnances nouvelles qui furent publiées à cet égard, mais plus encore par le pas immense que font faire à la science, Lavoisier, Vauquelin Chaptal, Deyeux, et Parmentier.

L'Allemagne se distinguait aussi par les travaux de Zuckert (1768), de Kuehn (1789), de Vogel (1798); partout on paraissait disposé à la recherche de la propriété des eaux. Les sources d'Espagne étaient étudiées par Gomez de Bedoya (1764) et Ayuda (1798). En Russie même, Verefkin (1780) avait fait des observations sur le mode d'action des eaux de Catherine dans le gouvernement d'Astrakan, et quelques années plus tard, les sources de la Sibérie devaient être placées à côté des eaux les plus célèbres de France et d'Allemagne.

Cependant surtout en France, le charlatanisme auquel

---

(1) Observ. sur l'air fixe. Journ. de méd. de M. Roux, 1773, t. 59, p. 454.

était livré le traitement par les eaux excitait il est vrai les recherches des chimistes, mais éloignait les médecins, qui tout
en les conseillant ne voulaient pas s'en occuper. Un certain
ridicule (1) était attaché aux sources minérales, elles étaient
le sujet de mille épigrammes (2) qui effrayaient malheureusement les hommes consciencieux sans décourager les proprié-

---

(1) Tel est le portrait que fit M. de Boissy du médecin des eaux
de Forges.

> L'aimable homme ; c'est un modèle
> Que devraient suivre ses rivaux.
> Il veut que les buveurs respirent
> Le plaisir en tout temps, la joie à tout propos.
> Plus on a soin, dit-il, de tracasser ces eaux,
> Plus elles font de bien et plus elles transpirent.
> Comme elles font d'ailleurs naître un grand appétit,
> Il les exhorte, il leur prescrit
> De faire surtout bonne chère
> Et de ne dormir que de nuit.
>
> *Anecdotes historiques et littéraires sur la médecine.*

(2) Les épigrammes ne manquent pas, voilà un *mauvais* sonnet
pour raconter comment le temps se passe aux eaux :

> Toujours boire sans soif, faire mauvaise chère,
> Du médecin Griffet, demander le conseil,
> Voir de mille perclus le funeste appareil,
> Se trouver avec eux compagnon de misère.
>
> Sitôt qu'on a dîné, ne savoir plus que faire,
> Eviter avec soin les rayons du soleil,
> Se garder du serein, résister au sommeil,
> Et voir, pour tout régal, arriver l'ordinaire.
>
> Quoiqu'on meure de faim, n'oser manger son son,
> Tendre docilement les mains, les pieds, le cou,
> Dessous un robinet aussi chaud que braise.

taires d'établissements thermaux qui souvent étaient médecins aussi, mais l'oubliaient trop facilement pour ne songer qu'au titre de propriété (1). A Schwalbach, à Spa, à Clèves on avait vu paraître plusieurs volumes sous le titre d'*Amusement des Eaux;* ces libelles de mauvais goût, signalant les abus, sans les détruire, malgré leur prétentieuse épigraphe, *castigat ridendo mores,* étaient bien faits pour éloigner les malades et les engager à refuser l'emploi d'un remède qui les exposait à de fâcheuses plaisanteries. On n'a même pas

------

> Ne manger aucun fruit, ni pâté ni jambon,
> S'ennuyer tout le jour, assis dans une chaise,
> Voilà, mes chers amis, les plaisirs de Bourbon.

(1) M. de Labouïsse Rochefort chercha à reproduire l'idée qu'on avait des eaux minérales, en disant :

> .... Dans ses écarts satiriques,
> Montrant et son fiel et ses goûts,
> Laissons en termes énergiques
> Gui-Patin, rempli de courroux,
> D'une plume trop libérale
> Maudire en ses écrits jaloux
> Toute fontaine minérale ;
> Et dans son injuste gaîté,
> Prétendre que ce chaud breuvage
> Est loin de rendre la santé ;
> Qu'il n'a d'autre efficacité
> Que d'appeler sur son rivage,
> Par un complot bien concerté,
> Le cortége du badinage,
> L'inconstance, l'oisiveté,
> L'ennui, le spleen, le caquetage,
> Les jeux, la curiosité,
> La finesse, la volupté,
> Le mystère et le c.......

fait grâce à ces sources modestes de Passy, qui , comme ces plantes salutaires que la providence place toujours auprès du poison dont elles doivent neutraliser l'effet, coulent aux portes de Paris pour offrir, aux femmes de tout âge , mais aux jeunes filles surtout , le moyen le plus simple et le plus agréable de se soustraire à l'influence si fâcheuse de l'air impur de la capitale.

Le grand défaut de ces sources est de se trouver trop facilement à la portée de ceux qui doivent en faire usage. Madame de Sévigné disait qu'un malade allait à Vals, parce qu'il habitait Paris et l'autre à Forges, parce qu'il était à Vals. Tant il est vrai que jusqu'à ces pauvres fontaines nul n'est prophète dans son pays (1). Cette vérité est bien applicable ici. Cependant le médecin dirigé par le désir d'être utile , ne doit pas ménager ces caprices de la mode et l'on ne pourrait trop proclamer les propriétés si évidemment précieuses de sources , qui présentent tous les avantages qu'on va chercher à Forges et à Vals. Car situées à l'extrémité d'une des belles promenades de Paris, elles forcent à prendre un exercice aussi agréable que salutaire. On pourrait me croire entraîné , par reconnaissance, à exagérer les bons effets de ces eaux, si l'on savait la bienveillance dont veut bien m'honorer M. B. Delessert, dans les jardins duquel elles coulent ; mais je crois, qu'il suffit de nommer l'homme modeste, vertueux , et éclairé qui trouve son bonheur à cultiver les sciences et dont tous les instants de la vie sont marqués par des actes de bienfaisance , pour n'avoir pas besoin de dire que ce serait manquer le but utile et philantropique qu'il se propose.

Il serait à désirer que toutes les sources fussent la pro-

---

(1) Voy. à Rennes les bains. De Labouisse Rochefort.

priété d'hommes animés d'aussi nobles intentions, on arriverait bientôt à la connaissance exacte des propriétés des
eaux minérales.

Mais revenons à l'histoire des sources ; en 1785, l'académie étonnée elle-même de son incertitude sur les effets si
extraordinaires qu'on disait obtenir de leur emploi malgré
les nombreuses recherches dont elles avaient été l'objet,
chargea Carrère de faire un catalogue de tous les ouvrages
qui avaient été publiés sur les eaux minérales en général, et
sur celles de France en particulier. Grossen avait déjà réuni
et publié dans un ouvrage intitulé : Bibliotheca hydrographica, tout ce qui avait été écrit sur le même sujet, Carrère
l'imita. Ce travail au lieu de donner une connaissance plus
exacte des effets des eaux, fournit seulement une preuve
nouvelle de l'ignorance ou du charlatanisme de la plupart
des auteurs. Cependant l'attention de l'académie réussit en
partie, l'impulsion était donnée, de nouvelles recherches
furent entreprises et favorablement secondées par les découvertes récentes de la chimie.

Le comité du Salut public, l'an III de la république française, voulut s'occuper du rétablissement des sources et
surtout de celles des Pyrénées ; il envoya sur les lieux le citoyen Lomet, et lui demanda un rapport détaillé. Lomet
fit connaître l'état déplorable des établissements thermaux,
et indiqua les moyens de les rendre au service. Il disait
entre autres vérités, qu'il n'appartient qu'à l'État d'avoir des
établissements thermaux, et qu'on ne saurait regarder
comme du ressort des particuliers ces entreprises, qui exigent préalablement le tribut de toutes les lumières publiques. Que l'état doit abandonner à l'industrie individuelle
toutes les spéculations où l'intérêt privé est plus vigilant,
plus actif, plus économe que l'intérêt public, mais qu'il doit
présider à son tour à toutes celles où l'on ne peut attendre de

l'intérêt particulier, le zèle , la force et les connaissances nécessaires à leur succès.

Les observations de Lomet n'ont pas produit tout le résultat qu'il en attendait , mais pendant ce temps les chimistes publiaient de nouvelles découvertes précieuses.

Bayen (1800) signalait le gaz hydrogène sulfuré dans les eaux de Luchon ; Bergmann donnait une division méthodique des sources minérales , indiquait judicieusement une foule d'erreurs , et faisait remarquer la nécessité de l'expérience personnelle. Le premier, il parla de la présence du manganèse dans une eau minérale , car ce ne fut que plus tard que Berzélius découvrit des traces de carbonate manganeux dans un dépôt calcaire des eaux de Carlsbad. Depuis et tout récemment, M. Boussingault analysa l'eau de la source de Conocuco et la trouva très-riche en manganèse.

De nombreuses découvertes et les progrès successifs de la chimie , paraissaient devoir placer les sources minérales à côté des médicaments les plus utiles, lorsque leur réputation, que la vogue seule établissait, se trouva si souvent en défaut, que l'on cessa d'y croire ; mais ce n'était pas assez d'un enthousiasme exagéré pour leur porter un dernier coup, elles furent encore victimes des discussions qui s'élevèrent entre les chimistes et les médecins au commencement du XIXe siècle. Plusieurs mémoires sur les propriétés des eaux minérales artificielles avaient été lus à l'Institut par Pelletan, Chaptal, Fourcroy , Portal et Vauquelin. Nouveaux Prométhées, les chimistes, fiers de leurs découvertes voulaient placer au-dessus des eaux naturelles, celles qu'ils composaient dans leurs laboratoires. Une pareille prévention n'était pas permise. La critique s'en mêla, et plus puissante que la raison , elle arrêta les prétentions en les frappant du ridicule. On prétendit que les médecins ne voulaient pas reconnaître la suprématie des eaux factices ,

parce que ce moyen ne leur permettrait plus de se débar-
rasser de leurs malades en les éloignant (1). Cette plaisanterie
d'abord facilement accueillie, et le moment était favorable,
les médecins se trouvant divisés par des doctrines exclusives, n'en imposa cependant pas. Quelques hommes patients
et consciencieux, forts de l'observation et de l'expérience,
réfutèrent sans peine et victorieusement l'opinion de leurs
adversaires, et fixèrent à ces eaux bâtardes, la place qu'elles
doivent occuper, en leur accordant de remplacer quelques
fois les eaux naturelles, quand il est impossible d'aller faire
usage de celles-ci (2).

Ainsi ces débats qui auraient amené des résultats très-
avantageux pour la science, s'ils avaient été sages, modérés
et conduits sans préventions, ne contribuèrent pas peu à
faire déprécier les eaux minérales et les médecins. Des per-
sonnalités injurieuses prirent la place d'une critique éclai-

---

(1) On prétend aussi que les médecins jaloux refusèrent d'accorder
quelques propriétés médicales aux sources naturelles ; laissons parler
Robert Thomas : *Exstat etiamnum hodie inter urbis ruinas hic fons,
aliquid naturale habere, et mihi probatum est, et vulgus Tungrorum
osellum... Verùm nescio cur medici illi hanc efficaciam abnegent,
suæ commoditati forsan consulentes.*

Il faut le dire en passant, les médecins n'ont pas toujours approuvé
l'usage des eaux minérales, témoin ce que rapporte Guillaume de Ville-
neuve, au sujet des bains chauds de Baies ; ces bains, dit-il, guérissent
de plusieurs grandes maladies, et y avait autrefois en escript les maladies
de quoi ils guérissaient, mais les médecins de Salerne vinrent rompre
les écritures, et ce firent à cause que lesdits bains, ils perdaient leurs
pratiques de médecine. *Hist. des eaux de Spa.*

(2) On a souvent combiné le traitement électrique avec l'usage
des eaux minérales. Ce moyen qui a été suivi de quelques succès, ne
pourrait-il pas seconder favorablement un traitement pour les eaux
minérales artificielles.

rée, et confirmèrent l'adage déjà si connu : *Nulla invidia suprà medicorum invidiam.*

Quelques années s'écoulèrent alors sans qu'on osât rien publier sur les eaux minérales, mais ce repos n'était qu'apparent, aussi voit-on bientôt après, paraître les travaux de Saunders (1800), Graf (1805), Bouillon Lagrange (1811), Patissier (1813), John Murray (1817), Chevreul (1819), Scudamore, Foderé, Bertini (1822), Richter, Osann (1829), Longchamps, Henri père et fils, Anglada, Alibert, et ceux plus récents de MM. Léon Marchant, Bertrand, Ballart, Boirot-Desserviers, Vetter, Kreysic, Petit, Fontan, Delens et Mérat (1). Quelques-uns de ces ouvrages sont justement estimés ; l'on pourrait proposer comme modèle les travaux de MM. Bertrand, Marchant et Boirot-Desserviers.

C'est à ces observateurs qu'on doit la connaissance de certains effets des eaux, restés jusque-là inexplicables.

La découverte de l'Iode dans les sources minérales, date de quelques années seulement et on la doit à MM. Angelini et Cantu.

Un pharmacien de Carlsbad, M. Nentwich, s'est aperçu aussi que les eaux qui restent après l'évaporation de l'eau minérale de cette localité, présentaient quelques traces d'Iode ; cette découverte a été confirmée par les travaux du professeur Pleishl, de Prague, qui pense y rencontrer du Brôme. (*L'Institut. Journal* 133.)

Depuis longtemps déjà on avait aussi signalé les bons effets de l'eau de mer, et les résultats avantageux qu'on en a obtenu depuis, confirment les justes éloges de Russel (1750) Cartheuser (1763), Maret (1767), Anderson (1795), Vogel (1794), Buchan (1804) et Mourgué (1825).

---

(1) Dictionnaire universel de matière médicale et de thérapeutique.

Cependant malgré les soins de l'académie, l'attention du gouvernement, les besoins de la science et les nouveaux progrès de la chimie ; il est facile de constater la lenteur des progrès qu'on fit dans l'étude des eaux minérales. Les hommes les plus capables de faire une bonne analyse ne s'en occupaient pas assez, ni d'une manière convenable, car c'était rarement sur les lieux qu'ils les faisaient, et tout en reconnaissant avec Bergmann que l'analyse exacte des eaux est un des problèmes les plus difficiles de la chimie, ce soin était abandonné à des médecins peu exercés à ce genre de recherches. On employait indistinctement des poids et des mesures variés, et l'on opérait sur une quantité plus ou moins grande d'eau, au choix de l'opérateur. Mais ce qui rendait les résultats moins comparables encore, c'était la différence des méthodes analytiques. Enfin, on ne peut le nier, ces analyses étaient souvent faites avec prévention ; chacun voulait expliquer les propriétés des sources par les subtances qu'il y rencontrait ou qu'il voulait y rencontrer. Lomet, déjà cité, se plaignait aussi, dans son rapport, du peu de connaissances que l'on possédait alors sur tout ce qui regardait les eaux minérales : « C'est en vain, disait-il, que les sciences ont pris l'essor, elles ont été sans influence pour l'amélioration de nos bains. Il semble qu'une vieille superstition ait considéré les eaux minérales comme un miracle qu'il ne fallait pas regarder de trop près ; où l'on devait appeler des architectes et des naturalistes, on a employé des fontainiers et des appareilleurs. »

Il est bien reconnu que les eaux minérales comptent des enthousiastes maladroits et des détracteurs acharnés, les uns et les autres ont publié leurs observations avec trop de partialité, et il n'est pas rare de les voir changer de rôle. Bergmman lui-même, qui fut un des admirateurs les plus ardents des sources minérales, les décria bientôt après d'une manière étrange.

Enfin après tant d'incertitude on est généralement convaincu de l'efficacité des eaux minérales dans certains cas, de leur nullité dans d'autres, et de la nécessité de réclamer pour elles la place qu'elles doivent occuper dans la thérapeutique. Pour arriver à ce but, il faut d'abord visiter des établissements thermaux, recueillir des observations nombreuses, bien rédigées, comparer les divers effets de sources différentes dans des cas analogues, et n'attacher à l'analyse chimique que l'importance qu'elle mérite. Je n'entends pas dire qu'elle doit être négligée, mais elle doit seulement être invoquée pour éclairer la thérapeutique. Un autre genre de recherches doit aussi fixer l'attention, je veux parler de l'étude des ouvrages publiés sur ce sujet, c'est, je l'avoue un travail fort long, mais il n'est pas toujours, quoiqu'on en dise, sans intérêt pour le médecin.

Cette notice, comme on le voit, n'est qu'un résumé aussi bref que possible de l'histoire des eaux minérales ; s'il avait fallu donner une histoire complète de tout ce qui a été écrit sur ce sujet, je n'aurais jamais eu le courage de l'entreprendre, et encore moins la patience de le continuer.

Lorsque j'ai commencé à étudier les eaux minérales, mon service m'avait appelé à l'établissement thermal militaire de Bourbonne-les-Bains ; et je n'espérais pas que de nouvelles circonstances me feraient connaître beaucoup d'autres sources ; j'ai de suite été surpris de voir tant d'erreurs et de préjugés répandus sur les lieux mêmes ou il était si facile de les détruire. Profitant alors de ma position, j'ai voulu avoir une connaissance sinon parfaite, du moins aussi exacte que possible, d'un agent thérapeutique si vanté, et si peu connu.

Depuis, j'ai cherché à reconnaître le mode d'action des eaux minérales en général, et de chaque source en particulier, leurs effets physiologiques et médicaux, j'ai analysé de nombreuses observations recueillies dans tous nos établissements thermaux.

J'ai comparé les effets des sources du même genre et de genres différents, sur les affections de même nature, et après avoir reconnu qu'on peut obtenir la guérison des maladies chroniques, par l'usage de toutes nos sources, j'ai dû être convaincu que l'on doit surtout s'attacher à bien connaître la cause des maladies qu'on veut guérir à l'aide de ce remède naturel et que, dans un grand nombre de cas, il faut avoir égard à l'influence des moyens hygiéniques et du voyage, à celle de la température et du climat, enfin tenir compte de toutes les influences accessoires.

On a besoin, disait Bordeu, d'un système complet sur les eaux du royaume, qui peuvent être classées, partagées en sources primitives, principales, subsidiaires, succédanées simples, composées et distinguées eu égard au climat où elles se trouvent, aux minéraux qu'elles contiennent, à leur chaleur, à leur abondance, à leurs commodités ou incommodités pour leur administration ; enfin elles doivent être comparées avec celles des pays étrangers. Ce système nous ne pouvons que le concevoir et l'énoncer comme possible (1).

C'est pour suivre ce conseil de Bordeu que, me décidant à publier ces recherches à titre d'essai, je parlerai d'abord de l'action générale des eaux, et de celle particulière à chaque source, de leurs effets comparés, et que je donnerai quelques détails sur leur thermalité, leur minéralisation et leur composition en général. Enfin je réunirai, par ordre alphabétique, ce qu'il est nécessaire de connaître sur toutes les eaux minérales ; le nom, la position géographique, la nature de la source, sa tempéra-

---

(1) Bordeu. Recherches sur les maladies chroniques. T. 2, p. 823.

ture, son élévation au-dessus du niveau de la mer, le terrain qui doit la fournir, celui d'où elle sort, la meilleure analyse en adoptant l'uniformité des poids et des mesures , et quelques observations sur le climat et les variations atmosphériques les plus fréquentes.

« Fixer ainsi l'état d'une science, dit M. Boin, c'est lui rendre un important service, puisque c'est indiquer à ceux qui sont appelés à s'en occuper, ce que leurs devanciers ont fait, et ce qu'on peut ajouter à leurs travaux, puisque c'est leur montrer de quel point ils doivent partir pour augmenter la masse des faits qui leur appartiennent. »

Je crois m'être convaincu qu'on n'obtiendra aucun résultat avantageux pour la science, si comme je l'ai déjà dit on se borne à faire des analyses; je les crois cependant indispensables, mais il faut que des observations médicales consciencieuses, des faits nombreux, qu'en un mot l'expérience vienne nous éclairer et fixer enfin notre confiance.

Un médecin allemand, M. Péez, dit qu'il n'attache que fort peu d'importance à l'analyse des eaux, et qu'il y renonce d'avance, parce que les champs d'observation des médecins et des chimistes ne se touchent guères. Ces derniers n'ont, dit-il, dans leurs cornues que les membres dispersés (*disjecta membra*) d'un corps lacéré, et tout ce qui ne se soumet pas à un réactif, n'a pour eux aucune existence. Qu'ils attendent donc l'époque où ils trouveront le réactif approprié pour résoudre le problème en question. Nous autres médecins nous le possédons déjà : c'est le corps humain malade (1).

Cette prétention est trop exclusive, car si la médecine est une science d'observation, si elle repose sur l'expé-

------

(1) Traité des eaux de Wiesbade.

rience raisonnée, il faut bien reconnaître aussi qu'elle ne peut faire un pas sans appeler à son aide la physique et la chimie, aux lois générales desquelles elle doit d'abord se soumettre.

Le docteur Vetter donne aux médecins, inspecteurs des sources minérales et à ceux qui vantent leurs effets, un conseil très-sage et qui mériterait d'être suivi. Le médecin inspecteur d'une source, dit-il, est considéré par ses confrères qui lui adressent des malades, comme le régulateur du traitement; car ils pensent qu'on peut obtenir des effets très-variés d'une même eau minérale, si l'on sait les employer à propos à des doses différentes, on doit bien se garder, ajoute-t-il, de trop vanter une source, car c'est donner à penser qu'on a en elle une confiance aveugle, ou qu'on est entraîné par quelque intérêt local. Une source thermale ne peut être une panacée universelle et c'est au contraire en faisant connaître les doutes que l'on a sur son action thérapeutique et les faits qui n'ont pu encore être bien observés, que l'on s'attirera cette confiance que tout médecin doit gagner par son savoir sans doute, mais encore par sa bonne foi qu'on ne doit jamais pouvoir soupçonner d'exagération. Malheureusement, on remarque que dans toutes les localités thermales, on évite avec soin de laisser connaître le cas ou l'usage des eaux a produit des effets fâcheux et surtout de laisser mourir un malade près de la source, car souvent, sans calculer la fatigue d'un déplacement, on recherche à l'éloigner aussitôt qu'il est menacé d'une fin prochaine. C'est cette crainte ridicule qui empêche le plus de tirer tous les avantages possibles de telles ou telles eaux dans certains cas désespérés. Aucune personne sage et instruite n'accusera leur source d'être, dans tous les cas nuisible, parce qu'un malade, dont la position laissait prévoir une mort presque inévitable, y succombe.

C'est agir comme si les malades étaient faits pour établir la renommée des eaux et non les eaux pour le salut des malades, et cela prouve.qu'on a dans ce cas moins l'intention de faire des observations profitables à la science que la crainte de détourner les baigneurs par la connaissance d'un exemple d'insuccès.

On devrait aussi chercher à établir des relations directes entre le médecin qui prescrit les eaux et celui qui les administre. Ce serait un avantage important pour eux et, leurs malades, car si l'un connaît mieux le remède naturel qu'il emploie journellement, l'autre connaît mieux aussi l'état général du malade sa susceptibilité particulière, etc., etc.

Les eaux minérales ne diffèrent des autres médicaments que par l'agrément, les distractions et les circonstances inséparables de leur usage, aussi doit-on les étudier comme tous les autres agents thérapeutiques; il faut connaître leur action sur chaque organe, ceux de ces organes sur lesquels elles agissent le plus, et les effets physiologiques et médicaux qu'elles déterminent sur chacun d'eux. On doit connaître aussi les affections qu'elles guérissent et celles dont elles changent seulement la forme ; il faut étudier les effets des divers degrés de température et de minéralisation des eaux du même genre, indiquer avec le plus grand soin les affections que les eaux ne peuvent guérir et celles qui s'exaspèreraient par leur usage; enfin ne pas négliger la part que peuvent avoir les moyens accessoires qui, comme un changement d'air, une diversion à des habitudes fâcheuses, à une préoccupation de l'esprit ou du cœur, sont bien faits pour préparer la guérison de certaines maladies. Pour atteindre ce but, il faut avoir des faits nombreux à sa disposition, ne rien avancer que ce qui pourra être appuyé par ces faits, et se rappeler que *tous les éloges que l'on fait des remèdes sont vains et dangereux, à moins qu'on ne spécifie bien nettement les cas de leur application.* (GRIMAUD.)

Le citoyen Lomet, termine son rapport au comité du salut public, en faisant des vœux pour que ce que la terre accorde sans travail, soit distribué sans salaire, et que l'état consente à payer ce qu'il ajoutera pour sa gloire aux bienfaits de la nature. Il ne dit qu'un mot de la manière dont la plupart des établissements sont dirigés, il voit qu'il y a trop de bains communaux affermés par les cantons, où tout le monde est prêt à partager les produits et personne à faire les avances; ce sont, dit-il, des fermiers de passage dont l'intérêt actuel est de dégrader, et des surveillants qui n'ont point d'intérêt à conserver.

De nos jours, ce reproche n'est plus aussi justement applicable, parce que beaucoup d'établissements thermaux sont des propriétés particulières; mais il pense qu'il conviendrait que le gouvernement achetât toutes les sources où l'industrie des propriétaires n'aura pas formé des établissements convenables, et en rapport avec l'importance de la source. Il ajoute qu'un regard sur l'état de nos eaux minérales les plus renommées, suffit pour convaincre que leur aménagement est au-dessus des forces des particuliers, et qu'il doit être le résultat des lumières, de la force et de la munificence publique.

D'après les calculs de M. Alibert et de M. Boin, les sources minérales occasionnent chaque année, en France, la circulation de 7,441,229 fr. sur les lieux qui les fournissent et celle de 8,000,000, sur les routes et en dépenses diverses. Et voilà l'état qu'ils donnent de nos richesses en eaux minérales.

22 sources seulement sont exploitées avec un succès complet.

45 sont encore fréquentées, mais quelques-unes manquent d'établissements convenables.

12 autrefois en vogue, sont entièrement abandonnées à cause de l'incurie des propriétaires.

72 ne sont visitées que par les malades du voisinage, parce que rien n'est disposé pour recevoir les étrangers.

89 sont négligées et connues seulement par ce qu'en disent les auteurs.

Beaucoup d'autres sources parmi les ferrugineuses sont entièrement inconnues.

Cependant une source minérale convenablement exploitée, dit le docteur Boin, Inspecteur général des eaux minérales du royaume, est pour le pays qui la possède une richesse plus grande, mieux répartie, plus générale que la mine la plus productive; et ce que ne saurait faire une mine, la source l'opère constamment; elle contribue à répandre les lumières, à faire marcher la civilisation.

Les Romains (1) semblent avoir mieux senti ces vérités que les autres peuples, leurs nombreux établissements thermaux, dont les ruines se retrouvent encore aujourd'hui sur tant de points de la France, sont là pour l'attester. L'économie politique comme science n'existait certainement pas pour eux; mais quelques-uns des grands principes qu'elle proclame ne leur étaient pas entièrement inconnus; et il me sera peut-être facile de prouver ailleurs que, pour ce

---

(1) Les Thermes devaient être pour nous les témoins de la grandeur des Romains, comme ils étaient pour ces maîtres du monde l'objet d'un culte tout particulier. Ils y plaçaient tout ce que le luxe et les arts produisaient de mieux. La multitude séduite par l'attrait qu'offraient ces bains, y passait son temps dans des amusements frivoles et des conversations oiseuses; c'est ce qui a pu porter un sévère moraliste à dire que les bains chauds, relâchaient non pas le corps, mais bien l'âme et les mœurs du peuple. BUCHAN.

peuple roi, chez lequel toutes les lumières du globe sem-
blaient s'être réfugiées, et qui domina longtemps le monde
par l'ascendant de la civilisation, bien plus que par la force
des armes, une source minérale était plus qu'un simple établissement militaire : c'était une ressource politique ; c'était
un moyen assuré de porter dans un pays, les lois, les mœurs,
les usages des peuples policés, de les coloniser au milieu des
barbares, et dans les lieux mêmes qui les avaient repoussés
jusqu'alors.

En effet, quand l'Italie renfermait tant d'eaux minérales
militaires, les Romains ne seraient probablement pas venus
en chercher, en créer, pour ainsi dire, dans les forêts des
Gaules et de la Germanie (1), s'ils n'avaient pas su d'avance,
qu'autour de ces thermes construits à de si grands frais, il
devait bientôt s'élever un bourg, puis une ville dont les habitants s'éclaireraient, se civiliseraient en peu d'années, par
la fréquentation continuelle des riches citoyens de Rome
que l'espoir de retrouver la santé, ou l'amour du changement conduirait au milieu d'eux.

Ce que les Romains ont fait avec tant de bonheur, ce qui
a produit de si précieux résultats dans les provinces soumises à leur empire, nous serions bien coupables de ne
pas l'imiter, dans l'intérêt de nos départements les moins
favorisés (2).

---

(1) Les Romains ont effectivement tiré parti de toutes les sources
minérales, qu'ils recherchaient soigneusement. Toutes celles qui leur
étaient connues conservent encore des traces des travaux qu'ils y
firent et l'on ne comprendrait pas le nombre et les dimensions des
établissements qu'ils créèrent, si l'on ne supposait qu'ils étaient en
grande partie destinés à leurs armées. C'étaient pour elles des lieux de
passage et de repos.

(2) Et remarquons, qu'outre ce qu'ils ont bien pris la peine de

D'aussi sages conseils devraient être mis à exécution, et il faut espérer qu'on en sentira la nécessité lorsque les eaux minérales, mieux étudiées, offriront aux malades la confiance qu'elles méritent et qu'on accorde à tant d'autres médicaments. Elles vaudront à la médecine, un nouveau titre à la reconnaissance publique.

Cette notice historique pour être complète devrait faire connaître tous les ouvrages publiés sur ce sujet, et surtout ceux qui ont fait faire quelques progrès à cette partie des sciences médicales, cette tâche difficile a été entreprise par Carrère, et le seul fait qu'on puisse constater après avoir lu son ouvrage, fort détaillé et très-volumineux, c'est qu'à l'époque de sa publication la thérapeutique des eaux minérales n'était guère plus obscure qu'aujourd'hui. Cependant l'on doit espérer que les travaux des médecins inspecteurs contemporains jetteront quelque lumière sur un agent thérapeutique si généralement adopté, et feront cesser l'incertitude à laquelle sont réduits tous ceux qui veulent envoyer leurs malades aux sources minérales.

La cause qui a arrêté la connaissance de leurs effets a été générale, car partout on retrouve la même ignorance. L'Allemagne (1) qui possède un si grand nombre de sources

---

percer des montagnes toutes entières pour en dériver les sources chaudes et froides dans leurs bains ; encore y ont-ils fait des adjencements de si superbe et si extrême dépense, qu'il serait mal-aysé d'en évaluer en argent les frais immenses qui y ont esté apportés.

Banc. *La mémoire renouvelée des merveilles des eaux.* page 23.

(1) Vetter, dans son traité des eaux minérales publié en 1838, a tracé un plan de recherches dont je crois devoir donner le tableau plus curieux qu'important.

Hydrologie médicinale. *Wasserheilkunst.*

Histoire médicale de l'eau en général.

et des hommes généralement remarquables par la con-
science, la patience et la sollicitude qu'ils apportent dans

HYDRIASOLOGIE. *Wasserheillehre.*
Histoire particulière des eaux médicamenteuses et *mineralquel-
lenlehre* celles des eaux dites minérales.
HYDROPHARMACEUTIQUE. *Hydropharmaceutik.*
Hist. des propriétés physiques et chimiques de l'eau.
LUTROTECHNIQUE. *Lutrotechnik.*
Hist. de l'application extérieure de l'eau en général et de la cons-
truction des appareils nécessaires pour l'employer.
LUTRODYNAMIQUE. *Lutrodynamik.*
Hist. de l'action mécanique de l'eau et des effets de sa température.
POSIOTECHNIQUE. *Posiotechnik.*
Hist. de l'eau en boisson.
POSIODYNAMIQUE. *Posiodynamik.*
Hist. des effets de l'eau en boisson à diverses doses et à diverses
températures.

1.° LUTROTECHNIQUE.

1. DU BAIN D'EAU. *Wasserbäder.* Hydrolutra.
A. Bain général. *Ganzbäder.* Balaneia.
  a. Bain de baignoire. *Beckenbäder.* Pyelolutra.
  b. Bain de rivière. *Flussbäder.* Potamiolutra.
  c. Bain de mer. *Seebäder.* Thalattiolutra.
B. Bain partiel. *Theilbäder.* Niptra.
  d. Bain de mains. *Handbäder.* Chironiptra.
  e. Pédiluve. *Fussbäder.* Podoniptra.
  f. Bain d'yeux. *Augenbäder.* Ophtalmoniptra.
C. Bain en jet. *Uebergiessungen.* Cataclysmi.
  g. A l'extérieur. *Allgemeine.* Periclysmi.
      a. Sur tout le corps. *Giesbäder.* Ombrioclysmi.
      Douche en pluie. *Regenbäder.*
      b. Douche locale. *Douchen.*
  h. A l'intérieur.   Endoclysmi.
      a. Lavement. *Darms.* Clysma.

leurs recherches, nous offre des traités, encore plus exagérés peut-être, et pas plus utiles à la science que ceux de

---

    b. Injection dans
        Les oreilles.   Otoclysma.
        Le nez.   Rhinoclysma.
        La matrice.   Metroclysma.
        La vessie.   Cysticlysma.

2. BAIN DE VAPEUR. *Wasser–dampfbäder*. Atmolutra.

a. Le lieu du bain. *Dampfbäder*. Laconica.

b. Bain de fumée? *Rauchbäder*. Pyriae.

c. B. de vapeur humide. *Feuchtbäder*. Atmolutra.

d. B. de vapeur sèche. *Gasbäder*.

e. B. de vapeur général.   Stuphae.

f. Douché de vapeur. *Dampfdouchen*. Meratmolutra.

g. Respiration de la vapeur. *Lungendampfbäder*. Pneumatmolutra.

3. BAIN DE LIMON. *Wasserschlambäder*. Ilylutra.

a. Général.   *Ganzschlambäder*. Ilybalinea.

b. Partiel.   *Theilschlambäder*. Illyniptra.

2° *LUTRODINAMIQUE.*

A.   Forces mécaniques.

1. La pression. *Druck*. Pressio.
                    a. Hydrostatique (dans le bain).
                    b. Elastique. (dans le bain de vapeur).

2. Le choc. *Stoss*. Ictus. (douché)

3. Le frottement. *Reibung*. Frictio.

B.   Action de la température.

1. Bain froid (20° c.) *Kalte*. Psychrolutra.

2. B. tiède (20 à 30 c.) *Laue*. Metakerasmolutra.

3. B. chaud (30 à 35 c.) *Warme*. Chliarolutra.

4. B. très-chaud. *Heisse*. Thermolutra.

3° *POSIODYNAMIQUE.*

A.   Dose.

1. Grande cure. Eau 4 litres. *Grosse trinkcur*. Polyposia.

2. Moyenne cure. E. 2 litres. *Mittleren trinkcur*. Mesoposia.

France. On doit cependant citer les travaux d'Osann, ceux
plus récents de F. L. Kreysig, mais ils sont loin de valoir

---

   3. Petite cure. E. 1 litre. *Kleinen trinkcur*. Oligoposia.

B.   Température.

   1. Boisson froide. 10 c. *Kalten getranck*. Psychropota.

   2. Boisson tiède. 10 à 25 c. *Kühlen getrank*. Metakcrasmopota.

   3. Boisson chaude. 25 à 35 c. *Lauen getrank*. Chliaropota.

   4. B. très-chaude   *Heissen getrank*. Thermopota.

§   Eau minérale naturelle. *Wässrige natürliche producte*. Aquæ
      naturales.

   Eau minérale artificielle. *Kunstliche mischungen*. Aquæ artifi-
      ciales.

   Sources.   *Quellen*.   Pegæ.

   —   d'eau commune. *Gemeinewasser*. Agriopegæ.

   —   d'eau minérale. *Mineralwasser*. Iatropegæ.

   —   froide.   *Kaltquellen*.   Krenæ.

   —   tiède.   Metakerasmopegæ.

   —   chaude.   Chliaropegæ.

   —   très-chaude. *Heissquellen*.   Thermæ.

§ Elévation des sources au-dessus du niveau de la mer.

   A 6000 pieds.   Alpopegæ.

   A 3000 pieds.   Oreopegæ.

   A 1000 et au-dessous. Bathypegæ.

C.   Composition.

   1. Sources simples. *Chemisch indifferente quellen*. Akratopegæ.

   Elles ne contiennent par livre d'eau que 4 grains de sub-
      stances fixes et $1/_{10}$ de leur volume de gaz (*).

   a. Sources simples thermales. *Chemisch sehr reine warmquellen*.
           Akratothermæ.

   b. —   simples froides. *Chemisch sehr reine kaltquellen*.
           Akratocrenæ.

   2. —   contenant des substances minérales appréciables.
           Synkratopegæ.

(*) L'auteur en excepte les sources qui contiennent des sels dont l'action est très-prononcée
même à petite dose.

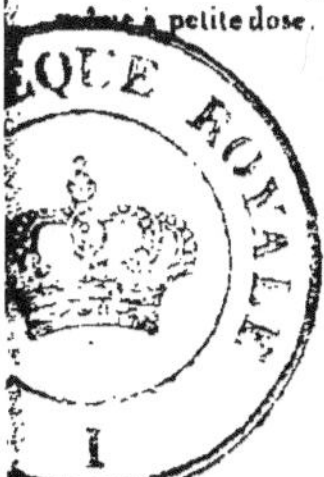

ceux de Bordeu, de Michel Bertrand, de Léon Marchant, et de quelques autres qui ont traité dans ces derniers temps

---

A.   Sources salines. *Salzquellen.* Hydralmæ.

   a. Eau de mer. *Meerwasser.* Thalattia.

   b. Sources salines, minéralisées par le muriate de soude. *Kochsalzquellen.* Halipegæ.

     1. Sources thermales. *Warmekochsalzquellen.* Halithermæ.

     2. — froides. *Kaltkochsalzquellen.* Halicrenæ.

   c. Sources alcalines *Salzlaugen.* Halmyrides.

   d. — Iodurées. *Iodquellen.* Iodepegæ.

   e. — magnésiennes. *Bittersalzquellen.* Pikropegæ.

     1. Sources chaudes. *Heissbittersalzwasser.* Pikrothermæ.

     2. — froides. *Kaltebittersalzwasser.* Pikrocrenæ.

   f. Sources minéralisées par des nitrates. *Kohlensaure natronquellen.* Natropegæ.

     1. Sources chaudes. *Warmnatronquellen.* Natrothermæ.

     2. — froides. *Kalt alkalische säuerlinge.* Natrocrenæ.

   g. Sources minéralisées par le carbonate de chaux ou de Strontiane *Erdsalze.* Chalicopegæ.

     1. Sources chaudes. *Warmerdigequellen.* Chalicothermæ.

     2. — froides. *Kalterdige quellen.* Chalicocrenæ.

   b. Sources gazeuses. *Säuerlinge.* Athrakocrenæ.

   c. — ferrugineuses. *Stahlquellen.* Chalibopegæ.

     1. Sources chaudes.   Chalibothermæ.

     2. — froides.   Chalibocrenæ.

   Sources minéralisées par le carbonate de fer. *Eisenquellen.* Siderocrenæ.

   d. Sources sulfureuses. *Schwefelquellen.* Theiopegæ.

     1. Sources chaudes. Warmeschwefelquellen. Theiothermæ.

     2. — froides. Kalteschwefelquellen. Theiocrenæ.

   § En bains.

Bain chaud d'eau commune. *Gemeine warme bäder.* Agriothermolutra.

Bain chaud d'eau minérale simple. *Chimisch indifferente warme bäder.* Akratothermolutra.

ce sujet en médecins. Scudamore est peut-être le seul qui, en Angleterre, se soit occupé convenablement de quelques sources de la Grande-Bretagne, et cependant on peut dire que c'est une fureur póur les Anglais de courir à toutes les sources minérales, et qu'ils ont fait d'un voyage aux eaux ou aux bains de mer, une nécessité de leur existence.

Bain chaud sulfureux *Schwefelwarmbäder*. Theiothermolutra.

Bain de limon sulfureux *Schwefelschlamenwarmbäder*. Theülythermolutra.

Bain de limon gazeux. ac. carb. *Kohlenmineralschlammbäder*. Anthrakilythermolutra.

Bain de terre. *Erdige warmbäder*. Chalikothermolutra.

Bain d'eau minéralisée par un nitrate. *Natronwarmbäder*. Natrothermolutra.

Bain d'eau iodurée. *Iodwarmbäder*. Iodethermolutra.

Bain d'eau alcaline. *Soolwarmbäder*. Halmyridothermolutra.

Bain d'eau salée (sel de cuisine) *Kochsalzwarmbäder*. Halithermolutra.

Bain d'eau de mer. *Erwärmte Seebäder*. Thalattiothermolutra.

Bain d'eau salée (sel de Glauber) *Glaubersalzwarmbäder*.

                               Pikrothermolutra.

Bain d'eau ferrugineuse. *Stahlwarmbäder*. Chalybothermolutra.

Bain d'eau ferr. acidule. *Eisenwarmbäder*. Siderothermolutra.

   § En boisson.

Eau chaude naturelle.	Agriothermopota.
— — simple minérale.	Akratothermopota.
— — de sel de Glauber.	Pikrothermopota.
— — saline.	Halithermopota.
— — iodurée.	Iodethermopota.
— — chargée de nitrates.	Natrothermopota.
— — — de carbonates.	Chalikothermopota.
— — sulfureuse.	Théiothermopota.
— — ferrugineuse.	Chalybothermopota.
— — ferrugineuse acidule.	Siderothermopota.

On serait presque tenté de croire que ce besoin général des voyages nous est venu en France de nos voisins; cependant nous avons vu que l'usage du bain, qui chez les anciens était une conséquence nécessaire de leurs chaussures et de leurs vêtements imparfaits, s'est maintenu, même après que l'usage de la toile et les diverses modifications apportées aux costumes, par les progrès de la civilisation ont fait des bains une nécessité moins pressante; et c'est en comparant les habitudes des anciens et des modernes, que l'on verra qu'un usage si répandu aujourd'hui, a d'abord été un besoin de tous les jours; que bientôt après le luxe et l'immoralité s'en emparèrent; et qu'il n'a été rendu que fort lentement, et en partie, à sa première destination : nous avons même vu qu'à une époque on allait se baigner dans une source minérale, absolument comme on consultait les augures.

Je ne chercherai point ici à faire une description brillante de tous les thermes de l'antiquité ; la plupart des auteurs de traités sur les bains minéraux, en fournissent de plus ou moins exactes ; je me contenterai de citer quelques extraits de l'ouvrage de Macquart, qui a fait sur l'usage des bains de nombreuses recherches, et dont le travail est encore fort estimé.

La nécessité a prouvé qu'il est indispensable de se laver et de se nettoyer; d'employer en outre à se rafraîchir et à se délasser, un élément dont, par la suite, on a développé les usages, pour conserver et rétablir une constitution altérée. L'usage des bains était, comme on le conçoit bien, essentiellement nécessaire lorsque la chaussure ne protégeait que la plante du pied, et que le linge était inconnu ou peu commun (1).

---

(1) Undè ex antiquis monumentis, quæ ad notitiam hominum pervenere ; omnia hunc morem lavationum commemorant tanquam

Il paraît que les hommes ont commencé par se baigner dans les maisons, et introduisirent des bains particuliers chez ceux qui étaient en état de se les procurer : on vit qu'il serait fort avantageux, pour les hommes réunis en société, d'avoir des bains publics, où l'on pût se baigner à volonté, on rechercha les eaux thermales à cause de l'avantage que présentait évidemment leur température ; et, leur efficacité une fois reconnue dans certaines maladies, on les fit servir fréquemment dans l'art de guérir. Le luxe, petit à petit, décora de ses superfluités ce que le besoin avait naturellement trouvé, et l'on vit bâtir les bains les plus somptueux, dont les restes laissent encore apercevoir les traces de leur ancienne grandeur. Tels sont ceux de Néron, de Dioclétien, de Titus et de Trajan, qu'on voit encore à Rome (1).

Nous avons vu que la licence la plus grande y régna jusqu'au moment où Adrien fit cesser l'usage indécent de laisser baigner les deux sexes indistinctement dans le même lieu.

En effet, les écrivains grecs ont reproché aux Romains ce mélange peu convenable, et il fallut toute la sévérité de la loi d'Adrien pour arrêter cet abus immoral. Elle condamnait

---

vetutissimum, in primis verò pater Homerus, cujus scriptis apud Græcos nullum constat testimonium antiquius, sæpenumero λοετρὰ τατθερμᾶ, hoc est balnea calida nominat. p. 364.

(1) De aquis tandem e vicinis montibus, fluviisque in urbem perducendis, decreto publico. S. P. Q. R. statutum est, quæ et potuum simul et lavationum ritui suppeterent.

Quod factum est primum M. Valerio Max. P. Decio Mure coss. (authore Plinio) circa CCCCXLIIII ab urbe condita annum, aqua Appia ex Tusculano perducta, censore Appio Claudio curante.

Causa verò amplificationis thermarum præcipua, fuit palæstrarum adjunctio. And. Baccius.

à mort les hommes qui forçaient l'entrée des bains des femmes, et à la confiscation de ses biens et à la répudiation la femme qui prenait un bain avec des hommes.

Les anciens Latins donnaient ordinairement le nom de bain, *Balneum* (1), à une partie de leurs maisons qui était destinée à laver le corps, et ils se servaient de l'expression *Balnea* pour désigner les bains publics.

Voici comment Vitruve donne la disposition de ces bains. Ils étaient composés de plusieurs pièces différentes : 1° Le bain froid, *Frigida lavatio*. 2° La chambre dans laquelle on avait coutume de se frotter d'huile, *Elæothesium*. 3° Le lieu du rafraîchissement, *Frigidarium* ou *Solium frigidum*. 4° Le *Propnigeum*, c'est-à-dire l'entrée ou le vestibule du poële, *Hypocaustum*. 5° L'étuve voûtée ou bains de vapeurs, *Tepidarium*. 6° Le bain d'eau chaude, *Calida lavatio*. On y voyait quelquefois aussi un grand bassin ou piscine, *Piscina natatio*, où l'on pouvait, non-seulement se baigner, mais encore nager commodément. Cette piscine se trouvait aussi dans quelques bains particuliers, tels étaient ceux de Pline et de Cicéron.

En sortant du bain, on se faisait frotter d'huile ou d'onguents parfumés par des esclaves nommés *Aliptæ* ou *Unctuarii* ou *Reunctores*, et l'on rentrait dans l'*Apodyterium* lieu où l'on avait déposé ses vêtements.

---

(1) Bain, balneum, vient lui-même du mot grec βαλανεῖον lequel suivant quelques auteurs a pour étymologie les mots βαλλω, je chasse, et ανια, la douleur. —

Ce fut seulement vers le milieu du XVIIIe siècle que le premier établissement de bains fut construit à Paris, sur un bateau, près du quai d'Orsay, par Poitevin : en 1783 les bains d'Albert lui succédèrent, vinrent ensuite les nombreux établissements de ce genre, que la capitale doit à Vigier. (*Dict. des origines.*)

Les maîtres de bains publics avaient, à l'envi, des esclaves plus belles les unes que les autres pour servir les baigneurs, satisfaire leur sensualité et attirer un plus grand nombre de personnes.

Les Perses firent pour les bains des dépenses si considérables et y prodiguèrent un luxe si recherché, qu'Alexandre après avoir vaincu Darius, voulant se baigner pour enlever la poussière dont il était couvert, et voyant cette magnificence superflue, dit aux généraux de sa suite : *Est-ce-ainsi qu'on commande aux hommes.* Les autres peuples n'affichèrent pas, à beaucoup près, la magnificence des Romains, des Perses et des Grecs dans leurs bains, mais tous en avaient adopté l'usage.

L'on voit d'après la disposition des anciens thermes, que le bain se prenait en passant successivement d'une pièce dans l'autre, et qu'il se terminait toujours par des frictions d'huile parfumée.

Un vieux traité sur les eaux minérales (1) contient un dessin représentant l'intérieur d'un ancien établissement de bain ; on y remarque une piscine d'une dimension extraordinaire dans laquelle on compte une trentaine de personnes. Au milieu se trouve une table couverte de vins, de volailles et de pièces de viande. Quelques baigneurs nagent, d'autres qui paraissent fatigués viennent se restaurer. Autour de la piscine règne une balustrade près de laquelle sont encore des tables et de joyeux convives, les uns couchés, les autres debout. Enfin, une seconde gravure représente un bain public dans une rue de Plombières ; des malades s'y baignent à la vue des passants, et d'autres se promènent autour comme pour essayer leurs forces.

---

(1) De balneis omniaquæ extant apud Græcos, Latinos et Arabas, etc. Venetiis. 1553.

Les Romains avaient porté beaucoup plus loin l'attention sur les avantages qu'on pouvait retirer des différents bains. Ils savaient passer insensiblement d'une basse température à la plus chaude. Ceux qui jouissaient d'une santé robuste allaient après le bain chaud se jeter dans l'eau froide ou s'en faisaient verser sur le corps, comme les Russes le font encore aujourd'hui, après quoi, ils se tenaient dans une pièce pour transpirer à leur aise. Ceux qui n'étaient pas très-bien portants s'abstenaient du bain froid.

Bains russes (1). Macquart, d'après le docteur Sanchez, médecin de l'impératrice de Russie, dit que les bains Russes surpassent en utilité et en commodité ceux dont les Grecs, les Romains et les Orientaux ont fait usage tant pour conserver que pour réparer leur santé. Ils offrent la réunion du bain des Romains et du bain turc.

Pour prendre un bain russe, on se couche déshabillé sur un matelas garni de paille, et l'appartement est échauffé par la vapeur qu'on obtient en faisant couler de l'eau sur des cailloux rougis au four. Quand la transpiration est bien établie, on se fait frotter et laver avec de l'eau, dont on abaisse la température graduellement jusqu'à celle de l'eau la plus froide, puis on se restaure convenablement.

Bains égyptiens. Les soins de propreté sont indispensables dans les pays où l'on transpire abondamment et le bien aise qu'ils procurent en a conservé l'usage.

Le premier appartement que l'on trouve en arrivant au bain, est une grande salle, qui s'élève en forme de rotonde ; elle est ouverte au sommet, afin que l'air pur y circule. C'est là qu'on dépose ses habillements ; au milieu,

---

(1) Macquart. Manuel sur l'eau. p. 528.

est un jet d'eau qui jaillissant d'un bassin, récrée agréablement la vue.

Quand on est déshabillé, on se ceint les reins d'une serviette; on prend des sandales et l'on entre dans une allée étroite, où la chaleur commence à se faire sentir, et augmente graduellement dans plusieurs pièces qu'on traverse. Ceux qui redoutent cette élévation de température, s'arrêtent dans une salle qui précède le bain proprement dit.

Ce bain est un appartement spacieux et voûté; il est pavé et revêtu de marbre. Quatre cabinets l'environnent; la vapeur sans cesse renaissante d'une fontaine et d'un bassin d'eau chaude, s'y mêle aux parfums qu'on y brûle, lorsque ceux qui sont dans le bain le désirent.

Les personnes qui prennent le bain sont couchées sur un drap, la tête appuyée sur un coussin; elles choisissent toutes les positions qui leur conviennent, et un nuage de vapeurs parfumées les enveloppe.

Après quelque temps de repos et quand la transpiration est établie, un serviteur vous presse mollement, vous retourne, et lorsque les membres sont devenus souples et flexibles, il fait craquer les articulations sans effort, il masse et pétrit la chair doucement, à la manière des Indiens.

Il vous frotte longtemps avec un gant d'étoffe, et enlève les saletés imperceptibles qui bouchent les pores. La peau devient douce et unie comme du satin; on se rend alors dans un cabinet, où le même serviteur vous verse sur la tête de l'écume de savon parfumé. On s'y lave soi-même en attendant qu'un esclave vienne avec de la pommade épilatoire et vous enlève les poils incommodes. Quand on est bien lavé, bien purifié, on s'enveloppe de linges chauds et l'on se promène dans des couloirs où insensiblement on passe d'une température chaude à une froide, puis, on se couche, et des enfants viennent achever votre toilette et vous apporter la pipe et le café.

Les femmes aiment passionnément ces bains. Elles y vont au moins une fois par semaine. Plus sensuelles que les hommes, après avoir subi les préparations ordinaires, elles se lavent le corps et surtout la tête avec de l'eau de roses. Des esclaves tressent leurs longs cheveux noirs, auxquels, au lieu de poudre et de pommade, elles mêlent des essences précieuses. Elles se noircissent les sourcils et les bords des paupières, se teignent les ongles des mains et des pieds avec le suc du *henné*, arbrisseau fort commun en Égypte, et qui donne une couleur aurore. Le linge et les habits qui servent à les vêtir sont passés à la vapeur suave du bois d'aloès.

Bains turcs (1). La loi de Mahomet ordonne aux Turcs de se laver, avant chaque prière, le visage, le col, les mains, les bras et les pieds ; et comme ils font cinq prières par jour, cinq fois ils font les ablutions prescrites ; en outre, chaque fois que les sexes se rapprochent, ils doivent se baigner tout le corps, et les femmes ne peuvent s'en dispenser après chaque excrétion périodique ; quand ils traversent le désert, ils font leurs ablutions avec du sable.

Les bains turcs se composent de plusieurs pièces, où se trouvent des baignoires en marbre, dans lesquelles on fait venir à volonté de l'eau chaude ou froide. Ces pièces sont pavées de larges dalles, elles sont voûtées et à jour. On y entretient de l'eau chaude jour et nuit. Après avoir pris le bain, on se fait frotter avec du savon ou une terre argileuse et cette opération terminée, on se restaure en prenant du café ou un sorbet.

____

(1) Voy. mémoires de la société royale de méd. t. 111. 1780. une dissertation de **M. Ant. Timony**, médecin à Constantinople.

Bains des Indiens (1). Chez les Indiens, le bain ne consiste pas, comme en Europe, à se plonger dans une rivière ou dans une baignoire. On trouve, dans ceux qui sont publics, trois salles voûtées et éclairées par le haut au moyen de fenêtres rondes. On se déshabille dans la première; il y a dans la seconde des fontaines d'eau tiède; dans la troisième, l'eau est presque bouillante, et la chaleur est si grande qu'on peut à peine marcher sur le plancher.

Dès qu'on est entré dans l'une de ces dernières salles, un des serviteurs du bain vous étend sur une planche, et vous arrose d'eau chaude, ensuite il presse tout le corps avec un art admirable, fait craquer les articulations, vous retourne et vous étend sur le ventre, s'agenouille sur vos reins, vous saisit par les épaules, agite toutes les vertèbres, donne de grands coups sur toutes les parties les plus charnues et les plus musculeuses, puis il revêt un gant de crin, et vous en frotte tout le corps au point de se mettre lui-même en sueur; il lime avec une pierre-ponce la chair épaisse et dure des pieds, vous oint de savons et d'odeurs; enfin il vous rase et vous épile. On passe ensuite deux heures sur un canapé, et on s'endort, soit faiblesse, soit excès de chaleur, après avoir fumé un demi-hoka : c'est un plaisir que ne sentiront jamais les Européens. Notre activité rejette une jouissance à la russe qui entraîne une perte de temps considérable et rend les corps mous et efféminés (2).

Cette opération désignée sous le nom de massage, favorise singulièrement la circulation veineuse et lymphatique, excite légèrement la peau et dispose à la transpiration. Quoi-

____

(1) Macquart, d'après Anquetil.
(2) Encyclopédie méthodique.

que des goûts et des couleurs on ne puisse disputer, je ne pense pas que cette mode trouve jamais accès en France.

Les frictions qui accompagnent le massage, en excitant les papilles nerveuses de la peau, déterminent une espèce de sentiment voluptueux qui s'étend à tout l'organe ainsi titillé, et sympathiquement à tous les organes internes en rapport avec lui. Quant aux espèces de craquement auxquels on soumet les articulations en même temps qu'elles sont frottées et comme pétries, c'est une partie fort remarquable de l'opération. On peut penser qu'elle anime d'une salutaire activité la circulation des tissus blancs auxquels elle s'applique, et peut-être les orientaux lui doivent-ils cette espèce d'ignorance où ils sont tous généralement, des effets de la goutte. Hallé. Guilbert. Nysten.

On avait en Allemagne, à l'imitation des anciens, adopté une méthode dite de corrosion, et qui ne s'est conservée que dans ce pays. Elle consiste à rester pendant huit ou dix heures dans le bain (1) qu'on prend alors dans de vastes piscines, où une nombreuse et très-souvent joyeuse société permet de passer ce temps en observations curieuses, en conversations rendues piquantes par un peu de médisance et beaucoup d'esprit de critique. Cette méthode a aussi été en faveur dans plusieurs établissements thermaux de France, mais elle est abandonnée depuis quelques années.

Nous pourrions multiplier les citations s'il fallait prouver que l'usage des bains est généralement répandu, et que tous les peuples du monde ont pris des habitudes en rapport avec

---

(1) A Baden on restait 5 heures dans le bain, à Loesche, 8, à Pfeffers, 10 et plus si l'on en croit Fabrice de Hilden (Epistola ad Croquerum). Hinc evenit ut multi, dies noctesque thermis non egrediantur, sed cibum simul et somnum in his capiant, etc., etc.

le climat qu'ils habitent. Mais de pareils développements ne peuvent trouver place ici. Ce chapitre est déjà trop long, car son utilité, sous le point de vue médical, est contestable; je ne le crois cependant pas sans intérêt; et si, après avoir fait connaître les erreurs et les préventions qui ont rendu plus nuisibles qu'instructifs les ouvrages publiés sur ce sujet, je parviens à prouver que dans l'étude des eaux minérales, il est impossible de rien découvrir qui ne rentre dans les règles générales de la thérapeutique, et à tracer un plan d'étude, je croirai avoir utilement employé le temps qu'il a fallu pour visiter des établissements thermaux, et recueillir les observations nombreuses nécessaires à la rédaction de mon travail.

En terminant, je dois encore prier d'excuser les passages légers de cette notice historique, l'abus, on le sait, est à côté de l'usage; aussi, fallait-il mettre l'abus en évidence, pour laisser à l'usage toute l'importance qui lui convient et que je chercherai à lui donner. Mon zèle a quelquefois été trahi par la difficulté que présentent de semblables recherches; mais rien n'a été négligé pour m'entourer de tous les documents possibles, afin de suppléer aux observations que je n'ai pu faire moi-même.

Enfin, je dirai avec Bordeu qu'un traitement par les eaux minérales employées à leurs sources, est, sans contredit, de tous les secours de la médecine le mieux en état d'opérer, pour le physique et le moral, toutes les révolutions nécessaires et possibles dans les maladies chroniques. Tout y concourt : le voyage, l'espoir de réussir, le changement de régime, l'air surtout qu'on respire et qui baigne et pénètre les corps, la vue d'un pays nouveau, le changement de sensations habituelles, les connaissances nouvelles qu'on fait, les petites passions qui naissent dans ces occasions, l'honnête liberté dont on jouit ; tout cela change, bouleverse, détruit les habitudes d'incommodités et de maladies auxquelles sont surtout sujets les habitants des villes.

FIN DE LA NOTICE HISTORIQUE.

PROLÉGOMÈNES APHORISTIQUES.

HISTO

PROLÉGOMÈNES APHORISTIQUES.

« Il y a loin de ces recherches sévères, et qui n'admettent rien d'hypothétique à ces Gnomes préposés à la formation des eaux minérales, à ces Naïades commises à leur garde, à ces Génies dispensateurs de leurs vertus, brillant et léger cortége dont la riante imagination des anciens avait entouré leurs sources. Sans doute la fable a ses charmes : mais la vérité a bien aussi ses attraits et surtout son utilité ; et, sans sortir du sujet qui nous occupe, on conviendra qu'une bonne et solide connaissance de la nature de la maladie et du remède, vaut bien, pour le malade qui nous consulte, des sacrifices aux Nymphes, et des hymnes ou Dieu d'Épidaure.

Michel Bertrand.

1.

Dans l'état actuel de la science, l'effet médical d'une eau minérale doit paraître bien vague, bien obscur aux yeux du médecin qu'une grande expérience a rendu difficile sur tout ce qui concerne la liaison des effets et des causes, dans la succession de plusieurs phénomènes (1).

2.

Les maladies dont on obtient la guérison par l'usage des eaux minérales, sont les affections chroniques, dont la classe est si nombreuse et si variée, qui se terminent habituellement par résolution, par une crise sur les intestins ou sur la peau, et auxquelles on oppose souvent avec succès un

---

(1) X...?

8

changement de régime, un séjour à la campagne, un voyage d'agrément et des distractions convenables.

3.

Certaines maladies chroniques, cutanées, articulaires, parenchymateuses, ont disparu, sans nul doute, sous l'influence des eaux minérales seules et indépendamment de circonstances accessoires.

4.

Il est assez reconnu que les eaux minérales naturelles transportées loin de la source, que les eaux minérales artificielles même, produisent d'excellents résultats dans les affections chroniques, pour douter un instant de la supériorité si bien acquise au traitement suivi près de la source.

5.

Aujourd'hui personne ne conteste aux eaux minérales leur utilité comme moyen hygiénique. Tout le monde est d'accord, que le voyage, la distraction, l'éloignement des affaires, les plaisirs variés, un air pur, des promenades, le changement d'habitudes, etc., contribuent puissamment à rétablir la santé, et suffisent quelquefois même pour guérir des maladies qui ont leur cause dans des affections morales et dans un genre de vie trop monotone ou trop sédentaire. mais on ne peut non plus refuser aux eaux minérales, sagement administrées, une action thérapeutique directe et immédiate. Comment expliquer la guérison des maladies arthritiques, catarrhales, des transformations de tissus,

par les causes hygiéniques citées plus haut. Certes, c'est
peu connaître la thérapeutique, surtout celle des maladies
chroniques, que vouloir nier l'efficacité des eaux minérales (1).

6·

L'incrédulité (2), à l'égard de l'action des eaux, n'est
guère raisonnable, ni possible, à moins qu'on ne veuille
contester à des principes connus et actifs, toute espèce
d'activité, du moment où ils se trouvent en dissolution
dans une source thermale.... Le calme, les distractions,
le changement d'air, tout cela peut bien contribuer pour
quelque chose aux bons effets obtenus ; personne ne songe
à le nier ; mais, si cela suffit, pourquoi donc ne pas se
contenter de ces moyens et borner le traitement au charme
de ces pérégrinations, sans imposer à des malades, l'ennui
d'un séjour parfois assez triste, et les fatigues d'un traite-
tement qui souvent les éprouve d'une façon pénible. Une
doctrine qui prêche des principes si commodes et si doux,
doit être certes bien entraînante. Pourquoi donc compte-t-
elle si peu de prosélytes purs? et comment s'obstine-t-on,
avec une si bizarre opiniâtreté, à terminer tous ces dépla-
cements par une station à des sources thermales?

7.

Ceux qui se doivent servir des eaux médicamenteuses
potables, doivent plutôt se porter sur le lieu de la source

---

(1) Kirschleger. Eaux minérales des Vosges. P. 35.
(2) P. Bertrand. Voyage aux eaux des Pyrénées.

(s'ils le peuvent faire) que les rendre portables si ce n'est de fort petite distance de lieu et de chemin ; et toujours si leur santé le peut permettre, aller le plus à pied qu'ils pourront, afin d'être mieux disposez à boire par l'exercice qu'ils auront faict (1).

8.

Aucune maladie à l'état aigu ne peut être traitée sans danger par les eaux minérales ; il en est de même des maladies chroniques, lorsqu'il y a pléthore, disposition aux congestions sanguines, puisqu'il faut faire cesser cet état avant de prendre les eaux.

9.

On comprend facilement le mode d'action des eaux minérales, leur composition est telle, qu'elles présentent à l'organisme une partie assimilable qui doit modifier l'état des fluides de notre corps et une partie qui, non assimilable, est rejetée après avoir imprimé son action sur une portion ou sur toute la longueur du tube digestif, provoqué des sécrétions plus considérables ou entraîné des produits morbides.

10.

Les mêmes maladies, ou celles qui paraissent être les mêmes, ont été guéries quelquefois indistinctement par toutes nos eaux conseillées empiriquement : certaines mala-

---

(1) Banc. La mémoire renouvelée des eaux, page 54.

dies de nature différente sont traitées et guéries chaque année
par l'usage d'une même eau minérale.

11.

L'action d'une eau minéro-thermale est d'autant plus
énergique que la température du liquide est plus élevée. Le
calorique naturel est donc un puissant auxiliaire des agents
thérapeutiques que contiennent les eaux. Les sources thermales à basse température ne provoquent qu'une excitation
modérée et qui dépend seulement de leur composition chimique, elles conviennent aux sujets excitables.

12.

Les propriétés thérapeutiques d'une eau thermale ou
froide sont habituellement en rapport avec celles des principes minéralisateurs. Cependant il existe dans les unes et les
autres des substances que les chimistes ne peuvent découvrir, ni reproduire. Aussi voyons-nous que les eaux minérales artificielles qui contiennent exactement, dit-on, les
principes reconnus dans les eaux minérales naturelles, ne
produisent pas les mêmes effets que celles-ci sur l'économie.

13.

Les règles générales de la thérapeutique doivent nous
guider dans l'envoi des malades aux sources minérales. On
a voulu en faire un traitement à part, mais il est facile de
se convaincre qu'elles agissent le plus souvent comme l'indiquent les substances qui les minéralisent : de telle sorte
que l'action thérapeutique d'une eau minérale doit y faire

soupçonner des principes qui, échappant à l'analyse, laissent souvent quelques-uns de leurs effets inexplicables.

14.

Les eaux minérales peuvent être considérées en général comme le remède le plus étendu et le plus approprié à presque tous les genres de maladies chroniques et même à la fin des maladies aiguës. En effet, les principes de ces eaux choisies selon les circonstances, sont capables de fournir aux individus épuisés par de violentes maladies, le ton, la mobilité et l'énergie qu'on tenterait peut-être de leur rendre d'une autre manière avec des succès moins assurés.

Dans les maladies chroniques qui viennent d'épuisement aussi souvent que d'embarras et d'obstructions des différents viscères du bas-ventre, dans les évacuations supprimées ou dérangées, il est peu de remèdes mieux indiqués, et qui, réunis aux moyens doux qu'une pratique sage et éclairée sait y joindre, puissent aussi facilement et aussi sûrement rendre à l'existence des victimes presque dévouées à une mort lente et infaillible (1).

15.

Si jàm simul consideretur, magnum numerum morborum chronicorum in visceribus abdominalibus sedem suam habere, et inprimis in hepate, in quod omnis sanguis venosus viscerum chylopoieticorum confluit, patebit ratio quare

---

(1) Encyclopédie méthodique.

adeo efficax sit in morborum chronicorum cura , aquarum
medicatarum usus : magnâ enim copiâ potatæ hæ aquæ ,
venis bibulis intestinorum resorptæ citò, integris suis viribus pro magnâ parte in venam portarum veniunt, et sic,
per omnia hepatis loca distributæ, solvunt impacta, et vasa
obstructa reserunt (1).

16.

On ne tient pas généralement assez compte de l'heureux effet sur la peau, d'un bain pris régulièrement tous
lès jours. Cette action bien douce et bien lente, sans doute,
établit cependant sur l'organe cutané un travail dont on
peut facilement prévoir les avantages.

Dans les affections de poitrine, traitées par les eaux des
Pyrénées, on oublie l'action puissante de l'air raréfié qu'on
respire dans les montagnes, pour rapporter à l'usage des
eaux trop exclusivement les modifications qui surviennent
dans la respiration.

17.

Si les eaux minérales n'agissent pas d'une manière
uniforme ; si elles jouissent, au contraire, d'une foule
d'actions spéciales en rapport avec leurs conditions thermales et chimiques, c'est-à-dire, le degré de leur température, le nombre, l'espèce et la combinaison de leurs principes constituants ; de même les états pathologiques qui
en réclament le bienfait, très-différents par leurs causes

---

(1) Van Swieten, De morbis chronicis. T. III. 346.

comme par leurs effets, auront besoin de s'adresser tantôt
à l'une ou à l'autre de ces sources, de combiner ou d'al-
terner leur influence dans un rapport conforme à l'affection et à la qualité connue des diverses eaux (1).

18.

Ces eaux ont de merveilleuses propriétés, mais néanmoins différentes, et souvent contraires au malade qui s'en
approche ; parce que les unes échauffent estrangement, les
autres dessèchent grandement, d'autres ont une qualité
astringente jusques au dernier point, et quelques unes une
vertu si apéritive que rien ne leur peut résister ; mesmes les
plus simples ont divers effects, tellement que pour en rendre
l'application salutaire, il convient cognoistre parfaictement
la nature de tous ces bains et le tempérament de la personne malade, ensemble la qualité de cette indisposition (2).

19.

Ad has confugere toties coguntur ægri decantatissima alia
remedia experti absque ullo fructu. Anteà demonstratum
fuit, obstructionem fieri ob excessum molis transituræ supra
capacitatem vasis transmissuri. Verùm in thermis aqua
nativo calore laxat omnia, et emollit, venis bibulis cuta-
neis se insinuat, sanguini permiscetur, obstructa loca alluit
et si potentur simul salubres illæ aquæ, tutum et potens ha-
betur remedium, ut moles concreta in vasis obstructis atte-

---

(1) Gazette médicale.

(2) Rochaz, p. 61. Traité des observations nouvelles et vraies sur
les eaux.

nuetur et solvatur. Verùm observatur in omnibus illis aquis medicatis aliquod principium spirituosum, admodum fugax, quod reddit has aquas mobiles facilè per omnia vasa corporis, et facit ut longè majori copiâ potari possint, quam aqua communis, etiam purissima. In quibusdam aquis medicatis illud volatile principium adeo fugax est, ut ipsis de fontibus debeant potari, nec ad modicam etiam distantiam transferri possint absque virium jacturâ : in aliis plus cohæret reliquis harum aquarum partibus, hæque lagenis exactè clausis, servari possunt diù, et transferri ad dissita etiam loca, uti notum est. Verùm simul ac periit ex his aquis illud volatile, vappidæ apparent gustui, sedimentum deponunt, et si potentur magnâ copiâ, ventriculum gravant, hærent diù in corpore, nec pulchros illos effectus medicatos præstant amplius (1).

20.

Derrière les douleurs produites par l'usage des eaux minérales, se cache souvent l'acte réparateur qui doit amener la santé (2).

21.

L'on ne peut déterminer au juste, dans l'état actuel de nos connaissances, quelle est l'énergie chimique d'une eau minérale, ni quelles sont les réactions qu'elles subissent par leur mélange aux fluides animaux.

---

(1) Van Swieten, de morbis chronicis. T. III. 345.
(2) Kreysic. De l'usage des eaux minérales.

Ce qu'il y a de certain, c'est que l'eau, qui sert de véhicule aux sels, modifie l'état des sucs gastriques et facilite l'action de ces sels, en favorisant leur écoulement et leur absorption (1).

22.

Le lecteur sera adverti qu'il y a eu des malades entièrement frustrés de leur intention, et leur être survenu pour l'usage desdictes eaux, tout à l'opposite du succez qu'ils espéraient, tombant en une entière ruine de leur santé et y avoir abrégé le cours de leur vie et ce pour y être venu trop tard, les viscères et parties nobles du corps estant desja vitiées et dépravées ou bien leurs forces étant par trop débilitées, et aussi pour en avoir usé sans être instruits, préparez et conduits par l'advis de quelque médecin à qui l'intelligence en appartient comme chose estant de son office et debvoir (2).

3.

Lorsqu'il s'est déjà formé des dégénérescences, des squirrhes, des tubercules, l'utilité des eaux devient fort incertaine. La difficulté est précisément de bien déterminer ces cas, mais il ne faut pas se presser de juger l'apparence. Les viscères spongieux, tels que la rate, le foie, reviennent souvent à l'état normal après des indurations énormes. Il en est de même des glandes, la nature peut

---

(1) Kreysic. Ouvrage cité.
(2) Dufouilloux, p. 39.

en détruire de grandes portions par la suppuration, et
sauver ainsi la vie et la santé (1).

24.

Dans le cours d'un été fort chaud et fécond en orages,
certaines eaux minérales agiront sur le commun des malades bien plus activement que d'ordinaire. Pour trouver la
raison de cette différence, faudra-t-il invoquer des changements survenus dans la constitution chimique de ces
eaux, ou recourir à un nouveau mode d'assortiment du calorique et de l'électricité des eaux, comme on a tenté de le
faire, quoique ce soit là une vue toute hypothétique ?
N'est-il pas plus naturel d'attribuer ces différences à certaines modifications de sensibilité, introduites dans les malades eux-mêmes par l'ascendant de la constitution atmosphérique? Et n'est-ce pas, en effet, d'une observation commune en médecine, que l'action des médicaments les plus
ordinaires se prononce avec plus d'intensité dans les circonstances semblables (2).

25.

Les remèdes qu'on emploie comme révulsifs et surtout
comme dérivatifs, ont d'autant plus d'efficacité, qu'ils
sont appliqués à l'endroit des organes qui ont les sympathies les plus fortes et les plus constantes avec l'organe
par rapport auquel on veut opérer une révulsion (3).

---

(1) Kreysic. Ouvrage cité.
(2) Anglada. T. II. 580.
(3) Barthez. Des fluxions.

26.

Les eaux minérales conseillées à propos deviennent un médicament efficace autant qu'il est doux, agréable et d'une administration facile. En effet, leur action n'est point inquiétante, et nul autre médicament ne dirige mieux la nature dans le choix de l'organe le plus favorable à l'excrétion des humeurs qu'elle veut expulser (1).

27.

Les eaux minérales agissent, dit-on, toutes en excitant, en stimulant tel ou tel système de l'économie, et cependant on les voit réussir dans certains cas où les médicaments excitants avaient aggravé le mal. Elles intervertissent la marche des mouvements morbifiques.

28.

Lorsqu'on a reconnu qu'une eau minérale est propre à guérir une maladie, il faut s'abstenir autant que possible de tout autre médicament accessoire.

Il est cependant des circonstances particulières où il faut faire une exception, tel est surtout l'état des fonctions des organes digestifs (2).

---

(1) Bordeu. Recherches sur les maladies chroniques.
(2) Kreysic. Ouvrage cité.

29.

Plus l'action des eaux est douce et sans réaction tumultueuse, plus on doit compter sur une guérison certaine.

30.

Il est fort important de bien connaître les modifications que les eaux minérales peuvent apporter sur l'économie, pour savoir arrêter à temps un traitement intempestif, ou continuer celui qui ne l'est qu'en apparence.

Tel malade en fera usage pendant quinze jours ou trois semaines, sans autre résultat qu'un malaise général paraissant devenir une complication de la maladie, et protester contre leur emploi, qui, subitement et comme par enchantement, éprouve un soulagement extraordinaire au moment où il désespérait de sa cure.

Tel autre éprouvera dès les premiers jours l'effet des eaux. D'autres enfin ne pourront supporter leur usage sans compromettre leur existence. On comprend, d'après cela, qu'il est nécessaire de bien établir les différences qui caractérisent ces divers états.

Ceux qui n'obtiennent aucun résultat avantageux d'un premier traitement, ne doivent pas toujours désespérer de leur guérison ; de nombreux exemples prouvent qu'une seconde saison ou l'année suivante amènent ordinairement la fin de leurs maux.

Il en est aussi, dont malheureusement les maladies résistent à l'action des eaux, et d'autres qui succomberaient par leur usage, si l'on n'en cessait l'emploi.

31.

Pour qu'une révulsion se fasse convenablement, il n'est pas nécessaire qu'elle soit au même degré d'irritation que la maladie, il faut seulement qu'elle soit plus étendue et plus longtemps répétée.

Il faut que l'irritabilité générale soit diminuée, sans cela l'action révulsive retournerait au profit de l'irritation morbide.

Au début d'une maladie, la révulsion sera appliquée le plus loin possible du siége du mal; elle le sera le plus près dans les affections chroniques ou à la fin des maladies aiguës (1).

32.

Pourrait-on douter de la salutaire influence des eaux minérales, surtout dans les maladies chroniques, lorsqu'on pense qu'elles offrent un moyen à la fois médicamenteux et hygiénique ? C'est à cette association qu'on doit les succès étonnants qui ont été obtenus quelquefois aux sources minérales. La nature nous donne libéralement ce remède, pour nous inviter à y avoir plus souvent recours dans nos maladies. Elle a épargné, autant que possible, notre délicatesse, notre goût; elle a tempéré la vertu des eaux, leur énergie, et les a proportionnées aux tempéraments divers (2).

---

(1) Sabatier. Mémoire sur la révulsion.
(2) Patissier. Manuel des eaux minérales.

En variant à l'infini les principes constituants des eaux minérales et les proportions de ces principes, la nature semble nous indiquer les usages multipliés et variés auxquels elle destine cet agent thérapeutique. On dirait, à voir la profusion avec laquelle elles sont répandues autour de nous, qu'il en existe pour tous les genres de maladies et pour tous les tempéraments.

33.

Les eaux minérales de tous les genres peuvent être divisées en douces ou faibles et en fortes. Les premières ont une action lente, longtemps inaperçue, quoique générale, n'apportent aucun trouble apparent dans l'organisme; elles préparent lentement la guérison. Ce sont elles qui tendent surtout à rétablir les sécrétions, à diviser sur toute l'économie une inflammation fixée sur un point peu étendu sur un organe ou une partie d'organe.

Les eaux fortes, au contraire, purgent, réveillent ou provoquent des mouvements critiques sur le tube digestif, la peau, les poumons. Ces perturbations énergiques ne peuvent convenir à tous les sujets, et doivent faire craindre des métastases fâcheuses lorsqu'on les provoquera mal à propos. Il y a des eaux minérales qui produisent des effets lents, obscurs ou inattendus et énergiques suivant la constitution du malade qui en fera usage; ce sont celles-là surtout qui agissent d'une manière remarquable dans les maladies qui ont résisté à tous les moyens rationnels et qui font le désespoir des médecins.

34.

Il existe, pour chaque médicament, dans son rapport avec l'organisme vivant, un point de saturation qu'on n'ose transgresser sans danger pour le malade; nous observons aussi le même phénomène pour l'usage des eaux minérales.

Ce degré de saturation est difficile à déterminer et n'est pas toujours en rapport avec l'état apparent des malades, qui souvent eux-mêmes seraient de mauvais juges de leurs forces.

35.

Ce n'est donc point pour un stérile usage que la nature a donné à l'eau la faculté de se combiner avec des substances si nombreuses et si variées. Nous retrouvons dans ce phénomène les témoignages d'une providence qui semble se mettre en sollicitude pour nous. Ainsi l'homme ici-bas marche à chaque instant appuyé sur les bontés du Créateur (1).

36.

Par la raison que l'action des eaux a la propriété de reproduire les phénomènes étiologiques de la plupart des maladies chroniques, elle a aussi celle de mettre en saillie des affections douteuses et masquées, et cela toujours

---

(1) Alibert. Prolégomènes aphoristiques.

en vertu de leur puissance d'excitation. Les indications qui n'avaient pu être bien établies deviennent alors formelles (1).

37.

Les eaux minérales irritent vivement le cœur et tout l'appareil sanguin, augmentent la disposition hémorrhagique, la produisent même chez ceux qui ne l'ont pas, et déterminent souvent l'anévrisme du cœur, les paralysies et les apoplexies (2).

38.

Il est des phénomènes secondaires plus cachés, mais qui ne laissent cependant pas que de devenir perceptibles à l'observateur. Portés dans les premières voies, absorbés, entraînés jusque dans les ramifications les plus déliées du système vasculaire, les principes des eaux minérales pénètrent l'économie en tout sens et y établissent un travail intestin plus ou moins lent à s'accomplir. Sous son influence, les forces se relèvent ; la circulation, auparavant languissante, reprend de l'énergie ; la chaleur est rappelée dans des parties qu'elle avait abandonnées ; des crises nombreuses autant que salutaires deviennent son ouvrage ; et lors même qu'elles ne sont pas toutes assez apparentes pour être séparément aperçues, on les reconnaît à l'effort expansif qui s'établit du centre à la circonférence ; et elles se

---

(1) Léon Marchant. Recherches sur l'action thérapeutique des eaux minérales, p. 322.

(2) Broussais. Doctrine physiologique.

révèlent par la reproduction des émonctoires naturels ou artificiels (1).

39.

Le choix d'une source n'est pas toujours très-facile, car, indépendamment de l'action bien connue d'une eau minérale et de l'effet qu'elle produira sur tel malade, il faut encore prendre en considération la température et l'état habituel de l'atmosphère de la localité vers laquelle on l'envoie. En effet, si l'on veut obtenir une transpiration abondante, c'est aux sources du Midi qu'il faut donner la préférence et pendant la saison chaude. Si, au contraire, on veut agir sur la vessie et augmenter la sécrétion des reins, on doit profiter du printemps et de l'automne, et diriger son malade vers les sources situées sur les montagnes.

40.

C'est aux lieux mêmes où naissent les sources, que les eaux sulfureuses et gazeuses surtout jouissent de toute leur efficacité, et que leur emploi thérapeutique manifeste toute sa puissance. *Quò propiùs aqua bibitur à fonte, eò efficacior ; quò remotior , eò sit languidior.* Cette assertion qu'Hoffmann emprunte à Tabernæ Montanus , est surtout fondée quand il s'agit de sources à constitution mobile, et dont les ingrédients sont aisément destructibles. On sait avec quelle facilité le principe sulfureux de nos eaux se dénature , et

---

(1) M. Bertrand. Ouvrage cité. p. xxv.

disparaît sous l'influence d'une légère aération, et l'on doit pressentir combien les manipulations qu'exige leur transport, doivent être efficaces pour en produire les effets (1).

41.

La réputation qu'on accorde aux eaux pour telle ou telle affection, est un piége tendu aux esprits crédules , et auquel les hommes les plus distingués peuvent se laisser prendre. *Bonnes* est en crédit pour les maladies chroniques de l'appareil pulmonaire, *Vichy* pour celles du foie , comme *Barèges* pour les affections rhumatismales et chirurgicales, et *Balaruc* pour les spasmodiques et les paralytiques. Ces propriétés exclusives sont subordonnées à tant de circonstances, que ce serait une grande erreur de la part du médecin, que de se laisser guider par de telles indications, dans la direction qu'il doit donner au malade dont l'état réclame l'usage des eaux minérales (2).

42.

La part des sources les plus renommées est faite. Celles-ci guérissent les rhumatismes, celles-là les paralysies ; les unes sont conseillées contre la phthisie , les autres recommandées contre les obstructions. Ici on envoie les graveleux , ailleurs les personnes atteintes d'affections cutanées, etc. , etc. Que ce soit la prévention ou l'observation qui ait présidé au partage, il existe. Peut-être serait-il

---

(1) Anglada. Traité des eaux minérales.
(2) Léon Marchant. Ouvrage cité. p. 238.

bon de le revoir : en pareille matière, il ne saurait y avoir prescription ; et si l'on ne reprend pas ce travail avec légèreté, la médecine et les malades n'ont rien à y perdre.

Restons bien convaincus que s'il y a quelque mérite à investir d'une propriété curative de plus les eaux qu'on administre, il y en a peut-être encore davantage à leur retirer une propriété imaginaire (1).

43.

Soutenir comme le font quelques médecins, que les eaux sulfureuses se bornent à agir en leur qualité d'excitantes, et que cette excitation est toujours une action révulsive, n'est-ce pas affirmer que toutes les eaux minérales produisent les mêmes effets, sont douées des mêmes vertus, sont propres aux mêmes usages, malgré leur diversité de nature ? Si le mode d'excitation qu'elles exercent n'a rien qui leur soit propre, sur quoi fonderait-on les motifs de préférence sur telle ou telle source ? La médication existante est sans doute la plus facile à constater dans ses effets, car ceux-ci consistent spécialement à provoquer des mouvements sensibles, et c'est pour cela qu'on découvre dans la matière médicale tant d'excitants : mais est-ce tout, pour l'usage pratique, d'avoir établi que telle substance est excitante ? Au mode excitant, ne peut-elle joindre un mode altérant tout particulier, et n'est-ce pas à raison de cette dernière attribution que se décident la plupart des préférences ? Alors même qu'on tiendrait compte de cette tendance des médicaments, à porter spécialement leur im-

____

(1) M. Bertrand. Ouvrage cité. p. 26.

pression sur tel ou tel système organique, ce qui constitue la spécificité d'organes, est-il indifférent de mettre en œuvre tel ou tel agent médicamenteux ? La résolution des engorgements scrofuleux s'effectue-t-elle aussi bien par l'effet des mercuriels que par celui des préparations iodurées ? Et réciproquement, les mercuriels n'ont-ils pas une supériorité marquée pour opérer la résolution des engorgements d'origine syphilitique ? En un mot, si les eaux sulfureuses se bornaient à être excitantes, on ne voit nullement pourquoi on ne pourrait pas leur substituer tant d'autres excitants, qui cependant sont si éloignés de les valoir, et de remplir les mêmes indications dans un grand nombre de cas du traitement des maladies chroniques. N'est-ce pas arriver à ce résultat que, tout en admettant la vertu excitante des eaux sulfureuses, comme une des principales bases de leur efficacité thérapeutique, il faut reconnaître en elles d'autres aptitudes médicinales primitives, qui décident de leur mode d'utilité dans certains cas spéciaux ? Recherche, à la vérité difficile, mais qui est bien digne, par son importance, d'exciter le zèle de quelque habile explorateur que sa position auprès des sources familiariserait avec ce genre d'observations (1).

44.

Ce phénomène d'excitation générale, qui se fait sentir fortement sur l'organe accidentellement plus excitable, a fait dire d'une façon proverbiale : *Les eaux vont toujours à la partie malade*, et nous traduisons ainsi ces mots : La partie

---

(1) Anglada. p. 411. 2. v.

malade étant toujours la partie irritée ou congestionnée, elle sent plus vivement l'excitation ; elle en est ravivée, et elle passerait à un état de souffrance pire, si le mal ne pouvait être révulsé (1).

45.

Il s'en faut qu'on puisse rendre naturellement raison de tous les effets curatifs produits par les eaux sulfureuses, en n'invoquant que leur pouvoir d'excitation. Tout semble suggérer que leur efficacité *résolutive*, si puissante contre les engorgements lymphatiques, leur vertu *anti-herpétique* si prononcée, et les effets *sédatifs* qu'on leur voit produire dans certains cas d'éréthisme, se rattachent, entre autres, à certains modes médicateurs d'un ordre particulier, qui constitueraient autant d'attributions primitives dont il s'agirait de préciser la portée (2).

46.

On croit généralement que certaines eaux ont la propriété de rendre fécondes les femmes stériles. C'est une erreur grave. Les eaux minérales facilitent, sans aucun doute, la conception, en rétablissant chez l'homme ou la femme, les fonctions accidentellement arrêtées des organes génitaux, ou en leur donnant le stimulus nécessaire à la fécondation. Une eau minérale ne peut l'impossible ; et son effet sera nul lorsque l'impuissance et la stérilité dépendront d'un vice de

---

(1) Léon Marchant. Ouvrage cité.
(2) Anglada. T. II. p. 411.

conformation ou d'une altération organique de l'appareil générateur.

47.

On doit toujours, quand cela est possible, faire choix d'une des sources les plus célèbres dans son espèce, et donner la préférence à celles de l'état. Ces dernières sont ordinairement plus abondantes, mieux tenues, mieux fréquentées et pourvues de médecins habiles (1).

48.

Trois sortes de méthodes se présentent pour apprécier les vertus d'une eau minérale, et fonder les indications de son emploi. L'on est d'autant plus assuré du résultat, qu'elles s'accordent de plus près à tenir le même langage.

La première, que je pourrais nommer la *méthode théorique*, consiste à évaluer ces vertus à priori, en prenant pour guide les données de l'analyse, c'est-à-dire, en les déduisant de la constitution chimique des eaux, de la nature des matériaux qu'elles entraînent, et des propriétés médicinales qui forment les attributs de ces matériaux ; de telle sorte que, connaissant la composition d'une eau minérale, l'on entrevoit déjà une bonne partie des applications thérapeutiques dont elle est susceptible.

La seconde, ou *méthode expérimentale*, se borne à juger des vertus d'une eau minérale à posteriori, c'est-à-dire, en s'en rapportant à l'observation de ses effets. Elle suppose

---

(1) Isid. Bourdon. Statistique des eaux minérales.

uniquement que les applications suggérées par le hasard ou tentées par un heureux empirisme, soient assez multipliées pour qu'on puisse en déduire quels éléments des maladies on peut combattre par elles ; quels effets thérapeutiques on peut réaliser ; quelles infirmités on peut subjuguer.

La troisième enfin, ou *méthode analogique*, est fondée sur les rapprochements que l'analogie de nature permet d'établir entre la source dont on veut apprécier ou approfondir le mode d'influence, et telle autre qui, bien connue dans ses effets comme dans sa composition, peut servir de terme de comparaison (1).

49.

Les médecins observateurs ont eu occasion de constater que les vertus des eaux dans le traitement des maladies, ont un rapport direct avec les éléments qui les constituent. Les eaux sulfureuses agissent spécialement sur le système lymphatique et sur le système tégumentaire ; de là vient qu'elles excellent pour la cure des affections cutanées ; les eaux gazeuses stimulent les nerfs et l'organe encéphalique ; les eaux ferrugineuses plus pénétrantes, provoquent les oscillations de l'appareil vasculaire ; les eaux salines se distinguent surtout par une action antiseptique. Cependant, il faut l'avouer, toutes ces propriétés différentes se confondent entre elles dans beaucoup de circonstances. Les observateurs ont eu raison d'avancer que les eaux minérales ne

---

(1) Anglada. T. II. p. 374.

peuvent convenablement être jugées que d'après les nombreux résultats de l'expérience clinique (1).

50.

Si les eaux minérales provoquent des crises salutaires , il en est de nuisibles qui sont aussi leur ouvrage ; et celles-ci ne doivent point rester dans l'ombre. Tout remède énergique a ses dangers : il faut qu'ils soient signalés. Marquons fortement les écueils ; en pareille matière, c'est la seule exagération qui ne soit pas condamnable (2).

51.

Ce qui rend si précieuse, la vertu excitante, des eaux minérales, c'est qu'on a généralement la facilité d'en développer les effets, de les modérer ou de les renforcer comme à volonté : c'est qu'elles agissent sur l'organisme par une progression lente qui les fait pénétrer dans l'intérieur des parties, pour en modifier plus sûrement la vitalité; c'est qu'on peut s'élever par elles jusqu'à provoquer une impression vaguement perturbatrice, très-propre dans beaucoup de cas , à introduire un mode vital correctif de ses tendances vicieuses ; c'est, enfin, qu'on peut obtenir, de la manière d'employer ce médicament, des effets métasynchritiques, qui changent l'activité d'un organe et dissipent ainsi ses perversions morbides (3).

---

(1) Alibert. Prolégomènes aphoristiques.
(2) M. Bertrand. Ouvrage cité.
(3) Anglada. Ouvrage cité.

52.

Il n'y a presque pas d'indication médicale à laquelle on ne puisse suffire avec l'eau modifiée selon la circonstance ; on pourrait citer plus d'un cas grave en médecine, où seule elle a suffi ; d'autres, où si elle eût été employée de même, le médecin, et surtout le malade, auraient vaincu la nature en défaut, au lieu de se voir accablés par des efforts impuissants et mal combinés. N'a-t-on pas vu à Paris un empirique qui réellement guérissait beaucoup de maladies, contre lesquelles il n'employait pas d'autres remèdes que l'eau de la Seine, à laquelle il savait donner une teinte légèrement verte, et ne serait-il pas bien à souhaiter pour le peuple, que nous ne vissions jamais de charlatans plus téméraires (1).

53.

Ceux qui vont aux fontaines minérales, après avoir prié Dieu et prins conseil d'un sçavant médicin, ayant quitté tout soing et chagrin à la maison, et n'ayant autre pensée que de recouvrer la santé, se leveront de bonne heure, et ayant deschargé leurs corps, non-seulement ce qui souille les boyaux et la vessie, mais aussi nettoyé les yeux, narines, oreilles, boiront autant d'eau qu'ilz pourront porter sans surcharger l'estomac, puis ayant rendu les eaux par urines ou par autre voye, disneront; ayant disné, passeront le temps aux cartes, pourmenades, pour chasser le sòmeil.

---

(1) Macquart, p. viij. Manuel sur les propriétés de l'eau.

Ils soupperont sobrement, retourneront tôst de la pourme-
nade d'aprèz soupper, et se mettant au lict; et tiendront
cette façon de vivre, tandis que, par advis d'un bon médicin, ils quitteront les eaux (1).

54.

Pour bien connaître les propriétés thérapeutiques des
eaux minérales, il ne suffit pas d'en faire l'analyse chimique, il faut des recherches bien autrement importantes,
une analyse clinique. « Sobre d'explications, prodigue de
faits, mais de faits bien vus et bien qualifiés, l'étude des
eaux minérales demande une attention soutenue et une
critique éclairée. Pour procéder à cette analyse, il faut
examiner l'action de ces eaux sur les forces vitales, et la
direction qu'elles impriment à ces forces; déterminer leurs
effets sur les fonctions, et principalement sur la circulation, la respiration et la digestion; étudier leur influence
sur les sécrétions cutanées, muqueuses et glandulaires; il
faut encore indiquer les viscères et les systèmes qui en subissent l'action d'une manière plus remarquable, et assigner la nature de cette action (2).

55.

Le choix d'une eau minérale, le temps de la maladie le
plus convenable pour en faire usage, le mode d'aministra-
tion à préférer suivant la température et les conditions chi-

---

(1) De Héers. 1630.
(2) M. Bertrand. Ouvrage déjà cité, p. xxiv.

miques de la source, le genre de l'affection et l'idiosyncrasie du malade, exigent du médecin qui les prescrit et de celui qui en dirige l'emploi, toute la pénétration qui constitue le tact médical.

56.

La nature des eaux, en général, et plus particulièrement celle des eaux minérales, sert à indiquer la nature du sol où elles séjournent ou qu'elles traversent, comme l'inspection du sol fait déjà présumer quels seront les principes contenus dans les eaux (1).

57.

Indè, intelligitur ratio, quarè ægri, qui tempore usûs aquarum medicatarum, de ipsis fontibus haustarum, levamen quidem percipiunt, nondum tamen integrè sanati ad suos redire tentant, in ipso sæpè itinere quotidie morbi residui decrementum percipiant; et domum reduces de recuperata sanitate gaudeant. Concussus enim illi toties repetiti expediunt illud, quod jam inceperat solvi et mobile reddi per aquarum medicatarum usum (2).

58.

Comme toutes les substances introduites dans l'estomac; les eaux minérales agissent d'abord par leur poids, leur

---

(1) Fodéré, Voy. aux Alpes maritimes. T. I, p. 146.
(2) Van Swieten. De morbis chronicis. T. III. 346.

volume et leur nature ; et, l'impression qu'elles produisent
est d'autant plus sensible qu'elles contiennent plus de
substances réfractaires à l'assimilation.

59.

On peut cependant assurer d'avance, que l'erreur la
plus générale, et celle dont tous les exercices qu'on fait
aux eaux sont susceptibles, consiste dans l'excès auquel
on a coutume de les pousser. Les uns se surchargent l'estomac en buvant de ces eaux plus qu'ils ne peuvent en
porter : d'autres dont les forces suffisent à peine pour
soutenir un seul bain par jour, ou le prennent deux fois,
ou vont le matin au bain, le soir à l'étuve, et s'épui-
sent au lieu de se fortifier ; d'autres avec un tempérament
délicat et une maladie à laquelle les seuls bains tempérés
conviennent, en prennent de si chauds que la fièvre se
met bientôt de la partie ; d'autres enfin se servent en douche, d'une eau qui a un degré de chaleur si violent, qu'elle
pénètre et roidit les fibres auxquelles on cherchait à donner
la flexibilité et la souplesse qu'elles avaient perdues : de
sorte qu'il est vrai de dire, que le nombre de ceux qui
proportionnent ce remède à la force et au tempérament,
à la nature et au degré de la maladie, est très-petit (1).

60.

Or puisqu'en prenant, au hasard, les sources qui jouissent du bénéfice de la vogue et celles qui en sont privées,

---

(1) Lemaire. La manière de prendre les eaux de Plombières. p. 7, 1748.

on est frappé de la différence de leur fortune, mais non de celle des maladies qu'elles guérissent; puisqu'en définitive les eaux, tout en déterminant des effets différents, produisent un résultat semblable, un résultat commun qui est l'excitation, il ne faut donc pas chercher ailleurs la médecine des eaux minérales, et certes ce n'est pas la rapetisser, ni porter atteinte au mérite des médecins inspecteurs qui ont à ménager, à diriger cette puissance essentiellement médicale. Avec l'excitation on obtient la dérivation qui, lorsqu'elle a lieu sur nos deux vastes surfaces, la peau et la muqueuse, devient le remède le plus efficace, le seul qui mérite le nom de spécifique. Il n'est rien dans nos matières médicales, qui ait mieux que les eaux minérales, si elles sont rationnellement employées, la propriété d'exciter sans irriter, celle de dériver le principe du mal, on peut le dire en le répartissant; et diviser, en médecine comme en dynamie, on le sait, c'est détruire (1).

----

(1) Sabatin, de l'action des eaux minérales, p. 9.

FIN DES PROLÉGOMÈNES APHORISTIQUES.

ACTION THÉRAPEUTIQUE

DES

EAUX MINÉRALES EN GÉNÉRAL.

DES EAUX MINÉRALES

EN GÉNÉRAL.

« Ce n'est qu'a la faveur de l'observation que nous
allons tâcher de dévoiler l'histoire de nos eaux. Noùs
avons à les louer, mais nous avons aussi à modérer
les éloges que la renommée en publie (1).» BORDEU.

Les propositions qui précèdent résument à peu près complétement le mode d'action des eaux minérales. Après avoir
fait de ces eaux une panacée universelle, un arcane en dehors
des règles de la thérapeutique, on a cherché à expliquer leur
mode d'action de diverses manières : les uns prétendent qu'elles
agissent toutes en stimulant telle ou telle partie de l'économie ;
d'autres expliquent leurs bons effets par la révulsion ; quelques-uns pensent que c'est leur action purgative, lente ou

---

(1) J'ai présenté sous la forme aphoristique tout ce qui , dans les
ouvrages publiés sur les eaux minérales , se rattache à mes observations
sur le même sujet, autant pour rendre un hommage public aux auteurs
qui m'ont servi de guides, que pour ne pas laisser supposer que je présente comme nouvelles des idées qui n'ont pas pu toujours être appréciées, parce qu'elles sont en quelque sorte perdues dans un grand nombre
de volumes. Et ce que Macquart a dit de son travail sur l'eau simple,
je puis le dire du mien sur les sources employées en médecine; en effet,
j'ai pensé qu'un tableau des connaissances éparses dans plus de trois mille
ouvrages français et étrangers devait être d'une grande utilité, et qu'on
ne pouvait que me savoir gré d'éviter aux médecins des recherches pé-
nibles et multipliées au moment où l'intérêt que les eaux minérales méritent
augmente en raison des nouvelles découvertes de la chimie et des progrès
de la thérapeutique.

10

occulte, qui fait tout leur mérite. Un grand nombre d'auteurs vantent par-dessus tout leurs propriétés calmantes du système nerveux; presque tous parlent cependant du voyage et de cette série d'influences accessoires, auxquels d'autres rapportent exclusivement tous les effets de ces eaux, en leur *accordant* les propriétés hygiéniques et médicales de l'eau commune; enfin, il en est qui ne craignent pas de leur donner, dans quelques circonstances, des propriétés spécifiques surprenantes.

Il est facile de démêler quelque chose de vrai dans toutes ces opinions contradictoires, et nous verrons bientôt que les sources thermo-minérales sont loin d'avoir toutes le même mode d'action, et qu'elles jouissent de propriétés médicales bien positives. Les eaux sulfureuses et ferrugineuses agissent particulièrement en excitant; cependant leur mode d'action présente des différences évidentes : les eaux salines sont purgatives, et les gazeuses sont tempérantes, etc. Toutes les sources en général, à l'exemple des médicaments composés, possèdent des propriétés médicales qui dépendent non seulement du minéralisateur principal, mais encore de tous leurs autres principes constituants.

La divergence des opinions et les erreurs commises jusqu'ici s'expliquent par la composition même des eaux; en effet, quoique les divers principes médicamenteux qu'on y rencontre leur donnent des propriétés qui varient presqu'autant que les sources, la quantité considérable du véhicule, dont l'action est incontestable, rend dans quelques circonstances leurs effets analogues. Enfin, pour dire toute la vérité, je crois que si l'on pouvait apprécier à leur juste valeur les faits surprenants sur lesquels reposent les propriétés nombreuses que certains auteurs de monographies accordent aux sources qu'ils décrivent, on distinguerait, comme je l'ai déjà dit, au milieu de beaucoup d'exagération, un peu de ce désir d'attirer les baigneurs.

Si l'on examine avec soin les principes minéralisateurs d'une source et son action thérapeutique la plus fréquente, on sera tenté de croire, avec Bergmann, que connaître exactement la composition chimique d'une eau minérale et sa température, c'est, dans la plupart des cas, devancer l'expérience ; et l'on pourra voir que dans l'action de ces eaux, on n'observe le plus souvent rien qui s'écarte des règles générales de la thérapeutique ; en un mot, si nos connaissances sur les eaux minérales sont restées si obscures et si peu positives, c'est que ce médicament a été étudié avec toutes les préventions possibles, et sans y apporter l'attention qu'une pareille étude exige ; on a négligé d'observer quels sont les appareils sur lesquels les eaux agissent le plus ; on n'a jamais comparé les effets physiologiques et médicaux qu'elles déterminent chez l'homme sain et sur l'homme malade. Il était cependant nécessaire de le faire, car, avant de conseiller l'emploi d'un moyen quelconque, il convient de prévoir l'effet qu'il produira sur tel ou tel organe, sur tel ou tel individu ; sans cela point de science, et rien que l'empirisme. En réalité, ce n'est, faut-il le dire, qu'à des occasions fortuites qu'on doit la connaissance de la plupart des effets des eaux.

Bordeu fut le premier qui reconnut la propriété excitante de celles des Pyrénées, et il avait observé qu'elles réussissent dans certains cas où les médicaments excitants avaient aggravé le mal. On a attribué cette propriété singulière au calorique naturel, à la masse du véhicule, enfin à quelque chose de mystérieux qui pourrait n'être tout simplement qu'un meilleur choix de l'organe à exciter, ou une conséquence de l'action douce et lente de ces eaux.

Dans tous les cas, elles n'agissent qu'en intervertissant la marche des mouvements morbifiques ; la circulation leur en fournit le principal moyen, puisqu'elle les transporte dans toutes les parties du corps ; les muqueuses et la peau deviennent leurs centres d'action, et elles se répandent facilement dans tout l'organisme.

10.

Elles produisent un stimulus modéré , lent et continu ; réveillent et stimulent les fonctions, modifient l'état actuel de certains organes, pour établir un travail occulte dans un moment que rendent favorables les heureuses dispositions dans lesquelles se trouve le malade. Elles excitent les extrémités nerveuses, révulsent sans secousse, sont tempérantes suivant leur nature, l'emploi qu'on en fait, et l'indication plus ou moins heureuse de leur usage. Elles activent la circulation, modifient les propriétés chimiques du sang, agissent, suivant leur composition , sur tout l'organisme ou seulement sur les premières voies, et sur le cerveau directement ou secondairement. Elles attaquent le système lymphatique et les glandes ; en un mot, leur action devient générale ou n'est que locale, suivant le choix et l'usage qu'on en fait.

Tel est, sommairement, le mode d'action des eaux minérales ; mais on en aurait une idée bien superficielle, si l'on ne connaissait les différences thérapeutiques nombreuses qui dépendent de leurs conditions thermales et chimiques ; en effet, comment les employer utilement si l'on ne sait diriger leur influence comme il convient à l'affection pour laquelle on en fait usage ? L'action des eaux minérales, comme celle de tous les autres médicaments, serait invariable si les maladies étaient invariables ; et, dans ce cas, il faudrait encore, pour en conseiller utilement l'emploi, consulter le tempérament du malade, la nature et l'intensité du mal, la saison, la constitution atmosphérique, etc., etc.

En attendant de nouvelles observations, on doit supposer que les eaux thermales agissent, non seulement par les sels qu'elles tiennent en dissolution, mais encore par leur calorique naturel, qui se montre un agent curatif d'autant plus énergique qu'il est plus intense. Le calorique artificiel ne peut, en aucune manière, lui être thérapeutiquement comparé. Aussi l'on conçoit que toutes les eaux thermales, quoique de composition chimique différente , ont cependant entre elles quelque analogie qui les rapproche et a pu dans certains cas permettre de les employer indifféremment.

On ne peut en dire autant des eaux minérales froides, dont les propriétés médicales sont beaucoup plus tranchées, et qui ne peuvent être administrées l'une pour l'autre dans l'espoir d'obtenir des résultats analogues.

Les eaux minérales froides ont-elles été thermales avant d'arriver au point où elles sourdent ? Ce problème est très difficile à résoudre ; cependant l'on est porté à croire que l'origine des eaux thermo-minérales est commune, que les mêmes bassins leur donnent naissance, et qu'à part quelques sources superficielles dont l'origine nous est plus généralement connue, toutes les sources fournies par un même bassin ont, au point de départ, et la même température et la même composition chimique ; qu'enfin les différences qu'elles présentent à leur sortie de la terre dépendent de la nature des terrains qu'elles viennent de traverser, et de la route plus ou moins directe qu'elles ont pu parcourir. Les eaux thermales auront suivi le chemin le plus rapproché de la ligne droite, tandis que les eaux froides auront pris une route plus longue, et peut-être formé des bassins intermédiaires entre leur point de départ et celui d'arrivée. Les premières ont toute leur énergie, les secondes ont dû subir des réactions ou des décompositions notables en perdant leur calorique. Mais laissons ce sujet qui appartient à un autre chapitre, et revenons à l'action médicale des sources.

Bordeu avait observé que les mêmes maladies, ou celles qui paraissent être les mêmes, étaient guéries quelquefois indistinctement par toutes nos eaux, et ce médecin se demandait si cela dépendait d'une propriété qui leur serait commune à toutes, ou du caractère des maladies, et il pensait qu'aucun moyen thérapeutique ne dirigeait mieux la nature dans le choix de l'organe le plus disposé à l'établissement d'une crise.

L'étude des tempéraments, des idiosyncrasies, si recommandée avant de conseiller aucune médication, est surtout nécessaire lorsqu'il s'agit de faire usage des eaux thermo-minérales.

Toutes les années et à chaque source, on peut signaler un bon nombre de personnes qui se trouvent obligées de suspendre l'usage des eaux, ou de recourir à d'autres sources, parce qu'elles n'ont pu supporter les premières, quoique bien indiquées en général pour le traitement de la maladie, mais contre-indiquées par l'état du malade ; et, tout en blâmant les médecins qui n'envoient aux eaux que ceux pour qui l'on a épuisé toutes les ressources de l'art, les inspecteurs placés auprès des sources reconnaissent que les affections qui se guérissent le mieux sous leur influence ne sont pas toujours celles qui viennent de passer de l'état aigu à l'état chronique, et que le succès paraît plus assuré lorsque la maladie a une certaine durée de chronicité (1).

Quoique ce soit très lentement que les eaux minérales agissent le plus ordinairement, comme leur nature et leur composition chimique peuvent le faire pressentir, elles sont cependant assez actives pour exciter outre mesure les malades qui en font abus, au lieu d'en faire raisonnablement usage ; qui boivent de l'eau en trop grande quantité, surtout si elle est purgative, et prolongent trop la durée du bain, pensant arriver plus vite à la guérison. Il faut éviter, disait Broussais, de faire du tube digestif un centre habituel de fluxion ; et ce sage conseil ne doit pas être oublié pendant un traitement par les eaux. D'ailleurs l'usage immodéré d'un médicament quelconque, surtout si son action est lente et presque occulte, dispose facilement, et au moment où l'on s'y attend le moins, aux inflammations ; il sollicite le travail désorganisateur des phlegmasies parenchy-

---

(1) Une mauvaise habitude qu'ont les médecins de certains pays, c'est d'envoyer indistinctement aux eaux tous leurs malades incurables, ou dont ils sont ennuyés : ces malheureux périssent ainsi beaucoup plus tôt, lorsque le hasard n'a pas fait que les eaux soient adaptées à leurs maladies. FODÉRÉ. Des Eaux minérales.

mateuses, comme l'a parfaitement fait remarquer M. Léon Marchant.

Il y a aussi bon nombre de malades qui courent vainement après la santé, en essayant sans méthode et sans raison toutes les sources à la mode, et qui proclament que jusque-là les eaux leur ont été contraires.

On comprend que l'abus d'une eau énergique peut faire naître des inflammations plus fâcheuses que le mal qu'on voulait guérir, et que la grande quantité d'eau qui sert de véhicule aux sels qu'on sait exister dans les sources est pour les uns un moyen de guérison, et pour les autres une cause nouvelle de maladie.

On a, en général, étudié les sources plutôt par spéculation que dans l'intérêt de la science; on a sacrifié les observations pratiques aux recherches chimiques; et quoique le plus souvent, les propriétés chimiques d'une source nous fassent connaître ses propriétés médicales, la fabrication des eaux minérales artificielles permet de douter de ce qu'avance Bergmann; car il est bien évident qu'on ne peut comparer les effets médicaux des eaux factices à ceux des eaux naturelles, qui semblent cependant ne contenir que les sels qui entrent dans la composition des premières; c'est d'ailleurs un des nombreux exemples de la supériorité incontestable des productions de la nature sur celles de l'homme.

La combinaison naturelle des sels, les réactions qu'ils doivent exercer les uns sur les autres, à l'aide d'une température élevée, constante, et surtout d'une haute pression, ajoutent aux propriétés des eaux que nous cherchons vainement à imiter et que nous ne pouvons reproduire dans nos laboratoires avec les mêmes conditions. L'électricité, qui doit être en jeu dans ce travail souterrain, ne contribue-t-elle pas à la dissolution plus facile de ces sels, à leurs combinaisons plus intimes? S'il en est ainsi, ce fluide n'agit-il pas aussi sur nos organes qui sont, sans contredit, plus sensibles que des instruments de physique qui répondent à ses moindres sollicitations? C'est ce qu'il est impossible d'expliquer, complétement dans l'état actuel de la science. Il reste donc dans la composition de ces eaux quelque chose qu'on a cru comprendre, mais qui, sans être une merveille secrète et à jamais impénétrable, échappe encore à l'observation.

L'expérience a démontré que souvent l'action médicale d'une eau minérale avait dépassé de beaucoup l'effet qu'on en attendait, ou n'avait pas atteint le but qu'on se proposait. Dans ce cas , on peut se plaindre de l'ignorance dans laquelle nous sommes de l'action comparée de chaque source en particulier, avec autant de raison que d'un abus de traitement.

Qu'une source soit sulfureuse, on sait d'avance que l'eau qu'elle fournit agira sur la peau et qu'elle excitera la transpiration. Que si elle est saline, on doit s'attendre d'abord à son action sur le tube digestif ; que ferrugineuse, c'est la circulation qui reçoit la première impression ; qu'enfin si elle est gazeuse, ce sont les premières voies et le système nerveux qui auront à supporter son effet. Mais on sait aussi que toutes les sources contiennent une assez grande quantité de sels différents pour constituer un médicament composé, et que l'effet qu'elles devront produire sera compliqué aussi et le plus souvent en rapport avec la composition générale de la source ; et si l'on a remarqué que certaines eaux avaient une action médicale que leur composition chimique ne pouvait faire supposer, cela peut dépendre d'un défaut dans l'analyse ; nous en avons la preuve dans la découverte qu'on fit récemment de l'iode et du brôme dans quelques sources qu'on supposait simplement sulfureuses ou salines.

Il est évident que les chimistes manquent plutôt de moyens d'investigation que de zèle, de patience et de savoir ; cependant il serait à désirer qu'ils pussent nous assurer que les sels qu'ils rencontrent dans les eaux , après avoir détruit leur agrégation, sont ceux qui y existaient à l'état de combinaison. Peut-on dire que ces sels ne réagissent pas entre eux de manière à changer leur nature? Sont-ils des principes immédiats ? ne sont-ils pas dénaturés par les réactifs? N'est-il pas permis aussi de se demander si l'on connaît les procédés les plus convenables pour faire une analyse parfaitement exacte ? De nouveaux réactifs ne feraient-ils pas encore reconnaître des substances méconnues jusqu'alors?

Ce n'était point assez de cette difficulté; les différents gaz qui s'échappent des sources viennent nous embarrasser encore : ils augmentent toujours l'activité de l'eau et paraissent en rendre le passage dans nos organes beaucoup plus facile. Et ce que nous disions de la décomposition et des réactions des sels, on doit le dire aussi de celles des gaz. En effet, le gaz hydrogène sulfuré, par exemple, se décompose par son contact avec l'air atmosphérique et l'oxigène de l'eau ; il serait impossible de conseiller, sans cela, l'usage d'une eau qui en contient. Ne connaissons-nous pas ses effets délétères ? Comment se conduit aussi le gaz acide carbonique (1) ?

Je ne suis point chimiste, et je craindrais de m'égarer en allant plus loin ; je me bornerai à dire que puisque, de l'aveu même des plus expérimentés, l'analyse d'une source minérale est une opération des plus difficiles de la chimie, on doit supposer qu'il s'est commis bien des erreurs nuisibles aux progrès de la thérapeutique, et qu'il reste encore bien des découvertes à faire sur la composition de ces eaux avant de pouvoir expliquer complétement leur action médicale qui seule doit m'occuper.

Pendant un traitement par les eaux minérales, des signes favorables ou défavorables font prévoir le résultat qu'on obtiendra. Il s'agit de savoir reconnaître exactement les uns et les autres pour éclairer la marche qu'on doit suivre.

L'effet général qu'on veut produire est d'activer certaines

---

(1) Si l'on examine les diverses analyses d'une source quelconque, on sera bientôt convaincu du peu d'analogie dans les résultats obtenus, et elles présenteront, quoique faites par d'habiles chimistes, trop de différences pour mériter notre confiance sans restrictions.

fonctions vitales et non de les exagérer, et l'on n'aura obtenu que ce dernier résultat si elles se font douloureusement; si le pouls, devenant fébrile, continue longtemps à l'être; s'il survient de la céphalalgie, de l'oppression, des palpitations, des selles trop abondantes, des sueurs nocturnes, et tous les symptômes d'une excitation trop forte.

On emploie les eaux minérales en boisson, et leur effet primitif se porte sur le tube digestif; en bains, et c'est la peau qui est le siége du premier travail; l'effet secondaire se fait sentir sur plusieurs organes. On les emploie aussi simultanément en boisson, en bains, en douches, etc., et l'on comprend alors que l'effet qu'elles produisent doit être bientôt général.

J'ai toujours vu les malades qui supportaient le traitement sans trop de douleurs obtenir d'heureux résultats, tandis qu'une action trop promptement énergique était souvent un obstacle à la guérison.

Il faut cependant ajouter qu'on ne doit pas confondre les douleurs qui peuvent et doivent être plus vives dans l'organe malade, puisqu'il se trouve aussi sous l'influence excitante des eaux, avec celles qui se développent sur un organe sans sympathie étroite avec lui. Ce sont ces dernières seules qui constituent un signe fâcheux. Ainsi nous verrons que les douleurs rhumatismales, arthritiques, pour lesquelles on va prendre les eaux, augmentent sans qu'on doive s'en inquiéter, après quelques jours de traitement, et cessent presque aussitôt.

Les eaux minérales ne conviennent généralement pas aux tempéraments délicats, aux poitrines faibles, aux malades atteints d'hémoptisie, de tumeurs rénitentes, squirrheuses, d'épanchements purulents dans une cavité, ni aux personnes âgées.

Nous avons dit que leurs effets sont aussi variés que les principes qui les minéralisent; elles ont cependant une action générale, commune, et applicable à toutes les sources, sans distinction de température ni de composition chimique : elles réveillent l'activité des fonctions; et une action spéciale, qui dépend d'abord du genre d'eau dont on fait usage, de l'emploi qu'on en fait, de la nature du tempérament du malade, et de ses dispositions momentanées; car nous les verrons produire une irritation cutanée chez les uns, elle sera intestinale chez les autres, ou bien sécrétoire, nerveuse; et c'est sous ces divers points de vue que nous allons les étudier.

L'effet des eaux est plus ou moins étendu, suivant que les parties sur lesquelles elles agissent ont des sympathies plus ou moins directes avec les organes les plus importants de l'économie, et ceux dont les modifications physiologiques retentissent plus ou moins vers les autres organes. Cependant on doit observer que l'action directe des eaux minérales sur le système nerveux, quoique évidente, amène rarement sur le cerveau cette irritation qu'on remarque bien plus souvent sur le cœur, les poumons et le tube digestif.

L'action excitante des sources sulfureuses et ferrugineuses n'existe pas chez toutes au même degré : ainsi nous voyons celles qui ont une haute température et qui sont chargées d'hydrogène sulfuré, produire une excitation forte et incontestable; tandis que d'autres sources de même genre, mais moins chaudes et contenant moins de principes minéralisateurs, n'excitent que modérément.

Les sources chargées de gaz acide carbonique, et qu'on ne peut dire toujours excitantes, stimulent seulement les fonctions, et leur action secondaire est tempérante et plutôt de nature à faire cesser l'excitation générale qu'à la faire naître (1).

M. Anglada, qui pense que les eaux agissent toutes en excitant, restreint cependant ce pouvoir d'excitation qui est considéré par plusieurs médecins comme le principal apanage de nos eaux, et il se demande si c'est bien à ce pouvoir que

---

(1) Gazette médicale.

viennent se rattacher uniquement tous leurs effets curatifs. N'est-ce que comme instrument de stimulation, dit-il, qu'elles agissent dans tous les cas où elles amènent des résultats si heureux ?

Si les eaux salines ont une action excitante, elle est plutôt locale que générale, car elles irritent assez le tube digestif pour que cette dernière action masque en partie l'irritation générale, et elles mériteront plutôt le titre de purgatives. Enfin d'autres eaux, en modifiant par une action d'abord toute chimique la nature du sang, comme les ferrugineuses, de la lymphe et des ganglions, comme les iodurées, produisent un effet qui paraît être plutôt tonique qu'excitant.

Des modifications spéciales sont aussi provoquées par l'action directe des eaux sur tel ou tel appareil; ce sont de véritables crises, qui revêtent le caractère inflammatoire et peuvent amener un trouble général qu'il est important et de reconnaître et de prévenir. On remarquera souvent alors de la fièvre et les signes d'une irritation consécutive générale; cet état, qui n'est pas uniquement dû à l'action excitante des eaux, nécessitera cependant toujours la suspension du traitement.

La circulation seule supportera toute l'influence de certaines eaux, et c'est dans ce cas surtout qu'une irritation générale pourra en être la suite. Dans d'autres circonstances une crise s'établira sur un des appareils sécréteurs, et l'excitation s'y arrêtera.

En un mot, on remarque que les eaux, suivant leur nature et leur emploi, produisent divers effets auxquels on peut donner le nom d'irritation critique; et que la durée de ces effets, leur étendue et la facilité ou la promptitude de leur développement dépendent de l'énergie de l'eau dont on fait usage.

Les eaux thermales, prises sous forme de bains, agissent sur le système cutané et sous-cutané; la transpiration est augmentée, et quelquefois il survient une éruption plus ou moins étendue. On conçoit que si des bains produisent cet effet, la même

eau en boisson produira des effets analogues sur le tube digestif. Aussi on remarque dans certains cas une irritation plus ou
moins forte de cet organe : ici ce sera simplement une stimulation des fonctions ; là, il y aura augmentation des sécrétions
muqueuses, des selles abondantes en donneront la preuve. Les
intestins deviendront le siége d'un travail critique pour transformer une affection chronique en une maladie, qui prenant un
caractère plus ou moins aigu, se dissipera à la manière de ces
dernières (1).

Ainsi l'usage d'une eau thermale à l'intérieur et à l'extérieur produit de véritables phlegmasies externes désignées sous
le nom de poussée, d'éruption des eaux, et caractérisées par
les signes plus ou moins prononcés des phlegmasies cutanées,
et un état phlegmasique et artificiel (2) du tube digestif, substi-
tué à une irritation chronique d'une ou des parties qui le constituent ; cette phlegmasie se produira avec le même avantage
sur toutes les muqueuses, surtout lorsque l'usage de l'eau ten-
dra à rétablir une fonction accidentellement supprimée. On
obtiendra aussi quelquefois une irritation locale, dans certains
cas de plaies fistuleuses, c'est ainsi qu'on cite plusieurs exemples
de guérison de fistules.

Souvent l'irritation critique augmentera seulement les sécrétions muqueuses ou folliculaires, celles des glandes et surtout
celles du tissu cutané. L'effet général pourra être purement to-

- - -

(1) Verùm etiam sæpè medici in curandis morbis febrim faciunt, etc.
Van Swieten. De morbis chronicis, t. II, p. 61.

Ille ergo ægris suis optimè consulet medicus, qui febrim tanquam naturæ
instrumentum consiterat, qua morborum causæ mutàntur, subiguntur et
expelluntur de corpore, atque illam justo moderamine dirigit, ità ut nec
torpeat nimìs, nec furibundo motu corpus destruat. Le même, t. III, p. 62.

(2) L. Marchand, ouvrage cité.

nique, il activera le système de la vie organique et se répandra facilement à tout l'organisme, et, dans ce cas, la guérison sera obtenue par la division sur toute l'économie d'une inflammation locale plus ou moins étendue (1).

Toutes ces formes d'irritation pourront aussi, dans quelques circonstances, être considérées comme des irritations révulsives.

Ces divers états s'accompagneront presque toujours d'une réaction dont l'intensité dépendra des dispositions idiosyncrasiques.

Passons maintenant à d'autres conditions d'action. Les eaux minérales sont thermales ou froides; elles sont encore, comme nous le verrons plus tard, divisées en sulfureuses, ferrugineuses, salines, etc., suivant que le soufre, le fer, etc., sont leurs principes dominants; mais parmi les sources d'un même genre et d'une composition chimique analogue, on remarque divers degrés d'énergie qui ont aussi fait établir deux divisions, les eaux *douces* et les eaux *fortes*. Ainsi souvent le même établissement thermal fournit des sources dont les effets ne sont pas comparables, sans que l'analyse démontre toujours une différence notable dans leurs principes constituants ; et, le plus souvent, on n'observe qu'un léger abaissement de température ou le dégagement plus ou moins rapide d'un gaz.

On voit, d'après cela, que la nature a voulu mettre le nombre des moyens curatifs en rapport avec les diverses nuances que présentent les maladies et les malades.

Comme il est facile de le prévoir, les eaux douces ne doivent

---

(1) Par cette **excitation**, dit le docteur BERTRAND, les eaux révulsent, disséminent dans tous les tissus la tendance irritative; l'excitation s'accumule peu à peu, car, chaque jour, celle de la veille est excitée par celle du lendemain qui vient se surajouter à elle. C'est en quelque sorte un immense vésicatoire, peu actif sur chaque point pris isolément, mais puissant néanmoins en raison de sa grande étendue.

cette qualification qu'à la lenteur de leurs effets toujours occultes. Elles se prêtent facilement à l'assimilation, fournissent des éléments aux sécrétions des reins et de la peau, sans excitation prononcée ; aussi leur usage n'amène presque jamais ces perturbations produites par les eaux fortes.

Elles doivent être préférées avec raison par les sujets nerveux, irritables, chez qui une excitation un peu énergique s'accompagnerait d'une réaction tumultueuse ; elles doivent être fréquentées par les femmes délicates, les personnes affaiblies par de longues maladies, et surtout par tous ceux qui devront espérer que les moyens accessoires seront de moitié dans les bons effets qu'ils cherchent à obtenir. Enfin elles seront encore la ressource des malades dont le tempérament sanguin serait un obstacle à l'usage des eaux fortes. On vante particulièrement leurs effets dans les affections chroniques des poumons et celles des organes de la génération chez les femmes. C'est en parlant de ces eaux qu'on peut dire que leur mode d'action se dérobe en quelque sorte à l'observation, et leurs effets au pronostic.

Les eaux fortes, par opposition, sont utilement fréquentées par ceux dont l'état permet ou exige des moyens énergiques ; en général, ce sont les eaux de ce genre qui produisent des crises, des révulsions inattendues, et des guérisons inespérées ; mais leur usage n'est pas toujours sans danger, et tous les malades n'en supportent généralement pas les effets trop brusques ; aussi est-on souvent obligé de commencer par l'usage d'une eau douce, afin de préparer graduellement les organes à l'effet d'une source plus active.

L'action des eaux douces devrait étonner, si l'on oubliait que le peu de principes minéralisateurs qu'on y rencontre fait tout leur mérite, en les rendant plus assimilables. L'organisation se les approprie mieux, et la lenteur de leur action promet des résultats moins prompts, mais non moins certains. *Gutta cavat lapidem, non vi, sed sæpè cadendo.*

L'on remarque que l'effet d'une eau minérale est souvent

plus énergique que celui produit par l'usage isolé des principes qui la constituent. Ainsi un gros de sel amer dans l'eau de Seidschutz a plus d'action qu'une demi-once du même sel dissous dans l'eau ordinaire. Cinq sixièmes de grain de carbonate de fer dans les eaux de Forges produisent plus d'effet que six grains du même sel pris en préparation pharmaceutique. Hoffmann (1) avait déjà constaté qu'une demi-once de sel de Sedlitz purgeait à peine autant que trois drachmes du même sel que contient une livre d'eau de cette localité. « Ainsi, disait-il, il n'y a nullement lieu de douter qu'outre les parties salines grossières que les eaux de Sedlitz, et généralement toutes les eaux minérales charrient, elles ne renferment d'autres principes subtils, spiritueux et aériens, qui, à la vérité, ne se font pas sentir, à cause de leur petitesse, mais n'en sont que plus en état d'ouvrir les orifices des petits vaisseaux, et d'augmenter ainsi de beaucoup la pénétration et la force des eaux. Ce sont, à n'en pas douter, ces particules actives et pénétrantes qui manquent aux eaux artificielles et contrefaites ; car elles se dissipent et se perdent sur le feu, altèrent et changent extrêmement l'union, la disposition et la proportion des parties qui donnent aux eaux minérales les vertus salutaires, générales et particulières qu'on leur connaît. »

En résumé, plus une eau minérale est simple, plus elle présente de facilité à l'absorption, et plus les changements qu'elle apporte à la composition des fluides organiques et particulièrement à celles du sang, se font d'une manière douce et insensible.

L'eau minérale forte par opposition, plus rebelle à l'assimilation, est absorbée cependant à la longue et laisse aussi plus de traces de son contact avec les fluides animaux, qu'elle mo-

---

(1) FRÉD. HOFFMANN, Dissertation sur les eaux et le sel de Sedlitz, p. 40.

difie plus ou moins promptement. Chargée de trop de principes minéraux ou métalliques, elle trouble toute l'économie d'une manière fâcheuse comme un poison.

Il est facile en effet de concevoir qu'une trop grande quantité de principes minéralisateurs dans une eau minérale, ne peut être favorable à l'absorption de ces principes. Les eaux qui en contiennent beaucoup en fournissent d'autant moins à l'absorption, que la résistance qu'elles présentent à l'assimilation les fait rejeter en masse, ou, si elles sont absorbées, leur fait produire un trouble dont les résultats ne peuvent toujours être prévus. Cela a fait supposer dans les eaux minérales, d'après le docteur Péez(1), une vitalité particulière qui communique à celle du corps une force attractive plus considérable pour les principes constituants de l'eau, ou qui déjà, par elle-même, agit comme puissance médicatrice générale sur l'organisme malade. Les principes chimiques qui dans nos pharmacies seraient d'une efficacité beaucoup moindre, ajoute-t-il, reçoivent, par ce principe vivifiant, une plus grande importance; leur force assimilatrice est augmentée, et l'économie animale se les approprie d'autant plus facilement que, par ce même principe, la tendance de la nature à se secourir elle-même est plus fortement excitée. »

Un préjugé, généralement répandu, accorde à quelques sources une spécialité, cause des plus graves erreurs. Et quoique l'on reconnaisse à certaines eaux une action thérapeutique bien constatée sur un genre d'affections, on ne peut cependant pas étendre cette action à toutes les maladies du même genre. Ainsi les eaux de Barèges, qui ont la réputation de guérir les maladies cutanées; celles de Bourbonne, celles de Bonnes, qui guérissent, les unes la paralysie, les autres les affections de poitrine, etc., etc., sont loin de jouir de cette vertu dans tous les

---

(1) Péez, Traité sur les eaux de Wiesbade.

cas. La nature semble assez l'indiquer en multipliant à l'infini les sources minérales, et en les composant de telle sorte qu'il n'en existe pas deux, peut-être, dont les principes chimiques ou la quantité de ces principes soient les mêmes, afin de mettre ce remède en rapport avec les diverses nuances qu'offrent non seulement les maladies, mais encore l'âge, le sexe, la constitution et l'état particulier des malades. On ne pourrait, sans s'exposer à des erreurs préjudiciables, adresser aux eaux de Barèges, par exemple, tous les malades atteints de dartres; ces eaux, si utiles dans un grand nombre de cas de ce genre, ne feront qu'augmenter la maladie, ou la compliquer, si le malade a une constitution nerveuse ou pléthorique, s'il est disposé aux congestions, ou si son affection dépend d'une irritabilité trop grande du tissu cutané.

Il y a des sources douces qu'il faut préférer lorsque la constitution du malade, ou l'exaltation de ses forces vitales, rapproche son affection de l'état plus ou moins aigu, et nécessite une action lente et légèrement résolutive; lorsque sa susceptibilité nerveuse ne pourrait supporter de suite l'effet d'une eau puissamment thermale ou fortement minéralisée.

On cherche souvent à modifier les tempéraments bilieux et lymphatiques par divers moyens appropriés et par l'usage de certaines eaux minérales : pourquoi n'en serait-il pas de même pour le tempérament nerveux? Il est sûr que dans ce cas, on devra attendre le plus grand succès de l'usage des eaux douces. Elles calmeront l'irritabilité nerveuse, en la répandant uniformément sur tout l'organisme, après l'avoir en quelque sorte déplacée du point qu'elle occupait. Elles conviendront généralement aux femmes irritables, à celles qui, trop impressionnables, ne peuvent devenir mères; aux hommes délicats et dont l'organisation paraît n'être pas en rapport avec leur sexe, et enfin aux malades épuisés par de longues souffrances ou des chagrins profonds.

L'eau minérale en boisson agit aussi de diverses manières

suivant l'état des voies digestives ; c'est sous cette forme que son action s'étend de suite à tout l'organisme. L'eau passe en partie dans la circulation ; le sang est modifié non seulement dans sa composition, mais encore dans ses relations avec les organes auxquels il porte la vie. De là ces réactions partielles, légères, insensibles d'abord, mais qui bientôt aboutissent au même point, et apportent à l'innervation un trouble plus ou moins profond et toujours en rapport avec l'activité de la source. De là aussi la différence si sensible des effets des eaux dans les mêmes maladies, chez divers individus (1).

Telle eau qui provoquera des évacuations alvines chez un sujet, parce qu'elle a résisté à l'attraction assimilatrice des organes digestifs, sera presque entièrement absorbée chez un autre, et produira, à part des modifications dans la composition chimique du sang et de la lymphe, une plus grande abondance d'urines ou une augmentation dans la transpiration, tandis que dans le premier cas elle humecte seulement les matières, provoque des selles ou les rend plus faciles et quelquefois presque fluides, lorsqu'elle est purgative. La dose n'est pas sans importance, elle doit toujours être en rapport avec l'effet qu'on veut obtenir. Une eau minérale ne doit pas être prise indifféremment à faible ou haute dose ; et si l'on cite des malades (2) qui buvaient

---

(1) On ne doit pas oublier que la maladie altère la vitalité de l'organisme ; que les organes malades ne sentent plus comme ils le feraient à l'état de santé, et que leur sensibilité enfin a pu être tellement changée qu'elle obéisse à d'autres lois qu'à celles de l'état normal. GIACOMINI, Notizie intorno all' acq. solfor., p. 12.

(2) On cite des exemples extraordinaires du buveurs insatiables ; ainsi on parle d'une dame qui prenait tous les matins à Andabre, et sous les yeux de son médecin, jusqu'à quarante verres d'eau minérale sans en être incommodée, et d'un paysan qui, pendant la matinée, en buvait cent verres, divisés en huit ou dix prises, et cela pendant dix jours, sans en éprouver aucun mal. COULET, Eaux minérales d'Andabre.

11.

vingt ou trente verres d'eau par jour, et plus, pendant tout leur traitement, on peut annoncer que les eaux dont ils faisaient usage doivent être rangées parmi les eaux douces ; ce sont celles qui provoquaient ces sueries dont parle madame de Sévigné. Cependant quelques observations fâcheuses, fournies par des buveurs imprudents, prouvent qu'un assez grand nombre de personnes ont été victimes de leur confiance, quand elles ont cru pouvoir faire un même abus de toutes les sources.

Il est évident que les eaux qui ne provoquent que des évacuations alvines plus ou moins abondantes, sans augmentation de transpiration ou de sécrétion urinaire, n'agissent ainsi que parce que les forces assimilatrices du tube digestif sont sans action sur elles ; tandis que celles qui provoquent facilement la sueur et les urines ont été facilement assimilées. Certaines eaux produisent tout d'abord ce premier effet, et bientôt les intestins s'habituent au contact du liquide ; dans d'autres cas, cet effet est consécutif, et alors presque toujours critique.

Il faut que les selles provoquées par l'usage de l'eau soient régulières et en rapport avec les forces du malade ; et l'on a remarqué, ai-je déjà dit, que la lenteur et la douceur de l'action sont presque toujours d'un heureux présage.

L'eau en boisson excite l'appétit, la sécrétion de l'urine, modifie les sécrétions alvines, et augmente l'exhalation cutanée. Mais pour produire cet effet, elle doit être prise modérément, car on conçoit qu'une trop grande quantité de ce liquide bue à la fois doit être d'une difficile digestion , et distendre ou fatiguer l'estomac d'une manière désagréable. Les malades qui dès les premiers jours ne peuvent supporter l'eau en boisson, doivent essayer de prendre des bains avant de renoncer au traitement. Un verre d'eau à la fois suffit, souvent c'est trop ; mais dans tous les cas on doit commencer par de très faibles doses plus ou moins souvent répétées. On a observé que les estomacs irritables rejetaient plus facilement, dès le début du traitement, l'eau chaude que l'eau froide ; dans ce cas seulement, et pour s'y habituer et mieux la supporter, il faut la boire à une température au-dessous de celle de la source, et arriver graduellement à cette température. Mais dans aucun cas il ne faut altérer l'eau par aucune espèce de mélange. On peut cependant, mais rarement, en seconder l'effet par des médicaments convenables, administrés à part, dans les vues de la nature, ou par des moyens prescrits par les circonstances. Ainsi de légers laxatifs, des lavements peuvent être d'une grande utilité ; une saignée, lorsque l'excitation minérale est trop forte, peut prévenir bien des accidents. Mais ces moyens ne seront pas employés comme on le faisait il y a peu de temps, comme on le fait même peut-être encore indistinctement chez tous les malades à titre de traitement préparatoire. Il faut du discernement et un tact que l'expérience seule peut donner.

L'action de certaines eaux est bien évidente sur la vessie, par conséquent elles arrivent dans cet organe avec une partie de leurs principes (1). Il faudra en suspendre l'usage lorsque le trouble des urines sera accompagné de douleurs. La sécrétion urinaire est ordinairement d'autant plus augmentée que la quantité d'eau prise en boisson est plus grande, que cette eau est plus douce, et que la température atmosphérique est moins élevée. Cela explique pourquoi cette sécrétion est aussi plus abondante chez les malades que l'eau ne purge qu'à haute dose, que chez les autres. Quelque temps après l'émission de l'urine, on observe qu'elle a déposé un sédiment plus ou moins abondant, qui varie du jaune brun au rouge de brique. On lit dans

---

(1) Il y a une grande différence entre l'urine que l'on rend immédiatement après avoir fait usage des eaux en bains ou en boisson, et celle qui est sécrétée quelques heures après. Cette dernière est la seule qui porte le cachet d'une activité sécrétoire plus grande ; l'autre est un liquide incolore qu'on dirait parvenu dans la vessie par des voies purement cellulaires, et sans avoir été astreint à subir l'action des reins. ANGLADA.

plusieurs ouvrages que les eaux deviennent diurétiques dans les temps froids et humides, lorsqu'elles étaient sudorifiques dans les temps chauds : il n'y a là rien d'extraordinaire, les eaux ne changent pas de mode d'action, mais le temps seul produit ce déplacement de sécrétion si simple à comprendre. L'eau absorbée, devant être éliminée, s'échappe par la voie la plus facile; et l'on sait qu'un abaissement de température suffit pour arrêter les sécrétions habituelles de la peau. On dit aussi qu'elles agitent les malades à l'approche des orages (1); l'observation n'est pas exacte, car on sait qu'il y a bien peu de malades et bien peu de personnes, même en bonne santé, qui sous l'influence de ce temps ne sentent plus ou moins d'agitation, suivant leur irritabilité particulière. Ainsi tous ces changements n'ont rien qui dépende d'une propriété particulière des eaux, rien qui ne s'explique par les lois qui président à nos fonctions; et l'action dite diurétique d'une eau minérale, pendant le froid, se produit comme la constipation légère qu'on remarque quelquefois dans les premiers jours du traitement, lorsque la sécrétion cutanée commence à s'établir.

Les personnes qui font usage des eaux minérales, surtout en boisson, rejettent des excréments noirs; cette couleur foncée des matières fécales est due sans doute à une action de l'eau sur le foie plutôt qu'au dépôt des principes minéralisateurs, car on ne l'observe, le plus souvent, que pendant les premiers jours du traitement.

---

(1) Il paraît que lorsque le temps est à l'orage, les eaux minérales subissent quelques changements qui dépendent de l'état de l'atmosphère. On dit que quelques sources se troublent, et charrient de la terre et du sable; ce qu'il y a de certain, c'est que les gaz qu'elles contiennent sont alors plus en mouvement, et contribuent sans doute à l'agitation et à tous les phénomènes plus ou moins bien observés qu'on signale.

On a remarqué que l'eau dont la saveur paraissait désagréable pendant les deux ou trois premiers jours, se buvait bientôt sans répugnance. Il convient d'en augmenter graduellement la dose, et de la diminuer graduellement aussi vers la fin de la saison. Bue avant d'avoir mangé, elle provoque plutôt des selles liquides que si elle était prise après le repas; du reste, cet effet purgatif de l'eau, prise modérément, cesse après quelques jours et ne produit habituellement qu'une selle plus ou moins délayée sans fatigue ni faiblesse.

L'eau en bains (1) agit d'abord sur la peau, sollicite l'exhalation cutanée, et excite la sécrétion urinaire; la transpiration devient plus forte lorsqu'on fait usage de l'eau en boisson et en bains à la fois. Il survient quelquefois, et toujours heureusement, cette éruption, générale ou partielle, qu'on appelle poussée; elle est plus fréquente sous l'influence des eaux sulfureuses et iodurées que sous celle des autres eaux, cependant on l'observe quelquefois pendant un traitement par les eaux salines, prises en bains.

La durée du bain et surtout sa température doivent être prudemment graduées et limitées (2).

Souvent, lorsque l'affection qui nécessite l'usage des eaux dépend de la répercussion d'une maladie de l'organe cutané, d'une affection herpétique, psorique, d'un dérangement menstruel, hémorrhoïdal, l'on voit bientôt reparaître ces maladies ou ces

---

(1) L' azione del bagno sopra tutto produce una febbre artificiale, per mezzo della quale si viene ad ottenere la maturazione dell' umore morbifico, ed il ristabilimento del tono della fibra, senza del quale no e sperabile di recuperare la sanità primiera. GIOANNI ANTONIO MARINO. Delle acque termali di Vinadio.

(2) Plerique in gloria ducunt, plurimis horis perpeti calorem earum : quod est inimicissimum. Namque paulò diutiùs quam balneis uti oportet. Pline, liv. 31.

fonctions supprimées. Il convient alors de continuer l'usage de l'eau : ces crises sont toujours heureuses.

Les sueurs peuvent être défavorables quand elles se prolongent trop, qu'elles sont nocturnes et abondantes, visqueuses, d'une odeur fétide : elles sont favorables dans tous les cas contraires, surtout si elles n'affaiblissent pas les malades et si elles ne sont point précédées de bouffées de chaleur incommode. Elles sont quelquefois d'abord locales, surtout sous l'influence de la douche; mais le plus souvent elles deviennent générales.

L'expectoration plus abondante est souvent aussi une crise, et s'accompagne quelquefois d'un engorgement des ganglions du col ; mais il faut bien porter son attention sur les effets de l'eau dans ce cas, car si les crachats sont trop abondants, fétides, purulents, difficiles à détacher, ils affaiblissent promptement et constituent un signe fâcheux. L'expectoration est favorable lorsqu'elle se fait facilement et que les crachats sont de bonne nature, blanchâtres et sans odeur désagréable.

En définitive, les eaux agissent différemment, suivant la nature du mal, l'âge et l'idiosyncrasie du malade. Leur poids, leur volume, leur mobilité, leur température sont encore autant de moyens de produire divers effets.

Leur action à l'extérieur est moins sensible, quoique l'impressionnabilité de l'organe sur lequel elles agissent, dans ce cas, soit bien évidente. On a remarqué que les enfants obtiennent de l'usage des eaux minérales des effets plus prompts et plus heureux que les adultes ; cette observation avait été déjà faite pour les femmes, qui ressentent bien plus tôt que les hommes l'influence de ce moyen thérapeutique; et cela s'explique parfaitement bien par l'impressionnabilité plus grande du jeune âge et du sexe.

Lorsqu'il doit survenir une crise, elle est toujours annoncée par quelques signes plus ou moins constants. On remarque l'augmentation de la sensibilité générale, des vertiges, un sommeil inquiet, de la tristesse, du découragement. C'est alors qu'il ne faut pas perdre le malade de vue, car cet état ne peut durer sans nécessiter bientôt la suspension du traitement.

Les crises qu'on observe le plus fréquemment consistent dans des selles d'une nature particulière; elles ne fatiguent point, n'affaiblissent point, et paraissent au contraire préparer par un sentiment de bien-être la guérison qui les suit habituellement. On voit quelquefois survenir des hémorrhagies salutaires, telles qu'un écoulement hémorrhoïdal qui n'avait jamais paru, une épistaxis, des modifications dans les excrétions périodiques, ou simplement des sécrétions muqueuses plus abondantes. Rarement il se forme des dépôts critiques dans le tissu cellulaire sous-cutané.

Parmi les circonstances qui surviennent pendant un traitement par les eaux, il faut revenir à ces éruptions cutanées, plus ou moins intenses et plus ou moins étendues, qu'on peut considérer comme une crise ou comme un effet de la révulsion. Soit qu'elles dépendent seulement de la délicatesse de la peau ou qu'elles soient critiques, aucune différence n'existe dans la forme qu'elles revêtent; elles s'accompagnent quelquefois d'une réaction légère. On dit cependant qu'on a observé que l'éruption critique était plus confluente, qu'elle se développait par plaques comme des dartres; dans tous les cas, la partie qui en était le siége se desquamme promptement. On remarque encore que la poussée critique a toujours son siége dans un endroit d'abord peu éloigné de celui du mal; que si elle s'étend à d'autres parties du corps, c'est presque toujours en diminuant d'intensité, et que les boutons se développent sur les parties où la peau offre une contexture plus fine. La continuation des bains n'augmente pas cette éruption qui disparaît facilement; cependant il faut favoriser la régularité de sa marche par tous les moyens possibles, et se couvrir chaudement sans excès.

L'éruption que par comparaison on a appelée poussée simple, s'observe le plus souvent chez les sujets gras, à peau fine et délicate; et, sans aller aux eaux, pendant la grande chaleur beaucoup de personnes présentent aux épaules, aux avant-bras et sur la poitrine, une ébullition analogue à la poussée simple, et qui n'est due qu'à des sueurs abondantes ou à l'action seule de la température atmosphérique. Un médecin de Loëche, où la poussée se fait plus souvent remarquer qu'ailleurs, le docteur Foissac, pense que cette éruption est plus forte chez les personnes qui ont la peau rugueuse et chagrinée, la chair de poule, que chez celles dont la peau est lisse et souple, et qu'elle ne paraît pas tenir à la constitution des malades ni à la nature de leur affection. Voilà du reste ce qu'il a observé et décrit dans sa notice sur la source de Loëche, et cela peut s'appliquer du plus au moins à toutes les eaux qu'on prend sous forme de bains.

Il y a, dit-il, des personnes qui plusieurs fois ont fait usage des bains de Loëche sans jamais avoir la poussée ; elle ne se déclare pas tous les ans chez quelques autres qui l'ont déjà éprouvée, et des personnes qui n'y étaient pas sujettes pendant la cure des eaux, ont ressenti, plus ou moins longtemps après, du prurit et des rougeurs en différentes parties du corps.

Quoique la poussée ne soit pas indispensable au succès d'un traitement, et qu'on cite plusieurs guérisons obtenues en l'absence de toute éruption, j'avoue qu'il y a des maladies où je suis porté à la regarder comme la condition essentielle de la réussite : la puissante dérivation qu'elle opère, la modification profonde qu'elle imprime à l'organisation, l'espèce d'émonctoire qui s'établit à la peau, doivent agir avec une prodigieuse efficacité sur un grand nombre de vieilles affections.

Du reste, toutes les observations tendent à prouver que ce n'est ni à la prolongation des bains, ni à la chaleur des eaux, qui est toujours fort modérée, que cette éruption doit être attribuée. Elle est survenue chez des malades qui s'étaient contentés de prendre les eaux en boisson, et j'ai vu des personnes en présenter les symptômes les plus évidents après un seul bain d'une heure ; d'autres, après le second ou le troisième bain tout aussi peu prolongé.

La poussée se déclare avec tous les symptômes qui la caractérisent du septième au douzième jour, quelquefois avant cette époque, rarement plus tard; sa marche est pour l'ordinaire graduelle et progressive, mais j'ai connu un malade qu'elle saisit inopinément à la promenade, et il y eut aussitôt un tel gonflement des membres, qu'on fut obligé de l'emporter chez lui et de le mettre au lit, après avoir coupé ses bottes et ses habits.

La poussée commence presque toujours aux environs des surfaces articulaires, aux chevilles, aux genoux, aux coudes; elle s'étend de là au reste des membres. On l'observe rarement au tronc, et presque jamais à la figure, à la plante des pieds et à la paume des mains. Les jambes et les cuisses sont ordinairement plus entreprises que les membres supérieurs. Ce n'est pas toujours à l'organe malade ou dans son voisinage que la poussée se manifeste avec le plus d'énergie; les symptômes se montrent parfois sur une partie saine et éloignée du siége du mal. Une personne qui va depuis plusieurs années aux bains de Loëche, pour un gonflement habituel d'une cuisse dépendant d'une ancienne fracture, a éprouvé chaque fois une forte poussée à la jambe saine, tandis que la jambe malade, qui cependant s'est beaucoup fortifiée, n'a jamais été envahie par l'éruption.

Le premier symptôme de la poussée est une démangeaison, plus ou moins vive dans une ou plusieurs parties du corps, accompagnée de piqûres, semblables à de légers coups d'épingles ou à la secousse de faibles étincelles électriques. A la démangeaison succède bientôt une cuisson incommode et même une légère brûlure; les parties qui en sont affectées présentent des plaques rouges semblables à celles de la rougeole, de la scarlatine ou de l'urticaire. Quelquefois la peau s'enflamme et se gonfle dans une grande étendue, son aspect est celui d'un érysipèle phlegmoneux qui occupe tous les membres. La rougeur et la douleur qui accompagnent cette éruption peuvent être comparées à celles que détermine l'application d'un sinapisme.

La poussée ne présente pas toujours les mêmes caractères : elle provoque quelquefois une éruption de légers furoncles, ou de petits boutons semblables à ceux de la gale ; cette éruption se borne parfois à une simple élevure des orifices exhalants de la peau, à une forte rugosité de l'épiderme. En 1835, la poussée a souvent affecté la forme de pustules terminées par une pointe blanche ; elles laissent sur la peau comme une égratignure et une plaie surmontée d'une petite croûte. Il y a certainement des causes particulières qui déterminent les variétés que présente la poussée ; mais il n'est pas possible de les assigner avec justesse ; la nature de l'affection scrofuleuse, dartreuse, rhumatismale ou psorique, ne suffit pas pour en rendre raison.

Lorsque la poussée parvient à son plus haut degré d'intensité, il s'écoule une sérosité visqueuse par de petites crevasses qui se forment à la peau, ou par la simple exhalation, qui est devenue plus active. Les compresses de toile dont on recouvre les membres y adhèrent fortement ; on les détache en les imbibant avec l'eau minérale. L'éruption ne parvient jamais à son plus haut période, sans que les malades ressentent un malaise plus ou moins prononcé, des tiraillements dans les membres, des nausées, du dégoût pour les aliments, de la soif et surtout des frissons.

La durée et l'intensité de la poussée sont très variables chez les divers malades. L'éruption se prolonge avec des phases d'augmentation et de diminution, dix, quinze et quelquefois vingt jours. Mais ordinairement la durée de ces phénomènes les plus essentiels est d'une semaine ; peu à peu la fièvre se calme, le malaise diminue, les douleurs s'apaisent, et les progrès vers la santé sont rapides ; quelquefois même l'amélioration commence à se faire sentir avec les premiers symptômes de la poussée. Lorsque le gonflement des membres a été très prononcé, l'épiderme se détache comme après un érysipèle.

La poussée ne constitue pas toujours un état maladif pareil à celui que nous venons de décrire; la plupart des malades en sont assez peu incommodés pour n'avoir besoin de prendre aucune précaution et pour ne rien changer à leur régime et à leurs habitudes. Au reste, ces accidents ressemblent à la plupart de ceux qui accompagnent les fièvres éruptives. Le médecin, tranquille spectateur des opérations médicatrices de la nature, ne doit intervenir que pour en favoriser le libre développement, tant que les fonctions intérieures ne subissent aucune grave perturbation. On continue les bains; ils apaisent le malaise et les souffrances, qui augmentent ordinairement le soir et par la chaleur du lit.

Il faut éloigner avec le plus grand soin tout ce qui pourrait empêcher l'éruption de suivre sa marche naturelle. On évitera surtout les refroidissements, les écarts de régime et les fortes émotions.

La poussée se dissipe ordinairement d'elle-même, en continuant sans interruption l'usage des bains; mais elle laisse parfois, après elle, des rougeurs et des démangeaisons (1).

Pour terminer ce que nous avons à dire sur les eaux minérales en général, il convient d'ajouter que si l'on n'obtient pas toujours les mêmes effets des médicaments qui, comme elles, agissent en excitant les sécrétions intestinales et cutanées, c'est que la quantité considérable du véhicule devient ici un des éléments sans cesse renouvelés et abondants de ces sécrétions. C'est là sans doute le grand secret de l'action prétendue merveilleuse de ces eaux.

Rees, célèbre encyclopédiste anglais, dont l'immense ouvrage est aussi rare que précieux (2), est disposé à croire avec Saun-

---

(1) Notice sur les propriétés médicales des eaux de Loëche, par le docteur Foissac. 1836.

(2) The Cyclopœdia, or universal dictionnary of arts, sciences and litterature, by ABRAHAM REES, t. 38, art. Water.

ders que les eaux minérales doivent presque toutes leurs vertus à l'action de l'eau seule. Qu'il me soit permis de donner la traduction de ce qu'il dit à l'appui de cette assertion. Aucun changement organique, dit-il, ne pouvant avoir lieu sans l'intervention d'un fluide; tous les êtres organisés en contiennent une grande quantité; et la digestion, qui occupe le premier rang dans la série des actes vitaux, ne peut se faire sans la présence d'un liquide particulier. Aussi tous les animaux absorbent-ils instinctivement une certaine proportion d'eau telle que la nature la leur présente. L'homme est le seul qui fasse usage de boissons artificielles, qui deviennent pour lui des causes puissantes de maladies, et lui font souvent perdre la raison.

Nous connaissons peu, ajoute-t-il, la nature intime et la marche de la digestion; mais nous savons qu'elle se fait en grande partie à l'aide d'un fluide très animalisé et sécrété par l'estomac lui-même. Ce fluide important est diminué si l'on boit trop peu, augmenté ou altéré si l'on boit trop, et les maladies qui résultent dans ces deux cas sont le plus souvent guéries par une observation plus convenable des règles hygiéniques qui sont suffisamment dictées par l'instinct.

Un physiologiste moderne très distingué recommande de s'abstenir de boire pendant le repas et même quelque temps après (1). Comme règle générale, cette recommandation peut être assez juste, puisqu'un estomac sain doit pouvoir toujours sécréter la quantité nécessaire de fluide pour l'exécution de

---

(1) Rees n'indique pas le nom de l'auteur dont il parle peut-être un peu trop avantageusement. Le conseil qu'il donne est trop exclusif, car un besoin instinctif nous porte au contraire à boire dès que nous avons mangé, et la digestion se fait bien plus facilement chez les personnes qui boivent modérément pendant leur repas que chez celles qui boivent à peine, ou qui boivent trop, ou qui font usage de boissons alcooliques.

ses fonctions. Il existe néanmoins souvent des exceptions, dépendant de la nature des aliments qui, souvent trop secs, ont besoin d'être délayés plus complétement, et ce secours est aussi agréable que salutaire. L'eau, dans ce cas, est le fluide qui convient le mieux, et la plus pure est la plus convenable; c'est ce qui explique d'une manière satisfaisante les bons effets de l'eau de Malvern, remarquable par sa pureté. Sous le point de vue médical l'usage de l'eau comme dissolvant est très important; ainsi la longue liste de tisanes, décoctions, etc., ordinairement prescrites par les médecins dans les maladies aiguës, doivent presque exclusivement leur vertu à l'eau qui en est le véhicule.

Dans ces maladies la soif est un symptôme caractéristique, une indication directe et instinctive, de l'augmentation de la chaleur vitale, et de l'épaississement des fluides. Cette vérité est tellement évidente que l'on peut souvent estimer exactement l'intensité de la fièvre par le besoin de boire qu'on éprouve plus ou moins fortement. Les bons effets des boissons dans les maladies aiguës ne se bornent pas au simple étanchement de la soif, car ce n'est qu'après l'absorption successive du liquide dont une partie s'ajoute à la masse déjà en circulation, que les effets vraiment délayants sont produits; on remarque alors une diminution de la chaleur morbide et de la violence de la réaction sur les solides. Tous les fluides en circulation dans le corps sont heureusement modifiés, et les sécrétions deviennent plus faciles.

Ce qu'on dit de l'usage de l'eau dans les maladies aiguës est applicable aussi aux maladies chroniques, mais plus particulièrement à celles qui dépendent d'un dérangement des fonctions digestives, dérangement produit par les écarts de régime, l'usage des aliments épicés et celui des boissons fermentées. Terminons ces remarques par une citation du docteur Saunders sur l'usage habituel de l'eau. Les buveurs d'eau, dit-il, vivent en général plus longtemps, sont moins sujets à voir décroître leurs facultés, ont de meilleures dents, un appétit plus régulier, et des évacuations moins âcres que ceux qui pour leur boisson ordinaire font choix d'un dissolvant plus stimulant (1).

Toutes ces observations sont fort applicables aux eaux minérales, car les principes minéralisateurs qu'elles contiennent sont souvent si faibles qu'ils paraissent insuffisans pour expliquer les effets qu'elles produisent sur l'économie animale ; aussi le même docteur Saunders ridiculise-t-il avec raison la prétendue spécificité et les autres propriétés mystérieuses que les auteurs accordent aux sources. Il suppose qu'une très grande partie de leurs effets repose sur l'action dissolvante de l'eau elle-même, et ajoute que les exemples à l'appui de cette assertion sont très nombreux. Cependant, il fait observer qu'on aurait tort de ne jamais tenir compte de la température et de la composition chimique de ces eaux qui augmentent encore leurs propriétés dissolvantes, facilitent leur assimilation et peuvent considérablement modifier leur action. En effet, si l'on veut bien examiner attentivement quelles sont les maladies que l'usage des eaux minérales guérit le plus complétement et le plus fréquemment, on verra bientôt qu'elles reconnaissent en général pour cause un trouble plus ou moins prononcé dans les sécrétions, et que, dans ce cas, il n'existe pas de meilleur moyen pour rétablir la santé que l'usage des eaux minérales dont l'action est puissamment secondée par une foule de circonstances accessoires.

---

(1) Water-Drinkers are in general longer livers, are less subject to decay of the faculties, have better teeth, more regular appetites and less acrid evacuations, than those who indulge in a more stimulating diluent for their common drink. REES, the Cyclopædia, art. Water, t 38.

Action progressive de l'eau minérale prise à l'intérieur
et à l'extérieur.

Les phénomènes qui paraissent habituellement dès les premiers jours du traitement, et même pendant toute sa durée, ne sont pas et ne peuvent pas être les mêmes chez toutes les personnes qui prennent les eaux. Ainsi l'on voit des malades qui semblent n'en éprouver aucun effet, et qui arrivent à la fin de la saison sans autre dérangement que des sécrétions plus abondantes. D'autres, au contraire, ne sont pas épargnés, et présentent toute la série des phénomènes que je vais décrire, tandis que la plupart n'en éprouvent qu'une partie.

Du 1ᵉʳ au 5ᵉ jour. Lassitude générale plus ou moins prononcée, disposition au sommeil, sensibilité plus grande des muqueuses et surtout des yeux et des oreilles; oppression légère, météorisme, quelquefois prurit, coloration de la peau, rarement éruption. Si le bain est pris trop chaud, si l'atmosphère du cabinet dans lequel on le prend est chargée de trop de vapeurs, si l'eau est bue en trop grande quantité à la fois, il survient de la céphalalgie, souvent une courbature qu'on est tenté d'attribuer à la fatigue du voyage, de l'insomnie ou un sommeil fatigant, des sueurs nocturnes abondantes, de la diarrhée, quelquefois de la constipation, suivant les dispositions individuelles et la nature de la source, de l'accélération dans le pouls, et tous les symptômes de l'état fébrile.

Du 6ᵉ au 10ᵉ jour. Transpiration cutanée plus active, cessation des petites incommodités produites par les premiers bains; augmentation des sécrétions et des propriétés vitales de la peau; selles régulières et molles où presque liquides, sueurs plus abondantes si les matières stercorales sont dures et rares. En un mot, on ne remarque pas ordinairement et en même temps une augmentation de sécrétion cutanée, rénale et intestinale; cet état, quand il existe, dure si peu qu'on doit croire

12

que c'est le temps de résistance que tous les organes opposent à l'action de l'eau, en attendant qu'un d'eux la supporte complétement, et devienne en quelque sorte le point de départ de ses effets thérapeutiques. On dirait que la nature les sollicite tous pour les réveiller, détruire ce caractère d'inertie qui est le résultat de la chronicité, et qu'elle fixe ses effets sur celui qu'elle choisit comme centre d'action. On observe généralement que les premières évacuations ou sécrétions ont une odeur particulière et désagréable, et que leur couleur ordinaire est comme altérée ; ainsi on voit les sueurs légèrement colorées en jaune, elles sont visqueuses, les crachats amers, la salive plus épaisse, les selles noires, et les urines plus ou moins chargées.

Du 11e *au* 15e *jour.* On se croit, faut-il dire, habitué à l'action de l'eau par le bien-aise qu'on éprouve; les fonctions se font régulièrement et sans secousses, la peau devient souple; tout à coup une réaction plus ou moins sensible se manifeste, surtout chez les sujets nerveux et délicats; il survient un trouble plus ou moins général, de l'agitation, de l'anxiété, des palpitations, une irritabilité extrême, avec élévation du pouls, constipation, soif ardente et inappétence. Il est prudent alors de se reposer un jour ou deux, de se contenter de cesser pendant ce temps l'usage des bains, et de prendre quelque boisson que l'état du sujet indiquera suffisamment. Une selle copieuse, une épistaxis, l'apparition du sang hémorrhoïdal ou menstruel, un abcès, l'ouverture d'une plaie ou le repos seul suffisent pour faire cesser ce trouble peu inquiétant. On remarque aussi quelquefois une salivation abondante ou une expectoration extraordinaire.

Il ne faut pas confondre cette réaction avec les douleurs que l'usage de l'eau fait le plus souvent reparaître chez les personnes atteintes de rhumatismes, de sciatique, ou qui ont de vieilles blessures, et encore moins avec les symptômes que présentent le plus généralement les sujets qui croyaient être bien guéris d'une ancienne maladie vénérienne ou psorique. Dans l'un et l'autre cas, ces douleurs ne sont pas de longue durée. C'est alors qu'on remarque ces éruptions miliaires dont l'intensité varie suivant les sujets, et que l'on désigne généralement sous le nom de *poussée*. C'est alors aussi que les affections cutanées, et en général les maladies chroniques à la suite desquelles tous les ressorts de la nature sont épuisés ou sans énergie, semblent passer à un état sub-aigu qui permet d'en obtenir la résolution. Le tube digestif présente quelques symptômes d'irritation; les sécrétions muqueuses augmentent considérablement ou cessent, suivant le degré d'inflammation. Les dartres deviennent en général humides, laissent exsuder plus de sérosité. Les parties rhumatisées deviennent raides et engouées. Enfin l'on observe toute cette série de symptômes qui accompagnent habituellement une inflammation légère.

Ce phénomène paraît dépendre de l'énergie avec laquelle la nature tend à se mettre en équilibre, et c'est la raison pour laquelle on regarde constamment cette réaction comme un signe avant-coureur très favorable d'une prompte guérison (1).

Ce ne sont pas toujours les sujets qui paraissent faibles qui sont le plus exposés à ces petites incommodités, car souvent ou ils ne les éprouvent pas, ou les observent à peine.

Du 16ᵉ au 25ᵉ jour. Une amélioration plus ou moins sensible commence à satisfaire le malade. C'est le moment d'essayer ses forces par des promenades plus longues, des excursions aux sources voisines, aux localités curieuses; je crois que c'est le temps où les circonstances accessoires produisent réellement le plus d'effet. Une amélioration évidente, l'espoir de la guérison, portent à la gaîté et contribuent aux bons résultats qu'on obtiendra. L'usage continué de l'eau en bains et en boisson ne produit plus aucune action sensible, et lorsque ce traitement a

______

(1) Péez. Ouvrage cité.

été suivi pendant un temps qu'indiquent toujours la force, l'âge du sujet et la nature de la maladie, il faut diminuer graduellement la dose de l'eau en boisson, le nombre et la durée des bains, et ne pas s'exposer à des rechutes dangereuses, à des accidents ou à des complications fâcheuses, par la continuation intempestive du traitement.

On désigne sous le nom de saison le temps pendant lequel on fait usage des eaux. Une saison, comme on le voit, serait à peu près de vingt-cinq jours à un mois, mais il n'y a rien d'absolu dans la fixation de ce temps. De même qu'une quinzaine de jours suffisent à quelques malades, il y a certains cas où il devient nécessaire de prendre ce qu'on appelle une seconde saison, c'est-à-dire, de continuer à faire usage de l'eau pendant quelque temps encore; mais il faut toujours consulter son médecin avant de prendre cette résolution. Dans le cas où il croira cette mesure convenable ou nécessaire, il prescrira toujours un repos d'au moins huit jours, et appréciera les circonstances qui nécessiteraient pendant cette seconde saison l'usage d'une source plus ou moins forte, de même nature ou d'une composition chimique différente.

C'est ainsi qu'après un traitement par les eaux sulfureuses ou ferrugineuses, il est bien, dans certains cas que nous indiquerons plus loin, d'aller chercher une guérison complète à une source gazeuse. Enfin, il y a des établissements thermaux où l'expérience a consacré l'habitude d'une seconde saison. Autrefois, une saison était beaucoup plus longue qu'aujourd'hui, parce qu'il fallait se soumettre à un traitement préparatoire, qui prenait une dizaine de jours. Quelques malades étaient purgés, les autres saignés ou ventousés; enfin il y avait nécessité absolue de se disposer par un régime sévère à l'action puissante des sources.

Le repos qui sépare les deux saisons est souvent utilement aussi consacré à quelque voyage d'agrément, et permet de revenir plus disposé à recevoir l'impression salutaire du remède. Cette seconde saison ne présente presque jamais les mêmes phénomènes que la première ; l'eau en bains et en boisson ne produit plus ces incommodités momentanées ; et d'ailleurs, les malades dont l'état nécessite une action si prolongée sont habituellement ceux chez qui les effets ont été presque insensibles.

Ces généralités suffisent pour le moment, mais il est facile de prévoir que chaque source peut avoir quelques propriétés particulières que les observations qui suivront doivent faire connaître.

Effets consécutifs.

Tel est le titre d'un chapitre indispensable, et qui tient un peu du merveilleux attaché aux sources minérales.

L'action consécutive des eaux ne diffère en rien de celle de tous les médicaments connus, et elle s'explique beaucoup mieux que certaines particularités qu'on croit moins merveilleuses. On remarque que l'eau minérale produit des effets immédiats sur les tissus avec lesquels on la met en contact, qu'elle a une action lente, occulte; et enfin on lui attribue une action consécutive plus lente encore, et qui se prolonge assez longtemps après qu'on n'en fait plus usage. Il faut convenir que cette action n'est, le plus souvent, que la continuation indéterminée du soulagement qu'on a obtenu et l'effet secondaire de l'eau, plutôt qu'une action consécutive particulière aux sources minérales. On se garde de dire que dans certains cas, assez communs, le soulagement qui s'est manifesté après la cessation d'un traitement par les eaux, loin d'être dû à l'action de ces eaux, n'a commencé que lorsque et parce que l'on en cessait l'emploi. C'est, dit-on aussi, une petite consolation qu'on veut donner aux malades au moment de les congédier, afin qu'ils n'emportent pas une idée trop désavantageuse des soins donnés et de l'efficacité de la source.

Dans un grand nombre de cas, cette action consécutive est une véritable déception. Supposons un malade atteint de gastrite chronique et suivons-le à une source; voyons en peu de mots ce qui arrive le plus souvent : après quelques bains et une certaine dose d'eau en boisson, il éprouve un mieux plus ou moins sensible : l'irritation fixée sur l'estomac s'étend à tout le tube digestif, une des grandes fonctions est quelquefois soumise à une altération souvent de peu de durée; l'affection chronique passe à un état qui, se rapprochant plus ou moins de l'état aigu, favorise et prépare la guérison, et le malade est congédié avec la recommandation expresse de suivre un régime doux, modéré et approprié à sa position. Dans ce cas, il est évident que l'action consécutive est tout simplement l'état dans lequel l'organisme a été laissé par l'eau minérale, après en avoir été pénétré, et tous les médicaments dont on a fait un usage long et régulier agissent de même; car leurs effets se font observer même après qu'on en a cessé l'emploi.

On a dit en faveur de cette action consécutive, que des éruptions cutanées survenaient quelquefois quinze jours après qu'on était rentré chez soi, et lorsqu'on ne faisait plus usage de l'eau. Certainement encore ici cette irruption tardive dépend plutôt du travail dont l'organe cutané a été le siége pendant qu'on prenait un bain tous les jours, que de l'action prolongée de l'eau sur l'organisme ; et si la guérison ne se complète pas avant de quitter la source pour se faire attendre quelquefois un mois ou deux, c'est qu'après une maladie longue, comme le sont en général celles qui nécessitent l'usage des eaux, les organes malades sont encore sensibles aux influences nuisibles, ils ne se sont point encore mis en équilibre d'action avec les organes qui ont des sympathies étroites ou éloignées avec eux ; c'est qu'enfin les désordres qui constituent la maladie ne sont point effacés en même temps que l'eau s'échappe du corps, et qu'il faut le temps de la convalescence aux affections qui ne peuvent être guéries pendant la courte durée d'un traitement par les eaux.

On cite à l'appui de la réalité des effets consécutifs des eaux, ce qui arrive après certaines paralysies, l'atrophie des membres, des suppressions de secrétions, etc., etc. Ces dernières nous permettrons peut-être de mieux expliquer notre pensée. Une femme est mal ou pas réglée, cet état occasionne une affection plus ou moins grave pour laquelle on l'envoie aux eaux : elle suit un traitement pendant un mois à telle ou telle source, se retire soulagée et a vu reparaître la sécrétion périodique qu'elle désirait; cependant sa santé n'est point encore rétablie; le mois suivant les règles paraissent plus abondantes, et les accidents qu'elle éprouvait s'effacent lentement, mais graduellement, en raison directe de la régularité des fonctions de l'organe qui était malade. L'action des eaux s'est-elle continuée jusqu'au moment où la santé a été parfaite, ou n'a-t-elle duré que pendant qu'on en faisait usage? Une fonction était nulle ou languissante, il suffisait d'un stimulus convenable pour lui rendre de l'énergie ou pour détruire la cause du mal, et la nature, à laquelle on ne veut pas accorder ici de coopération, a suivi l'impulsion qui lui était donnée, a repris ses droits, comme on a souvent occasion de l'observer quand une cause quelconque contrarie, pour un temps, les lois qui la régissent.

Enfin, si pendant un traitement par les eaux, quelques malades obtiennent une amélioration graduée et quelquefois une guérison complète, combien n'en voit-on pas qui, fatigués par le voyage, ou trop sensibles à certaines privations physiques ou morales, ou enfin agités par un traitement qui souvent les éprouve assez vivement, ne commencent à en sentir les bons effets que lorsque, de retour chez eux, ils retrouvent dans leur famille, et par le repos, ce qui leur manquait pour amener la guérison! Car il ne faut pas juger tous les malades d'après le grand nombre, il est vrai, de ceux qui font un voyage aux eaux par plaisir; ceux-là seulement n'éprouvent pas les privations nombreuses ni les inquiétudes d'un assez grand nombre de malades qui ne peuvent entreprendre un semblable voyage qu'à l'aide de sacrifices qui les gênent avant, pendant et après le traitement; et c'est cette raison qui faisait dire à Parmentier qu'on ne saurait trop encourager les travaux qui doivent conduire à l'imitation parfaite des eaux naturelles.

De tous les malades qui fréquentent les eaux, les uns obtiennent près de la source même une amélioration sensible ou la guérison de leurs maux ; leurs maladies disparaissent sans réaction apparente, les sécrétions se rétablissent sans secousses et les fonctions s'équilibrent. Les autres, au contraire, éprouvent plutôt une aggravation de leurs maux, qui, passant plus ou moins promptement de l'état chronique à l'état aigu, présentent tous les symptômes particuliers à ce dernier état ; et ils ne voient dans ce changement que les douleurs et non la guérison qu'elles préparent pour la suite : aussi se retirent-ils en pensant au fâcheux résultat de leur voyage ; mais bientôt après, à l'aide d'un régime convenable et scrupuleusement suivi, ils arrivent à un état de santé qui paraît être amené par l'action consécutive de l'eau dont ils ont fait usage. Terminons en disant que dans la plupart des cas, il serait incompréhensible et miraculeux de voir guérir dans vingt ou vingt-cinq jours de traitement la plupart des maladies pour lesquelles on cite les heureux effets de l'action consécutive des eaux minérales ; et signalons avec Marcard l'erreur des malades qui croient avoir assez fait pour leur guérison en observant un régime à peu près convenable pendant un traitement près d'une source, et qui, en buvant le dernier verre d'eau, pensent devoir être guéris et pouvoir reprendre leurs mauvaises habitudes.

Contre-indications.

Après avoir parlé des propriétés des eaux, il convient, pour compléter leur histoire thérapeutique, de dire que dans bien des circonstances on a observé qu'elles ne produisent aucun effet avantageux et que souvent même leur usage occasionne des accidents graves. Un grand nombre d'auteurs de traités sur les sources disent bien que les eaux minérales ne sont point *indifférentes*, c'est l'expression consacrée par eux pour expliquer

que lorsqu'elles ne font pas de bien elles sont nuisibles. Ils ont
en outre le soin d'indiquer quelques maladies qu'il serait dangereux de traiter par elles; mais il est bien rare de trouver un
seul fait à l'appui de cette vérité qu'ils ont de la peine à dire,
tandis que rien n'a été négligé pour multiplier les citations d'affections traitées avec succès. On explique cette réserve coupable
par la répugnance qu'éprouvent les médecins en général, et
ceux des eaux en particulier, à raconter des revers. On croirait,
dit un observateur judicieux (1), que c'est faire du tort à la
bonne réputation des sources que l'esprit de localité cherche à
préconiser; comme si les succès ne dépendaient pas de la justesse
des applications, et si la justesse des applications n'était pas subordonnée elle-même à la légitimité des motifs qui appellent
l'administration du remède. Les contre-indications, ajoute-t-il,
proviennent de causes très variées : le tempérament des individus, le régime qui leur est habituel, certaines dispositions per-
sonnelles, la nature des maladies, leurs périodes, le caractère
des complications, etc., figurent au premier rang. Ainsi, la
constitution athlétique, les tempéraments sanguins et nerveux,
l'état pléthorique, les sujets irritables, fluxionnaires, disposés au
vertige, aux hémorrhagies nasales, aux hémoptysies, ont surtout à les redouter, ou exigent du moins qu'on ne les emploie
qu'avec de grands ménagements.

Les maladies dans le traitement desquelles le bon emploi de
ces eaux trouve le plus d'occasions de se réaliser, ne s'en ac-
commodent qu'autant qu'elles ont passé leur période d'acuité,
de crudité ou d'irritation; qu'autant que le système vivant est
sorti de cet état d'éréthisme où la réaction est trop facile à éveiller; qu'autant enfin que les fluxions ont été localisées ou ont
revêtu le caractère de passivité. Que ces conditions soient différentes, et l'excitation minérale se prononce d'une manière

____

(1) ANGLADA. Traité des eaux minérales, p. 529 et suivantes.

fâcheuse, et les effets s'écartent d'autant plus de ceux qu'on se proposait d'obtenir que l'état vital est moins propice ou que l'énergie du remède a été déployée avec moins de retenue.

Des médecins, habitués à surveiller les effets de ces eaux, assurent que, chez les sujets adonnés aux boissons alcooliques (1), l'emploi de ce moyen aggrave souvent des maux pour la curation desquels il serait le mieux indiqué sans cette circonstance. Il est, chez les femmes, disent-ils encore, une époque de la vie où la circonspection dans l'usage de nos eaux devient plus spécialement nécessaire. C'est aux approches de l'époque critique qu'il importe de surveiller la stimulation thermale, de crainte d'imprimer de fâcheux écarts à des mouvements fluxionnaires qui ne sont plus enchaînés par les tendances habituelles.

M. Léon Marchant a parfaitement observé que les contre-indications des eaux minérales sont bien plus dans la cause que dans la forme des maladies. L'on voit tous les jours, dit-il, des rhumatismes et d'autres affections s'exaspérer par l'usage des eaux minéro-thermales, alors même que le cortége des symptômes donnait les plus belles espérances. Ce moyen guérit cependant par millions les maladies rhumatismales et autres.

En général, les maladies qui contre-indiquent l'usage des eaux sont les affections essentiellement nerveuses, toutes les maladies aiguës, les hémorrhagies récentes, l'hémoptysie, l'hy-

---

(1) L'habitude d'un régime excitant, des boissons alcooliques, augmente plus souvent l'irritabilité qu'elle ne l'émousse ou la diminue, et il devient impossible d'employer des eaux, surtout à une haute température et fortement minéralisées, chez les individus dont l'affection dépend d'une irritation du tube digestif sous l'influence des alcooliques ou des aliments épicés ; dans ce cas un changement de régime opère plus que les eaux, qui n'agissent cependant dans cette circonstance qu'en fournissant une occasion de contracter de meilleures habitudes.

pertrophie du cœur ou des gros vaisseaux, la folie, l'épilepsie
idiopathique, l'hystérie, les épanchements sanguins ou séreux,
les suppurations internes abondantes, les dégénérescences
squirrheuses ou cancéreuses, la phthisie pulmonaire avancée,
les paralysies avec congestion cérébrale ou désorganisation de
la moëlle épinière, les affections chroniques avec fièvre hecti-
que, les rhumatismes à leur début, la goutte, à moins qu'elle
ne soit passée à l'état atonique, les dépôts par congestion et les
éruptions critiques de la peau.

Pendant un traitement par les eaux minérales, il survient
quelquefois des accidents, plus ou moins graves, qui inspirent
de la crainte aux malades, en leur faisant supposer qu'ils dépendent d'une contre-indication évidente des eaux, tandis qu'ils
ne doivent accuser que la mauvaise manière dont ils les prennent ou l'abus qu'ils en font. Beaucoup de baigneurs arrivent
aux sources minérales, pensant pouvoir se passer des conseils
des médecins auxquels le gouvernement, dans sa prévoyance, a
cru devoir confier l'administration des eaux : ils boivent sans
mesure et se baignent comme ils le feraient dans l'eau de
Seine, et sans tenir compte de la composition et de la température du remède qu'ils emploient. Aussi ne tardent-ils
pas à s'apercevoir de la faute qu'ils ont commise. Quelques-
uns, qui ne veulent pas l'avouer ou qui sont incrédules, vont
encore échouer à d'autres sources, et fatigués de ne trouver
aucun soulagement, reviennent chez eux avec la conviction que
les eaux devaient leur être nuisibles.

Les accidents les plus fréquents qu'on observe chez ces malades imprudents ou mal dirigés, sont des douleurs épigastriques, avec anxiété générale et tous les symptômes plus ou moins
prononcés d'une irritation gastrique. Il survient souvent de la
fièvre, de la céphalalgie, de l'assoupissement, une excitation
nerveuse, de l'insomnie, des palpitations, ou bien des sueurs
abondantes avec une constipation opiniâtre; souvent aussi c'est
une hémorrhagie ou un dévoiement trop fréquent, etc., etc.

On comprend que tous ces accidents cessent dès qu'on suspend le traitement qui en était la cause, et que quelques jours de repos suffisent pour mettre en état de supporter l'action mieux entendue de l'eau minérale.

Il faut dire encore que la composition chimique de chaque genre de sources leur donnant des propriétés diverses, il existe aussi pour chacune d'elles des contre-indications qu'il convient de connaître et dont il sera fait mention en parlant des sources en particulier.

CIRCONSTANCES ACCESSOIRES

QUI FAVORISENT L'ACTION DES EAUX.

> Il est vrai que rien n'est plus ridicule que de voir ce
> nombre infini de femmelettes, et d'hommes non moins
> femmes qu'elles, quand ils ont trop mangé, trop bu
> trop joui, trop veillé, appeler auprès d'eux pour un
> mal de tête un médecin, l'invoquer comme un dieu,
> lui demander le miracle de faire subsister ensemble
> l'intempérance et la santé, et donner un écu à ce
> dieu, qui rit de leur faiblesse.	VOLTAIRE.

Après avoir parlé de l'action thérapeutique des eaux minérales, il convient, pour en avoir une idée exacte, de dire un
mot des circonstances accessoires qui les secondent si favorablement qu'on leur a attribué souvent tout le mérite de la
guérison.

On peut même ajouter que dans certains cas, moins rares
qu'on pourrait le penser, les médecins qui conseillent l'usage
d'une eau minérale comptent plutôt sur ces influences accessoires et le genre de vie presque champêtre auquel on est en
quelque sorte obligé de se façonner, et qui font perdre, pour un
moment du moins, les habitudes pernicieuses des grandes villes,
que sur l'action réelle de la source.

Ces influences accessoires n'agissent pas au même degré chez
tous ceux qui fréquentent les sources; celles dont on remarque
le plus souvent les effets sont : le voyage, la cessation d'un
mauvais régime, d'un traitement quelquefois intempestif; l'é-
loignement de la cause du mal, le repos de l'esprit et du corps,
l'habitude de se lever matin et de prendre un exercice salutaire, enfin les distractions qui sont la conséquence du voyage

et qui se présentent aux malades sans qu'ils les cherchent, et pour ainsi dire malgré eux.

Après avoir épuisé sans succès tous les moyens ordinaires de la médecine, il est bien rare qu'un malade ne désire pas que de nouveaux remèdes soient encore essayés, et il en est bien peu aussi qui ne reçoivent pas avec plaisir le conseil d'aller à une source minérale ; tous ceux qui se trouvent dans cette position iraient, sans doute, si le plus grand nombre n'était arrêté par les frais qu'il faut faire. L'espoir seul, dit Cabanis, peut relever l'énergie des fonctions ; et il est de fait que, suivant l'état de l'esprit, suivant la différente nature des idées, l'action des organes peut tour à tour être excitée, suspendue, ou totalement intervertie.

On dit que l'éloignement où l'on se trouve de la source double souvent la confiance dans un remède qu'on dédaignerait peut-être s'il ne fallait pas se déplacer pour en faire usage. Il est certain que le voyage, la saison qu'on choisit pour l'exécuter, les distractions qu'il entraîne, les impressions nouvelles auxquelles on est soumis, le changement d'air, de climat, le mouvement, la diversion à des habitudes souvent mauvaises, sont des moyens bien capables de seconder les efforts de la nature, et qu'on voudrait en vain employer si le médecin ne déguisait souvent le but qu'il se propose, en se contentant de prescrire l'usage d'une eau minérale plus ou moins éloignée (1).

---

(1) Aliquos novi viros eruditos, qui pessimè indignabantur, dum credebant se pro melancholicis haberi, et ideò aquarum medicatarum usum pertinacissimè detestabantur : illis persuasum fuit, bibliothecas instructissimas videre, cum eruditis viris conversari in dissitis regionibus ; et dum hoc fecerant, redierunt sani. Van Swieten. De Morbis chronicis. t. III, p. 478.

Le voyage seul produit souvent une excitation salutaire :
ainsi, chez les malades atteints d'affections intestinales, on observe quelquefois, sous l'influence seule du déplacement , une
constipation qu'il faut faire cesser avant de prendre les eaux,
ou bien une diarrhée avec évacuations de mucosités ; c'est fréquemment un effort critique favorable (1).

L'influence du climat sur l'organisme est tellement évidente,
a-t-on dit avec raison, que les habitants d'un pays, de la France,
par exemple, pourraient être divisés par la nature de leurs tempéraments, presque toujours en rapport avec la région qu'ils
habitent, et l'on conçoit sans peine que cette influence devient
d'autant plus sensible que le malade est plus impressionnable.
Il n'est donc pas nécessaire d'insister sur cette vérité : que le
voyage peut être considéré comme faisant quelquefois partie
d'un traitement, puisque l'expérience journalière prouve qu'un
changement d'air, qu'une simple promenade de quelques jours
à la campagne, sont continuellement employés avec succès
pour obtenir le retour à la santé. En allant aux eaux, le voyage
est ordinairement plus long, la différence du climat plus sensible, et les impressions qu'on reçoit plus fortes. Allez-vous dans
les Pyrénées, non seulement vous êtes soumis aux influences du
climat et du sol, mais encore à celles de l'air qu'on y respire ;
et les modifications qui surviennent dans la respiration et la
circulation en sont bien la preuve ; on accorde d'ailleurs, avec
raison, à la constitution atmosphérique des pays de montagnes
une large part dans les heureux résultats qu'obtiennent les
personnes qui s'y rendent ; et on a remarqué qu'un voyage de
ce genre suffisait souvent pour modifier la marche d'une affec-

____

(1) Hippocrate, livre IV des épidémies, a dit : *In morbis longis solum
mutate*, et Baglivi ajouta à cette vérité cette autre aussi positive : *Avenit
morbos peregrinatione desinere, qui antea nulli medicamini cedebant.*

tion chronique, et nécessiter aussi quelquefois un changement de traitement. C'est dans ce but qu'on conseille souvent un voyage en Suisse, où l'usage du petit-lait, secondé par un air vif et raréfié, opère souvent des miracles; et c'est encore afin d'obtenir un résultat analogue qu'on envoie quelques malades en Italie pour y respirer l'air sulfureux des volcans, ou l'atmosphère chargée de parties salines des bords de la mer.

On sait que l'air agit par différentes propriétés, et produit, par conséquent, diverses modifications. Ainsi sa densité, sa raréfaction, sa composition, sa température, sa sécheresse ou son humidité, les alternatives ou la constance de ces divers états, deviennent, dans des mains habiles, des moyens curatifs ou des contre-indications. Voilà pour le physique. Quant au moral, les pays de montagnes, où se rencontrent habituellement les sources thermales, fournissent des moyens inépuisables d'occuper l'imagination; l'esprit est continuellement sous l'influence des objets nouveaux qu'on y rencontre, des inspirations nouvelles qu'on y trouve et il est disposé à oublier, par moments, les douleurs qui y amènent.

Après l'influence du voyage vient se placer celle de l'éloignement de la cause du mal. Souvent elle existe dans la nature même de la profession qu'on exerce et qui ne peut manquer de faire une impression plus ou moins profonde sur le physique; cela est tellement vrai que la forme du corps et l'habitude extérieure permettent jusqu'à un certain point de deviner les professions des personnes qu'on observe avec un peu d'attention.

Celles qui ne mettent en jeu qu'un organe lui font acquérir un développement qui se fait alors aux dépens de tout le corps, parce que les fonctions de cet organe jouissent de l'activité que devraient se partager tous les autres. C'est ainsi que les travaux de l'esprit nuisent en général à la digestion, et que l'on remarque que chaque profession prédispose à certaines maladies particulières.

Ainsi les affections dont sont atteints les gens de lettres sont généralement celles qui dépendent de la prédominance de l'action cérébrale sur les autres, prédominance qui nuit à l'exercice régulier des autres fonctions, et qui multiplie en même temps les chances d'affection du système cérébral et nerveux (1). Et, comme nous venons de le dire, chaque profession a ses maladies particulières : elles dépendent de l'humidité, du froid, de la chaleur du lieu dans lequel on travaille, et de l'effet insalubre de l'air et des matériaux qu'on touche continuellement. Elles viennent des instruments, des positions vicieuses, fatigantes, d'un défaut d'exercice ou de la nature même du travail auquel on se livre, et l'on comprend facilement dans ce cas toute l'influence que peut avoir chez les uns et les autres l'éloignement de ces causes de maladies et l'effet d'un changement d'habitudes. Ajoutez à cela un air pur, et l'observation des règles hygiéniques, et vous comprendrez que souvent on ne peut accorder à l'action des eaux minérales qu'une faible part dans des résultats qu'on n'aurait cependant pas obtenus sans elles, car elles ont été le but du déplacement.

« L'exercice agit sur l'esprit et le corps de trois manières (2) : 1° par les impressions immédiates qu'il produit, et par l'état dans lequel il met directement les organes; 2° par les modifications successives qu'il peut déterminer, soit dans la structure organique elle-même de diverses parties du corps, soit dans le caractère de leurs fonctions; 3° par la tournure particulière que les déterminations prennent à la longue en vertu de ces modifications et de ces impressions. Les mouvements du corps portent à l'extérieur les forces qui, pendant l'état de repos, tendent presque toujours à se concentrer, soit dans le cerveau,

---

(1) Dictionnaire abrégé des sciences médicales, Panckoucke.
(2) CABANIS. Rapports du physique et du moral de l'homme.

13

soit dans les viscères du bas-ventre, et en font une plus exacte
répartition : ils rétablissent ou maintiennent l'équilibre , ils animent la circulation, provoquent la perspiration insensible, et ,
par le surcroît de ton qu'ils donnent aux fibres musculaires, ils
empêchent la prédominance vicieuse du système nerveux. »

Il est inutile d'insister sur les bons effets d'un exercice modéré, régulier ; tout le monde est à même de les apprécier. Et
l'on peut dire qu'aux établissements thermaux on trouve réunies toutes les circonstances accessoires qui peuvent seconder
l'heureuse influence d'une promenade et celle de l'eau.

Que d'affections chroniques, surtout chez les femmes en général, dépendent d'écarts hygiéniques ! Leur organisation délicate, la nature de leurs travaux, particulièrement l'inaction qui
en est la conséquence : voilà bien des causes prédisposantes aussi
communes que négligées, dans le traitement de leurs maladies.
A part quelques affections qui dépendent du sexe, les femmes
doivent la plupart de leurs maux à la lenteur de leurs digestions, lenteur produite par le défaut d'exercice d'abord, et
parce qu'en général elles boivent extraordinairement peu (1).
La meilleure preuve de cette assertion, c'est qu'on obtient chez

---

(1) Dans ce cas, la digestion se fait très difficilement, parce que les aliments n'étant pas assez imbibés et divisés par les fluides, restent fort longtemps dans l'estomac sans subir leur changement. Le chyle qui se forme
est épais et circule difficilement ; il en résulte des embarras et des obstructions dans les petits vaisseaux. Les humeurs trop épaisses prennent plus facilement de l'acrimonie ; les sécrétions et les excrétions se font plus difficilement, et la nutrition est imparfaite. L'excès contraire est aussi dangereux ;
si l'on boit trop, la digestion est encore troublée, les sucs digestifs sont sans
activité, le chyle trop délayé n'est pas assez nourrissant. On donne aux humeurs une trop grande fluidité ; leur peu de consistance rend la transpiration
et les urines excessives. L'amaigrissement du corps est le résultat de ces deux
excès. (*Encycl. méthodique. Médecine.* t. IV, p. 24.)

elles les plus heureux résultats d'une promenade matinale et de l'usage régulier d'une certaine quantité d'eau ordinaire en boisson.

L'habitude d'un régime peu en rapport avec les besoins de notre organisation, suffit pour altérer les fonctions et même les organes, et leur donner de nouvelles manières d'être, d'agir et de sentir. En effet, il est reconnu que la manière dont on vit, bonne ou mauvaise, améliore ou dégrade la santé ; et il n'est aucune mère qui ne connaisse ce principe d'éducation physique ; car je vois que pour leurs enfants, elles le mettent en pratique avec une constance et une sollicitude extraordinaires. Sans avoir besoin du conseil des médecins, elles savent qu'on ne peut empiéter sur les heures de repos ou de sommeil, sans troubler l'ordre de la nature ; qu'après le repas, on a besoin d'une promenade, d'un peu de mouvement : voilà les préceptes qu'elles invoquent pour l'éducation de leurs enfants, et elles n'y songent pas le moins du monde pour elles. Elles font de la nuit le jour et du jour la nuit, surtout pendant la saison des bals, et elles s'étonnent, en se levant à midi, de n'avoir pas d'appetit et d'éprouver tous les dérangements qui suivent inévitablement ces écarts hygiéniques. Le printemps arrive, c'est la saison des eaux, on s'y rend de toutes parts ; elles opèrent alors des miracles, parce qu'on ne tient aucun compte du changement survenu dans les habitudes, et chaque année, les mêmes causes se renouvelant, on voit à peu près les mêmes malades étonnés de l'opiniâtreté de leurs maux.

Un plan de vie convenable est donc une chose d'autant plus importante, que les effets d'un mauvais régime, et ce mot a une grande extension, sont extrêmement lents, et en quelque sorte masqués par l'influence même de l'habitude. Briser avec les habitudes des villes, dit M. Marchant, c'est beaucoup faire pour la guérison. Nous convenons tous qu'elles sont très vicieuses, qu'elles contribuent au développement et à l'entretien de nos souffrances chroniques ; en effet, une continuelle tension

13.

de l'esprit, le souci des affaires et de nos affections, les délas-
sements bruyants et passionnés, les émotious de surprise si fréquentes lorsqu'on a des rapports nombreux, les joies sensuelles
de toute sorte et variées à l'infini, mettent le système nerveux
dans une action forcée à laquelle il semble résister. L'innervation, ainsi élevée et soutenue à ce ton, sert d'origine à toutes
les prédispositions pathologiques qu'on puisse imaginer. Ce
sont ces habitudes de la grande société qui rident et courbent
la vieillesse, qui fanent et font dépérir la jeunesse et la beauté ;
le changement qu'apportent à ce genre de vie les lieux thermaux redresse et ranime les vieux, rend la fraîcheur et l'agi-
lité aux jeunes. Ce n'est pas un spectacle peu remarquable de
voir des corps malsains, défigurés et presque inanimés, reprendre peu à peu leurs formes naturelles. C'est une race dé-
gradée qui se rend aux eaux, c'est une race nouvelle qui en
vient. La fontaine de Jouvence n'est pas une invention si chi-
mérique qu'on ne puisse y croire (1). »

Si le régime est si important que nous le disons pour l'entretien de la santé, si l'oubli des règles hygiéniques produit un
trouble plus ou moins profond sur nos organes, on comprendra
facilement que cette importance augmente encore lorsqu'on
suit un traitement pour combattre une maladie dont la cause est
le plus souvent une habitude anti-hygiénique. Aussi c'est le
moment où il faut particulièrement s'observer, afin de régler
la nature et le choix des aliments, et de mettre le régime en
rapport avec les forces digestives et les pertes qu'on éprouve
par des sueurs abondantes et des selles copieuses. Il faut se lever
entre cinq et six heures, et ne jamais se coucher après dix;
Prendre un exercice modéré, qu'on peut cependant porter jusqu'à une légère lassitude ; éviter par-dessus tout les transitions

---

(1) L. MARCHANT. Ouvr. cité, p. 494.

brusques de température. Prendre ses repas de manière à ne pas déranger l'action de l'eau, qui ne se conduit pas chez tous les baigneurs de la même manière (1); éviter la profusion des mets et la longueur des repas, c'est d'ailleurs un temps perdu qui sera bien plus utilement employé en promenades. Sur ce sujet, il est impossible de rien prescrire d'absolu, et c'est un des motifs qui nécessitent les conseils d'un médecin habitué à l'action des eaux minérales dont on veut faire usage. Que chacun entretienne sa santé selon la connaissance qu'il a de son corps et selon l'observation des choses qui ordinairement lui profitent ou lui nuisent, et qu'il s'abstienne des aliments superflus (2).

J'ai déjà cherché à mettre en évidence l'action particulière de l'eau, en ne tenant aucun compte des substances qui la minéralisent; et si l'on ne veut lui accorder la participation cependant positive qu'elle a dans les bons effets qu'on obtient d'un voyage aux eaux minérales en général, on ne lui refusera pas d'y avoir au moins une participation accessoire; c'est à ce titre que j'ajouterai, avec l'auteur d'un dictionnaire de médecine, que l'usage de l'eau minérale, considérée comme eau simple et bue en plus grande quantité, doit être pris en considération, et que c'est

---

(1) Héers pensait que la couleur des urines pouvait indiquer aux baigneurs l'heure à laquelle ils devaient manger. « Si quelqu'un, disait-il, a uriné blanc (limpide comme de l'eau), ce qui arrive à la plupart de ceux qui boivent les eaux minérales, et si ensuite il a rendu de l'urine dorée, qu'il dîne hardiment. C'est une marque certaine que la nature dispensatrice des choses prises par la bouche garde les eaux qui restent pour quelques autres usages du corps. Si l'eau a causé à quelqu'un une déjection d'urine ou de ventre, copieuse ou plus fréquente qu'à l'ordinaire, il pourra dîner plus librement une ou deux heures après que ces opérations auront cessé. Héers, p. 173.

(2) Sustentatur valetudo notitiâ sui corporis, et observatione earum rerum, quæ res, aut prodesse soleant, aut obesse, etc., etc., etc. Cicero, De Offic.

la seule chose dont on ne dit rien pendant un traitement à une source. C'est ce qui a fait remarquer qu'il est assez singulier que, dans l'étude des effets de ces eaux, on ait presque toujours omis l'examen de l'action de l'eau elle-même, qui en forme pourtant la majeure partie : il semble que cette substance soit absolument inerte. Ce n'est pourtant point une chose indifférente, que de faire avaler à un malade jusqu'à trente verres *d'eau*, de le faire séjourner dans *l'eau* pendant huit heures, et de diriger de pesantes colonnes *d'eau* vers une partie affectée, et cela tous les jours, et pendant plusieurs semaines. Cet emploi de l'eau sous toutes les formes est un des moyens les plus puissants de la thérapeutique; c'est à lui qu'on doit une grande partie des bons effets que l'on retire des sources minérales. Quelle doit être, en effet, l'action d'une grande quantité d'eau introduite chaque jour dans un estomac qui jusque là n'avait reçu le plus ordinairement que des aliments succulents, des vins généreux et des liqueurs ardentes! On conçoit que cet usage intérieur de l'eau, joint à un choix sévère dans les aliments, doit exercer une puissante influence dans les maladies qui dépendent de l'irritation de l'estomac ou des intestins. N'est-ce pas une chose curieuse que la docilité avec laquelle nos gastronomes partent de Paris et se rendent à soixante, quatre-vingts, cent lieues de cette ville de plaisir, pour aller boire de l'eau qu'ils auraient repoussée avec horreur, si le médecin qui leur en conseille l'usage avait eu la bonne foi et le courage de leur prescrire tout simplement pour boisson l'eau de la Seine? C'est certainement là une des contradictions les plus bizarres de l'esprit humain. Les eaux minérales ont donc ce précieux avantage, qu'elles arrachent aux plaisirs de la table et aux orgies de Bacchus des hommes qu'il faut chasser du centre de leurs habitudes pour les rappeler à un régime simple et bienfaisant (1).

---

(1) Dictionnaire abrégé des sciences médicales, Panckoucke.

MODE D'ADMINISTRATION

DES EAUX MINÉRALES.

Les eaux thermo-minérales constituent un agent médicinal avec lequel le public se joue d'autant plus volontiers, qu'il a moins l'air remède. Si elles tentent les malades comme moyen curatif, elles attirent les bien portants comme ressource de l'hygiène : les uns y accourent par besoin ou sont ramenés par la reconnaissance ; ce qui détermine les autres, c'est l'attrait dont s'accompagne la fréquentation de ces thermes.   ANGLADA.

Si la thérapeutique des eaux minérales a fait quelques progrès, c'est sans contredit en oubliant ces règles absolues, filles de l'empirisme, qu'il fallait observer quand même, avant d'oser faire usage de la moindre quantité d'eau ; et si les anciens nous ont laissé quelques sages instructions, il faut le dire, elles sont perdues au milieu d'une foule de préceptes inutiles et souvent ridicules. On voit qu'il n'y a pas bien longtemps les malades, en arrivant aux sources, devaient se purger pendant plusieurs jours, se faire appliquer des ventouses ou se faire saigner. Les médecins qui prescrivaient ces moyens préparatoires prétendaient qu'ils étaient indispensables pour faire évacuer les *matières peccantes* des intestins ; sans cette mesure, les eaux entraînaient avec elles les mauvaises humeurs, et augmentaient par là les obstructions. Après dix jours de traitement, il fallait encore prendre un ou deux purgatifs ; enfin l'on ne devait pas quitter la source sans assurer la guérison par de nouvelles évacuations.

Ce traitement préparatoire était bien plus en usage en Allemagne qu'en France, où depuis longtemps on ne l'emploie plus que dans certains cas et non chez tous les bai-

gneurs comme cela se pratique encore chez nos voisins.

On comprend sans doute la nécessité de prendre quelques précautions lorsque les organes n'étant pas préparés aux nouvelles
fonctions auxquelles ils vont être momentanément soumis,
feraient craindre une excitation trop vive. On conseille généralement, et avec succès, avant le départ pour les eaux et
pour habituer les voies digestives à l'action d'une eau minérale naturelle, l'usage de cette même eau artificielle ou transportée, en ayant soin de lui donner graduellement la
température de la source. Cette précaution, peu goûtée en
général par les malades, et trop souvent négligée par les
médecins, prépare on ne peut mieux à un traitement qui
souvent, par l'oubli de ce soin, ne commence pas sans
quelques accidents plus ou moins graves et qui auraient pu
être évités. Dans tous les cas, ce moyen peut abréger la durée
du séjour près de la source, et ne doit pas être négligé par
les malades qui veulent assurer leur guérison et ne peuvent
donner qu'un temps court ou limité à un voyage aux eaux.
Mais il y a loin de cette mesure sage et rationnelle à l'abus
consacré par certains médecins.

Aujourd'hui dans les grands établissements thermaux on
a fait justice de ces prescriptions ridicules lorsqu'elles ne sont
pas dangereuses, et s'il arrive qu'on ordonne à quelques malades
l'usage d'un laxatif ou d'une saignée, c'est une précaution né-
cessitée par l'état du baigneur, ou la nature de son mal, et l'on
peut dire que c'est une exception aux règles habituelles. Il conviendrait peut-être aussi, pour modérer ou corriger l'action trop
énergique d'une eau dont on fait usage, d'employer des eaux
gazeuses ou salines naturelles, dont tous les établissements thermaux devraient avoir un dépôt. Cette méthode plus rationnelle
peut-être troublerait moins le traitement, qui s'accommoderait
mieux de cette association que de l'emploi de nos préparations
pharmaceutiques.

On peut dire en général (1) que le mode d'administration des eaux minérales diffère suivant les sources qu'on visite, leur température et leur action présumée ou connue. Chaque source a ses usages établis et consacrés par d'anciennes traditions, que l'expérience a bien souvent de la peine à détruire. Cependant, répétons-le, on ne s'y conforme aujourd'hui qu'autant qu'ils s'accordent avec ce que prescrivent les circonstances. Néanmoins, le vague qui existe encore à ce sujet laisse beaucoup à désirer aux médecins qui ont des malades à envoyer aux eaux; cette incertitude vient de ce que l'on veut étendre à tous les maux les propriétés de chaque source, et que pour y parvenir, il faut faire des concessions peu en rapport avec l'exagération qui avait présidé à la description des propriétés merveilleuses de ces sources.

Ainsi nous voyons le même auteur dire, en parlant du calorique naturel des eaux, que c'est à lui qu'on doit rapporter la plus grande partie des effets qu'on obtient, et, plus loin, faisant peu de cas de ce même calorique, il annonce qu'on peut le modifier par l'addition d'une certaine quantité d'eau froide ordinaire, de lait, de vin, etc.

Un autre, qui avait reconnu la même propriété du calorique, pense qu'on devrait construire des machines propres à élever artificiellement la température de certaines eaux minérales, tièdes ou froides.

Un troisième dit qu'une infusion théiforme, employée pour augmenter le calorique d'une eau tiède ou chauffer une eau

____

(1) E longinquis autem partibus accessuri ad balnea, maximè qui viribus fuerint imbecilles, post præparationem condecentem, duos dies ad minus requiescant : postea nisi cœli status obstiterit, perindè votivam subituri essent peregrinationem, salutaria a Deo implorent suffragia, ac se itineri committant; in itinere caveant lassitudines, æstus, frigora, equitationis fastidium, aliaque incommoda quæ in causam mali possent accedere. ANDRÉ BACCIUS, lib. 2., p. 66.

froide, ne nuira pas à l'effet qu'on attend ; aussi cela n'en finirait pas, s'il fallait faire l'histoire des contradictions qu'on peut reconnaître dans les ouvrages des plus ardents partisans des eaux.

En général on convient, et l'expérience prouve, que les eaux minérales doivent, pour qu'on obtienne le plus de succès de leur usage, être employées à la source, sans rien changer à leur température, pas plus qu'à leur composition chimique (1), qui ne peuvent être modifiées sans qu'il s'opère une réaction sur les principes qui dominaient d'abord ; et l'on ne doit s'écarter de cette règle que pour permettre à certains malades d'essayer l'usage d'une eau qu'ils ne supporteraient peut-être pas sans danger à l'état naturel.

Il est très difficile, pour ne pas dire impossible, de donner une méthode d'administration des eaux minérales applicable à toutes les sources et à tous les malades ; car l'âge, le sexe, les saisons, les tempéraments, et surtout les indications fournies par les maladies, varient trop pour qu'on puisse rien prescrire d'absolu. Dans la plupart des cas, dit M. Anglada en parlant des eaux sulfureuses, et cela peut s'appliquer à toutes les sources, on aborde ces eaux sans trop consulter ce qu'elles peuvent, sans se défier assez d'un emploi intempestif. On ne leur fait pas assez

---

(1) « Je ne suis point d'avis de mêler les eaux d'alun avec aucune substance quelconque ; j'ai vu plusieurs malades les couper avec différentes espèces de lait ; je les ai même conseillées ainsi mélangées dans ma première édition ; mais l'expérience m'a dès lors prouvé, plusieurs fois, qu'elles ne convenaient dans aucun cas, que leur passage était lent et difficile, qu'elles ôtaient l'appétit au bout de quelques jours de cet usage, déterminaient souvent la diarrhée, amenaient sur la langue cet enduit dont j'ai parlé ci-devant, et obligeaient le malade à se purger, ce dont il n'aurait pas eu besoin s'il n'avait pas suivi cette pratique trompeuse et routinière. Je conseille donc les prendre pures, telles qu'elles sortent de la source. » DAQUIN. Des Eaux thermales d'Aix, p. 106.

l'honneur de les craindre pour recourir aux conseils de la médecine; ou bien, cédant tout au plus à l'avis d'un médecin éloigné, bien aise souvent d'écarter un malade sur lequel il a épuisé sans fruit les ressources de l'art, on fait hardiment usage de ces eaux sans réclamer, sur les lieux, des lumières qui, plus exercées à éclairer leurs effets, offriraient la meilleure garantie pour en proportionner et pour en régulariser l'emploi. Les plus impatients ne craignent pas d'en déployer dès le début toute l'énergie, en prenant des doses trop fortes, ou en précipitant leur action outre mesure; il leur semble que pour en obtenir plus tôt les bons effets, il doit suffire d'en exagérer l'usage. De telles imprudences amènent parfois des revers qu'il eût été facile de transformer en succès à l'aide de mesures mieux entendues.

Il est rare, d'ailleurs, qu'en prenant les eaux on s'astreigne à un régime approprié. On veut n'être redevable qu'envers leur salutaire influence, et toute gêne qu'on s'imposerait aurait l'air d'affaiblir la bonne opinion qu'on a conçue de leur efficacité. On dirait que c'est le propre de ce remède de réaliser ses bons effets sans le concours d'aucune action adjuvante, cela semble même faire partie de sa renommée.

Cependant, si l'on y faisait sérieusement attention, on s'apercevrait aisément qu'un agent médicinal capable de produire, dans une foule de circonstances, des effets si positifs, si remarquables, et doué, par conséquent, d'une si manifeste énergie, demande à n'être employé que sous les auspices d'une indication réelle, et qu'autant qu'il n'existe aucune formelle contre-indication. On reconnaîtrait qu'il veut être mis en œuvre sous des conditions de doses, de forme, de précautions, de secours adjuvants, appropriés à chaque individu, au caractère de sa maladie, à ses modes de sensibilité, de susceptibilités physiologiques ou pathologiques, etc. (1).

---

(1) Traité des eaux minérales.

Après avoir établi que les eaux minérales ne peuvent être prises ni indifféremment, ni légèrement, il convient de dire un mot du choix de la saison, de la dose à laquelle il faut boire les eaux des diverses classes, de la manière de prendre les bains et de leur action, suivant leur température; nous parlerons de la douche, des bains de vapeurs, des boues minérales et de la substance végéto-animale; et, comme on le voit, ce chapitre terminera ce que nous avions à dire de l'action des eaux en général.

Choix de la saison. Le printemps et l'été, voilà le temps de l'année pendant lequel on va prendre les eaux. Cependant il n'est pas indifférent, pour l'effet qu'on veut obtenir, dé choisir l'époque du voyage. Ainsi, il ne sera pas difficile de comprendre que l'on peut se diriger du nord vers les sources du midi dès les premiers jours de mai; tandis que ce n'est guère que vers la fin de ce mois qu'on se rend aux eaux moins favorisées par le climat. Quelques raisons particulières doivent cependant aider à fixer le moment du départ; et avec un peu d'habitude, la nature de la source indique assez l'époque que l'on doit préférer pour s'y rendre. Les eaux sulfureuses, dont l'action a besoin d'être secondée par une température atmosphérique assez élevée, devront être fréquentées pendant l'été, excepté par les sujets pléthoriques; cette saison favorisera les modifications du système cutané (1). On évitera aussi, pour aller aux autres sources, les chaleurs trop fortes; une température élevée contrarierait l'action diurétique des eaux acidules particulièrement. Il faudra se

---

(1) Hiemis enim frigore hebetantur tam balnearum vires, quam corporum : nam aquæ ipsæ variarum confluxu aquarum non modicè alterantur, ut pluries diximus. Æris vero ambientis frigiditas adversatur balnei operationibus, quæ sunt aperire, fundere, laxare; at frigus constipat, et vel planè nocet, vel non facit ad usum. André Baccius, lib. 2, p. 69.

rendre aux eaux ferrugineuses dans le courant du mois de mai, ou lorsque les chaleurs auront cessé; le changement que ces eaux produisent sur la composition chimique du sang, amènerait, sous l'influence d'une température trop élevée, des accidents qu'il faut prévoir. Enfin, les eaux salines, gazeuzes, et les eaux douces de toutes les classes sont celles qui se prennent presque indifféremment dans toutes les saisons. En effet, les propriétés des eaux douces sont tellement peu tranchées, qu'on pourrait aussi les appeler eaux mixtes, puisqu'elles possèdent, il est vrai à un faible degré, les propriétés de presque toutes les autres.

C'est au printemps que l'air est plus pur, par les modifications si manifestes que lui font subir la croissance et la régénération des végétaux. Les fonctions assimilatrices deviennent plus actives; l'hématose, la circulation et la respiration s'accomplissent avec plus d'énergie; tout semble vivre d'une vie nouvelle et plus disposé à se prêter aux influences extérieures, car c'est aussi l'époque de certaines maladies, et le moment le plus favorable à la conception; tout le prouve dans la nature; de tout temps on l'a remarqué, et CELSE, en parlant du printemps, a dit : *Eo tempore anni Venus tutissima est.*

L'été donne à tous les êtres vivants plus de force expansive; on ne remarque plus ces oscillations vitales du centre à la périphérie du corps, si communes au printemps. L'effort expansif l'a emporté, et le système cutané se trouve comme le centre d'activité auquel se rapportent toutes les fonctions; il devient le siége d'une dérivation continuelle et puissante, et comme un point de décharge pour les organes intérieurs. C'est pour cela que, plus impressionnable, ce tissu redoute les transitions de température, et qu'il est plus sensible aux variations de l'atmosphère.

Les sujets pléthoriques, disposés aux congestions sanguines, ne pourront se rendre qu'aux eaux salines ou gazeuses pendant les fortes chaleurs, l'action de ces eaux sur le tube digestif et le système nerveux corrigera en partie l'influence fâcheuse d'une

température élevée, si efficace à produire chez eux des congestions, l'apoplexie et tous les accidents qui la précèdent ou l'accompagnent.

On doit se rappeler que les eaux minérales ont une action
assez énergique pour être considérées par quelques auteurs
comme un remède toujours excitant; et que si, par leur emploi
convenablement indiqué, on parvient à guérir des maux souvent
réputés incurables, on n'arriverait qu'à des résultats fâcheux
par une administration intempestive ou mal entendue; et s'il
est vrai que ce remède soit toujours excitant, il convient d'en
diriger sagement l'emploi, d'utiliser cette excitation, de la modérer, de la doser de manière à en être toujours maître.

Il faut encore tenir compte de la constitution atmosphérique
habituelle de la localité dans laquelle on veut prendre les eaux.
Ainsi, l'on attache, avec raison, trop d'importance à la sécheresse et à l'humidité de l'atmosphère, pour négliger l'influence
des vents qui produisent ces alternatives et qui changent avec
les saisons; c'est pour cela qu'il devient nécessaire de connaître
la topographie médicale des diverses localités thermales, l'élévation du sol et les circonstances qui peuvent troubler ou favoriser l'action des sources.

Terminons en disant que la saison des eaux commence généralement le 15 mai et finit le 15 octobre; qu'il y a des
sources où l'on peut se rendre beaucoup plus tôt; on en cite
même, comme celles d'Aix-la-Chapelle et de Bagnères, où l'on
voit des malades presque toute l'année.

Le docteur Renard, inspecteur de l'établissement thermal
de-Bourbonne-les-Bains, médecin, trop bon observateur pour
qu'on puisse douter de ce qu'il avance, dit que dans le nombre
des observations relatives à l'efficacité des eaux de cette localité,
il existe plusieurs exemples frappants de guérisons obtenues
pendant l'hiver; et il croit que, dans certains cas, cette saison
n'a rien de contraire, et qu'elle peut même être favorable au
traitement. Cependant il a soin d'ajouter que de fortes raisons

s'opposeront toujours à la fréquentation des eaux pendant l'hiver, car sans parler de la difficulté d'un voyage à cette époque de l'année, et des inconvénients généraux de la saison qui ne permettent pas de se livrer au salutaire exercice de la promenade et de s'abandonner au besoin de certaines distractions, on aurait à redouter les effets du refoulement subit et souvent très dangereux des mouvements vitaux que l'action de la douche ou du bain pourraient appeler à l'extérieur (1). »

Ainsi la belle saison peut être considérée comme le moment le plus convenable pour un voyage aux sources minérales, sans exclusion d'un temps de nécessité qui, même pendant la saison froide (2), ne trouverait pas dans certains cas, rares il est vrai, de contre-indications suffisantes, surtout pour les malades riches, qui peuvent toujours se mettre à l'abri de ses rigueurs, en faisant usage des eaux près de la source, et en se les faisant apporter à domicile. Un docteur de Saint-Amand écrivait à Fagon, premier médecin de Louis XIV et le Mécène du siècle : « L'exploit le plus considérable que je fis alors avec les eaux de Saint-Amand, fut la guérison d'une jeune demoiselle réduite à l'extrémité, à qui j'avais fait inutilement tous les autres remèdes, pour une dureté douloureuse de tout le ventre, avec fièvre lente et des vomissements de bile noire, le tout

---

(1) ATH. RENARD , Bourbonne et ses eaux thermales.

(2) Excluymos los meses de hibierno, no tanto por estar las aguas por causa de las llubias con poca eficacia, porque las de algunas fuentes, como las de nuestra fuente de San Gregorio la tienen muy eficaz; sino es porque no es tiempo acomodado para hazer la prevencion previa, que se necesita antes de usar de ellas, por sangrias, y purgas; ni tampoco para hazer el exercicio necessario para que dichas aguas passen, ni para sudar, pues la frialdad del ayre lo impedira , y ocasionara resfriados, y catarros, que dañan mucho; y assi no se deve usar de ellas en tiempo frio. LIMON MONTERO. Ouvrage cité, p. 224.

causé par une suppression des mois. Comme le mal pressait et ne me donnait pas le temps d'attendre une meilleure saison, je les lui fis boire ici, dans son lit, au mois de février, pendant une rude gelée : elles passèrent à merveille et la tirèrent si bien d'affaire qu'elle est présentement une des premières dames de la ville et a eu plusieurs enfants. Je pourrais citer plusieurs autres exemples qui prouvent qu'elles ont souvent réussi de la même manière (1). »

Dose à laquelle il faut boire les eaux minérales.

Les heureux effets qu'on obtient de l'usage des eaux minérales en boisson ne dépendent pas de la quantité, mais bien plutôt de la bonne manière de les prendre. Ce serait donc un abus de croire que ceux qui en boivent le plus sont aussi ceux qui en obtiennent les meilleurs effets. Il faut, avant de prescrire une quantité quelconque d'eau minérale, consulter l'état de celui qui doit la boire, sa constitution, ses forces, le mode d'action de cette eau, et l'effet qu'on veut obtenir. On ne peut donc indiquer que d'une manière relative la dose à laquelle on boira les eaux minérales de toutes les classes, puisque les effets qu'elles produisent ne sont pas les mêmes chez tous les malades, et que cette dose se trouve subordonnée à leur action plus ou moins énergique. On l'a portée à des proportions si excessives, qu'on ne peut croire à l'assertion des médecins qui en parlent. Généralement, et lorsque l'état des voies digestives le permet, on commence par quatre, six ou huit onces d'eau le matin, à jeun, et l'on augmente graduellement cette dose jusqu'à trente ou trente-six onces, quelquefois quarante (2).

---

(1) Bouquié. P. Essai physique sur les eaux de Saint-Amand.

(2) La quantità delle acque da beversi non si può stabilire in ogni indivi-

On conçoit que dans certains cas cette première dose serait encore trop forte pour quelques eaux sulfureuses ou ferrugineuses, tandis qu'elle serait trop faible chez les sujets peu excitables. On peut boire une bien plus grande quantité d'eau gazeuse : elle est plus légère, d'une digestion beaucoup plus facile, gonfle moins l'estomac malgré l'apparence contraire ; c'est pour cela que toutes les eaux chargées de gaz acide carbonique et d'hydrogène sulfuré paraissent être supportées à des doses plus grandes, et, comme je l'ai déjà dit, on remarque aussi que plus une eau a une température élevée, plus elle est facilement digérée.

Cela paraît en contradiction avec l'expérience, qui semble prouver que l'estomac préfère l'eau froide, puisque ce liquide chaud ou tiède provoque des vomissements ; il faut remarquer qu'il est question, dans ce cas, d'eau ordinaire, tandis qu'il n'en est plus de même du moment où cette eau est chargée de principes minéralisateurs ou aromatiques. C'est ainsi qu'une infusion théiforme légère facilite, comme on le sait, la digestion qui aurait été troublée par la même quantité d'eau chaude.

Quoi qu'il en soit, souvent il arrive que, prises même à très faibles doses, les eaux minérales fatiguent l'estomac ; il suffit de se promener après avoir bu, pour prévenir ou faire cesser cet effet.

Il est impossible de fixer le moment précis que tous les malades doivent choisir pour boire l'eau minérale : est-ce le matin

---

duo, se non se relativamente alla forza del ventricolo di ognuno, la quale calcolare potrassi dalla facilità, o difficoltá d'inghiottirle, di ritenerle, e di digerirle senza gravezza, ed incomodo. Generalmente però sarà sempre commendevole cosa il cominciare da discreta dose, siccome d'una libbra, e di aumentarla gradatamente, in maniera che mai il ventricolo ne venga aggravato. Gioanni-Antonio Marino.

ou pendant la journée; est-ce le soir, est-ce avant, pendant ou après le bain qu'il faut boire la dose prescrite; faut-il se tenir au lit, faut-il se promener après avoir bu? On trouve à ce sujet, dans quelques traités sur les eaux, des préceptes qui rappellent l'inquiétude d'Argan, qui ne sait si c'est en long ou en large qu'il lui est permis de se promener dans sa chambre : tout ce qu'on peut dire, c'est qu'il faut en général choisir les heures qui précèdent le premier repas pour employer l'eau minérale sous toutes les formes et particulièrement en boisson (1); l'estomac est alors plus disposé à la supporter facilement, et il y a encore un autre motif aussi important peut-être, c'est la nécessité dans laquelle on est de se lever de bonne heure pour aller à la source; la petite promenade qu'on fait en prépare parfaitement l'effet; elle soustrait le malade à l'influence de l'atmosphère plus ou moins viciée de la chambre à coucher, fort petite aux établissements thermaux où plusieurs personnes sont souvent réunies dans la même pièce, et le force à respirer l'air pur et frais du matin. Dans le courant du jour et entre le déjeuner et le dîner, on pourra sans inconvénient boire quelques onces d'eau minérale, mais il ne convient pas d'en prendre après le dîner (2).

---

(1) De particulari autem tempore, atque hora balnei rectè matutinum, ut valde opportunum proponitur : die scilicet jam elucescente. Tum quia sol circa ortum potissimè humanis favet operationibus : tum etiam, quia hac hora concentrati vapores, minerales a frigore noctis, aquas exactè magis coxisse potuere, ac efficaciores reddidisse. Adde quod corpus tunc temporis promptius undiquaque redditur: nutritionis enim instrumenta, quorum munus est tum recipere primo occursu aquas, tum digerere, omnia jejuna reperiuntur, et vacua. Andr. Baccius, lib. 2, p. 69.

(2) Je passe soulz silence à descrire le temps, et encore qui peult estre propre pour prendre de la dicte eau après le disner. D'autant que je n'ay jamais cy devant, ny ne puis conseiller d'en user deux fois le jour, pour en

Autrefois, aux établissements thermaux, la manière de prendre les bains était aussi tracée invariablement pour chaque jour; ainsi, l'on trouvait des tableaux (1) indiquant la quantité d'eau qu'on devait prendre et le nombre d'heures qu'il fallait passer

---

boire sur le soir à quantité, comme on faict au matin, la raison est assez notoire à un chascun, ne pouvoir estre utile ni proffitable, car la chaleur naturelle et faculté concoctrice, lors étant occupée pour digérer la viande du disner précédent, on la corrompt et divertit de son office, l'empeschant, et presque suffocant pour la quantité d'eau qu'on remet dans l'estomac desjà remply et tendu. DUFOUILLOUX. De l'origine des fontaines de Pougues.

(1) Ancien mode d'emploi des bains à Niederbroon pendant une saison.

Durée du bain.

Jours.	Le matin.	Le soir.
1er	1/2 h.	» h.
2e	1	1/2
3e	1 1/2	3/4
4e	2	1
5e	2 1/2	1 1/4
6e	3	1 1/2
7e	3 1/2	1 3/4
8e	4	2
9e	4	2
10e	4	2
11e	4	2
12e	4	2
13e	4	2
14e	4	2
15e	4	2
16e	3 1/2	1 3/4
17e	3	1 1/2
18e	2 1/2	1 1/4
19e	2	1
20e	1 1/2	3/4
21e	1	1/2
22e	1/2	»

KUHN. Description de Niederbroon et de ses eaux minérales.

14.

dans le bain. Il y avait, surtout en Allemagne, trois manières de prendre les eaux. La première (grosse trinckur), grande cure, consistait à se gorger d'eau et à prendre tous les jours un bain d'une durée de 8 à 10 heures. Cette attaque vigoureuse, cette prise d'assaut, disait-on, était nécessaire pour réveiller les forces, détruire l'apathie d'un mal profondément enraciné: c'était un vrai supplice par l'eau. La seconde (mittleren trinckur), moyenne cure, moins effrayante que la précédente, devait néanmoins amener une saturation complète. La durée du bain ne devait pas être au-dessous de 4 heures, et la même proportion existait pour l'eau en boisson. La troisième enfin (kleinen trinckur), petite cure, consistait à boire une certaine quantité d'eau à petites doses souvent répétées et à prendre chaque jour un ou deux bains d'une heure. Il n'est pas nécessaire de s'arrêter à de semblables méthodes, car la quantité d'eau en boisson, la durée et le nombre des bains, et, en général, le mode d'administration des eaux, doivent être en rapport avec l'état du malade, la nature de la source et l'effet qu'on cherche à obtenir.

On doit remarquer que l'eau minérale bue en petite quantité produit souvent la constipation, surtout si elle est sulfureuse ou ferrugineuse. On évitera d'employer des moyens artificiels pour exciter la soif; ces moyens, en général, trompent sur les besoins de l'estomac, plutôt qu'ils ne les provoquent, et produisent très facilement l'irritation de cet organe.

Vers la fin du traitement, on diminuera gaduellement les doses auxquelles on prenait l'eau, pour en cesser insensiblement l'usage.

Du bain. — Le bain consiste dans l'immersion totale ou partielle du corps dans l'eau simple, ou contenant en solution ou infusion des substances propres à augmenter son action. Ne voulant pas faire une histoire médicale du bain, il n'est pas nécessaire de déterminer l'influence sur le corps de la température, degré par degré, depuis celle de la glace jusqu'à celle de l'eau bouillante; il suffira de rappeler en deux mots l'action du bain d'eau froide, celle du bain tiède et celle du bain chaud.

Le bain froid (1), c'est-à-dire de 18° à 22° c., enlève au corps une partie de sa chaleur, arrête la circulation capillaire, produit ce qu'on appelle la chair de poule, *spasmus periphericus ;* les lèvres pâlissent, les fonctions respiratoire et circulatoire éprouvent un certain embarras ; mais cet effet est de peu de durée ; toute la chaleur, qui paraissait refoulée à l'intérieur', est bientôt rappelée à la périphérie du corps, la circulation se rétablit, et la peau reprend ses fonctions ; la réaction qui succède rend l'effet de ce bain tout tonique et fortifiant (2). Si l'eau est courante, la soustraction du calorique est plus sensible, sans que la réaction se fasse attendre plus longtemps ; il y a contraction du tissu cutané.

Le bain tiède ou tempéré, de 25° à 30° c. produit plutôt le sentiment de la chaleur que celui du froid ; les grandes fonctions ne sont pas sensiblement altérées. Il donne à la peau de la souplesse, la nettoie convenablement, et favorise ses fonctions. Après quelque temps d'immersion, le tissu cutané se relâche, se gonfle et se colore légèrement, il absorbe une assez grande quantité d'eau. La circulation est insensiblement augmentée.

---

(1) Frigidaque etiam balnea Charmis hibernis algoribus levari persuasit. Mersit ægros in lacus. Videbamus senes consulares usque in ostentationem rigentes. Quâ de re exstat etiam A. Senecæ adstipulatio. PLINE, liv. XXIX.

(2) M. Braconnot a remarqué que l'urine rendue après un bain de rivière est inodore, incolore, insipide comme l'eau, et ne rougit pas le tournesol ; que les réactifs n'en troublent point la limpidité ; qu'abandonnée pendant plusieurs jours et à une température de 23 à 25 degrés, elle ne donne aucun signe de putréfaction, tout en présentant tous les éléments de l'urine. Il ajoute que l'impression d'un air frais et humide, après une promenade matinale au bord d'une rivière, produit le même effet. Il attribue ce phénomène à la suspension de la transpiration plutôt qu'à l'absorption du liquide ambiant. *Revue médicale* Août 1833.

Ces bains sont tempérants; ils conviennent aux personnes irritables et particulièrement aux femmes et aux enfants. On les emploie avec succès dans les maladies de la peau, et la médication qu'ils produisent sur ce tissu, s'étend plus ou moins sur tout l'organisme.

Le bain chaud, de 30° à 37° c., produit sur le corps un sentiment de chaleur. La peau se ramollit promptement, se colore; elle se gonfle beaucoup plus que dans le bain tiède; le pouls se ralentit d'abord, mais il devient plus plein; la respiration est lente et étendue, et l'on éprouve de la disposition au sommeil. En sortant de ce bain, la différence qui existe entre la température de l'eau et celle de l'air se fait sentir par un frisson général qui se dissipe bientôt, si l'on s'habille immédiatement.

Souvent, dans ce bain, on a l'envie d'uriner, et l'absorption ou plutôt l'imbibition cutanée est remarquable. Le bain chaud est débilitant, il provoque une réaction générale, et ne peut être employé inconsidérément (1).

Un bain trop chaud colore de suite la peau, produit une secousse désagréable sur le tissu cutané, qui se gonfle promptement. La circulation est considérablement activée; le pouls est fréquent, plein et irrégulier; les veines sont remplies, saillantes; la respiration est gênée, l'exhalation cutanée augmente; la face est fortement colorée, couverte de sueur; il survient souvent de la céphalalgie; une transpiration abondante continue même après le bain, et affaiblit considérablement (2).

---

(1) Il devient facilement nuisible par la surexcitation qu'il produit. Il ne faut l'employer que lorsqu'une forte excitation vitale peut avoir lieu sans danger, et lorsqu'on en a besoin pour mobiliser des principes morbifiques. Kreysic, ouvrage cité, p. 128.

(2) De modo subveniendi accidentibus ex balneis evenire consuetis.

Octo sunt accidentia ex balneo evenire consueta: videlicet vigelia immo-

Tels sont, en peu de mots, les effets généraux des bains d'eau simple, froids, tempérés et chauds. Ce sont aussi ceux des bains d'eaux minéro-thermales ; car, quoique l'on doive supposer que le calorique naturel de ces eaux soit pour beaucoup dans leur action, on n'a pu établir que de fort légères différences entre les bains d'eau simple et les bains minéraux. Ainsi, l'on prétend que ces derniers sont plus agréables que les premiers ; qu'ils favorisent davantage l'exhalation cutanée et la sécrétion de l'urine ; qu'ils peuvent agiter et qu' ils rendent la respiration laborieuse, etc. Un fait certain, c'est qu'ils affaiblissent beaucoup moins, et ils doivent, sans aucun doute, cette propriété aux sels qu'ils contiennent. Les bains d'eau sulfureuse surtout sont remarquables par l'onctuosité qu'ils impriment à la peau.

Bordeu dit, en parlant des bains d'eau minérale, qu'ils agissent d'une manière particulière sur l'estomac et les intestins ; souvent ils les irritent, ainsi que les douches, au point de causer la défaillance : leur effet assez ordinaire est de procurer de l'appétit et d'aider la digestion ; mais ils la troublent quand on en use pendant qu'elle se fait (1). J'ai vu, dit-il, les bains causer des crachements de sang, et hâter la mort de certains pulmoniques ; je les ai vus exciter les règles à contre-temps, et des hémorrhagies de la matrice, des flueurs blanches excessives, et même l'hydropisie ; ils poussent fort souvent par les urines. Quelque chaud que soit le bain, nombre de personnes y sont saisies, au bout d'un certain temps, d'un frisson auquel succèdent sou-

---

derata, sitis, capitis dolor, constipatio ventris, superfluus sudor, urinæ punctio sive ardor, defluxus rheumatis, prostratio appetitûs. Michel SAVONAROLA, p. 34.

(1) M. Boirot-Desserviers, inspecteur de l'établissement thermal de Néris, fait prendre à tous les malades de l'hôpital le bain après souper sans qu'il en résulte d'accidents. BOIROT-DESSERVIERS, p. 140.

vent la chaleur et la sueur. Les bains agissent donc sur les organes intérieurs, par l'irritation et la compression qu'ils leur causent ; ils y déterminent le flux des mouvements, lesquels se reportent ensuite vers la circonférence du corps : ils produisent ainsi la fièvre, et souvent même une fièvre très vive, qui finit par la sueur. Au reste, pour bien apprécier l'effet des bains minéraux chauds, il faudrait d'abord connaître parfaitement la nature, la cause et les effets de la chaleur : or, ces objets importants sont encore indécis chez les maîtres de l'art (1).

La durée du bain varie depuis quelques minutes jusqu'à une heure, rarement plus. Ainsi, l'immersion peut se prolonger dans un bain tempéré beaucoup plus que dans un bain chaud, et elle ne doit être que de quelques minutes dans un bain très chaud : car l'impression que la chaleur de l'eau produit est tellement irritante qu'il serait impossible de se soumettre à une immersion prolongée sans s'exposer aux plus graves dangers, et il faut arriver graduellement à une haute température pour éviter les effets fâcheux d'une transition trop brusque.

On a remarqué qu'en général les bains pris dans les piscines (2) avaient une action beaucoup plus énergique et plus prompte que ceux pris dans des baignoires. Cette différence s'explique par l'agitation continuelle de l'eau des piscines, les mouvements qu'on peut y faire (3), la distraction inséparable de la

---

(1) Bordeu. Recherches sur les maladies chroniques.

(2) Bains collectifs. Bassins toujours très étendus dans lesquels un plus ou moins grand nombre de personnes peuvent se baigner.

(3) Si le bain de mer doit quelques uns de ses effets propres à cette succussion que décide la vague sur la surface du corps, nul doute que la faculté de nager dans un bain d'eau thermale n'ajoutât à son efficacité : bien certainement elle ajouterait à l'agrément pour un grand nombre de personnes. C'est une addition dont on retrouverait le modèle dans l'antiquité, mais dont la réhabilitation dans les thermes modernes pourrait bien passer pour une nouveauté de quelque prix. Anglada.

réunion d'un grand nombre de personnes, et la grande étendue du local, dont l'atmosphère est moins chargée de vapeurs minérales. Quoi qu'il en soit de cette vérité incontestable, on comprend que cette manière de prendre le bain est favorable comme bain hygiénique, mais qu'elle ne peut toujours remplir le but d'un moyen thérapeutique.

Il serait certainement préférable de se baigner dans de vastes piscines, si l'étude des eaux minérales était plus avancée, et surtout si l'on avait des données assez certaines pour ne jamais adresser à une source que les malades qui peuvent en supporter la température et l'énergie. Il n'en est malheureusement pas ainsi, car on n'est pas encore arrivé au point d'indiquer toujours précisément la source qui doit amener les plus heureux résultats ; on hésite entre plusieurs établissements, et le choix se fixe, le plus souvent, à l'amiable par le malade et le médecin. Un autre obstacle se rencontre dans l'éloignement de la source qui conviendrait au traitement de la maladie ; cette raison empêche fréquemment les malades de s'y rendre, soit à cause des frais considérables qu'un pareil déplacement entraîne (c'est une raison qui l'emporte trop souvent), soit à cause du genre de l'affection, qui ne permet pas d'entreprendre un si long voyage.

C'est pour permettre à ces malades de prendre des eaux, souvent d'une température trop élevée pour eux, qu'on laisse refroidir de l'eau thermale pour la mêler à celle qui doit servir au bain et lui donner le degré de chaleur le plus convenable. Cette méthode peut être utile, cependant toutes les fois qu'on pourra se rendre à une source; dont la température et la composition chimique ne devront pas être altérées ; on fera bien, car le succès sera plus assuré. C'est, sans contredit, ce qui donne tant de vogue aux localités qui fournissent un grand nombre de sources, et qui a valu à Bagnères le titre de métropole des eaux minérales.

La température du bain doit varier beaucoup suivant les malades, et l'on ne peut rien prescrire à ce sujet. Ce qui paraît chaud à un malade serait froid pour l'autre, et tel degré de chaleur qui convient aujourd'hui sera demain, suivant l'état de l'air extérieur, ou trop faible ou trop élevé. Lorsqu'on prend un bain, on ne doit pas toujours juger de la température par l'impression qu'on éprouve en y entrant; ce n'est qu'après quelques minutes d'immersion qu'on peut en avoir une idée exacte.

On dit qu'en général on ne doit prendre de bains thermaux qu'après avoir déjà fait usage, pendant quelques jours, de la même eau en boisson ; cette précaution est certainement bonne pour quelques malades irritables, mais ne peut s'étendre à tous. D'après les préceptes que nous ont laissés les anciens, on croirait qu'ils étaient beaucoup plus sévères que nous sur la manière de prendre les bains, si l'on ne consultait que leurs écrits (1)

---

(1) Extrait de *Balneis omnia quæ extant apud Grœcos, Romanos, etc.*

Prima itaque regula observanda est , q. tempore calido balnea ingrediantur homines in horâ diei quâ remissa est caliditas, in mane vel in sero. Persuadetur quia corpora in horâ tali sunt minus parata resolvi, et debilitari à caliditate continentis et balneorum simul.....

Tertius canon. Non debet esse corpus aptum inflammationi, ut convalescentes ex febribus acutis, ut dispositi ad hecticam, ut corpora macra, multum cholerica et similia.

Quartus canon. Non debet usus fuisse coitu nimio, vel abstinentiâ nimiâ, vel aliâ re, quâ multum potuerit debilitare virtutem.

Octavus canon. Cum egreditur à balneo intret lectum, et ibi expectet, quandiù sudet, et cum sudare cœperit, siccare se faciat et fricare cum pannis per totum, et induat se et capiat de aere recenti et sic stet quandiù duraverit calor balnei , et posteà prandeat , vel cœnet et si sitiet, assumat saccharum candidum vel passulas vel aliud habens virtutem extinguendi sitim, sed non bibat.....

Non omittam, quin hoc in loco de coitu ; et horis ejus verba faciam, ut sciatur, quibus conveniat vel disconveniat.....

Dicitur etiam decimâ tertiâ tertio capitulo de canonibus universalibus, coitum est unum de illis quæ calefacta membra infrigidant.....

Et ratio hujus est quia per coitum super inanitionem introducitur corpori

sans se rappeler les orgies qui se passaient dans leurs thermes.

Étuves et bains de vapeur. Le bain de vapeur, aux établissements thermaux, consiste à faire arriver, dans un cabinet peu spacieux, la vapeur qui s'élève de l'eau, et à se soumettre pendant un temps plus ou moins long à l'impression de cette atmosphère humide et chaude. Ces bains favorisent la circulation des fluides, ils ramollissent la peau, activent ses fonctions, y déterminent une turgescence d'abord pénible, et produisent de la gêne dans la respiration ; le pouls se développe et devient fréquent ; tout le corps, mais surtout la face et la poitrine, se couvrent d'une sueur abondante ; les vaisseaux capillaires sont gonflés, et ce bain, trop prolongé, ne tarde pas à provoquer le sommeil.

Les effets de ce bain dépendent beaucoup de la température à laquelle on le prend. Si elle est élevée, ils seront excitants, et disposeront aux congestions ; si elle est faible, l'action sera tempérante ; à une température moyenne, les effets excitants seront en partie neutralisés par l'action émolliente et sédative. On pourra donc, suivant les indications, utiliser avantageusement la vapeur des sources thermales.

Les bains d'étuve conviennent au traitement des névroses : ils sont anti-spasmodiques. A faible température, ils sont employés avec succès par les malades atteints d'affections de poitrine. Les maladies du tissu cutané exigent en général une température plus élevée ; ils déterminent une excitation plus ou moins forte sur la peau, modifient ses fonctions, agissent sur toute l'économie par les nombreuses sympathies du tissu qui

---

coeunti lassitudo ingens et debilitas. Et quia omne balneum quodcunque corpus aliqualiter alterat et resolvit, omnibus consulerem per tempus hoc, coitum fore dimittendum. Quapropter forté non erit inutile uxores suas domi relinquere....

en reçoit l'impression. Ils réussissent lorsqu'on veut obtenir la résolution d'un engorgement, le déplacement d'une irritation et surtout le rappel d'une transpiration arrêtée.

C'est surtout contre les affections herpétiques anciennes que l'efficacité des bains de vapeur a été constatée; on les emploie cependant utilement dans un grand nombre d'autres maladies, telles que le rhumatisme, les catarrhes chroniques, les névroses en général, l'aphonie, et certaines paralysies partielles, etc.

Tous les malades ne peuvent pas supporter le bain de vapeur, et il n'agit pas sur tous de la même manière. On a remarqué que les sujets lymphatiques étaient plus excités que les autres. L'usage de ces bains est toujours suivi du plus grand succès, lorsque la peau est sèche, écailleuse et comme sans fonctions.

Il existe beaucoup d'étuves naturelles; les territoires de Naples, de Pouzzole, de Baja, presque tous volcaniques, en offrent un grand nombre (*stufe sudatori*). On cite encore celles de l'île d'Ischia, et celles de San-Germano et d'Arnano, dans la terre de Labour.

Les précautions qu'on doit prendre en sortant d'une étuve sont très minutieuses : on doit se tenir le plus chaudement possible, se mettre au lit et favoriser la transpiration par le repos et quelquefois par une infusion théiforme.

Douches. — Le mode d'action des douches d'eau minérale ne diffère pas de celui des douches d'eau naturelle, car la cause principale des effets qu'elles produisent est beaucoup plus dans la température et la percussion que dans la composition particulière de l'eau qui sert à les donner. Il est démontré par l'expérience qu'elles produisent une excitation organique d'abord locale, puis générale, car la sueur, qui succède sur la partie douchée à la rougeur, effet de la percussion, couvre bientôt tout le corps.

Les substances en dissolution dans l'eau de la douche n'agissent que bien faiblement, pour ne pas dire plus, car le contact est trop peu prolongé et les minéralisateurs trop peu actifs. « La douche, dit un ancien médecin, n'est qu'une espèce d'embrocation plus puissante et valide, qui se faict de plus hault, avec plus de continuation, et d'autre matière que la dicte embrocation. »

Quant à la température de la douche, il n'est pas nécessaire de dire qu'elle doit différer suivant les effets qu'on se propose d'obtenir.

Une douche, quelle que soit sa température, occasionne toujours un ébranlement nerveux que partage tout l'organisme. Elle a pour effet immédiat de produire la rubéfaction de la partie qui la reçoit, et d'y exciter énergiquement la circulation capillaire. L'intensité de l'impression produite par la douche sur les parties malades dépend du diamètre plus ou moins fort de la colonne d'eau, de l'élévation et de la charge du réservoir.

On doit, en général, commencer par une douche très faible, et arriver graduellement à une plus forte.

Il est des circonstances où il ne convient pas de prendre la douche tous les jours, surtout si le malade est d'une constitution délicate, si elle diminue les forces, ou si elle donne du dégoût et de l'inappétence: on doit alors mettre un jour ou deux entre chaque douche, et si même en suivant cette méthode ces divers effets ne disparaissaient pas, ce serait encore un indice assuré qu'elle est nuisible et que le malade doit y renoncer (1).

Une précaution essentielle pour bien recevoir la douche, dit Martinet dans son Traité des maladies chroniques, consiste à affermir solidement la partie qu'on douche, afin qu'elle ne vacille point et que la colonne d'eau tombe dessus perpendiculairement, sans quoi elle perd de sa force. Quand on douche le ventre, voici la position qu'il faut avoir : on est couché sur une paillasse, la tête relevée et un peu penchée en avant, les jambes fléchies sur les cuisses et un peu écartées, les bras tombant le

____

(1) Daquin, Traité des eaux d'Aix.

long du corps et sans contraction, de sorte que tous les muscles du ventre soient dans le relâchement, et le malade à son aise autant qu'il lui est possible. Quand on reçoit des douches sur le dos et les lombes, il faut être couché sur le ventre ; si on les reçoit sur la nuque, il faut s'agenouiller sur un coussin, et appuyer la tête sur une chaise, les deux mains soutenant le front. Si on veut doucher la tête, on commence par se tenir debout pour diminuer la hauteur de la colonne, puis on s'asseoit sur une chaise et ensuite par terre. Pour doucher les pieds, on se place sur une chaise : on reste dans la même position pour doucher les mains, et on les étend sur les genoux. Les articulations qui reçoivent la douche doivent être dans une demi-flexion et bien fixées.

Le malade doit éviter de laisser tomber la douche sur la région du cœur, sur le passage des gros vaisseaux, sur les organes génitaux et sur le ventre, si ce n'est en arrosoir : autrement elle cause de l'agitation et pourrait être suivie d'accidents graves. Il ne doit pas non plus la recevoir sur la tête si elle est à une haute température, et en général, partout où la douleur et la gêne de la respiration se feraient sentir. On doit cesser l'usage des douches pendant l'écoulement menstruel ou hémorrhoïdal.

Les douches sont employées avec succès pour combattre les douleurs rhumatismales et sciatiques, l'atrophie, certaines paralysies, certaines névroses, quelques affections circonscrites de la peau, l'atonie, le relâchement des tissus, la fausse ankylose, la gêne et la raideur des articulations. La durée ordinaire de la douche est de 10 à 20 minutes ; on en prend une ou deux par jour, soit avant, soit après le bain ; on la reçoit aussi dans le bain : toutes ces méthodes sont bonnes.

Dans les établissements bien dirigés, il y a des douches descendantes, latérales et ascendantes, dont l'usage particulier est assez indiqué par la nature des maladies. La douche en arrosoir se prend en recevant l'eau sous forme de pluie ou en nappe sur certaines parties du corps. On emploie aussi la douche écossaise ou douche alternativement chaude et froide; on ne peut faire inconsidérément usage de cette espèce de douche, toujours très énergique.

Quelques médecins conseillent le massage de la partie qui reçoit la douche; la simultanéité de ces deux actions doit être favorable à l'effet qu'on veut obtenir.

Le massage est fréquemment employé par les Orientaux; il en a été question à l'occasion de leurs bains. Il consiste à pétrir toutes les parties du corps et à imprimer des mouvements aux articulations. Cette opération telle qu'elle est pratiquée en Orient aurait beaucoup de peine à trouver accès en France, où cependant on la met en usage en partie dans quelques circonstances. Le docteur Turc, inspecteur des eaux de Plombières, paraît en avoir obtenu d'excellents effets.

On comprend que ce moyen, plus puissant que de simples frictions, peut les remplacer avantageusement dans bien des cas. En effet, le massage, comme nous l'entendons, consiste à pétrir pendant un temps plus ou moins long la peau et les tissus qu'elle recouvre, et à imprimer des mouvements aux articulations : les effets qu'on en obtient n'ont pas encore été suffisamment étudiés; cependant on peut dire que ces manipulations fréquentes et prolongées animent la circulation veineuse et lymphatique et la sensibilité de la peau , donnent plus de souplesse aux muscles et aux ligaments, et peuvent modifier l'état morbide des surfaces articulaires.

Boues minérales. Balnea cœnosa. On donne ce nom aux terres délayées par les eaux minérales et sur lesquelles elles séjournent et déposent leurs principes minéralisateurs. Toutes les sources peuvent former des boues utiles, mais jusqu'ici on n'a employé à tort que celles que la renommée faisait connaître. On cite particulièrement celles de Saint-Amand, Bagnères-de-Luchon, Bagnols, Barbotan, Bourbonne-les-Bains, Cauterets, Dax, Néris et Ussat.

Les boues minérales ne sont plus si fréquemment employées

qu'autrefois. Elles jouissent cependant des mêmes propriétés que les eaux minérales qui les humectent; on peut même assurer qu'elles sont plus actives; et cependant l'usage ne s'en est conservé que dans un très petit nombre d'établissements thermaux. Ce sont d'excellents topiques qui conviennent parfaitement dans les raideurs articulaires, l'ankylose fausse, certains ulcères et un grand nombre d'affections cutanées.

Depuis quelque temps on les emploie avec succès, et il faut espérer que l'on reconnaîtra complétement leur efficacité.

Morand, convaincu des bons effets des boues de Saint-Amand dans un grand nombre de cas graves, a proposé, en 1743, d'imiter aussi les boues de toutes les sources, afin de les employer sous forme de cataplasmes, et il a conseillé, pour remplacer les boues des eaux ferrugineuses, celles qu'on trouve entre les pavés des rues de Paris.

On a généralement trop compté sur l'action des eaux minérales, et on leur a accordé une confiance si aveugle et si routinière que tout ce qui pouvait contribuer à les faire mieux connaître était négligé par ceux qui vantaient leurs vertus. Il y avait de grands intérêts attachés à leurs propriétés surnaturelles. Cependant quelques hommes éclairés et plus consciencieux ont de temps en temps mis à profit les visites qu'ils faisaient à ces sources, et c'est à eux qu'on doit quelques observations curieuses qui ont mis sur la voie de la vérité. Ainsi Fourcroy s'occupa un des premiers de l'étude comparée des eaux et des boues. Il pensait qu'il y avait quatre choses à considérer pour se faire une idée juste de la composition et de la manière d'agir de ces dernières. D'abord l'*excipient*, et il donnait ce nom au marais ou limon qui se trouve assez délayé pour servir de bains. *Les principes minéralisateurs,* qui sont en bien plus grande quantité dans les boues que dans les eaux; mais on s'est contenté de juger les premières par la connaissance assez imparfaite qu'on avait des secondes. La *chaleur,* qui est assez importante pour être l'âme des eaux comme des boues, car sans elle, disait-il, peu de chose, et avec elle presque tout. Enfin la *fermentation* insensible qui s'opère dans toutes les parties qui composent les boues.

L'importance que ce savant chimiste attachait à la composition particulière des boues est bien justifiée par les différences qui existent entre elles et les eaux qui les produisent; en effet, elles sont bien plus minéralisées que ces dernières, qui perdent promptement les parties volatiles, retenues et pour ainsi dire fixées dans les autres par la densité du limon; c'est en quelque sorte un extrait des eaux qui, partout où elles ont séjourné quelque temps, ont abandonné leurs principes au profit du terrain qu'elles abreuvaient.

M. Valentin a remarqué qu'on employait les boues minérales plus fréquemment en Italie qu'en France. Voici comment il les décrit : elles ont une couleur plombée, un goût savonneux et une légère odeur de pétrole. On y trouve des traces de bitume. Elles conservent de l'humidité à la température ordinaire, mais elles se dessèchent par l'exposition au soleil ou au feu. Elles sont composées d'argile, de chaux, de magnésie, de silice, d'oxide de fer et de manganèse; lavées dans l'eau bouillante, il s'en sépare une portion de muriate de chaux.

Je désirerais appeler l'attention des médecins inspecteurs des établissements thermaux sur ce moyen aussi utile que négligé, et qui mérite bien qu'on s'en occupe un peu plus. On confond quelquefois les bains de boues avec ceux de cette substance végéto-animale, *ulva thermalis*, qu'on rencontre dans certaines eaux et à laquelle on a donné différents noms; il en sera question dans un chapitre suivant.

Le bain de boues est général ou local; dans le premier cas, la durée doit dépendre des forces du malade; elle se prolonge deux ou trois heures pour les bains partiels. On fait encore usage des boues sous forme de cataplasmes, en couvrant la partie malade d'une couche plus ou moins épaisse de ce limon qui ainsi placé, se dessèche assez promptement et s'enlève par plaques, en laissant sur la partie qui en était couverte des taches grisâtres, qu'on enlève en les lavant avec de l'eau minérale chaude. On vante beaucoup les bons effets de ces cataplasmes dans les affections articulaires.

Injections. Les eaux minérales sont encore souvent et utilement employées en injections dans les intestins, le vagin, la vessie ; on les utilise aussi dans les cas d'ulcères fistuleux et de suppuration du nez et des oreilles, de carie des os, etc. Sous cette forme, elles produisent des effets analogues à ceux dont nous avons déjà parlé ; dans les plaies fistuleuses elles amènent souvent cette irritation adhésive qui détermine la guérison qu'on ne pouvait obtenir par les moyens ordinairement employés, et elles favorisent la sortie des corps étrangers. J'ai fréquemment observé cet effet, mais particulièrement sur plusieurs blessés des journées de juillet 1830. Ils prenaient les eaux de Bourbonne en 1831, lorsque j'étais attaché à l'établissement thermal militaire de cette ville, et je peux certifier que presque tous ne durent la cessation de leurs douleurs ou la cicatrisation de leurs plaies qu'à la sortie d'esquilles et de corps étrangers, sous l'influence des eaux de cette localité employées sous toutes les formes.

CLASSIFICATION

DES EAUX MINÉRALES.

Il est évident que les médicaments doivent fournir
eux-mêmes les caractères qui servent, à les éloigner
ou à les rapprocher. Or, quels caractères peuvent
être, pour nous praticiens, préférables aux effets
physiologiques que suscite chacun d'eux. . BARBIER.

Les plus anciens traités [sur les eaux minérales contiennent
des divisions systématiques des sources (1); mais en général,
la chimie plutôt que la thérapeutique a servi de base à ces
classifications ; et quoique nous pensions que la connaissance
des principes constituants des eaux conduise naturellement à
celle de leurs propriétés médicales ; nous savons aussi que les
analyses ne sont généralement pas assez exactes pour servir
exclusivement à les distinguer, et nous préférons une distribution moins naturelle peut - être, mais plus pratique, et qui,
sans exclure les caractères chimiques, sera basée en même
temps sur des effets thérapeutiques bien constatés.

---

(1) Aut stant omnes aquæ aut fluunt, aut colliguntur aut varias habent
venas ; aliæ sunt dulces, aliæ variæ, asperæ quippè interveniunt, salsæque,
amaræque, aut medicatæ. Ex quibus sulfuratas dicimus, ferratas, alumi-
nosas. Indicat vim sapor. Habent præterèa multa discrimina, primùm
tactus, frigidæ, calidæque sunt. Deindè ponderis, omnes leves aut graves
sunt. Deindè coloris puræ sunt et turbidæ, cæruleæ, lucidæ, deindè salu-
britatis ; sunt enim salubres et utiles, sunt mortiferæ, sunt quæ cogantur
in lapidem. Quædam tenues, quædam pingues, quædam alunt, quædam
sine ullà bibentis ope transeunt, quædam haustæ fœcunditatem afferunt.
(*Ext. de Balneis omnia quæ extant apud Græcos, etc.*)

La classification purement chimique est cependant celle qui a été adoptée par les auteurs les plus anciens, et même de nos jours c'est celle qui a prévalu. On la voit employée par Pline, pour la description de quelques eaux déjà célèbres de son temps; par Archigène, par Baccius, etc., etc. Ils distinguaient des eaux chargées de sel, de salpêtre, d'alun, de soufre, de bitume, de fer, de mercure, et ils attribuaient surtout à ces dernières des propriétés si étendues et si singulières, qu'elles ne pouvaient être employées sans le concours de plusieurs circonstances. Les premiers essais de ce genre présentent donc autant d'espèces d'eaux minérales thermales et froides, qu'il y avait d'espèces de minéralisateurs; et supposant que les sources ne devaient leurs propriétés qu'aux métaux les plus précieux, on s'empressa d'y annoncer de l'or, de l'argent, etc., etc.; ce qui ne fut d'abord que l'effet de l'ignorance, se perpétua par cupidité. Le charlatanisme en médecine n'est point une invention si moderne qu'on pourrait le croire, à en juger par la faveur qu'on lui accorde encore aujourd'hui.

Les ouvrages plus récents contiennent des classifications toujours basées sur la composition connue ou supposée des sources. Cette méthode pouvait suffire aux naturalistes, mais elle est peu importante pour les médecins, qui savent qu'il y a trop encore à faire avant d'arriver à la connaissance exacte de la composition des eaux, pour ne pas chercher à les classer d'après leurs effets thérapeutiques plus facilement appréciables. En effet, il existe un grand nombre de sources minérales dont nous ignorons la composition soit par défaut d'analyse, soit par les difficultés et les doutes que présente ce genre d'opération, ce qui explique suffisamment, pourquoi beaucoup d'eaux minérales produisent des effets qui diffèrent complètement de ceux que l'analyse pouvait faire espérer. Ainsi telle source qui ne contient que des traces de fer, d'iode ou de sel, et dont l'action médicale dépend de cette faible portion de principes minéralisateurs, peut se trouver classée parmi les eaux acidules parce qu'elle dégage une quantité de gaz acide carbonique plus appréciable, mais bien moins énergique que les substances auxquelles ce gaz ne sert que de correctif ou d'adjuvant.

Dans le siècle dernier, les progrès de la chimie permettant de reconnaître l'imperfection des analyses de quelques sources ; on commença à ne plus croire aux miracles opérés par les eaux, on voulut s'en occuper avec plus de soin, mais ce fut sans plus de succès, parce que l'on demanda des analyses à ceux qui ne pouvaient les faire qu'avec des préventions. Un grand nombre de travaux mal faits ou entrepris d'après des méthodes analytiques différentes et souvent mauvaises, servirent du moins à faire comprendre que des recherches de ce genre devaient être faites par le même chimiste pour présenter cet ensemble et cette uniformité si nécessaires en pareille matière. Par ordre du gouvernement, Raulin fut chargé d'un travail général sur les eaux minérales, et il s'acquitta de sa mission, sinon avec tout le succès qu'on pouvait espérer, du moins avec zèle et désir de bien faire. Ses recherches, quoiqu'imparfaites, commencèrent à faire justice des rêveries des premiers hydrographes : il établit seulement deux classes de sources ; la première, sous le nom de sources acidules, comprenait toutes les eaux froides divisées en eaux martiales, nitreuses, salines et aigrelettes : la seconde se composait des sources thermales qui, pour lui étaient toutes sulfureuses. Quelques temps après, Duchanoy corrigeant en partie les erreurs de Raulin, reconnut dix classes d'eaux minérales (1). Ce n'était pas seulement en France qu'on sentait à la même époque

---

(1) 1re CL. Eaux gazeuses froides. 2e CL. Eaux alcalines. 3e CL. Eaux terreuses. 4e CL. Eaux ferrugineuses. 5e CL. Eaux thermales simples. 6e CL. Eaux thermales gazeuses. 7e CL. Eaux savonneuses. 8e CL. Eaux sulfureuses. 9e CL. Eaux bitumineuses, et 10e CL. Eaux salines.

nécessité de s'occuper sérieusement d'un remède si utile et si généralement employé. En Angleterre, en Allemagne, en Italie, on se livrait aux mêmes recherches. Il ne pouvait en être autrement, car une science en progrès se répand promptement dans tous les pays intéressés à son développement, et les découvertes utiles sont accueillies partout avec empressement.

Les médecins anglais faisaient six classes d'eaux minérales (1), en Allemagne on en reconnaissait sept, et nous citerons particulièrement celles établies par Osann, qui s'est occupé aussi d'un travail général sur toutes les sources d'Europe (2). En Italie, où

---

(1) Different authors have chosen different principles of arrangement in treating of natural waters. An arrangement purely chemical, or purely medicinal, cannot be effected in the present state of our knowledge ; we shall not therefore attempt either, but shall consider them under the follow wing heads : 1° Potable waters. 2° Saline waters. 3° Chalybeate waters, simple and compound. 4° Acidulous waters, simple and compound. 5° Sulphureous waters, simple and compound. 6° Thermal waters, simple and compound. REES. The Cyclopædia, tome 38, art. Water.

(2) Division d'Osann, 7 classes, comprenant 27 genres.

1re CL. Eaux ferrugineuses. Six espèces. *a.* Ferr. salines. *b.* Ferr. alcalino-salines. *c.* Ferr. alcalino-terreuses. *d.* Eaux vitrioliques. *e.* Ferr. terreuses. *f.* Eaux alumineuses.

2e CL. Eaux sulfureuses. Quatre espèces. *a.* Sulf. alcalino-muriatiques. *b.* Sulf. alcalino-salines. *c.* Sulf. salino-terreuses. *d.* Sulf. salino-ferrugineuses.

3e CL. Eaux alcalines. Trois espèces. *a.* Alcalino-terreuses. *b.* Alcalino-salines. *c.* Alcalino-muriatiques.

4e CL. Eaux amères.

5e CL. Eaux magnésiennes. Deux espèces. *a.* Alcalino-magnisiennes. *b.* Magnésiennes terreuses.

6e CL. Eaux salines. Quatre espèces. *a.* Eaux de sel marin. *b.* Eaux salines. *c.* Salino-ferrugineuses. *d.* Salino alcalines.

7e CL. Eaux acidules. Six espèces. *a.* Acidules alcalino-muriatiques.

l'on n'a examiné que les sources du pays, qui se ressentent toutes du terrain volcanisé qui les fournit, on trouve des classifications qui ne peuvent s'appliquer aux sources des pays voisins (1).

Les classifications établies par Fourcroy et Bouillon-Lagrange, qui n'admettaient que quatre classes d'eaux minérales (2) en les subdivisant en chaudes et en froides, sont déjà plus simples ; vient ensuite celle de M. Alibert, qui ne diffère de la précédente que par l'établissement d'une cinquième classe, depuis la découverte de l'iode dans les sources (3). Tout récemment, M. Koelreuter, de Carlsruhe, a publié une classification basée sur des principes électro-chimiques. Plusieurs autres divisions ont été proposées par M. le docteur Bidot (4), M. Kirschle-

---

b. Acidulo-terreuses muriatiques. *c.* Acidules alcalino-salines. *d.* acidulo-terreuses. *e.* Acidules alcalino-terreuses. *f.* Acidulo-ferrugineuses. OSANN. Physikalisch-medicinische darstellung der bekamten heilquellen der vorzüglicksten lander Europas, 1829.

(1) 1ʳᵉ CL. Minérales froides. *a.* Acque termali tenui. Deux espèces.

2ᵉ CL. Eaux thermales. *a.* Acque termali crasse saline. Sept espèces. *b.* Acque termali crasse phlogistiche. Deux espèces. *c.* Acque termali acidule. Neuf espèces.

(2) 1° Sources salines. 2° S. sulfureuses. 3° S. gazeuses. 4° S. ferrugineuses.

(3) 1° Sources salines. 2° S. gazeuses. 3° S. sulfureuses. 4° S. ferrugineuses. 5° S. iodurées, thermales et froides.

(4)   *Classification des eaux minérales par M. Bidot.*

1ʳᵉ CL. Eaux hydro-sulfurées thermales, dégageant du gaz hydrogène par les acides et précipitant en même temps du soufre.

2ᵉ CL. Eaux hydro-sulfureuses thermales, dégageant du gaz hydrogène sulfuré par les acides sans précipiter du soufre.

3ᵉ CL. Eaux hydro-sulfureuses froides, dégageant du gaz hydrogène et précipitant du soufre par les acides.

ger (1), etc., mais elles sont encore basées sur les résultats plus
ou moins certains de l'analyse. Hufeland, pour expliquer combien cette opération met souvent la thérapeutique en défaut, com-
pare les eaux minérales aux vins de quelques pays. Quelle différence ne trouve-t-on pas, dit-il, dans les vins de Würzburger,
de Hochheimer, de Johannisberg, de Thuringe, de Bourgogne,
je le demande aux connaisseurs, j'invoque leurs effets sur l'économie, et cependant pour le chimiste ils ne diffèrent remar-

---

4e cl. Eaux acidules gazeuses.
5e cl. Eaux acidules froides.
6e cl. Eaux ferrugineuses.
7e cl. Eaux ferrugineuses acidules froides.
8e cl. Eaux salines thermales.
9e cl. Eaux salines froides.

(Mém. de méd. et de chir. milit.)

(1)

1re *Classe.* EAUX THERMALES. Température & au-dessus de 18o 75 c.	1er *Genre.* CHAUDES au-dessus de 31o 25 c.	non sulfureuses.
	2e *Genre.* TIÈDES Au-dessous de 31o 25 c.	non sulfureuses. sulfureuses.
2e *Classe.* EAUX FROIDES. Température au-dessous de 18o 75 c.	3e *Genre.* ACIDULES.	à gaz acide carbonique. — ferrugineuses. / non ferrugineuses. à gaz acide hydrosulfurique.
	4e *Genre.* SALINES.	à base de soude — ferrugineuses. / non ferrugineuses. à base de chaux. — ferrugineuses. / non ferrugineuses. à base de magnésie — ferrugineuses. / non ferrugineuses.

quablement pas dans leurs éléments (1). Aussi Hufeland a-t-il compris que pour classer les eaux minérales, il fallait avoir égard autant à leur action thérapeutique, qu'à leur composition chimique. Mais en définitive on attend encore une division méthodique qui aura pour base la thérapeutique et la chimie, et il faut espérer que de nouvelles recherches pourront bientôt amener ce résultat.

Si, comme quelques auteurs le prétendent, les eaux minérales n'agissaient qu'en produisant l'excitation, il suffirait pour les distinguer de chercher à reconnaître quels sont les organes spécialement excités par chaque genre de sources ; mais, dans ce cas encore, on m'accorderait au moins que les effets d'une eau ferrugineuse, par exemple, diffèrent assez de ceux d'une eau saline pour ne pouvoir, être confondus sous la qualification trop générale d'excitants; on peut en dire autant de ceux des sources gazeuses, sulfureuses et iodurées. En défi-nitive, dire que toutes les eaux minérales sont excitantes, c'est vouloir appeler exclusivement excitation les diverses modifica-tions produites sur l'organisme par tous les remèdes que fournit la nature ; c'est, en un mot, voir de l'excitation partout. Je ne m'attacherai pas à combattre cette opinion trop exclusive, et à

(1) I always return to the same point, which I have often mentioned already, that mineral waters form a large and quite peculiar class of na-tural productions and agents, and that our chemistry is far from being able to determine their composition, their value, or their worthlessness. It can say nothing more than the analysis of the water, according to the present state of chemistry, gives the following results and products, which we allow ourselves to call educts..... How different are the various kinds of wine! Wurzburger, Hochheimer, Johannisberg, Thuringian, Burgundy, the palate of the connoisseur, and their different effects on the frame, distinguish them well enough; but to chemistry they are all wine, and not remarkably different in their elements, etc. etc. Extr. de Medical Gazette, décembre 1840. HUFELAND, Praktische uebersicht der vorzüglichen heil-quellen teutschlands.

prouver que cette manière exceptionnelle d'envisager les eaux minérales tend à en faire un remède particulier et en dehors des règles ordinaires de la thérapeutique. Je crois qu'en attendant que la chimie nous donne une connaissance exacte de la composition des eaux et nous permette de juger des propriétés médicales des sources par les principes qu'elles contiennent, je crois, dis-je, qu'il est plus convenable et en même temps plus utile d'adopter une classification, qui comprendra dans les mêmes genres les sources qui, étant déjà rapprochées par leur composition chimique, le sont encore par les effets qu'elles produisent. Ainsi, on peut reconnaître des eaux excitantes, toniques, purgatives, tempérantes, etc. Il y a aussi des eaux mixtes qui, n'ayant pas d'action assez caractérisée pour être classées dans l'une de ces divisions, formeront le passage d'un genre à un autre ; on les distinguera par exemple en excitantes-toniques, purgatives-toniques, purgatives-alcalines, etc., etc. Cette classification chimique et pratique offrirait donc l'avantage de réunir dans les mêmes genres les sources dont les principes constituants et les propriétés médicales s'expliquent mutuellement (1).

Jusqu'à présent aussi on n'a pas assez cherché à déterminer

---

(1) Le docteur Kreysic divise les eaux en fortifiantes ou toniques et en altérantes ou correctives et mixtes. Ainsi il range parmi les premières les eaux de Spa et de Pyrmont, et parmi les secondes celles de Carlsbad, de Marienbad et d'Embs, et enfin parmi les troisièmes les eaux d'Eger. Il emploie les premières dans les maladies consistant principalement dans un véritable affaiblissement de la vitalité, sans disposition vicieuse ou altération morbide dans les humeurs ou dans les organes ; les secondes sont indiquées dans les maladies fondées sur un vice de la masse des humeurs et dont la guérison exige que cette masse soit renouvelée et améliorée par l'excrétion critique des matières viciées et par le rétablissement de la libre circulation des humeurs qui sont le plus souvent mal élaborées. Enfin il prescrit les troisièmes dans les cas où les nerfs sont d'une

exactement les rapports qui existent entre les eaux minérales et les terrains d'où elles partent, ou ceux qu'elles traversent. On devra certainement éprouver de grandes difficultés, car on voit ces eaux sortir de terrains de toutes les formations, et rien ne prouve que celui qui leur donne issue est aussi celui de leur origine (1).

On avait seulement observé que les terrains granitiques,

---

telle susceptibilité pour toute impression quelconque, que l'estomac, spasmodiquement affecté, ne peut digérer les eaux fortes, et qu'il devient nécessaire, de les employer à très faible dose et de faire choix des sources les moins actives. KREYSIC, ouvrage cité, p. 19.

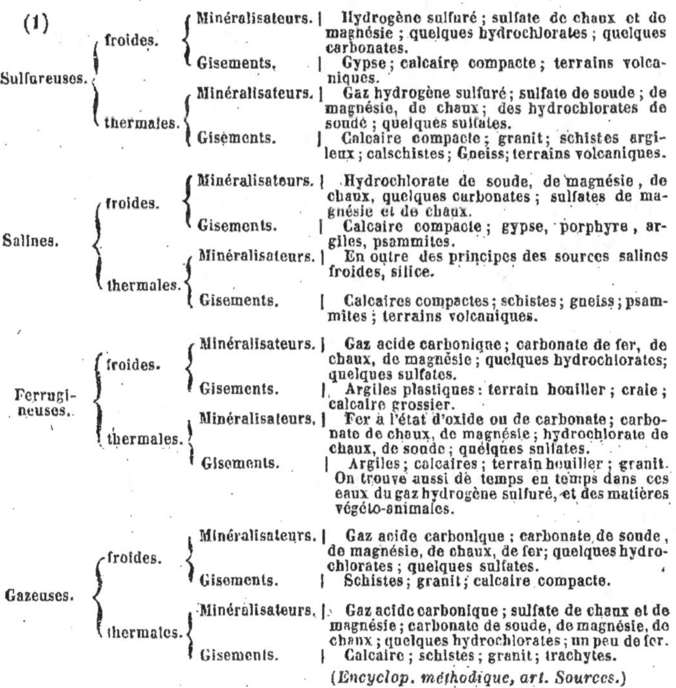

(1)

Sulfureuses.	froides.	Minéralisateurs.	Hydrogène sulfuré ; sulfate de chaux et de magnésie ; quelques hydrochlorates ; quelques carbonates.
		Gisements.	Gypse ; calcaire compacte ; terrains volcaniques.
	thermales.	Minéralisateurs.	Gaz hydrogène sulfuré ; sulfate de soude ; de magnésie, de chaux ; des hydrochlorates de soude ; quelques sulfates.
		Gisements.	Calcaire compacte ; granit ; schistes argileux ; calschistes ; Gneiss ; terrains volcaniques.
Salines.	froides.	Minéralisateurs.	Hydrochlorate de soude, de magnésie, de chaux, quelques carbonates ; sulfates de magnésie et de chaux.
		Gisements.	Calcaire compacte ; gypse, porphyre, argiles, psammites.
	thermales.	Minéralisateurs.	En outre des principes des sources salines froides, silice.
		Gisements.	Calcaires compactes ; schistes ; gneiss ; psammites ; terrains volcaniques.
Ferrugineuses.	froides.	Minéralisateurs.	Gaz acide carbonique ; carbonate de fer, de chaux, de magnésie ; quelques hydrochlorates ; quelques sulfates.
		Gisements.	Argiles plastiques : terrain houiller ; craie ; calcaire grossier.
	thermales.	Minéralisateurs.	Fer à l'état d'oxide ou de carbonate ; carbonate de chaux, de magnésie ; hydrochlorate de chaux, de soude ; quelques sulfates.
		Gisements.	Argiles ; calcaires ; terrain houiller ; granit. On trouve aussi de temps en temps dans ces eaux du gaz hydrogène sulfuré, et des matières végéto-animales.
Gazeuses.	froides.	Minéralisateurs.	Gaz acide carbonique ; carbonate de soude, de magnésie, de chaux, de fer ; quelques hydrochlorates ; quelques sulfates.
		Gisements.	Schistes ; granit ; calcaire compacte.
	thermales.	Minéralisateurs.	Gaz acide carbonique ; sulfate de chaux et de magnésie ; carbonate de soude, de magnésie, de chaux ; quelques hydrochlorates ; un peu de fer.
		Gisements.	Calcaire ; schistes ; granit ; trachytes.

(*Encyclop. méthodique, art. Sources.*)

schisteux et argileux fournissent des sources nombreuses mais généralement faibles, tandis que les terrains calcaires et ceux à couches puissantes et presque horizontales, ne donnent pas autant de sources que les précédents, mais qu'elles sont en général plus abondantes et qu'elles participent plus des terrains où elles paraissent avoir été arrêtées plus ou moins de temps.

M. Chevreul a essayé d'établir ces rapports, et il résulte des recherches de ce savant que les sources des terrains primitifs sont presque toutes thermales, sulfureuses ou gazeuses ; que leur température varie entre 20° et 90° c., et que l'analyse chimique y démontre assez constamment :

   Gaz hydrogène sulfuré ;
   Acide carbonique libre ;
   Sels à base de soude ;
   Peu de sels à base de chaux, à l'exception du
    carbonate de cette base ;
   Silice.

Les sources des terrains de sédiments inférieurs et moyens présentent en partie les principes des sources de terrains primitifs, et leur température varie entre 17° et 67° c., on y remarque par l'analyse :

   Sulfate de chaux constamment ;
   Quelques sels à base de soude ;
   Gaz hydrogène sulfuré ;
   Gaz acide carbonique.

Les sources des terrains de sédiments supérieurs sont les plus nombreuses de toutes, elles présentent une analogie remarquable de composition et de température. Elles sont froides et contiennent (1) :

   Carbonate de chaux ;

---

(1) Ces sources appartiennent au calcaire grossier ou aux argiles plastiques

Sulfate de chaux ;
Sulfate de magnésie ;
Sulfate de fer ;
Carbonate de fer.

Les sources des terrains de porphyre, trachyte et basalte, semblent devoir être rapprochées de celles des terrains primitifs ; température, 30° à 96° c., on y trouve :

Gaz acide carbonique ;
Hydrogène sulfuré ;
Sels à base de chaux ;
Idem de soude.

Les sources des terrains volcaniques semblent venir, comme ces terrains eux-mêmes, de dessous le granit, ainsi que les sources des terrains porphyriques, trachytiques et basaltiques. Leur température est de 43° à 100° c. ; elles contiennent :

Hydrogène sulfuré ;
Acide carbonique ;
Carbonate de soude ;
Carbonate de chaux ;
Silice (1).

On croit en outre que les sources sulfureuses, en général, appartiennent à des systèmes volcaniques en pleine activité, et que les eaux gazeuses ne sont que le dernier degré de l'élaboration des mêmes feux souterrains.

M. Alex. Brongniart a essayé aussi de distribuer les eaux minérales connues d'après l'époque de formation des terrains

---

qui recouvrent la craie. Le chimiste auquel j'emprunte ces détails cite les eaux d'Enghien comme faisant exception à la classification qu'il établit, et il pense qu'il se fait une décomposition du carbonate de chaux par les eaux chargées de matières animales de l'étang d'Enghien.

(1) Point de sulfate de chaux, ni d'oxide de fer.

d'où elles sortent (1). Il résulte clairement de son travail que les matières dissoutes dans ces eaux n'ont souvent aucun rapport avec les matériaux qui entrent dans la composition des roches qu'elles traversent ; que les eaux des terrains primordiaux sont presque toutes thermales, et possèdent même en général une haute température ; que les matières qui dominent dans leur composition sont le gaz hydrogène sulfuré, l'acide carbonique libre, des sels à base de soude, de la silice, peu de sels à base de chaux, excepté le carbonate, et peu de fer ; que les eaux des terrains intermédiaires et secondaires participent des propriétés des eaux inférieures, et qu'on y trouve peu de silice, peu d'acide carbonique libre, beaucoup de carbonate de soude et de sulfate de chaux ; que les eaux des terrains tertiaires sont froides, c'est-à-dire qu'elles n'ont que la température moyenne du lieu d'où elles sourdent ; qu'elles appartiennent aux assises inférieures de ces terrains, et renferment principalement des carbonates de chaux, de fer, du sulfate de chaux et de magnésie. Ainsi les sources de Barèges, de Bagnères de Luchon, de Carlsbad, sortent des terrains primitifs ; celles de Vichy, de Plombières, de Pyrmont, sont fournies par les terrains intermédiaires et secondaires, et celles d'Enghien, d'Epsom viennent des terrains tertiaires (2).

Le docteur Osann, médecin allemand, déjà cité, divise aussi les eaux minérales d'après la profondeur plus ou moins grande de leur point d'origine.

---

(1) 1° Sources de terrains primitifs.

    2°   —   —   de sédiments inférieurs.

    3°   —   —   de séd. supérieurs.

    4°   —   —   de transition.

    5°   —   —   de trachites anciens.

            (Classif. d'après les terrains, par M. Brongniart).

(2) G. Delafosse. Dict. d'hist. naturelle.

La première des divisions qu'il établit comprend toutes les sources fournies par les terrains de formation récente et qui paraissent être soumises à des influences extérieures. Ces sources, selon lui, se rencontrent dans les pays plats, coupés cependant par quelques montagnes peu élevées, et le terrain qui les fournit paraît composé de gypse, de calcaire coquillier, de sel gemme, de houille, etc.

La composition chimique de ces eaux est en rapport avec les matières qu'elles rencontrent : on y trouve peu de substances gazeuses, et si elles présentent une petite quantité de gaz acide carbonique, on remarque qu'il est faiblement associé à l'eau ou aux sels dissous. Ces derniers s'y rencontrent en quantité très variée, et l'on peut dire que ces eaux forment en quelque sorte le passage des sources d'eau douce à celles d'eau minérale.

Les plus riches en principes salins contiennent surtout de l'hydrochlorate de soude et des carbonates à l'état de dissolution rarement complète. Un repos de peu de durée détruit facilement cette agrégation chimique imparfaite et ces sources présentent généralement des variations fréquentes dans leur degré de minéralisation et de température. Elles sont ferrugineuses, salines ou sulfureuses froides.

Sources ferrugineuses. Les sources ferrugineuses de cette formation sont pauvres en gaz acide carbonique ; leur limpidité est souvent troublée, et elles déposent presque tous leurs principes à peu de distance de l'endroit où elles sortent de terre. Aussi ce dépôt ocracé qui les fait reconnaître à la simple vue, devient bientôt si faible, que sa couleur se confond non loin de la source avec celle de la terre. Leur saveur est peu agréable, elles passent difficilement et rarement sans occasionner de la céphalalgie. La composition chimique de ces eaux fait supposer qu'elles ont traversé des couches horizontales, contenant du fer, de l'argile, des matières végétales en décomposition, de la tourbe, etc.

Sources salines. Ces sources doivent leurs qualités aux

couches très répandues de sel gemme, qu'on rencontre presque toujours accompagnées de terres calcaires et argileuses.
Aussi remarque-t-on que leur composition chimique dépend du
contact plus ou moins prolongé de l'eau avec les couches salines ou calcaires, et du rapport du volume de l'eau à la richesse saline du terrain. Cette espèce d'eau est peu employée
comme moyen thérapeutique, si ce n'est sous forme de bains,
sa saveur est insupportable à cause de la grande quantité de
principes salins, qui ne se trouvent pas corrigés par la présence
de substances gazeuzes, quelques-unes contiennent du fer.

Sources sulfureuses. Ces sources pourraient être considérées comme accidentellement sulfureuses ; leur température et
leur composition chimique sont inconstantes. Elles contiennent
presque toujours du fer et une petite quantité de gaz ; elles
accompagnent les couches horizontales de houille ; elles ne doivent leurs qualités sulfureuses qu'à des substances gazeuses
produites sans doute par des décompositions, et les principes
qui les minéralisent sont facilement volatils et se perdent promptement.

La seconde division comprend les eaux minérales fournies
par les couches profondes. On les rencontre dans les pays
de montagnes, elles se forment dans les terrains primitifs,
volcaniques et ceux de transition ; ou, si elles ne prennent pas
leur origine dans ces terrains, elles ont des points de contact
plus ou moins multipliés avec eux et coulent longtemps soumises à l'influence de leur voisinage. Elles se distinguent des
sources de la première division par une élaboration chimique
plus parfaite, une agrégation plus intime de leurs éléments,
une température plus constante et qui n'est troublée que par
des causes qui dérangent leur cours, comme un tremblement
de terre, elles sont toutes employées comme moyen thérapeutique et contiennent une quantité plus ou moins grande de substances gazeuses libres ou combinées.

CLASSIFICATION DES EAUX MINÉRALES.

1° EAUX SULFUREUSES. . . .	ACIDULO-SULFUREUSES.	Acide carbonique et Hydrogène sulfuré. Soufre et ses composés.
	SALINO-SULFUREUSES.	Soufre ou ses combinaisons. Sels.
	ZOO-SULFUREUSES	Hydrogène sulfuré. Azote ? matière organique.
2° EAUX SALINES.	MAGNÉSIENNES.	Sulfate et muriate de magnésie.
	SALÉES.	Muriate de soude.
	ALCALINES.	Sous-carbonate de soude, uni souvent à beaucoup d'acide carbonique.
3° EAUX MÉTALLIQUES. . .	FERRUGINEUSES	Sulfate, carbonate et oxide de fer.
	ACIDULO-FERRUGINEUSES.	Fer à l'état de carbonate dissous par l'acide carbonique.
	CUIVREUSES.	Sels de cuivre. Inusitées, rares.
	MANGANÉSIENNES.	Manganèse. A étudier.
4° EAUX GAZEUZES.	GAZEUSES	Gaz acide carbonique libre, sans sels ferrugineux.
5° EAUX IODURÉES.	IODURÉES.	Iode, sels divers.
	BROMURÉES.	Brôme, sels divers.
6° EAUX ACIDES.	ACIDES.	Acide non effervescent libre.
7° EAUX THERMALES SIMPLES.		Caractérisées seulement par leur thermalité, peu différentes de l'eau commune par leur composition chimique.

CLASSIFICATION DES EAUX MINÉRALES
D'après leurs propriétés thérapeutiques.

EAUX MINÉRALES.	A. LAXATIVES.	1. Laxatives toniques.	Salines douces froides ou tièdes, légèrement sulfureuses, avec des traces de fer, de bromures, de chlorures.
		2. Laxatives excitantes.	Salines douces thermales, soufre, fer, bromures.
		3. Laxatives tempérantes.	Salines douces thermales et froides, acide carbonique.
	B. PURGATIVES.	1. Purgatives toniques.	Salines iodurées ou chlorurées, légèrement sulfureuses et faiblement thermales ou froides.
		2. Purgatives excitantes.	Salines sulfureuses fortes, thermales et froides.
		3. Purgatives tempérantes.	Salines fortes et froides, avec acide carbonique.
		4. Purgatives alcalines.	Salines, avec excès de sous-carbonate de soude.
	C. TONIQUES.	1. Toniques.	Thermales simples. Ferrugineuses douces thermales et froides. Sulfureuses douces, iodurées, faibles.
		2. Acidules toniques.	Ferrugineuses acidules, sulfureuses, chargées d'acide carbonique.
	D. EXCITANTES.	1. Excitantes.	Sulfureuses thermales, iode et fer. Ferrugineuses, fortes, thermales et froides. Iodurées fortes. Fortement acidules thermales.
	E. TEMPÉRANTES.	1. Tempérantes.	Acides. Acidules froides, légèrement salées. Alcalines gazeuses.

Les sources, qui contiennent de la barégine, pourraient former une division, car la présence de cette matière onctueuse leur donne une propriété émolliente et neutralise une partie du principe excitant.

PREMIÈRE CLASSE.

SOURCES SULFUREUSES THERMALES ET FROIDES.

SYNON. *Sulfurées, hépatiques, hydro-sulfureuses.*

> Est autem utilis sulphurata nervis, aluminata
> paralyticis, aut simili modo solutis.
>
> PLINE, liv. 31;

Très nombreuses, les sources d'eau minérale sulfureuse sont presque toutes thermales, quelques-unes seulement sont froides, et, d'après certains auteurs, ces dernières auraient été aussi primitivement chaudes. On les rencontre ordinairement dans les pays de montagnes bouleversés par d'anciens phénomènes plutoniques. Ainsi, en France, ce sont les départements pyrénéens qui fournissent les plus précieuses. Les terrains primitifs les produisent presque toutes. Elles contiennent toutes du soufre, à l'état d'acide hydrosulfurique ou d'hydrosulfate sulfuré, des hydrosulfates de chaux, de soude et de magnésie, de l'hydrogène sulfuré ou un sulfure hydrogéné, et quelques substances salines. Les résidus limoneux donnent une petite quantité de soufre et de fer. On remarque dans les eaux de cette classe une substance végéto-animale à laquelle on a donné différents noms, et qui contribue puissamment aux bons effets qu'on obtient de leur emploi. M. Anglada considère cette substance, qu'il appelle glairine, comme un produit direct de certaines combinaisons de matériaux organiques se réalisant dans le sein de la terre sous l'influence de circonstances favorables.

On s'est aussi beaucoup occupé d'une division méthodique des

16.

eaux sulfureuses, et il y a presque autant de classifications que d'auteurs de mémoires sur ces sources (1).

Propriétés physiques. Les propriétés des eaux sulfureuses

---

(1) M. Chevreul (1819) reconnaît trois genres d'eaux sulfureuses.

Le premier genre comprend celles qui contiennent de l'acide hydrosulfurique libre, sans hydrosulfate ni sulfure.

Le second, celles minéralisées par un hydrosulfate.

Le troisième est formé par celles qui contiennent un sulfure hydrogéné.

M. Alibert (1826) divise les eaux minérales en deux familles : 1o celles qui, traitées par les acides, dégagent du gaz hydrogène sulfuré et précipitent du soufre; et 2o celles qui ne précipitent point de soufre.

M. Anglada (1827) admet trois espèces simples d'eaux sulfureuses et cinq espèces composées.

1re Espèce simple. — *Eau hydrosulfuriquée.* — L'ingrédient sulfureux y est sous forme d'acide hydrosulfurique libre et simplement dissous dans l'eau.

2e Espèce simple. — *Eau sulfureuse hydrosulfatée.* — L'acide hydrosulfurique ne s'y présente que combiné et sous la forme d'un simple hydrosulfate. Cette espèce se subdivise en *eau sulfureuse hydrosulfatée alcaline,* contenant un hydrosulfate communément à base de soude, et en *eau sulfureuse hydrosulfatée calcaire,* caractérisée par la présence d'un hydrosulfate de chaux.

3e Espèce simple. — *Eau sulfureuse hydrosulfatée sulfurée.* — L'acide hydrosulfurique s'y montre, comme dans l'espèce précédente, combiné à une base ; mais il y est en même temps associé à une plus grande proportion de soufre qu'il n'en retient sous la forme gazeuse et dans les hydrosulfates. Le composé qui en résulte constitue ce qu'on nomme un hydrosulfate sulfuré. Cette espèce se subdivise encore en *eau sulfureuse hydrosulfatée sulfurée alcaline* et en *eau sulfureuse hydrosulfatée sulfurée calcaire.* Les eaux sulfureuses composées se présentent comme formées, soit par la réunion de deux espèces simples, soit par l'association d'une eau sulfureuse avec une autre espèce d'eau minérale.

1re Espèce composée. — *Eau sulfureuse sur-hydrosulfatée.* — L'acide hydrosulfurique s'y montre à la fois libre et combiné. Si ces eaux contiennent un hydrosulfate, elles renferment aussi un excès d'acide hydrosulfurique. On

sont : une fétidité extrême, une odeur sulfureuse ayant beaucoup d'analogie avec celle d'œufs pourris, ou seulement d'œufs récemment cuits et une saveur nauséabonde et sulfureuse. Elles

---

peut les concevoir comme réunissant une sulfureuse hydrosulfuriquée et une sulfureuse hydrosulfatée.

2e ESPÈCE COMPOSÉE. — *Eau sulfureuse acidule.* — Ici une eau acidule gazeuse plus ou moins riche en acide carbonique libre se trouve associée à une eau sulfureuse de l'une des trois espèces simples qui ont été énumérées.

3e ESPÈCE COMPOSÉE. — *Eau sulfureuse hydrosulfatée carbonatée alcaline.* — Ce sont les sources de la deuxième espèce simple, *eaux hydrosulfatées*, dans lesquelles se trouve un carbonate alcalin qui constitue cette espèce.

4e ESPÈCE COMPOSÉE. *Eau sulfureuse hydriodatée* ou *iodurée.* — Outre l'ingrédient sulfureux dont le mode peut être variable, ces eaux contiennent un hydriodate ou du moins un composé dont l'iode fait partie.

5e ESPÈCE COMPOSÉE. — *Eau sulfureuse saline.* — Outre l'ingrédient sulfureux, cette espèce renferme des matières salines autres qu'un sous-carbonate alcalin ou un hydriodate, et capables, soit par leurs proportions, soit par leur degré d'activité, d'imprimer un caractère particulier à l'efficacité médicinale de ces eaux.

M. FONTAN (1838), qui s'est occupé d'une manière remarquable des eaux des Pyrénées, n'établit que deux divisions parmi les eaux sulfureuses ; il leur donne les noms et les caractères suivants.

1° *Sources sulfureuses naturelles.* — Ce sont celles qui présentent le caractère sulfureux dans tous les points de leur cours ; elles ne peuvent que perdre ce caractère et non l'acquérir. Elles naissent toutes dans le terrain primitif ou sur les limites de ce terrain et du terrain de transition. Elles sont isolées des autres sources, et ne contiennent que fort peu de substances salines. On y remarque une grande quantité de substance azotée en dissolution, et le gaz qu'elles dégagent est de l'azote pur. On n'y trouve que fort peu de sels insolubles calcaires et magnésiens. Elles contiennent toutes, pour principe sulfureux, un sulfure ou un sulfhydrate sodique. Elles sont thermales ou refroidies par le mélange d'eau froide ou pendant la longue route qu'elles ont dû suivre. Telles sont celles de Bagnères de Luchon, de Barèges, de Cauterets.

2° *Sources sulfureuses accidentelles.* Ce sont celles qui, salines dans une

sont transparentes et plus ou moins onctueuses suivant qu'elles sont fortes ou faibles, et elles perdent facilement cette transparence par l'exposition à l'air ; quelques-unes sont légèrement colorées en jaune ou en vert : ce sont celles qui deviennent le plus facilement laiteuses. Elles dégagent du gaz hydrogène sulfuré, de l'acide carbonique et quelquefois de l'azote. M. Fontan, qui s'est particulièrement occupé de cette classe d'eaux minérales, décrit ainsi les eaux sulfureuses naturelles :

« La plupart, dit-il, sont limpides, incolores, et conservent indéfiniment toute leur transparence ; d'autres sont colorées en jaune verdâtre au moment où elles sortent de la roche, et finissent par devenir louches ou laiteuses par leur exposition à l'air ; elles prennent même, dans certaines localités, une apparence bleuâtre.

« D'autres, limpides, incolores à leur sortie de terre, ac-

---

portion de leur trajet, deviennent ensuite sulfureuses par leur passage à travers des substances organiques en putréfaction, et se modifient ainsi dans leur composition. Ces sources naissent toutes dans le terrain de transition et plus souvent dans le secondaire et le tertiaire. Elles sont toujours voisines de sources salines, et contiennent toujours une grande quantité de substances qu'on trouve dans le résidu de l'évaporation : il s'élève au triple et même au quadruple de celui qu'on trouve dans les sulfureuses des Pyrénées. Elles laissent dégager un gaz composé d'acide carbonique, d'acide hydrosulfurique avec des traces d'azote. La substance azotée s'y rencontre rarement et si faiblement qu'on ne l'y admet qu'avec doute. Elles contiennent par litre plusieurs grammes de sels solubles calcaires et magnésiens. Leur principe sulfureux est un sulfure de calcium ou un hydrosulfate de chaux. Elles sont généralement froides, ou, si elles sont chaudes, elles doivent leur température à une source saline voisine. On cite comme sources sulfureuses accidentelles celles d'Enghien et de Pinac à Bagnères de Bigorre.

Rutty. In this book I distinguish the sulfureous waters by the terms, sulfureonitrous, sulfureo-saline, or sulfureo-chalybeate, viz., wherein the sulfur predominates respectively over the nitre, salt, or steel.

A methodical synopsis of mineral waters, p. 503.

quièrent, en séjournant dans les réservoirs où on les accumule pour le service des bains, une couleur jaune verdâtre, comme celles que nous avons citées plus haut, et deviennent comme elles blanchâtres dans la baignoire. Ce phénomène nous donnera la clef de la couleur des premières, et nous fera mieux apprécier la nature du principe sulfureux.

« Toutes ont une odeur spéciale d'œufs récemment cuits, quand elles sont peu sulfureuses; mais d'œufs couvés, quand elles sont très sulfureuses et très chaudes.

« Toutes dégagent spontanément du gaz quand elles sont bien disposées, c'est-à-dire quand elles sourdent de bas en haut.

« Toutes, quand on les fait bouillir, dégagent aussi une certaine quantité de gaz, quelle que soit la manière dont elles sortent de la terre.

« Toutes contiennent une substance organique azotée qui se retrouve dans le résidu de l'évaporation, et qui dégage, par la calcination, un produit ammoniacal qui ramène au bleu le papier de tournesol rougi par un acide.

« La plupart laissent apercevoir sur leur passage deux substances azotées, dont l'une est organisée, mais dont l'autre n'offre aucune trace apparente d'organisation.

« Ces deux substances, quand on les calcine, répandent des vapeurs ammoniacales. L'une d'elles peut être considérée comme un dépôt de la matière qui est en dissolution dans ces eaux, tandis que l'autre est une vraie substance confervoïde, dont l'auteur auquel j'emprunte ces détails a étudié et fait connaître l'organisation, les habitudes et les divers modes d'arrangement (1). »

Propriétés chimiques. Pendant longtemps on avait pensé que les eaux sulfureuses étaient constamment minéralisées par

---

(1) FONTAN, p. 14. Recherches sur les eaux minérales des Pyrénées.

l'hydrogène sulfuré; mais Berthollet reconnut que cette substance avait, comme les acides, la propriété de s'unir aux bases salifiables, et de former par conséquent des sels divers.

Les eaux sulfureuses précipitent du soufre par le seul contact de l'air, aussi ne sont-elles pas facilement transportables; elles en déposent aussi quand on y verse de l'acide hydrochlorique ou sulfurique, et, traitées par le nitrate de mercure, elles donnent un précipité noir, tandis qu'il est blanc si l'on emploie le sulfate de zinc. Elles précipitent en brun plus ou moins noir les sels de plomb ainsi que les sels d'argent, et le dépôt formé constitue un sulfure métallique. (ANGLADA.)

Une lame d'argent qu'on plonge dans une eau sulfureuse noircit et perd plus ou moins promptement son éclat métallique.

Le gaz hydrogène sulfuré, qu'on rencontre dans les eaux de ce genre, a une action toute directe sur l'estomac, et une action secondaire sur les systèmes nerveux et circulatoire; ainsi, après avoir excité la muqueuse digestive, il agit comme un anti-spasmodique puissant, en même temps qu'on observe qu'il ralentit la circulation et dispose au sommeil.

Ce gaz a une action puissamment délétère sur les animaux; cependant cette action paraît être fort bornée chez l'homme; et sans que je me permette d'expliquer ce fait, je dirai seulement que MM. Thénard et Dupuytren ont vu qu'il suffisait de $\frac{1}{800}$ de ce gaz répandu dans l'air atmosphérique pour donner la mort à un chien, et de $\frac{1}{250}$ pour la donner à un cheval (1); tandis que M. Parent du Châtelet a vu des ouvriers n'être pas incommodés d'un air qui en contenait un pour cent, et qu'il dit avoir respiré lui-même de l'air dont ce gaz formait les trois centièmes.

Les expériences de M. Laville de la Plaigne sur le gaz hydro-

____

(1) Dict. de Delens et Mérat. Soufre.

gène sulfuré lui ont prouvé « que ce gaz est un poison très actif, dont l'absorption se fait avec une promptitude extraordinaire, aussitôt qu'il est en rapport avec la muqueuse gastro-intestinale, indépendamment de son action délétère primitive sur les surfaces muqueuses avec lesquelles il est en contact. Promptement porté dans le torrent de la circulation, il donne subitement lieu à des congestions soit pulmonaires, soit cérébrales. Deux pouces cubes de gaz hydrogène sulfuré injectés dans l'estomac d'un chien le font périr en peu de temps; une quantité moindre de ce gaz, injectée dans le système veineux, produit le même effet.

« Ces expériences prouveraient ce qu'avancent MM. Anglada et Longchamp, que l'hydrogène sulfuré ne se trouve pas à l'état libre dans les eaux minérales; qu'il n'y existe que combiné avec les sels de soude, de potasse et de chaux à l'état d'hydrosulfate simple ou d'hydrosulfate sulfuré (1). » Enfin qu'à cet état de combinaison, il est non seulement supporté par l'homme, soit en bains, soit en boisson, mais qu'il devient même pour lui un moyen thérapeutique aussi usité qu'énergique.

C'est à la présence de ce gaz que les eaux sulfureuses doivent leur action plus ou moins stimulante ou seulement tonique.

A trois fois le volume de l'eau, le gaz hydrogène sulfuré provoque des vomissements; pour corriger cet inconvénient, on est obligé, dans la fabrication des eaux sulfureuses artificielles, de combiner le gaz hydrogène sulfuré au gaz acide carbonique, comme la nature l'indique dans les eaux de Naples.

La barégine, produit presque constant des sources sulfureuses, n'a été signalée d'abord que dans quelques-unes.

Ces sources contiennent aussi, indépendamment de l'azote qui se dégage par la simple ébullition, de l'oxigène en pro-

---

(1) Mémoire sur les eaux minérales artificielles, p. 105.

portion variable, qui ne se montre que lorsque l'on a eu soin de détruire le principe sulfureux. Ce principe, dans le cas contraire, s'empare de l'oxigène à l'aide de la chaleur, se modifie dans sa constitution et passe à l'état d'hyposulfite de soude. (FONTAN.)

Mode d'administration. — Les eaux minérales de cette classe sont employées sous toutes les formes; mais leur usage exige une grande prudence du malade et du médecin, surtout au commencement du traitement; on ne pourrait, sans s'exposer à des accidents graves, ou au moins se mettre dans l'impossibilité de continuer à prendre les eaux, en boire une dose trop forte, ou trop prolonger la durée du bain. L'état général du malade, mais surtout celui des voies digestives serviront à établir le mode de traitement. Les malades faibles, délicats, ne sont pas toujours ceux qui supportent le moins bien les effets excitants de ces eaux; il semblerait au contraire qu'elles sont tout d'abord sans action sur eux, mais il ne faut pas se laisser tromper par cette apparence, elles agissent d'une manière occulte, et pourraient amener une surexcitation fâcheuse. Quel que soit le tempérament du malade, il fera toujours bien de ne boire pendant les premiers jours que quelques onces d'eau, sans mélange: il faut n'en prendre que la plus petite quantité possible, plutôt que l'étendre d'eau ordinaire, de lait, etc., etc. Ces mélanges détruisent toujours la composition de l'eau minérale, et ne représentent plus le remède dont on veut faire usage. Dans les localités thermales qui possèdent plusieurs sources, il sera mieux sans doute de commencer par la plus faible pour arriver graduellement à l'emploi de la plus forte.

Les eaux sulfureuses thermales sont moins désagréables à boire que les mêmes eaux froides; elles sont aussi beaucoup mieux supportées par l'estomac. La dose à laquelle on peut les boire diffère suivant leur degré d'énergie, leur température, l'état du malade et l'effet qu'on veut obtenir: elle varie de deux ou trois onces à quelques verres.

La durée du bain sera très bornée d'abord, et toujours en rapport avec les forces du malade. Les premiers bains seront d'un quart d'heure à une demi-heure; on arrivera graduellement à des bains d'une heure, rarement plus, si ce n'est dans le traitement de quelques affections cutanées, rhumatismales ou arthritiques; dans ce cas on pourra en augmenter l'effet par l'emploi de la matière gélatineuse qu'on rencontre dans les canaux d'écoulement des sources de cette classe.

L'eau sulfureuse se décompose promptement; le transport en est difficile, et elle se conserve peu. L'eau sulfureuse froide doit être bue à la température de la source; on ne doit jamais chercher à l'élever pour l'approprier au traitement, si ce n'est dans quelques cas rares, où il vaut mieux un remède d'une efficacité douteuse que point du tout : mais en général, c'est au médecin à choisir la source qui convient le mieux au malade, et à l'indiquer sans concessions.

Il est facile de concevoir qu'il n'existe pas de panacée universelle, et que la Providence, en multipliant à l'infini le nombre et la variété des sources, semble les avoir disposées ainsi pour que les diverses nuances que présentent les malades et les maladies trouvent le degré d'énergie qui convient à leur traitement.

Effets physiologiques et médicaux des eaux sulfureuses. — Les eaux minérales sulfureuses adoucissent la peau, font disparaître son éréthisme, rétablissent la transpiration, en activant les fonctions cutanées; elles agissent spécialement sur le système tégumentaire et lymphatique. Elles sont plus immédiatement actives en boisson qu'en bains; on a remarqué qu'elles réveillent promptement l'énergie des organes génitaux (1). Ce

____

(1) *Balneæ sulfurariæ.*

Mollificat nervos lavacrum a sulfure dictum.
Cessat in hoc scabies, infectaque membra novantur,

sont les sources de ce genre qui ont surtout fait supposer des propriétés excitantes à toutes les eaux minérales en général.

On avait pensé que le gaz hydrogène sulfuré agissait dans les eaux sulfureuses comme débilitant ou calmant; et c'est d'après cette indication qu'on avait conseillé l'usage de ces eaux dans certaines affections des poumons, et il n'y a pas longtemps qu'on employait le gaz acide hydrosulfurique pour combattre la phthisie et calmer l'irritabilité qui suit parfois certaines affections de poitrine.

Les eaux sulfureuses augmentent la vitalité de la peau, accélèrent la circulation (disposent quelquefois à l'hémoptysie), activent le mouvement excentrique, et excitent l'absorption et la transpiration. On conçoit qu'elles doivent parfaitement convenir dans les maladies internes dues à la répercussion d'affections cutanées, et d'autant mieux que leur action sur le système lymphatique modifie avantageusement les diathèses psoriques ou dartreuses.

D'après le mode d'action des eaux sulfureuses et surtout de celles fortement minéralisées et d'une haute température, il est impossible de ne pas reconnaître la propriété puissamment excitante de ces eaux. « Elles semblent, dit Anglada, éveiller dans l'économie une sorte de fièvre qui secoue légèrement le système vivant, ranime le jeu des organes engourdis, les tire de leur

---

Fœcundat steriles. Capitis stomachique dolorem
Destruit, et lacrymas in lumine stringit aquosas.
Ad vomitum prodest. Oculos benè reddit acutos.
Phlegmata dissolvit, febrim cum frigore tollit,
Præsertim si præveniat purgatio terna,
Intrabis securus aquas, nam corpora pura,
Quam semel accipiunt. servant sine labe salutem.
Hæc oleant quocumque modo, ne balnea culpes,
Affectum virtutis ama nam sæpò medela
Quam fugiunt nares, fugat hæc a corpore morbos.

(Alchadinus de Sicile.)

torpeur, rétablit l'activité des sécrétions, ramène les vibrations vitales dans les parties frappées de faiblesse ou d'inertie, ravive les mouvements toniques, et prépare ainsi le retour de la santé, soit en provoquant des efforts critiques, comme l'entendait Bordeu, soit en déplaçant des irritations ou corrigeant la distribution vicieuse des oscillations fluxionnaires, élément si commun de nos maladies. »

Elles sont contre-indiquées lorsque les malades sont disposés aux affections spasmodiques, aux congestions cérébrales, lorsqu'on observe encore des symptômes inflammatoires, de la tendance aux hémorrhagies, pendant la grossesse ; elles ne conviennent pas dans les affections cancéreuses ou scorbutiques.

L'action d'une eau sulfureuse prise sous forme de bains se porte tout d'abord sur la peau qu'elle excite, et sur le cerveau qu'elle stimule par le dégagement du gaz hydrosulfurique ; en boisson, son action s'observe d'abord sur l'estomac et bientôt après sur la circulation qu'elle ralentit, tandis que le bain l'avait sensiblement augmentée. Il se fait en quelque sorte une réaction toute chimique : on sait que les acides en général, et les acides minéraux en particulier, diminuent la fluidité du sang , et que le gaz hydrogène sulfuré lui donne une teinte plus foncée, de même qu'il colore en noir les matières excrémentitielles.

Il faut éviter de trop prolonger le séjour dans un bain sulfureux ou une étuve : l'action délétère du gaz ne tarderait pas à se faire sentir, à cause des dimensions étroites des pièces destinées d'ordinaire à ces usages ; de même que la durée du bain ne pourrait être la même pour tous ; on en conçoit facilement la raison.

La différence thérapeutique qui existe entre les eaux minérales sulfureuses chaudes ou froides est établie autant par la température que par la quantité des principes minéralisateurs ; elles agissent à peu près toutes de la même manière, mais avec plus ou moins d'énergie.

Chez les sujets bilieux, sanguins et lymphatiques, une constipation souvent opiniâtre suit le moindre usage de l'eau ; tandis que chez les sujets nerveux, on remarque souvent au contraire de la diarrhée ; mais ce dérangement intestinal chez eux ne survient qu'après quelques jours de traitement. Chez les premiers la constipation est accompagnée de céphalalgie, le plus souvent légère, d'inappétence, la langue paraît chargée, les fonctions intestinales languissent ; un mouvement fébrile, toujours favorable quand il est modéré, vient mettre fin à ces premiers symptômes ; des sueurs abondantes surviennent, mais l'équilibre se rétablit bientôt entre l'absorption et la transpiration. Les fonctions intestinales reprennent leur cours, et c'est seulement alors que commence un traitement agréable, parce que l'on s'est en quelque sorte habitué au médicament, dont l'action se continue sans secousse et d'une manière presque inaperçue.

Chez les sujets nerveux, souvent la diarrhée est accompagnée de faiblesse générale, d'envie de vomir, de gastralgie. Cet état dure habituellement plus longtemps, si l'excitation nerveuse retentit davantage.

M. Isid. Bourdon remarque que les eaux sulfureuses, sous quelque forme qu'on les emploie, occasionnent souvent des coliques, des tremblements, et qu'elles relâchent les jeunes gens et constipent les vieillards.

On obtiendra la cessation de la constipation par l'usage d'une eau moins forte, s'il en existe une source dans la même localité, et c'est par elle qu'il aurait fallu commencer ; parfois, un léger laxatif, un lavement salé, l'usage de la limonade pendant la journée produisent un bon effet ; la diarrhée cessera si l'on suspend le traitement pendant un jour. On peut conseiller l'exercice du cheval, des promenades longues, sans fatigue. Quelques verres d'eau de Seltz suffisent souvent aussi pour arrêter les petits dérangements qui dépendent de l'action excitante de l'eau sulfureuse.

Dans le bain, la peau est douce, onctueuse, elle se gonfle ;

l'odeur désagréable qui se dégage continuellement, et à laquelle on s'habitue bientôt, occasionne parfois de la céphalalgie, qui cesse aussitôt qu'on en est sorti : on a remarqué cependant qu'en général on s'habituait plutôt au goût de l'eau qu'on doit boire qu'à l'odeur que répand le bain ; néanmoins on le prend avec plaisir. On observe souvent après le bain un prurit général.

Action des eaux sulfureuses sur le tube digestif. — Bouche pâteuse, fade, appétit sensiblement diminué dans les premiers jours, constipation, digestions lentes.

Ces symptômes disparaissent vers le huitième jour, lorsqu'il se fait une distribution uniforme de l'excitation sur tout l'organisme.

Lorsque les eaux sont trop actives, elles occasionnent de la pesanteur et une tension pénible dans la région épigastrique; on a des nausées, de l'inappétence.

Dans tous les cas les selles sont noirâtres ou fortement colorées en vert ; les sujets forts, sanguins et bilieux sont, sous l'influence des eaux sulfureuses en boisson, plus disposés à la constipation que les sujets lymphatiques et nerveux ; souvent on remarque des selles abondantes.

A la différence des médicaments excitants , les eaux sulfureuses ont une action immédiate presque insensible : ce n'est que lentement et lorsque le principe sulfureux a pénétré tous les tissus que l'excitation générale se fait plus particulièrement sentir. C'est ainsi qu'après un temps plus ou moins long le tube digestif devient le siége d'un travail presque inflammatoire. Chaleur, fièvre ; le foie sécrète une plus grande quantité de bile, les sucs gastriques deviennent plus abondants, etc., etc.

« Dans les maladies où les voies digestives sont affectées,
« l'usage de ces eaux réussit, pendant que les médicaments exci-
« tants ne seraient pas supportés par la surface gastro-intesti-
« nale, parce que la grande abondance du véhicule dans lequel
« existent les principes médicinaux des eaux minérales en est

« le correctif, empêche ces principes d'affecter les tissus gastri-
« ques et intestinaux, favorise en même temps leur absorption,
« et assure, en un mot, l'exercice de leur opération thérapeuti-
« que. » (BARBIER. *Traité de matière médicale.*)

Sur la circulation. — Chaleur générale ; accélération du
pouls plus ou moins prononcée, suivant l'impressionnabilité de
l'individu ; pesanteur de tête, disposition au sommeil ; excitation générale de la circulation capillaire ; coloration rouge légère du tissu cutané ; émission facile du sang par les capillaires
mis à nu, des exutoires et des plaies ; force contractile du cœur
augmentée. Ces divers effets ne sont que rarement immédiats ;
mais une fois produits, ils sont plus ou moins durables.

Dans certains cas, palpitations, chaleur vive de la face, qui se
colore fortement. Cet état nécessite la suspension du traitement
ou au moins une diminution des doses.

Sur la respiration. — Excitation favorablement secondée
par l'air vif des lieux élevés où sourdent les eaux sulfureuses.
Respiration plus facile, plus vite, plus étendue, quelquefois
douloureuse ; sentiment de bien-aise, poitrine plus sonore.

Expectoration plus abondante, plus facile ; crachats parfois
striés, rarement sanguinolents.

On conçoit que les modifications qui surviennent dans la respiration dépendent autant et peut-être plus de l'action de l'air
vif des montagnes sur les poumons que de l'effet excitant des
eaux.

Sur la peau. — Démangeaison presque insensible, sécrétion cutanée augmentée et régularisée. Anglada rapporte au
carbonate alcalin que contiennent généralement les eaux de
cette classe la plus grande partie de cette sensation d'onctuosité savonneuse qu'on éprouve dans le bain. Les affections herpétiques se modifient, les dartres deviennent humides, les croû-
tes se détachent avec facilité, les parties qu'elles couvraient
laissent continuellement échapper de la sérosité ; il survient
toujours au moins de la rougeur.

C'est sous l'influence de ces eaux que les éruptions miliaires se développent le plus souvent ; quelques auteurs les considèrent même comme une condition de guérison. Il n'en est cependant pas toujours ainsi.

Sur le système nerveux. — Agitation, surtout au commencement du traitement ; sommeil interrompu, léger, fatigant, avec rêvasseries ; spasmes, irritabilité, besoin de mouvements. Cet état est de peu de durée si les eaux conviennent au malade ; il y a même des individus chez lesquels on ne remarque aucun de ces symptômes, et chez d'autres ils se dissipent lentement et sous l'influence de quelques promenades.

Sur les organes génito-urinaires. — Urines plus abondantes, sédimenteuses ; stimulation des fonctions rénales ; excitation sensible des organes génitaux ; rêves érotiques.

Effets généraux. — Cette stimulation si évidente s'étend bientôt à tout l'organisme ; les muqueuses surtout paraissent la partager. On conçoit que tous ces effets produits sur nos organes se lient intimement, et que le trouble qui survient après les premiers jours de traitement, chez quelques malades, s'explique par les efforts que font ces organes pour répondre aux sollicitations continuelles de l'eau ou par la résistance que quelques-uns lui opposent. Dans tous les cas, ce trouble disparaît aussitôt que l'équilibre est établi dans les fonctions, et c'est pour toujours si l'on ne fait aucun écart de traitement.

Quelques personnes maigrissent beaucoup pendant l'usage des eaux ; on remarque que ce sont celles dont le tube digestif en supporte particulièrement les effets ou qui sont fatiguées par leur usage. L'effet contraire a lieu dans un grand nombre de cas.

Choix des eaux. — Il y a des eaux acidulo-sulfureuses, des eaux salino-sulfureuses, enfin des sources zoo-sulfureuses chaudes et froides. Mais à ces divisions nous avons ajouté encore la distinction de fortes et de faibles, distinction qui repose sur l'énergie et la température plus ou moins élevée des sources ; et quoi-

que l'on ne puisse pas embrasser tout le cadre des maladies auxquelles les eaux sulfureuses conviennent, et surtout les nuances
multipliées qu'elles présentent et qui exigent des détails que
nous ne pourrons donner qu'en les appuyant de faits nombreux, on peut dire en général que les sujets sanguins ou faibles, nerveux et irritables, atteints d'affections qui dépendent
de sécrétions supprimées, de maladies de poitrine ou seulement
de faiblesse de cet organe, que les femmes surtout, devront préférer les eaux douces ; que les sujets bilieux, lymphatiques, à
constitution dégénérée, devront le plus souvent préférer les
eaux fortes. Il convient toutefois qu'ils en fassent un usage raisonnablement ménagé et gradué.

Maladies traitées avec succès. — Affections herpétiques,
affections chroniques du tube digestif, engorgements abdominaux, affections catarrhales, chlorose, leucorrhée, douleurs
rhumatismales, sciatique, faiblesse des organes génitaux, laryn-
gyte chronique, plaies par armes à feu, ulcères, rétractions musculaires et tendineuses, scrofules (1), ulcères fistuleux, tumeurs
œdémateuses, tumeurs blanches, certaines paralysies, raideurs
articulaires, phthisie au début, toux sèche et humide, suppressions menstruelles, cicatrices douloureuses, congestions lymphatiques, gonflements du foie, de la rate et du mésentère, né-
vralgies, paralysies sans désorganisation du cerveau ou de la
moelle épinière, et sans disposition à l'apoplexie ; névral-
gies.

*Maladies qu'il serait dangereux de traiter par ces
eaux.* Phthisie avancée, toutes les altérations de la respiration

---

(1) It opens the belly, and, being long continued in small doses, power-
fully cleanses the primæ viæ, destroys worms, and cures diseases from the
steams of metals.

RUTTY. A methodical synopsis of mineral waters, p. 512.

qui dépendent d'une affection du cœur ou des gros vaisseaux ; hémorrhagies actives, disposition aux congestions sanguines des poumons et du cerveau, et toutes les fois qu'on ne pourrait sans danger accélérer la circulation. Elles sont encore contre-indiquées lorsque les malades sont disposés aux affections spasmodiques, lorsqu'on observe des symptômes inflammatoires, de la tendance aux hémorrhagies, pendant la grossesse ; elles ne conviennent pas dans les affections cancéreuses ou scorbutiques.

§ 1er. *Eaux acidulo-sulfureuses.* — Les eaux acidulo-sulfureuses, comme celles de Naples (eau sulfureuse de la rue Santa Lucia), sont prises surtout en boisson. Tout ce qu'on en peut dire, c'est que les effets physiologiques qu'elles produisent diffèrent un peu de ceux attribués aux eaux sulfureuses en général. En effet, le gaz acide carbonique qu'elles contiennent les rend plus digestives ; pendant qu'on en fait usage, les dérangements intestinaux ne sont point aussi fréquents, et elles ne provoquent de réaction prompte et vive sur la peau qu'à l'aide de bains chauds ; leur action est plus lente, plus occulte, et on les supporte plus facilement. Les sels de soude et de magnésie qu'elles contiennent en général en font en quelque sorte des eaux mixtes, agissant autant par le gaz acide carbonique que par les sels et le caractère sulfureux, qui paraît seul l'emporter.

Par le seul fait de la présence du gaz acide carbonique, les eaux de ce genre se rapprochent des eaux douces et doivent être employées dans les mêmes circonstances que ces dernières.

§ 2. *Eaux salino-sulfureuses.* — Les eaux salino-sulfureuses sont celles dans lesquelles le gaz hydrogène sulfuré est combiné à des bases salifiables en assez grande quantité pour que les sels agissent autant que le principe sulfureux. En effet, ceux qu'elles contiennent, tout en les rendant légèrement purgatives, neutralisent une partie de l'agent sulfureux : aussi ces eaux conviennent-elles particuliè-

17.

rement dans les irritations chroniques du tube digestif; trop faibles pour agir comme purgatives, elles modifient avantageusement l'état de la membrane muqueuse digestive; le principe sulfureux l'emporte si les eaux sont thermales. Si elles sont froides, c'est l'action purgative qui domine en général.

§ 3. *Eaux zoo-sulfureuses.* — Les sources zoo-sulfureuses présentent de nouveaux moyens à la thérapeutique : ce sont ces eaux dont les effets se manifestent surtout sur le système cutané et lymphatique, et c'est à elles que se rapporte plus particulièrement ce qui a été dit au sujet des eaux sulfureuses en général. Le malade qui en fait usage éprouve dans le bain une sensation agréable; l'odeur sulfureuse est toujours fétide, mais la jouissance du bain la fait bientôt oublier. La peau est ramollie, ses fonctions excitées; on éprouve en sortant de l'eau une douce chaleur, et la sueur qui suit ne porte pas autant au sommeil : on dirait que l'action se borne au tissu cutané.

Les eaux de cette division doivent leur nom à la présence d'une substance végéto-animale qui se décèle par des filaments de glaires blanchâtres, et à laquelle on a donné le nom de barégine, de glairine, et qui se rencontre dans un grand nombre de sources sulfureuses, ce qui a fait penser qu'elle pourrait bien être un produit commun de l'élaboration souterraine qui donne lieu, dans le sein de la terre, à la formation des eaux thermales sulfureuses, ou du moins d'un certain ordre de sulfureuses.

C'est une substance d'un aspect muqueux, incolore ou blanchâtre, fade, quelquefois légèrement salée, qu'on rencontre dans les canaux d'écoulement de ces eaux. Elle sera plus complétement étudiée à l'article *minéralisation*.

Tout ce qu'on en peut dire, c'est que les eaux qui en contiennent le plus sont celles qui ont le plus d'action sur les affections cutanées; on remarque que ce sont aussi celles qui se conservent le moins bien.

Eaux sulfureuses froides. — L'eau froide sulfureuse ne devrait se prendre qu'en boisson ; on ne peut changer la température d'une eau minérale sans altérer sa constitution chimique, et je pense qu'on doit toujours conseiller à ses malades l'usage d'une eau dont la température n'exigera aucune modification.

Il y a autant de différence entre les eaux sulfureuses chaudes et froides qu'entre les premières et les eaux salines thermales. D'ailleurs on peut dire que la thermalité des eaux est un de leurs agents les plus puissants, et l'on ne peut obtenir le même résultat, ou seulement un résultat analogue, en élevant la température d'une eau froide ; c'est une erreur moins commune aujourd'hui, mais elle existe encore.

L'eau sulfureuse froide est excitante ; chez les sujets nerveux et irritables, elle constipe et occasionne parfois la dysurie, tandis que, chez les sujets lymphatiques et peu nerveux, elle provoque des évacuations.

Action des principes minéralisateurs isolés des eaux minérales sulfureuses. — J'ai dit, d'après MM. Andral et Ratier, que dans le traitement par les eaux minérales, rien ne s'écarte des règles générales de la thérapeutique, et j'ai pensé que, pour arriver à une démonstration complète de cette assertion, il convenait de terminer l'histoire de chaque classe d'eau minérale, par quelques mots sur l'action ordinaire de chacun des principes constituants des eaux de cette classe. Ainsi, dans les eaux sulfureuses, le soufre, ses combinaisons et la substance végéto-animale sont les agents principaux dont nous allons retracer l'action ordinaire lorsqu'on les emploie isolés des sources.

Le soufre et ses composés (sulfures, hydrosulfates, etc.), ont été dans tous les temps conseillés avec succès dans le traitement des maladies du système cutané et celles des poumons. Ils sont rangés, par la plupart des auteurs de traités de matière médicale, parmi les substances minérales excitantes. Pris à faible dose (quatre à six grains), le soufre agit comme diffusible sur le système lymphatique, il stimule les fonctions digestives. A plus forte dose (vingt grains à un gros), il fait éprouver une sensation désagréable à la région épigastrique, provoque des évacuations alvines fétides et d'une couleur foncée. — Pris à la dose de dix grains plusieurs fois par jour, et pendant plusieurs jours, il est absorbé, et agit comme stimulant diffusible sur toute l'économie ; il augmente la chaleur, la transpiration, la fréquence du pouls, et s'exhale par les diverses surfaces muqueuses dont les excrétions acquièrent souvent une odeur d'hydrogène sulfuré, et colorent quelquefois en jaune le linge des malades. Si on en prolonge l'usage, si on en élève trop la dose ou que le sujet soit fort irritable, il peut en résulter une excitation générale, de l'agitation, un état fébrile continu, des hémorrhagies, et l'on est souvent obligé de calmer ces accidents par des bains, des émollients, la saignée, etc. — Ce sont les accidents produits par l'influence excitante du soufre qui ont appris qu'il ne fallait pas prescrire cette substance aux personnes pléthoriques, à celles qui sont disposées aux congestions sanguines , etc. — Le soufre a été employé avec succès dans les catarrhes chroniques, les toux humides. C'est sans doute de l'influence stimulante que les molécules sulfureuses exercent sur le tissu pulmonaire que procèdent les avantages que l'on obtient. — Le soufre est conseillé aux personnes tourmentées de douleurs rhumatismales ou goutteuses. — Mais c'est principalement dans le traitement des maladies cutanées que la thérapeutique se loue des propriétés de cette substance. — L'impression du soufre appliqué en topique sur le lieu malade agit en activant la vitalité de la peau ; il excite directement le travail morbide, il lui imprime momentanément plus d'énergie.

Cette excitation devient comme un mouvement critique qui termine la maladie et fait reprendre à la peau ses qualités naturelles. Toutefois, dans l'emploi thérapeutique de cette substance, le praticien ne perdra jamais de vue le caractère stimulant de sa propriété médicinale ; elle ne convient plus dès qu'elle irrite le tissu du cœur et des vaisseaux sanguins, qu'elle échauffe le sang, qu'elle détermine un état fébrile, qu'elle cause une agitation prolongée, etc. Les personnes sensibles, irritables, ne peuvent souvent en supporter l'usage. — Les bains de vapeur sulfureuse produisent des effets analogues, etc., etc. (1).

Le gaz acide sulfureux est conseillé, en bains généraux ou partiels, dans le traitement des affections cutanées, des rhumatismes chroniques, de certaines paralysies, des engorgements abdominaux, de la leucophlegmatie, de l'ascite consécutive aux fièvres intermittentes, des tumeurs indolentes, des scrofules, dans certains cas d'aménorrhée. Galien envoyait ses phthisiques en Sicile respirer l'air sulfureux des volcans.

La substance végéto-animale que contiennent les eaux sulfureuses particulièrement est une matière émolliente, qui agit là certainement comme correctif de l'action stimulante du principe sulfureux. Le mélange des molécules émollientes aux molécules excitantes émousse l'effet de ces dernières et corrige l'action excitante immédiate par l'onctuosité qu'il donne à la peau.

Quant aux sels que contiennent les eaux sulfureuses, ils deviennent de nouveaux correctifs, et il sera fait mention de leur action isolée, quoique bien connue, à l'article des eaux minérales salines.

D'après ce court exposé, il est facile de voir que l'action des eaux minérales sulfureuses ne diffère de celle des principes qui les constituent que par la quantité considérable du véhicule qui peut bien ici passer pour un adjuvant précieux dont on tient

---

(1) Extrait abrégé du Traité de matière médicale de Barbier, et du Dictionnaire de thérapeutique de MM. Delens et Mérat. *Gaz acide sulureux. Soufre.*

trop peu de compte. Et le grand avantage qu'elles présentent sur l'usage isolé des substances sulfureuses consiste dans la réunion d'une infinité de circonstances accessoires auxquelles il convient d'accorder une part dans les éloges qu'on prodigue aux sources minérales en général.

DEUXIÈME CLASSE.

1re DIVISION.

SOURCES SALINES THERMALES ET FROIDES (1).

> Cùm autem, non tantùm evacuando, verùm
> etiam solvendo, agant, patet utilitam ab ho-
> rum usu expectari posse.
>
> VAN SWIETEN.

Les eaux minérales salines (2) sont celles qui tiennent en dissolution assez de sels à base de soude, de magnésie, de chaux, etc.,
pour agir sur l'économie; leur saveur est plus ou moins amère,

---

(1) Under this denomination we include all those waters impregnated
with neutral, alkaline, and earthy salts only. Waters of this description
may be arranged under the following heads :

1o Brines, or waters whose principal saline ingredients are the muriates
of soda and magnesia ; and 2o bitterns, or waters containing principally the
sulphates of soda and magnesia.

1o Sea-water, which may be considered as an example of the saline waters
termed brines.

2o As an example of the bitterns, we may select the Sedlitz water, which
is one of the best known, and strongest of this description of simple saline
waters.

REES. A. The Encyclopædia, t. 38, art. Waters.

(2) M. FOURCROY divise les eaux de cette classe en cinq genres.

1o *Eaux dures*, minéralisées par le sulfate de chaux, inusitées en médecine.

2o *Eaux amères*, contenant du sulfate de magnésie, éminemment purgatives.

salée ; elles dégagent quelquefois des vapeurs qui répandent une odeur de gaz hydrogène sulfuré, sans que par l'analyse on y rencontre aucune trace de cette substance ; cette odeur se perd par le refroidissement, et n'est bien sensible qu'à la source.

Elles jouissent de propriétés remarquables ; leurs principes minéralisateurs les rendent purgatives ; c'est par leur usage qu'on obtient les révulsions les plus extraordinaires et les moins attendues. Les affections gastro-intestinales, viscérales, etc., sont celles auxquelles elles conviennent le mieux généralement ; elles agissent admirablement dans certaines maladies nerveuses ; on les administre avec succès dans les diarrhées bilieuses, les engorgements du foie, de la rate, du mésentère ; elles réussissent

---

3° *Eaux salées.* Hydrochlorate de soude en excès, purgatives, résolutives.

4° *Eaux alcalines,* minéralisées par le sous-carbonate de soude.

5° *Eaux incrustantes,* remarquables par la présence d'une grande quantité de carbonate de chaux dissous par le gaz acide carbonique, déposent plus ou moins facilement leur sel insipide en stalactites et en incrustations.

M. Léon Marchant propose de ne faire que deux classes d'eaux salines : la première comprendrait celles qui renferment principalement des sels à base de soude et de chaux ; la seconde, celles qui contiennent particulièrement des sels à base de magnésie et de chaux.

Une autre classification des eaux minérales salines, consignée dans le Dictionnaire abrégé de médecine, les partage en quatre sections :

1re Section. *Eaux séléniteuses.* Ce sont celles qui contiennent de la chaux combinée avec l'acide carbonique ou l'acide sulfurique.

2e Section. *Eaux salées.* On range dans cette section les eaux dont l'hydrochlorate de soude est le minéralisateur principal, et toutes celles qui sont chargées de divers nitrates et qu'on trouve en Hongrie et en Suède, ainsi que les eaux boratées de la Toscane, de la Perse et du Thibet.

3e Section. *Eaux magnésiennes.* Cette section se compose de toutes les sources chargées principalement de sulfate de magnésie ; elles sont amères et laxatives.

4e Section. *Eaux alcalines.* Elles sont minéralisées par le sous-carbonate de soude, sans exclusion d'autres sels.

dans les affections rhumatismales, la sciatique, les ulcères anciens.

Les eaux salines froides sont employées avec succès pour combattre l'obésité; on conseille dans ce cas surtout celles de Merlange.

J'ai observé que toutes les eaux salines agissent à peu près de la même manière, et que leurs différences thérapeutiques dépendent le plus souvent des doses plus ou moins fortes auxquelles on les emploie. C'est peut-être à cause de cela qu'on a tant généralisé l'action des eaux salines, surtout en les appropriant en quelque sorte à tous les maux. Elles agissent particulièrement sur le tube digestif : c'est le siége principal des crises qu'elles opèrent par des selles nombreuses. Viennent après les reins et la vessie. Comme la plupart des eaux thermales, elles réveillent les douleurs, stimulent le système nerveux, et produisent des effets remarquables sur les paralytiques.

Les eaux minérales salines sont moins altérables que toutes les autres, parce que les principes qu'elles contiennent sont peu volatils et difficilement décomposables.

Propriétés physiques (1). — Ces eaux sont minéralisées par

---

(1) *De amaris fontibus.*

Hinc etiam salsum fontes traxere saporem,
Et longè laticem ingratus infecit amaror
Tellure incocta exudans, cinerique maligno,
Quem liquit quondam accensis fornacibus ignis,
Post ævo extinctus longo monumenta reliquit
Exustum cinerem et cocto sala subdita saxo.
Hinc alibi exhaustas antris putealibus amnes
Vulcano fervente coquunt, dum crassior humor
Stringitur, inque salem tapidæ cessere lacunæ.
Ast alibi in lapidem transit liquor, usque adeo vis
Telluris variat. Videas lapidescere sarni
Cœruleo sub fonte alnum, filicisque maniplos
Et paleæ intortos lento cum vimine culmos.

PONTANUS.

des sels si différents que chaque source présente une saveur particulière : les unes sont amères, les autres salées, saumâtres, piquantes, quelques-unes fades. Celles qui sont thermales répandent, à la source seulement, une légère odeur sulfureuse, due au dégagement d'une faible quantité de gaz hydrogène sulfuré. Leur couleur est pure et limpide ; elles sont en général plus pesantes que l'eau distillée.

C'est en parlant des eaux salines et sulfureuses que l'on a dit surtout que le calorique naturel différait du calorique artificiel qu'on cherchait à leur donner, et qu'elles le conservaient plus longtemps.

Propriétés chimiques. — Les eaux minérales salines contiennent un grand nombre de sels ; mais l'hydrochlorate de soude et le sulfate de magnésie sont les deux minéralisateurs principaux. Quelques sources laissent dégager une faible quantité de gaz hydrogène sulfuré, de gaz acide carbonique et d'air atmosphérique.

Quelques-unes sont simples, c'est-à-dire constituées par un seul minéralisateur en si grande quantité qu'il neutralise médicalement tous les autres. D'autres, et c'est le plus grand nombre, contiennent jusqu'à dix ou douze substances salines différentes, parmi lesquelles on distingue toujours le sulfate de magnésie, l'hydrochlorate de soude ou le sous-carbonate de soude. La présence de chacun de ces sels en quantité suffisante dans une source lui donne des propriétés différentes et la range parmi les eaux magnésiennes, salées ou alcalines.

Quelques sources salines contiennent du sulfate d'alumine, une substance bitumineuse ; d'autres, un peu de fer, mais en trop faible proportion pour les classer parmi les ferrugineuses.

L'eau de chaux, le nitrate de mercure et la potasse sont les réactifs qui font reconnaître de suite les eaux de cette classe, si leur goût seul ne suffisait pas.

M. Kirwan a observé que dans les eaux minérales, certains sels se trouvaient plus particulièrement réunis, et que souvent même leur présence excluait celle d'autres sels (1); ainsi on trouve ordinairement ensemble la chaux carbonatée et la chaux sulfatée, le fer et l'alumine sulfatée, la soude et la chaux muriatée.

La soude muriatée est toujours accompagnée de chaux sulfatée, à moins qu'il n'y ait de la soude carbonatée. La magnésie carbonatée est ordinairement accompagnée de chaux carbonatée; la soude carbonatée l'est de soude muriatée et sulfatée; la magnésie muriatée et la magnésie sulfatée le sont de soude muriatée; tandis que l'inverse de ces propositions n'est pas également vrai. La chaux sulfatée se trouve dans la plupart des sources, et accompagne tous les sels, excepté la soude carbonatée.

Mode d'administration. L'effet qu'on veut obtenir de l'emploi d'une eau saline indique assez la manière d'en faire usage. Cependant, dans beaucoup d'établissements thermaux, le traitement paraît être abandonné aux habitudes consacrées par une ancienne routine et une réputation d'efficacité à laquelle on ferait injure si l'on cherchait à en limiter le pouvoir. On se confie aveuglément aux bons effets qu'elles produisent, et on les emploie sans se préoccuper de leur action différente dans les maladies si variées pour lesquelles on se rend aux sources.

Les eaux salines particulièrement produisent des effets dont l'énergie dépend de la dose à laquelle on en fait usage. A faible dose (quatre à huit onces), leur action peut être longtemps prolongée sans fatiguer le malade ; elles provoqueront une ou deux selles ou les rendront seulement plus faciles. Si la source est peu minéralisée, cette dose peut être beaucoup augmentée, et en général ce sont celles de ce genre qui offrent le plus de chances dans ces cas douteux qui font le désespoir des malades et des médecins. Les eaux fortes ne doivent être prises qu'avec une grande prudence; leur action énergique convient à peu de

(1) Bouillon-Lagrange. Essai sur les eaux minérales.

malades et, elles amènent promptement un trouble plus ou moins sensible sur l'économie.

Dans aucun cas les eaux de cette classe ne doivent être prises indifféremment ; leur mode d'administration devra toujours être en rapport avec les effets qu'on veut obtenir, et sagement gradué si l'on tient à éviter des accidents souvent graves. Les eaux salines faibles se boivent à la dose d'un à dix verres dans la journée, tandis que la dose des eaux fortes doit rarement dépasser quatre verres.

Effets physiologiques et médicaux. — Les eaux minérales salines ont sur tous les moyens purgatifs, même les plus légers, l'avantage inappréciable de produire un effet immédiat, et cependant doux, et qu'on peut longtemps continuer sans établir sur le tube digestif un centre de fluxion qui serait la suite inévitable de l'emploi prolongé des autres moyens purgatifs.

Les effets généraux qu'elles produisent sont des selles plus ou moins abondantes, accompagnées de borborygmes. La circulation est modifiée, le pouls accéléré, et sous leur influence la portion aqueuse du sang est en partie renouvelée. Leur action spéciale se fait surtout sentir sur le tube digestif ; on remarque une augmentation considérable de sécrétion des sucs intestinaux, de la bile et du fluide pancréatique.

Prises à la dose de huit onces, le matin à jeun, les eaux minérales salines produisent sur l'estomac un effet en général peu marqué, et ce n'est qu'en doublant ou en triplant cette dose qu'on commence à sentir la présence presque incommode de ce liquide ; on éprouve souvent quelques coliques, surtout pendant les premiers jours. Cet état dure peu ; quelques selles plus ou moins délayées ne tardent pas à survenir, et là s'arrête l'action immédiate de l'eau. Mais on remarque bientôt que l'activité cutanée a diminué, et que le dégoût qu'on éprouvait pour les aliments, après l'ingestion de l'eau, fait place à de l'appétit.

Si l'on élève cette dose et que les eaux soient fortement minéralisées et surtout thermales, la pesanteur de l'estomac n'augmente pas toujours dans la même proportion ; on observe souvent le contraire en faisant usage d'eaux puissamment thermales ; mais le pouls s'accélère, on éprouve des borborygmes suivis de coliques et de selles plus ou moins nombreuses.

Si la dose est trop forte pour l'état de l'estomac, le malade ne tarde pas à rejeter l'eau, soit parce qu'elle l'irrite, mécaniquement par son poids et son volume, ou chimiquement par son action sur la muqueuse.

Dans ce cas, et lorsque, par une mauvaise disposition de l'estomac, l'eau minérale séjourne trop dans cet organe, l'effet en est très facheux, le buveur d'eau éprouve de l'anxiété, de la chaleur, quelquefois de la douleur, et une accélération fébrile du pouls, avec soif plus ou moins vive.

On conçoit que l'action de l'eau ne doit jamais être portée à cette exagération, et dès qu'on observe ces symptômes, il faut en diminuer la dose.

La présence de l'eau minérale dans l'estomac et les intestins doit se borner à produire un effet plus ou moins purgatif ; mais ce doit toujours être d'une manière douce et presque insensible, car c'est de la continuité régulière de cette action qu'on attend les plus heureux effets, et il faut éviter avec soin tout ce qui pourrait nécessiter la suspension du traitement.

L'usage quelque temps soutenu d'une eau minérale, et à une dose convenable, ne se borne pas à un effet purgatif ; bientôt dans toute la longueur des intestins, les vaisseaux absorbants deviennent plus actifs. On explique, par ce mode d'action, comment un fluide épanché peut être ramené dans les intestins ou éliminé par la transpiration, lorsqu'on fait usage de l'eau en bains en même temps qu'en boisson. Il est à remarquer que l'effet d'une eau froide en boisson augmente l'activité intestinale au détriment de l'activité cutanée : aussi la transpiration est-elle dans ce cas presque toujours diminuée.

Souvent, et toujours heureusement, cet usage prolongé à une dose convenable établit sur le tube digestif une habitude d'élimination toujours favorable. Mais l'établissement de cette fonction nouvelle et critique, si je puis m'exprimer ainsi, est presque toujours précédé de troubles plus ou moins appréciables.

Les eaux salines ont une action double, si elles sont thermales et qu'on les emploie en bains ou en boisson.

Elles agissent presque autant sur la surface cutanée que sur la muqueuse intestinale ; cependant on remarque quelquefois sous leur influence de la sécheresse à la peau ; elles conviennent particulièrement dans les engorgements des viscères abdominaux. On les conseille avec succès lorsqu'il faut réveiller l'énergie de ces organes, dissiper certains états de dyspepsie, de constipation, de flatulence. Il est une foule de petites infirmités à marche lente qui dépendent de la torpeur des fonctions digestives ou d'une distribution irrégulière des mouvements vitaux, et qui peuvent se bien trouver de l'usage de ces eaux. (ANGLADA.)

Maladies traitées avec succès par les eaux salines. — On conseille l'usage des eaux salines dans tous les cas spéciaux où l'ordre des sécrétions est dérangé ou perverti. Elles jouissent d'une propriété efficace dans le traitement des altérations des viscères abdominaux, et de celles qui proviennent de la densité des fluides, particulièrement de la bile et de la partie séreuse du sang. On les emploie avec avantage dans les interruptions menstruelles, pour résoudre les obstructions lymphatiques et bilieuses (BIDOT) ; elles conviennent toutes les fois qu'elles peuvent agir révulsivement dans une circonstance donnée, quelle que soit la maladie. (L. MARCHANT.)

1° Elles conviennent dans toutes les inflammations qu'on a appelées atoniques ou apyrétiques ;

2° Dans toutes les maladies arthritiques, rhumatismales, catarrhales, ayant leur siége, soit dans les membranes muqueuses, le tissu cellulaire interstitiel, soit dans les ligaments ou les membranes synoviales ;

3° Dans les maladies qui dépendent d'un embarras quelconque dans le système veineux, surtout dans celui de la veine porte ;

4° Dans les inflammations chroniques du système lymphatique et les cas où la fonction absorbante de ces vaisseaux n'est pas assez active ;

5° Dans les hémiplégies, les paralysies, soit qu'elles dépendent du ramollissement d'une portion du cerveau (1), soit de l'inflammation chronique des nerfs ou de la suspension de leur forcé vitale ;

6° Enfin, dans tous les cas qu'on a appelés atonie franche, faiblesse de l'action vitale; dans certaines cachexies. (KIRSCH-LEGER.)

Maladies qu'il serait dangereux de traiter par ces eaux. Ces eaux sont contre-indiquées en général dans toutes les affections de poitrine, et toutes les fois qu'il y a pléthore sanguine, dans les paralysies, avec désorganisation cérébrale ou rachidienne. Elles ne conviennent pas dans la folie ni l'épilepsie idiopathique, dans les fièvres récentes et lorsque les malades sont atteints de vices organiques des vaisseaux artériels (hypertrophie du cœur ou des gros troncs artériels), aux goutteux dont la maladie conserve le caractère aigu, etc.

Action sur le tube digestif. — C'est surtout sur cet organe que les eaux minérales salines fixent leur action; cependant elles n'agissent pas toutes de la même manière. Ainsi les eaux magnésiennes faibles se bornent à stimuler, à réveiller en quelque sorte les fonctions digestives; leur action cesse pour ainsi dire immédiatement au-delà des premières voies. Les sources

---

(1) L'auteur cité étend un peu trop peut-être les bons effets des eaux salines.

fortement chargées de magnésie, au contraire, sont purgatives et provoquent des selles abondantes. La grande quantité du véhicule empêche l'irritation qui serait la suite d'une stimulation trop prolongée. Il faut que ces évacuations n'affaiblissent point, qu'elles ne soient pas trop rapprochées et n'occasionnent ni douleur ni fatigue; il ne faut pas non plus qu'elles déterminent brusquement la suppression d'une fonction.

Les eaux salines ne produisent d'excellents effets que parce que la quantité considérable d'eau qu'on boit est un correctif et un adjuvant nécessaires des principes minéralisateurs purgatifs qu'elles contiennent. Si l'on veut obtenir des évacuations abondantes, dit M. Barbier (1), il faut que la membrane muqueuse intestinale soit modérément attaquée; il faut que les follicules sécréteurs qui la recouvrent, que les vaisseaux exhalants qui y aboutissent, que le système hépatique soient seulement stimulés, et que les mouvements de ces parties soient accélérés sans être troublés.

Aussi on doit se défier des selles lientériques ou accompagnées de matières glaireuses, écumeuses, non pas qu'elles soient toujours de mauvais augure, mais parce qu'elles le sont souvent, et produisent en fort peu de temps des effets auxquels on oppose en vain la suspension du traitement et les soins les plus méthodiques. Ces évacuations sont d'autant plus dangereuses qu'elles s'accompagnent souvent d'une amélioration générale apparente.

Les eaux douces produisent seulement une stimulation légère de la muqueuse de l'estomac, provoquent la sécrétion des sucs gastriques, raniment les fonctions, excitent légèrement la soif; ces effets, quoique faibles, se propagent cependant assez sur tout l'appareil digestif; les fonctions se régularisent, certaines sécrétions ou excrétions se modifient avantageusement, et les

---

(1) Traité élémentaire de matière médicale.

guérisons qui s'opèrent par leur usage sont d'autant plus surprenantes que la médication est douce, lente, occulte et même agréable.

Elles agissent merveilleusement pour détruire certains engorgements viscéraux. Leur action tant vantée sur l'utérus est toute secondaire, et ce n'est que sympathiquement que cet organe reçoit leurs effets. On peut en dire autant de la prétendue action de certaines eaux sur toute l'économie. On a toujours pris dans ce cas des effets sympathiques pour une action directe. Celles des sources salines qui contiennent du fer, ou de l'iode, du brome, des chlorures, offrent des conditions exceptionnelles, comme il est facile de le concevoir, et on ne peut leur refuser les propriétés qui dépendent de la présence de ces substances; mais il ne convient pas, et ce n'est pas le but de la nature, de faire des eaux un remède à tous les maux, et de leur donner à toutes les mêmes propriétés. On attribue, peut-être avec raison, la cause de cette erreur, aux médecins placés près des sources, qui chercheraient par ce moyen à augmenter le nombre des baigneurs; cela ne pourrait être vrai que jusqu'à un certain point, car, en précisant bien les cas et les circonstances qui promettent un succès certain, ils attireront, par la réalisation de leurs promesses, plus de malades que ne pourrait le faire une description étendue de propriétés vagues et fort incertaines.

Sur la circulation. — L'accélération du pouls, sous l'influence d'une eau saline, se fait tout d'abord remarquer; mais on observe, après quelques jours de traitement, qu'il a perdu de sa force et de sa fréquence, qu'il est devenu irrégulier, et ne reprend son état normal que lorsque la première impression de l'eau est produite, et que son action se continue sans trouble et sans fatigue. La circulation générale ne manifeste l'influence de l'eau saline, dans les cas où elle est bien indiquée et convenablement administrée, que par un surcroît insensible d'activité. Il survient souvent de petites hémorrhagies ou des hémorrhoïdes.

18.

Sur la respiration. — La respiration devient habituellement plus facile, et l'expectoration plus abondante ; mais cet effet mérite d'être bien observé, car, comme les évacuations alvines, l'expectoration augmentée ou modifiée peut être favorable ou fâcheuse. Les crachats sont de bonne nature, lorsqu'ils sont rendus facilement, que leur couleur, leur consistance et leur nature ne présentent rien d'extraordinaire, quoique changées sous l'influence de l'eau. Ils sont au contraire de mauvaise nature s'ils deviennent puriformes, sanguinolents, visqueux. Il est rare que dans ce cas, comme dans celui de diarrhée funeste, on n'observe pas de la sécheresse à la peau, qui paraît se flétrir. Lorsque l'expectoration se montre de cette manière, et qu'en même temps on remarque une amélioration sensible, point d'agitation, ni de sécheresse à la peau, on peut espérer que c'est une crise heureuse, et le médecin se trouve dans ce cas rassuré par l'état général du malade.

Sur la peau. — Les eaux thermales salines, prises en boisson et en bains, produisent un effet sensible sur la peau, dont elles facilitent les fonctions ; elles modifient les sécrétions cutanées et les répandent uniformément. On remarque aussi quelquefois des furoncles et des éruptions analogues à celles provoquées par les eaux sulfureuses ; mais c'est surtout lorsqu'on fait usage des eaux salines fortes.

Les mêmes eaux froides provoquent rarement la transpiration ; leur effet se porte plus directement sur les reins et la vessie.

Sur le système nerveux. — Les sujets irritables ne peuvent longtemps supporter l'usage des eaux salines. Tous les malades éprouvent un peu d'agitation pendant quelques jours et jusqu'au moment où le tube digestif s'est habitué à la stimulation légère que ces eaux exercent sur lui ; c'est d'ailleurs d'une manière sympathique et secondaire que le système nerveux subit les effets des eaux minérales en général.

Sur les organes génitaux et urinaires. — Toutes les eaux ne se conduisent pas de même sur l'appareil génito-urinaire. Les unes paraissent comme sans action réelle sur lui, quoiqu'il y ait augmentation des urines, parce que cette augmentation dépend de la quantité d'eau absorbée plutôt que de l'excitation de la sécrétion rénale; les autres stimulent cette sécrétion, l'augmentent considérablement; d'autres enfin la modifient et lui font partager leur propriété alcaline.

L'action des eaux salines sur l'utérus est toute secondaire; il n'y a point d'excitation directe de cet organe comme par l'usage des eaux sulfureuses, ferrugineuses et iodurées. L'appareil génital reçoit cependant, comme tout l'organisme, l'impression avantageuse produite par la régularisation de certaines fonctions, de même qu'il partageait avec lui l'état morbide qu'un traitement par les eaux vient de faire cesser.

Effets généraux.—Ces eaux produisent donc une dérivation salutaire, un travail intestinal qui appelle sur toute l'étendue du tube digestif une inflammation bornée à un organe ou une partie d'organe; elles changent la marche, la forme et le siége d'une infinité d'affections qu'il était difficile de préciser et d'atteindre; elles tendent à rétablir les fonctions supprimées; elles excitent celles des divers organes, et favorisent la résolution des engorgements viscéraux et lymphatiques. On vante particulièrement leurs bons effets dans le traitement des paralysies, de quelques affections cutanées, des rhumatismes, etc., etc.

L'usage simultané de ces eaux en bains et en boisson n'est pas facilement supporté par tous les malades, et ceci s'applique particulièrement aux sources de cette classe qui sont fortement minéralisées et thermales; il suffit alors de se borner à boire ces eaux et à prendre un bain tous les quatre ou cinq jours. On conçoit qu'une irritation étendue comme le devient celle produite par les eaux ne pourrait, sans nuire au traitement, exister simultanément sur le tube digestif et la peau.

Choix des eaux.—La nature des minéralisateurs de chaque espèce d'eau saline doit naturellement donner à chacune de ces espèces des propriétés médicales différentes: aussi doit-on attacher quelque importance au choix de la source. En effet, il existe aussi dans cette classe des eaux fortes et des eaux faibles, des sources thermales et des sources froides. Les sujets sanguins et bilieux, peu irritables, devront, lorsque d'ailleurs aucune inflammation ou disposition inflammatoire n'existera sur le tube digestif, préférer certaines eaux fortes, fussent-elles à une haute température, parce que ces eaux, agissant particulièrement sur l'appareil digestif, y appellent les congestions qui, sous l'influence excitante des eaux, pourraient menacer d'autres organes plus irritables ou plus disposés à ces congestions. Les sujets nerveux s'adresseront particulièrement aux sources faibles, qui ont toujours assez d'action sur eux, tandis que les lymphatiques éviteront en général les eaux purgatives et celles dont l'action ne sera pas corrigée par la présence d'un peu de fer, d'un hydriodate ou de la matière gélatineuse. Ils obtiendront aussi des succès extraordinaires de l'usage de l'eau et des bains de mer.

§ 1. *Eaux magnésiennes.* — Les eaux magnésiennes sont celles qui sont chargées de sulfate et d'hydrochlorate de magnésie : elles sont éminemment purgatives ; cependant elles agissent sans secousses ; elles conviennent aux tempéraments bilieux, lymphatiques, sont conseillées avec avantage dans les digestions lentes, les gastralgies, la gastrite et la gastro-entérite chroniques. On en a reconnu les bons effets dans l'hypochondrie et les affections vermineuses. On les emploie pour prévenir la pléthore, les congestions pulmonaires et cérébrales qui s'annoncent par des pulsations douloureuses, des bourdonnements d'oreilles, des vertiges et de l'oppression.

§ 2. *Eaux salées.* — Les eaux salées, caractérisées par la présence du muriate de soude, et parmi lesquelles se range tout naturellement l'eau de mer, sont plus énergiques que les précédentes ; elles purgent à très petite dose. Sous forme de bain, elles stimulent énergiquement la peau. Elles agissent, quand elles sont terhmales, sur les engorgements indolents, l'œdème, l'infiltration, les douleurs articulaires, les paralysies, certaines affections de la peau. L'eau de mer convient particulièrement dans les affections scrofuleuses, les engorgements du foie, les concrétions biliaires. Les effets physiologiques des bains de mer diffèrent un peu de ceux des bains d'eau salée froide, et cela dépend de la densité plus grande et des mouvements ondulatoires du fluide. C'est un puissant tonique. Les bains de mer donnent de l'appétit, favorisent toutes les fonctions, et surtout la circulation et la nutrition; leur usage prolongé amène un état pléthorique général.

Sous leur influence, la circulation artérielle l'emporte sur la circulation veineuse et lymphatique. On les conseille aux sujets à constitution molle, lymphatique, pour combattre la chlorose et certaines affections nerveuses. Les bains de mer ont été aussi souvent conseillés pour détruire les dartres; mais, dans ce cas, on en doit en partie les résultats à l'action de l'iode.

Il faut employer ces bains avec prudence; leur énergie doit engager les praticiens à beaucoup de circonspection. On a obtenu de bons effets de leur usage dans l'hypochondrie, la mélancolie, la manie, l'hystérie, l'épilepsie, les flueurs blanches.

L'emploi thérapeutique de l'eau de mer m'a paru assez important pour mériter un chapitre à part, quoique dépendant tout à fait de celui-ci, dont il forme la deuxième division.

§. 3 *Eaux alcalines* (1). Les eaux alcalines sont minéra-

---

(1) Idem invenitur sal in thermis et aquis præfervidis mineralibus, unâ cum ebulliente aquâ ad superiora delatum. Cum in Carolinis in Bohemiâ thermis anno 1682, aquam recenter è fonte communi Prudel vocato sive primâ scaturigine haustam, evaporari jussissem, et omnibus postea reagentibus examinarem, deprehendi ex omnibus signis salem planè alkalinum. Cum enim in istâ aquâ acor mitis simulque et volatilis hæreat, exhalendo is perit, resistente alkalino sale calido. Similis alkalinus sal reperitur in fontibus Vichy in Galliâ, sed et reperitur in thermis aliis, aquæ acore per lenem evaporationem dissipato, quousque nonnisi dimidia restet pars liquoris.

lisées par le sous-carbonate de soude ; elles sont souvent unies à beaucoup de gaz acide carbonique. Ces sources sont très nombreuses ; elles ont une saveur alcaline, sont douces au toucher ; elles conviennent dans les dérangements intestinaux, les maladies des voies urinaires ; on leur suppose la propriété de dissoudre certaines concrétions urinaires.

Les eaux alcalines agissent sur la bile de la même manière que les médicaments savonneux ; elles la rendent plus fluide, et peuvent aider à détruire les empâtements du foie. Leur effet n'est ni révulsif ni excitant.

« On sait que l'usage soutenu des alcalis affaiblit d'une manière remarquable les forces plastiques du sang, diminue la tendance à la coagulation, et ne lui permet de produire qu'un caillot moins consistant. Or, ces effets ne doivent-ils pas amener le relâchement, calmer certaines irritations, opérer la sédation de certains organes vicieusement stimulés, et ne doivent-ils pas être invoqués dans une foule de cas qui se prêteraient difficilement à l'interprétation des phénomènes observés, si l'on n'avait recours qu'à l'effet révulsif ? » (ANGLADA.)

Si ces eaux ont une action peu sensible sur le tube digestif, et ne provoquent pas de sécrétions abondantes dans cet appareil, on remarque qu'elles activent et augmentent considérablement la sécrétion de l'urine, dont elles modifient la nature.

Elles sont conseillées avec succès dans les affections calculeuses, la gravelle, la goutte, les affections nerveuses chroniques et les maladies chroniques des organes de la respiration.

Similiter Rob. Boyle in suâ de examine aqu. mineral. dissert. t. 26, note 4, p. 119. Refert sibi de fontibus Borboniensibus in Galliâ transmissum salem in omnibus institutis tentaminibus genuinum alkali fixum ostendisse.

Urbain HIERNE. Acta chemica holmiensia cum annotationibus J. Gotschalk. Stockolmiæ, 1753, p. 140, t. 2.

§ 4. *Eaux carbonatées.* — Ces eaux, dites incrustantes et plus curieuses qu'utiles, sont minéralisées par le carbonate de chaux tenu en dissolution par du gaz acide carbonique, et ce dernier, se dégageant lentement, laisse précipiter le sel calcaire sur tous les corps que cette eau rencontre.

Près de Guancavélica, au Pérou, il existe une source dont le sédiment calcaire forme un moellon propre à la bâtisse. Les eaux de Saint-Philippe, en Toscane, déposent un travertin à grain serré et aussi blanc que le plus bel albâtre gypseux.

Les Cascatelles de Tivoli déposent un sédiment brunâtre à texture lamellaire. La source de Saint-Allyre, à Clermont, a formé le pont sous lequel elle coule aujourd'hui, et les eaux de Carlsbad ont construit elles-mêmes le magnifique bassin dans lequel elles se jettent. Les eaux de Saint-Nectaire déposent un carbonate de chaux qui appartient à l'espèce appelée Aragonite. Les vapeurs qui s'élèvent de la source chaude du Mont-d'Or déposent sur les parois de la voûte qui en couvre le bassin un enduit siliceux ; les eaux du Geyser, en Islande, forment des concrétions siliceuses qui prennent des formes variées. » DUOT. *Cours de géologie.*

Les anciens auteurs de traités sur les eaux minérales s'occupent encore de sources alumineuses, bitumineuses, atramenteuses, calcanteuses, nitrées, savonneuses, etc., etc. ; il est inutile d'en parler ici.

Eaux salines froides. — Ces eaux ne diffèrent des eaux thermales de la même classe que par la température. On les emploie dans les mêmes cas ; cependant elles paraissent agir avec plus de succès sur un grand nombre d'affections des voies urinaires et dans certains engorgements viscéraux. On les conseille particulièrement pour combattre l'obésité.

Action des principes minéralisateurs isolés des eaux minérales. — S'il est vrai de dire que, dans le traitement par les eaux minérales, rien ne s'écarte des règles générales de la thérapeutique , cette vérité est surtout applicable à l'usage des eaux salines.

En effet, l'examen de leur composition nous montre en elles des sels de soude, de chaux, de potasse et de magnésie dont l'action, hors des eaux minérales, est trop connue pour que nous en parlions ici. Leur réunion naturelle est-elle une des causes de leurs bons effets? Mais dans la pratique on associe tous les jours aussi cette substance d'une manière diverse. Et si l'on veut bien se rappeler l'action habituelle des purgatifs de ce genre et établir une comparaison, on sera bientôt convaincu que les effets sont généralement les mêmes, et que les différences qu'on pourra saisir tombent plutôt sur la facilité et la manière agréable et continue dont on prend les eaux minérales que sur une propriété merveilleuse de ces eaux.

Prenons chacun des sels principaux qui minéralisent les sources salines, et nous verrons que les préparations de chaux ont été conseillées avec succès contre les acidités des premières voies, les diarrhées chroniques, les écoulements atoniques; que cette substance a pu agir comme lithontriptique sur des calculs dont l'acide urique était la base, et qu'on l'a employée avec succès dans certaines affections cutanées; que le muriate de chaux, pris à petite dose, excite légèrement la muqueuse gastro-intestinale, tandis qu'à haute dose il devient purgatif. Ne l'a-t-on pas vu conseillé dans le premier cas contre certains engorgements viscéraux ? il provoquait les sueurs et les urines.

La magnésie agit comme laxatif tempérant ; on l'emploie contre l'acidité des premières voies. Le carbonate, le muriate et le sulfate de cette base ne sont-ils pas employés comme purgatifs ? Ne voit-on pas qu'à l'imitation de la nature nous associons ces sels à ceux de soude, pour en augmenter l'effet ? Ne sait-on pas que les purgatifs doux conviennent aux individus irritables, aux femmes, et que les hypochondriaques doivent en faire un fréquent usage.

Les chlorures ont été employés avec succès dans les maladies

cutanées; on les a conseillés dans le traitement de diverses affections chroniques.

Les sels de soude sont purgatifs à forte dose ; tandis qu'à
faible dose ils stimulent légèrement le canal intestinal. Employés
comme ceux de magnésie, ils sont absorbés lorsqu'on les prend
à petite dose, et passent par les urines. On les conseille dans
les engorgements abdominaux.

L'usage des eaux chargées de carbonate de potasse ou de
soude rend les urines alcalines ; on vante leurs effets pour
dissoudre les calculs.

En définitive, nous voyons que ces sels produisent des effets
en rapport avec les doses auxquelles on les administre, et que
ces mêmes effets suivent aussi l'usage des diverses eaux minérales salines, parmi lesquelles l'analyse a fait établir des divisions
basées sur le degré de salure et la nature des sels qu'on y rencontre.

2me DIVISION.

EAU ET BAIN DE MER.

> Prætereà est alius usus multiplex, principalis verò navi-
> gandi Phthisi affectis , ut diximus , aut sanguinem egerenti-
> bus : neque enim ægyptus propter se petitur, sed propter
> longinquitatem navigandi. Quin et vomitiones ipsæ insta-
> bili volutatione commotæ plurimis morbis capitis, oculo-
> rum, pectoris medentur.
>
> PLINE, liv. 31.

Depuis quelques années, l'usage des bains de mer s'est répandu autant que celui des eaux minérales. La mode, souvent
si capricieuse et si futile, a renouvelé par un heureux hasard
une habitude fort ancienne et basée sur l'expérience : aussi
personne n'a contesté, comme aux sources thermales, les propriétés précieuses qu'on accorde à l'eau de mer, sous le rapport
hygiénique et thérapeutique ; cela n'a cependant pas empêché
de faire remonter l'usage de ces bains aux temps fabuleux ,
parce qu'il leur fallait aussi des titres de noblesse pour inspirer
plus de confiance. Ainsi, on dit que la fable qui, sous le
voile ingénieux de l'allégorie, nous cache si souvent dans la
nuit sombre de l'antiquité des vérités historiques si profondes,
nous représente Vénus sortant toute resplendissante de jeunesse et de beauté du vaste sein des ondes, comme pour nous
faire comprendre que la mer est la piscine salutaire qui, dès
l'origine des choses, a fécondé la nature et présidé de siècle en
siècle à la civilisation du genre humain. (ROBERT.)

Que l'usage des bains de mer soit ancien ou nouveau, il n'en
est pas moins bon, et si c'est avec raison qu'on accuse quelquefois la médecine de suivre l'impulsion de la mode, ce reproche
ne pourrait être ici d'une juste application, car dès qu'un agent
thérapeutique a pu mériter la confiance, elle doit lui être conservée jusqu'au moment où il la trahit ; mais ces alternatives de

vogue ont été remarquées en France pour un grand nombre d'agents thérapeutiques, et elles ne doivent pas étonner : il n'en est pas de même en Angleterre et en Allemagne ; l'emploi de l'eau de mer est bien plus répandu et a toujours été respecté ; nos voisins, en conservant cet usage, nous ont appris les bons effets qu'ils en obtenaient, et l'expérience confirme complétement ce qu'ils nous en disent. On remarque en général, dans les descriptions qu'on a faites des propriétés de l'eau et des bains de mer, beaucoup moins d'exagération que dans celles de l'action des sources minérales. On n'a pas manqué de dire que la mer, s'offrant d'elle-même et sans salaire, n'avait pas besoin d'être préconisée, et qu'elle se recommandait assez par les effets qu'elle produisait : aussi ne s'est-on occupé de faire des traités particuliers sur les bains de mer que depuis qu'il s'est formé des établissements sur divers points du littoral de l'Océan et de la Méditerranée. Pline parle de l'usage qu'on en faisait autrefois : il dit qu'on avait reconnu son action sur les maladies de la peau, qu'elle favorisait la résolution de certains engorgements, dissipait le gonflement des mamelles (1), les douleurs d'entrailles et le marasme ; que les bains de mer étaient puissamment toniques, et qu'ils convenaient pour relever l'énergie vitale. Mais abandonnons ces détails pour nous occuper de ce que l'on doit savoir de l'action réelle de l'eau de mer.

Propriétés physiques. — L'eau de la mer est incolore, limpide. Longtemps on a cru qu'elle était colorée ; mais on s'est bientôt aperçu qu'elle devait la teinte verte qu'on lui trouve sur les bords à la quantité considérable de végétaux ou de détritus qui y sont apportés par les vagues, et la couleur plus ou moins

---

(1) Testium quidem tumori fovendo, non aliud præferunt. Simili modo pruritibus, psoris, et lichenum curationi. Mammas sororiantes, præcordia maciemque corporis piscinæ maris corrigunt. PLINE, liv. XXXI.

bleue qu'elle présente à une certaine distance de la côte, à la réflexion des diverses nuances du ciel.

Son odeur, dite de marée, quoiqu'elle ne présente aucun rapport avec l'odeur des marécages, est toute particulière et *sui generis* ; elle semble annoncer un léger dégagement d'acide hydrochlorique, et elle n'est sensible que sur les bords et à la surface, car il paraît prouvé qu'elle la perd à une certaine profondeur. Sa saveur est extrêmement salée, âcre, d'une amertume prononcée ; elle la doit, dit-on, à la présence de l'hydrochlorate de magnésie et à la décomposition d'un grand nombre de produits organiques. Cette saveur, au dire des marins, diffère sur les bords de l'Océan, et sur ceux de la Méditerranée.

Après la salure des eaux de la mer qui détermine le goût dominant qu'on y trouve d'abord, le principe le plus remarquable qui s'y manifeste au tact, au goût, à l'odorat et même à la vue, est une sorte de mucosité. Cette mucosité est une des causes qui font que le linge, par exemple, qu'on plonge dans l'eau salée, ne sèche jamais complétement, tant qu'on ne l'a pas bien lavé dans de l'eau douce. (Bory de Saint-Vincent.)

La température de la mer varie assez dans la journée pour qu'on choisisse, suivant le cas, l'heure à laquelle on doit se baigner. Au bord de la mer, elle est de 13° 25 à 17° 50 c. Pendant les fortes chaleurs et lorsque la mer est calme, les vagues arrivent lentement sur le sable, qui reçoit et transmet sans cesse l'impression des rayons solaires : aussi l'eau parvient-elle quelquefois à une chaleur de 19 degrés et au delà. C'est immédiatement après le solstice d'été que cette température s'élève le plus, et elle varie encore beaucoup du Nord au Midi, comme il est facile de le supposer.

La pesanteur spécifique de l'eau de la mer, très variable, suivant le lieu où se fait l'expérience, est à celle de l'eau distillée comme 1,0289 est à 1,000.

On a attribué la phosphorescence de la mer à un état électrique particulier, ou à la présence d'une quantité considérable d'animalcules ; et l'on remarque aussi que le sable que la mer vient d'abandonner, et sur lequel on marche le soir, présente la même phosphorescence.

Propriétés chimiques. — Les eaux de la mer ont été analysées par Lavoisier, Bergmann, Vogel, Bouillon-Lagrange, John Murray, Marcet et un grand nombre d'autres chimistes. Elles contiennent une grande quantité de sels, parmi lesquels on distingue surtout l'hydrochlorate de soude. Les diverses analyses chimiques ne présentent point de résultats satisfaisants, parce qu'on n'a pas tenu compte des localités, des profondeurs, des latitudes, du voisinage des côtes, de l'influence des courants ou du dégorgement de quelques fleuves.

ANALYSE DE L'EAU DE LA MER
SUR DIVERS POINTS DU LITTORAL.

Eau 1 litre	Bergmann, Marcet (1), Bouillon-Lagrange, Laurens et Vogel.				
	Océan atlantique.			Méditerranée.	
	gr.		lit.		
Acide carbonique.........	»	»	0,230	0,110	0,200
Chlorure de sodium......	32,155	26,600	26,646	26,646	27,220
Chlorure de magnésium..	8,771	5,154	5,833	7,203	6,440
Sulfate de magnésie.....	»	»	6,465	6,791	7,020
Sulfate de chaux........	1,030	»	0,150	0,150	0,150
Carbonate de chaux et de magnésie.............	»	»	0,200	0,150	0,200
Chlorure de calcium.....	»	1,232	»	»	»
Sulfate de soude........	»	4,660	»	»	»
Potasse.................	»	»	»	»	0,010
Iode (2)	»	»	»	»	q. ind.
	41,956	37,646	39,314	41,140	40,740

(1) Sels supposés anhydres.
(2) Probablement à l'état d'iodure de potassium.

D'après le docteur Buchan, membre du collége royal des médecins de Londres, la quantité de sel contenue dans l'eau de mer varie suivant les différentes latitudes. La mer est moins salée dans les régions froides, près des pôles, qu'elle ne l'est vers l'équateur, et, dit-il, la différence dans la quantité de sel contenue dans plusieurs points de l'Océan paraît dépendre du degré plus ou moins grand d'évaporation : l'action du soleil, qui est vertical, rend l'évaporation plus grande sous la ligne ; une grande partie des vapeurs qui se dirigent vers le pôle, et qui se convertissent en pluie, tendent en quelque sorte à affaiblir les eaux de l'Océan, et à les rendre moins salées. Tel est l'arrangement et l'ordre de la nature, que le sel paraissant mêlé avec les eaux de la mer pour empêcher leur putréfaction, il se trouve en plus grande quantité là où la chaleur est plus intense, et où, par cette raison, il y a le plus grand danger de décomposition. Dans le nord de la Baltique, une livre d'eau de mer contient à peine deux gros de sel ; sur les côtes de la Grande-Bretagne elle en contient près d'une once ; dans la Méditerranée deux onces, et dans l'Océan atlantique, sous la ligne, elle en contient près de trois.

M. Accum, chimiste distingué, a analysé l'eau de mer dans les endroits de la côte où l'on se rend pour prendre les bains et voici les résultats qu'il communique à M. Buchan :

Une pinte d'eau de mer, puisée sur le rivage à Brighthelmstone, contient :

Muriate de soude.	228,75
Muriate de magnésie.	58,25
Sulfate de chaux.	8,50
Muriate de chaux.	5,00
Matières extractives végétales et animales.	6,50
	307,00

Une égale quantité d'eau puisée sur le rivage, devant Marguete, les vents soufflant depuis quelque temps de la partie de l'ouest, contenait :

Muriate de soude. 230,25
Muriate de magnésie. 60,00
Sulfate de chaux. 8,00
Muriate de chaux. 3,75
Matières extractives végétales et animales. . . . 8,00

310,00

Puisée sur le rivage devant Ramsgate, les vents soufflant de l'est, la même quantité d'eau contenait :

Muriate de soude. 231,75
Muriate de magnésie. 59,00
Sulfate de chaux. 6,00
Muriate de chaux. 1,50
Matières extractives végétales et animales. . . . 10,00

308,35

Enfin, le même chimiste a aussi analysé une pinte d'eau prise à une profondeur de 60 brasses, à 18 lieues en mer, dans le canal d'Irlande, et il a trouvé :

Muriate de soude. 189,25
Muriate de magnésie. 60,75
Sulfate de chaux. 12,00
Muriate de chaux. 3,25
Matières extractives végétales et animales. . . . 2,00

267,25

Et dans la même quantité d'eau puisée à 50 brasses, et à 5 lieues du rivage de Marguete, il a reconnu qu'on trouvait les mêmes proportions salines, tandis que l'on y rencontrait à peine une quantité appréciable de matières végétales et animales en état de putréfaction.

Mode d'administration. L'eau de la mer est, dans un grand nombre de circonstances, d'un puissant secours en médecine, soit comme agent thérapeutique, soit comme moyen hygiénique. On l'administre à l'intérieur et à l'extérieur. En boisson, l'eau de mer est un purgatif énergique et fort irritant ; aussi est-il bien recommandé de n'en faire usage sous cette forme qu'avec beaucoup de prudence. Les sujets mous, lymphathiques, chez lesquelles l'énergie vitale est comme anéantie, et dont les fonctions sont languissantes, supportent seuls facilement l'action irritante de ces eaux.

Elles sont en grande vogue pour combattre les affections scro-fuleuses, les engorgements abdominaux, et certaines maladies des femmes. Sous forme de bains, l'eau de mer est un tonique aussi précieux qu'énergique, mais on ne peut l'utiliser sans réserve.

Le bain de mer se prend de plusieurs manières : il y a le bain naturel, le bain à la lame, celui par immersions et par affusions et le bain chaud.

Du bain naturel. — Ce bain est le plus avantageux, mais tous les baigneurs, et surtout les femmes et les enfants, n'osent pas toujours quitter le rivage pour aller affronter la vague. On a cherché à diminuer la crainte qu'on éprouve généralement lorsqu'on ne sait pas nager, en établissant des guides qui accompagnent le baigneur timide et lui indiquent ce qu'il faut faire pour obtenir les meilleurs résultats du bain qu'il prend. Ce moyen est excellent sans doute, mais il faut que le baigneur soit bien persuadé qu'il ne court aucun danger, car, sans cela, la peur, et l'état dans lequel elle place celui qui l'éprouve contrarierait beaucoup les heureux effets du bain. On a vu des guides exploiter la pusillanimité de certaines personnes, pour leur faire mieux comprendre l'importance du service qu'ils leur rendaient ; c'est une faute qu'on ne peut autoriser, et qui, d'ailleurs, ne se renouvelle plus que lorsqu'on va prendre le bain isolément, et hors des établissements disposés à cet effet, sur tous les points du littoral de la Méditerranée et de l'Océan.

Ce qui fait préférer le bain naturel, c'est, sans contredit, l'exercice auquel se livrent le plus grand nombre de ceux qui

le prennent. La natation met en jeu presque toutes les fonctions ; tous les muscles et toutes les articulations sont dans un
mouvement continuel et régulier ; la poitrine se dilate tout naturellement et comme par instinct, pour augmenter le volume
du corps et le rendre spécifiquement plus léger. Cet exercice
est fatigant sans doute, mais au lieu d'affaiblir il fortifie, et
sans dire que les anciens législateurs l'avaient introduit dans
leurs systèmes d'éducation, comme une chose importante, on
peut assurer que les enfants faibles, lymphatiques et d'une
constitution peu en rapport avec les efforts qu'on exige de
leur intelligence, obtiendront des résultats surprenants de l'u-
sage des bains de mer. Beaucoup de maladies ne sont dues
qu'à la mauvaise manière d'élever les enfants ; on ne cherche
que le perfectionnement de l'esprit sans s'occuper du développement du corps, et cependant l'expérience prouve assez que
des progrès trop précoces conduisent rarement à une intelligence supérieure.

Ce reproche est moins mérité aujourd'hui que presque toutes
les maisons d'éducation ont senti la nécessité du rétablissement
des exercices gymnastiques.

Bain à la lame. — On dit qu'on prend le bain à la lame ,
lorsque le baigneur seul ou maintenu par un guide se place de
manière à être submergé un instant et successivement par les
flots qui arrivent au rivage. Le bain par immersion n'en diffère
que par le choc produit par la vague, car il consiste à plonger
à plusieurs reprises, en restant quelques instants dans l'eau. Le
bain par affusion est moins agréable que le bain à la lame ,
mais il cause moins de crainte aux malades. Il consiste à recevoir sur la tête un certain nombre de sceaux d'eau de mer,
qu'on verse lentement et de manière à couvrir le corps d'une
nappe d'eau.

En définitive, les effets produits par ces bains sont à peu de
chose près les mêmes.

En entrant dans la mer, une impression vive de froid se fait

sentir, on éprouve un saisissement général, et par fois un tremblement saccadé. La peau prend cet aspect qu'on désigne sous
le nom de chair de poule ; la poitrine est comme resserrée, la
respiration est cependant large mais forcée. La peau se décolore
par l'action du froid sur les vaisseaux capillaires superficiels.
Le besoin d'uriner se fait sentir. Si l'on se donne un peu de
mouvement, ces premiers effets disparaissent en peu de temps.
La chaleur reparaît bientôt, excepté aux extrémités qui restent
froides, pâles, ridées et contractées ; la réaction s'établit, la
peau se colore, le pouls se relève et on éprouve un sentiment
de bien-être général.

Les malades timides ou ceux qui restent dans l'inaction ne
pourraient pas sans imprudence prolonger la durée de ce bain ;
chez eux la réaction ne se ferait pas.

A la sortie de l'eau on ressent de nouveau l'impression du
froid, mais, après s'être habillé, la chaleur reparaît ; dans le
cas contraire, c'est que l'eau était trop froide ou le bain trop
prolongé ; il n'est pas rare alors de voir survenir des céphalalgies, de la diarrhée et de ces petits dérangements qui se passent promptement, si on ne renouvelle pas les causes qui les
font naître.

Du bain chaud. — Dans les établissements de bains de
mer que j'ai pu visiter dans le Midi, et notamment ceux d'Ar-
cachon, près de la Teste, les malades qui, trop délicats pour
supporter l'action de l'eau froide, veulent cependant se baigner, ou ceux qui sont trop craintifs pour se confier à la vague, trouveront d'immenses bassins creusés près du rivage, et
dans lesquels on fait entrer de l'eau de la mer. Cette eau, qu'on
renouvelle autant de fois qu'on le désire, présente à peu près
les mêmes avantages que le bain naturel ; c'est une grande piscine, dont le fond de sable, d'abord échauffé par le soleil,
communique quelques degrés de température à l'eau qui vient
le recouvrir.

L'eau de mer, comme les eaux minérales, est encore utilisée

avantageusement dans certains cas, sous forme de douches ascendantes et descendantes et d'injections vaginales et rectales.

La durée du bain de mer, naturel ou chaud, doit être en rapport avec l'effet qu'on veut obtenir, et ce n'est pas la question la moins importante de toutes celles qui sont relatives à leur administration. Le docteur Gaudet, inspecteur des bains de mer de Dieppe, donne les conseils suivants :

1° Les enfants faibles, ou d'un âge très tendre, les jeunes filles et les femmes encore jeunes, qui toussent, qui ont des douleurs sternales ou interscapulaires, ou qui ont éprouvé naguère des symptômes pectoraux d'une certaine gravité, des hémoptysies, par exemple, ne doivent prendre que des bains très courts (une à trois minutes). Depuis longtemps les médecins anglais avaient recommandé et constaté les bons effets d'une simple immersion dans l'eau froide, chez les enfants disposés au rachitisme et aux scrofules.

2° Les femmes d'un tempérament nerveux, amaigries, très débilitées; les jeunes personnes qui se forment, les chlorotiques et les enfants rachitiques ne doivent jamais les prolonger au-delà de quatre à cinq minutes. Sous l'empire de telles conditions organiques, on est obligé quelquefois de limiter l'usage du bain à une seule, à deux ou à trois immersions au plus. Tel est aussi le cas des individus qui ont été affaiblis par de longues épreuves morales.

3° Les sujets encore jeunes, assez forts, peu excitables, exempts de maladies organiques, peuvent rester à la mer de cinq à huit minutes.

4° Les adultes robustes, d'un tempérament sanguin ou lymphatique, qui ont de l'embonpoint et se nourrissent amplement supportent la mer, sans inconvénients, de huit à douze minutes.

5° Les jeunes gens et les femmes lymphatiques peu impressionnables, les scrofuleux adolescents prennent avec avantage des bains de douze à quinze minutes.

6° Les personnes de tout âge et de tout sexe, qui sont nées de parents phthisiques, qui sont sujettes elles-mêmes à quelque dyspnée et à quelques douleurs thoraciques, quoique actuellement bien portantes, ne doivent prendre que des bains très courts.

7° Pour la majorité des individus, un degré d'abaissement dans la température de la mer, après une suite de jours chauds, rend le bain très froid. C'est une raison de faire raccourcir sa durée, dans la plupart des cas (1).

On peut ajouter encore ici qu'il est impossible de rien prescrire d'absolu, car la durée du bain doit dépendre aussi de l'état de l'atmosphère, de sa température, des dispositions individuelles qui sont souvent impérieuses, et d'une foule de circonstances qu'il n'est guère possible d'indiquer d'une manière générale.

Le docteur Rouxel donne, dans la traduction de l'ouvrage de Buchan, quelques règles desquelles il conseille de ne pas s'écarter si l'on veut prendre avantageusement ces bains.

Les personnes d'une constitution faible et délicate, dit-il, auront l'attention de ne pas se baigner le matin à la mer, et les personnes fortes choisiront, autant que possible, un autre moment.

On ne prendra un bain de mer froid, que lorsque la chaleur du corps aura été augmentée, soit par l'exercice ou quelques boissons chaudes.

Lorsque le corps aura été exposé pendant quelque temps à un exercice forcé et à la fatigue, ou lorsqu'après avoir éprouvé une forte transpiration, on ressentira de la lassitude, de la fai-

---

(1) Je crois que le confrère auquel j'emprunte ces détails, abrège beaucoup la durée du bain pour les baigneurs qui font le sujet des articles 3 et 4 de son avis, et je pense que, toutes les fois qu'on se donne du mouvement et qu'on nage en prenant un bain de mer, on peut en prolonger la durée au delà des limites qu'il fixe.

blesse, des frissons, on évitera soigneusement le bain froid.

Lorsque le corps sera dans un état convenable de chaleur, on se déshabillera le plus vite qu'on pourra, et on se plongera immédiatement dans le bain.

Pour retirer le plus grand avantage possible des bains de mer froids, on doit rester très peu de temps dans l'eau, pas plus d'une minute ou deux, et pendant ce temps le corps doit être entièrement immergé.

Après le bain on prendra un léger exercice, pour rappeler la chaleur du corps, avec l'attention de ne pas le continuer trop longtemps.

Si on a pris le bain le matin, on déjeunera après avoir fait un peu d'exercice; si on s'est baigné l'après-midi, qu'on se sente faible et qu'on éprouve un frisson partiel ou général, on prendra un bouillon ou une soupe chaude pour se réchauffer. Ces avis sont excellents sans doute, minutieux peut-être, et s'adressent plutôt aux malades qu'aux personnes qui se rendent aux bains de mer pour en faire usage comme moyen hygiénique; pour ces derniers du moins je ne crois pas qu'un bain de mer d'une demi-heure à une heure fasse le moindre mal, lorsqu'on se conforme du reste à ce que prescrit l'hygiène du baigneur.

Effets physiologiques et médicaux de l'eau de mer.

La composition chimique de l'eau de mer ne laisse aucun doute sur les effets qu'elle produit. Et si, comme pour les sources minérales, on accorde un grand pouvoir d'action à certaines circonstances accessoires, c'est que réellement l'atmosphère particulière aux côtes, pourrait seule provoquer une modification sérieuse sur l'organisme, et que la manière de prendre les bains de mer exerce aussi une grande influence sur leur action. L'effet des vagues, celui qui résulte d'un exercice salutaire et agréable, tout cela réuni, imprime une direction nouvelle et plus d'activité aux fonctions.

Sur le tube digestif. — L'eau de mer prise en boisson provoque chez tous les individus des évacuations alvines plus ou moins abondantes, quelquefois des vomissements ; aussi ne peut-on la prendre qu'à faible dose. L'eau destinée à l'usage interne doit être puisée au large ; celle qui serait recueillie sur le rivage contiendrait trop de substances étrangères. Sous l'influence seule d'un séjour sur la côte et du bain de mer, les fonctions digestives deviennent plus actives, et l'appétit plus pressant, quoique le contraire s'observe quelquefois chez certaines personnes, mais seulement, il est vrai, pendant les premiers jours ; si l'appétit était diminué, si l'on éprouvait de la céphalalgie, du dégoût pour les aliments, on combattrait cette disposition à l'aide d'un léger laxatif ; on emploierait utilement dans ce cas aussi, les pilules écossaises du docteur Anderson.

Lorsqu'on ne fait usage de l'eau que sous forme de bains, on remarque chez le plus grand nombre des baigneurs une constipation plus ou moins opiniâtre qui cède facilement, à un lavement d'eau marine ou à l'usage régulier de ces mêmes pilules.

On conçoit alors facilement l'effet que le bain de mer produit chez les sujets qui ont des selles fréquentes et liquides ; aussi, dans ce cas, obtient-on d'excellents résultats lorsque ces selles ne sont pas accompagnées de coliques ; les sécrétions intestinales se trouvent généralement diminuées.

Sur la circulation. — Le bain de mer favorise l'hématose, excite la circulation générale et donne plus d'expansion à la circulation capillaire. Sous son influence la peau se colore, s'injecte plus facilement. Le pouls est accéléré chez les personnes nerveuses et impressionnables ; on remarque que l'effet opposé a lieu chez les sujets à constitution forte. La seule modification qu'il éprouve chez ces derniers, consiste dans plus ou moins de plénitude. La circulation généralement excitée, explique la résorption ordinaire et prompte des engorgements lymphatiques.

On a observé que chez les jeunes filles chlorotiques, le pouls était toujours ralenti, parce que la circulation capillaire périphérique était augmentée.

Sur la respiration. — L'effet produit sur la circulation devait se faire sentir aussi sur la respiration, et en effet l'exhalation pulmonaire devient plus abondante, ce qui tient sans doute aussi en partie à la propriété excitante de l'air marin. La respiration est plus prompte, moins étendue peut-être, et cette activité nouvelle des poumons devient pour l'organisme un moyen de réaction contre la soustraction du calorique que subit la surface du corps (GAUDET.) L'exercice dans la mer et la natation particulièrement, provoquent le développement des poumons, par la nécessité ou l'on se trouve de prolonger le temps d'inspiration pour augmenter la pesanteur spécifique du corps. On comprend sans peine l'avantage que peuvent obtenir de cet exercice sagement modéré, les enfants à poitrine faible, à corps grèle et sans développement musculaire.

Sur la peau. — L'action de l'eau de mer sur la peau n'est pas évidemment immédiate, car c'est seulement après quelques bains que cet organe devient le siége d'une chaleur que tous les baigneurs éprouvent. Souvent ils accusent des picotements sur plusieurs parties du corps, particulièrement à la région dorsale et aux avant-bras; parfois il survient de véritables éruptions ou seulement de la rubéfaction par plaques. L'organe cutané acquiert plus de vitalité, quoique l'exhalation soit en quelque sorte interrompue pendant tout le traitement, et que cette fonction ne reparaisse généralement plus abondante que lorsque l'on cesse de prendre des bains froids. Cet organe prend plus de force et résiste mieux aux influences atmosphériques; cette espèce d'insensibilité de la peau est produite sans doute par l'action tempérante de l'eau froide et par les modifications heureuses, qu'éprouve sous son influence tout le système cutané.

Sur le système nerveux. — Les lassitudes générales qu'on éprouve après avoir pris quelques bains, sembleraient indiquer une diminution des forces, si cet effet que ressentent plus généralement les personnes qui font pour la première fois usage des bains de mer, ne se dissipait dès les premiers jours et plus ou moins suivant l'état et la constitution des baigneurs, pour faire place à un sentiment de forces, dont il ne faut pas abuser en prolongeant la durée du bain, ou les promenades à la nage. L'innervation est en général relevée ; chez beaucoup de personnes, l'expression seule de la physionomie l'annonce; les sensations deviennent plus vives et tout l'organisme se ressent des modifications heureuses de chacune de ses parties.

Sur les organes génito-urinaires. — Quoique le besoin d'uriner se fasse promptement sentir lorsqu'on prend un bain froid, c'est plutôt un effet purement nerveux et qui dépend de la sensation que produit une basse température, que d'une absorption prompte, qui d'ailleurs est nulle. En effet, les urines deviennent moins abondantes, lorsque la constipation n'a pas lieu ; elles sont plus colorées et quelquefois rouges. Les organes reproducteurs ressentent très vivement l'excitation générale. Cet effet est constant ; on a cependant observé le contraire chez les sujets éminemment nerveux.

Effets généraux. — Le premier effet du bain de mer et des bains froids en général, consiste dans une soustraction plus ou moins prolongée du calorique, et dans le refoulement du sang des vaisseaux capillaires périphériques vers le centre du corps. Cet effet sera tonique si l'immersion est de courte durée; en la prolongeant, le bain sera tempérant.

Le second effet du bain froid, et sans contredit le plus important, consiste dans une réaction qui ramène avec force et avec plus d'abondance le sang du centre vers la circonférence et lui donne une expansion nouvelle.

A ces effets qui appartiennent aux bains froids, il faut ajouter d'abord l'action des principes minéralisateurs de l'eau de mer, action qui se manifeste par un sentiment de chaleur, des picotements des éruptions, etc., et qui contribue à augmenter la vitalité de l'organe avec lequel ils se trouvent en contact immédiat. Il faut, en second lieu, tenir compte de l'action purement mécanique de l'eau ; c'est ainsi que le mouvement continuel des vagues produit une soustraction incessante de calorique et un choc continuel et plus ou moins vivement senti. Ce mouvement des vagues est pour beaucoup dans les bons effets du bain de mer; il met en jeu, pour lui résister, tout le système musculaire, et il devient un vrai massage bien propre à favoriser la résolution des engorgements et à remplacer des frictions souvent si utiles en pareils cas. C'est en un mot, un exercice qu'on peut comparer à celui de la nage, et qui, comme lui, se termine bientôt par la fatigue.

Dans un bain de mer, comme on le voit, tout est réuni pour activer la circulation capillaire et les fonctions du système cutané et sous cutané; tempérer tout le système nerveux superficiel; favoriser le mouvement continuel des liquides, dont la stase est la source d'une infinité de maladies; et répondre à un grand nombre d'indications hygiéniques et thérapeutiques.

Circonstances accessoires. — Il ne serait pas juste d'accorder exclusivement à l'usage intérieur ou extérieur de l'eau marine, tous les bons effets qu'on obtient d'un voyage aux bains de mer. On rencontre là aussi une foule de circonstances accessoires qui ne doivent pas être oubliées, et je placerai au premier rang l'air marin; il est très vif et chargé de molécules salines dont l'action sur le système respiratoire et digestif est incontestable. Il est souvent humide, mais cette disposition est corrigée, surtout dans le midi, par l'élévation de la température. Je ne parlerai pas ici du plaisir que procurent les promenades au bord de la mer, des distractions qu'on y rencontre, des sensations délicieuses qu'on y éprouve, des idées qu'elles font naître, parce que chacun est heureux à sa manière, et que j'ai vu souvent les mêmes sujets et l'aspect de la mer en particulier, faire une impression agréable aux uns, leur inspirer des idées riantes, tandis que la mélancolie ou des idées tristes s'emparaient immédiatement des autres.

L'habitation des côtes présente aussi un inconvénient majeur dans les variations atmosphériques qui s'y font si souvent sentir. Il faut alors choisir l'heure du bain et de la promenade de manière à se soustraire le plus possible aux fâcheuses influences d'un abaissement de la température. Les imprudences amènent des catarrhes de toute espèce, particulièrement des bronchites, sinon graves, du moins accompagnées de symptômes qui nécessitent un traitement immédiat et sévère.

Indications hygiéniques et thérapeutiques. — Un grand nombre d'habitudes de la société constituent des causes de maladies qui agissent non seulement sur les individus qui se trouvent sous leur influence, mais encore sur les générations qui suivent. On a conseillé un grand nombre de moyens pour combattre cette dégradation insensible de l'espèce humaine, mais les bains en général, et particulièrement les bains de mer, ont été justement préférés. Leur action tonique relève les forces épuisées, répare les pertes et s'oppose à la faiblesse qui suit des transpirations trop abondantes. Les enfants faibles, lymphatiques, et surtout un si grand nombre de jeunes filles qui, souvent dès l'âge de dix ans, commencent à payer bien cher les grâces de leur sexe, trouveront dans l'eau de mer le moyen le plus innocent et le plus certain de corriger les dispositions avec lesquelles ils sont nés. L'exercice salutaire auquel ils peuvent se livrer, l'air vivifiant qu'ils respirent, développent rapidement leurs forces. Les exemples de ces heureux effets sont trop fréquents, trop connus pour qu'il soit nécessaire d'insister davantage sur les résultats qu'on peut obtenir.

Si nous considérons maintenant l'eau de mer comme moyen thérapeutique, nous verrons qu'on en a conseillé l'usage en boisson et en bains dans un grand nombre de maladies, mais particulièrement dans celles qui dépendent de la diminution d'énergie des forces vitales et qui sont caractérisées par la lenteur, l'irrégularité des fonctions, et un état atonique général.

On a obtenu les plus heureux effets de leur usage chez les sujets lymphatiques, scrofuleux, et dans quelques affections

cutanées ; les bains de mer ont réussi dans certains cas d'hystérie ; et le docteur Buchan assure qu'ils guérissent l'épilepsie,
lorsqu'elle paraît, et qu'on la combat avant la puberté.

On vante les bons effets de l'eau de mer en bains et en boisson dans le traitement des affections nerveuses, de la manie,
de la mélancolie, des dispositions à la folie. Les exemples de
guérisons, cités par les auteurs, sont nombreux, mais ils méritent
souvent confirmation ; et dans les tableaux qu'ils présentent des
maladies traitées avec succès par les eaux, on remarque les leucophlegmasies, la chlorose, la leucorrhée, les dispositions à la
phthysie, à la goutte, le catarrhe bronchique, certaines mi-
graines, l'hydropisie, l'aménorrhée, certaines affections viscérales, l'hépatite, l'hypocondrie, la constipation opiniâtre, l'atrophie, l'impuissance, l'aphonie, le relâchement de la peau, les oph-
talmies scrofuleuses, les tumeurs blanches et articulaires, etc., etc.
On dit que ces bains conviennent aux femmes, surtout aux âges
critiques, à celles qui sont disposées à l'avortement, et qu'ils
produisent en général les plus heureux effets après un traitement mercuriel, et pour assurer la guérison de la gale.

Contre-indications.— L'usage de l'eau et des bains de mer
est contre-indiqué, comme celui des eaux minérales, lorsqu'il y
a disposition aux inflammations et dans toutes les maladies aiguës. Buchan prétend que les malades atteints d'affections cutanées, ne retirent non seulement aucun avantage de ces bains,
mais qu'en général ils s'en trouvent plus mal.

Il serait impossible ici de parler de toutes les contre-indications de l'usage de l'eau de mer, sans répéter ce qui déjà a été
dit au sujet des eaux minérales en général et des eaux salines en
particulier. Cependant on cite la phthysie, l'hypertrophie du
cœur et des gros vaisseaux, les ulcères des jambes, les dartres
humides, etc., etc.

Accidents qui peuvent survenir pendant et après l'usage des bains de mer.

Les personnes délicates, d'un tempérament sanguin et nerveux particulièrement, remarquent quelquefois et après les premiers bains, un engorgement œdémateux plus ou moins prononcé des membres inférieurs; cet accident léger par lui-même est produit par la fraîcheur du bain; on le prévient et on le combat en prenant quelques grands bains chauds. Il survient aussi parfois, surtout chez les jeunes personnes, de la boursoufflure à la face ou un engorgement douloureux des ganglions; on évitera ces petites indispositions en plongeant la tête dans l'eau lorsqu'on prend le bain, et en prévenant le froid par un exercice convenable aussitôt qu'on sera habillé. Buchan conseille aux personnes qui viennent de l'intérieur, prendre des bains de mer, de continuer lorsqu'elles sont de retour chez elles, à se livrer pendant quelque temps à un exercice journalier et en plein air, pour éviter une transition trop brusque. J'ai vu, dit-il, des personnes qui, revenant à la ville après avoir résidé quelques semaines sur la côte, se plaignaient d'éprouver un sentiment de pesanteur à la tête; symptôme que la nature tend quelquefois à diminuer par un copieux saignement de nez. De là on peut conclure combien il est utile de continuer à prendre de l'exercice en plein air, pendant quelque temps, après avoir quitté les côtes. Les personnes qui seraient à portée de prendre chaque semaine un ou deux bains dans une rivière, ou dans l'eau froide, accoutumeraient peu à peu leur constitution à se passer des bains d'eau de mer. Celles qui, par des circonstances particulières, ne peuvent suivre ce conseil, doivent bien prendre garde de se livrer trop à l'appétit que procure l'augmentation de santé qu'on acquiert fréquemment en habitant momentanément les côtes (1).

---

(1) Buchan. Traduction de Rouxel.

TROISIÈME CLASSE.

EAUX MÉTALLIQUES.

1re DIVISION.

SOURCES FERRUGINEUSES.

SYNON. MARTIALES, CHALYBÉES, VÉSICAIRES (1).

> Pudendorum autem vitiis minerales aquæ, et præsertim metallicæ valdè conveniunt.
>
> BAUHIN.

Les sources ferrugineuses (2) se rencontrent partout, car il y a bien peu de localités qui n'en possèdent au moins une. Elles sont minéralisées le plus souvent par du carbonate de fer, tenu en dissolution par l'acide carbonique; elles contiennent aussi du

---

(1) Ces eaux étaient autrefois appelées vésicaires parce qu'elles étaient employées avec succès pour guérir les maladies de la vessie.

(2) M. FONTAN a trouvé dans les Pyrénées trois espèces bien distinctes d'eaux minérales ferrugineuses :

1re *Eaux ferrugineuses carbonatées*. Le fer y est dissous par l'acide carbonique.

2e *Eaux ferrugineuses sulfatées*. Le fer y est dissous par l'acide sulfurique.

3e *Eaux ferrugineuses crénatées*. C'est l'acide crénique qui tient le fer en dissolution.

Ces dernières prennent, quand l'acide crénique y est bien abondant, une couleur violacée tirant sur le pourpre, quand on les traite par une certaine quantité de nitrate d'argent ; et cette couleur, qui disparaît par l'ammoniaque, a dû souvent induire en erreur et faire regarder comme sulfureuses des eaux qui ne le sont nullement.

sulfate de fer, et des sels de magnésie, de soude et de chaux. Elles sont répandues çà et là, tandis que les autres sources minérales sont en quelque sorte groupées dans certaines localités privilégiées.

M. L. Marchant et plusieurs chimistes établissent d'autres divisions; ainsi ils font encore trois espèces d'eaux ferrugineuses : La première contient le fer à l'état d'oxide en dissolution par l'acide carbonique avec ou sans excès de gaz. La seconde contient le fer à l'état de sulfate. Enfin dans la troisième qui est très rare, le fer se trouve à l'état de sulfate et de carbonate.

Division des eaux ferrugineuses par Rees. Chalybeate waters are either simple or compound. Under this head of simple chalybeates we include all waters whose characteristic ingredient is one or more of the neutral salts of iron. These may be considered as of two general descriptions. 1° Waters containing the carbonate of iron, without any striking excess of carbonic acid ; and 2° waters containing the sulphate of muriate of iron, generally in combination with a large proportion of the sulphate of alumina. Waters of this last description are much more rare than the former, and are usually formed from the decomposition of iron pyrites.

As an example of the first of these varieties of simple chalybeate waters, we may adduce that of Tunbridge wells. One of the most striking examples of the second variety of simple chalybeate waters is that occurring in the isle of Wight.

These may be divided into : 1° Saline chalybeates ; and 2° acidulous chalybeates, the cheltenham waters, properly so called, are a good example, of the saline chalybeates.

As an example of the acidulous chalybeates, we may adduce the celebrated waters of Spa. Rees. The Cyclopedia, t. 38, art. Water.

Division des eaux ferrugineuses, par Hille.

1° Eau ferr. saline. fer. acide carbonique, sel d'epsum, terre, alcali ; Behburg, Pyrmont, Driburg.

2° Eau ferr. alcalino-saline. natron et gaz acid. carb. Source de François et de Louise aux eaux de Franzensbad.

3° Eau ferr. alcalino-terreuse. natron, acide carbonique, terre de chaux et de Talk ; Spa, Schwalbach, Cudowa.

Les eaux ferrugineuses sont fournies par les terrains de transition, et paraissent se former à peu de distance du point où elles
sourdent. On dit qu'elles sont presque toutes froides, car on ne
peut ranger dans cette classe quelques sources chaudes, qui présentent des traces de fer perdues au milieu d'autres principes
minéralisateurs plus actifs : cependant quelques-unes, remarquables par leur utilité pratique, sont thermales.

La Providence qui semble avoir tout fait pour l'homme a multiplié à l'infini les sources ferrugineuses; on les trouve aux portes de presque toutes les grandes villes, comme si elles étaient
placées là, je le dis encore, à l'exemple de ces plantes salutaires,
qu'on remarque toujours auprès du poison dont elles neutralisent l'effet (1).

Il ne devrait pas se perdre une goutte des eaux de Passy, et
les sources qui les fournissent pourraient être fréquentées avantageusement par une bonne partie des malades de la capitale;
il n'en est cependant pas ainsi; quoique célèbres, elles sont à
peine connues; on leur préfère des sources éloignées, et l'on refuse de croire à leur vertu parce qu'on peut en faire usage sans
se déplacer; nul n'est prophète dans son pays ! Il serait à désirer

---

4° Eau ferrugineuse. terre, acide carb., acid sulfur. sans natron,
acide carb. Imnau et Dorfgeismar.

5° Eau Vitriolique. fer, acide sulfur. q.q.f., acide salique, pauvre en
acide carbonique libre, sans natron. Alexiusbad.

6° Eau d'alun. Alun sans acide carbonique, eau de Stecknitz en Bohême,
eau de Buckovina en Silésie. HILLE, p. 19 et 20, t. 1.

(1) Le nouveau monde, où la dyssenterie et les fièvres intermittentes
font les plus grands ravages, fournissent abondamment le quinquina et
l'Ipeca. le cresson et le cochléaria abondent dans les pays marécageux,
foyer du scorbut.

Les sudorifiques, le gayac et la salsepareille se trouvent abondamment
dans le pays qui nous a transmis, dit-on, la maladie vénérienne.

que tous les médecins en connussent les propriétés; ils les con-
seilleraient sans doute plus souvent à une foule de malades qui
languissent et auxquels on administre en vain un nombre prodigieux de pilules ou de préparations ferrugineuses pour lesquelles on voit paraître tous les jours de nouvelles formules;
mais qui, en définitive, sont tellement au-dessous de l'eau ferrugineuse naturelle qu'il est impossible d'établir aucune comparaison.

Les sources de cette classe ont occupé dans tous les temps les
médecins qui ont étudié les eaux minérales, et tous leur ont accordé des propriétés d'autant plus remarquables, que leur mode
d'action ne laisse aucun doute.

Anglada, dont les recherches sur les eaux des Pyrénées-Orientales devraient servir de modèle à tous ceux qui s'occupent de
l'étude des sources minérales, reconnaît deux espèces d'eaux
ferrugineuses, les unes *carbonatées* et les autres *sulfatées*.
Les premières caractérisées par la présence du carbonate de fer
dissous par l'acide carbonique avec ou sans excès de gaz, sont
simples, lorsque la présence du gaz acide carbonique n'est pas
démontrée à l'aide des réactifs; elles sont acidules, lorsqu'il y a
saturation ou excès de ce même gaz; et enfin il désigne sous le
nom d'acidules alcalino-ferrugineuses, celles qui contenant déjà
du carbonate de fer et du gaz acide sont encore minéralisées par
un sel alcalin.

Les secondes contiennent du sulfate de fer indépendamment
des substances déjà signalées. L'on voit que le fer est toujours le
principe minéralisateur caractéristique de ces eaux, quoique les
substances diverses qu'elles contiennent leur donnent des propriétés médicales différentes.

Propriétés physiques. — Les eaux ferrugineuses sont limpides, inodores, plus ou moins styptiques; elles laissent dans la
bouche une saveur métallique, souvent mêlée d'amertume et
plus ou moins acidule; leur surface se recouvre promptement à
l'air d'une pellicule irisée, et les canaux qu'elles traversent sont

couverts d'un dépôt ocreux, qui trouble facilement la transparence de l'eau, si quelque corps étranger l'agite.

Celles de ces eaux qui sont acidules, laissent échapper le gaz acide carbonique sous forme de bulles plus ou moins multipliées, et qu'on peut observer facilement dans les vases qui les contiennent. Ce dégagement s'accompagne le plus souvent, mais seulement dans les eaux fortement minéralisées, de la perte de transparence du liquide, qui dépose une matière dont la couleur varie du blanc au jaune rouge.

On a remarqué que la saveur ferrugineuse est plus prononcée quand le temps est orageux. L'odeur en est alors comme sulfureuse, dit M. Bourdon, et cela paraît provenir du grand nombre d'agents qui modifiant le fer, partout où ils le rencontrent, font de chaque atôme de ce métal, comme un foyer perpétuel de combinaisons et d'échanges.

Anglada a remarqué qu'il ne suffisait pas à un courant d'eau de traverser des couches ferrugineuses pour se minéraliser. Il s'en est convaincu en analysant l'eau d'une source qui coule dans les galeries des belles mines de fer de Fillols, près du Vernet, et dans laquelle il n'a pu rencontrer aucune trace de fer. j'ai été à même de vérifier l'exactitude de cette observation, qui prouve que la formation des eaux minérales en général ne s'effectue que sous l'influence de conditions encore peu connues.

Propriétés chimiques. — Ces sources sont, avons-nous dit, minéralisées par le carbonate de fer, dissous par l'acide carbonique. On y rencontre aussi quelquefois du sulfate et presque toujours de l'oxide de fer, et des sels de magnésie, de soude et de chaux.

M. Longchamp pense que l'oxide de fer, s'y trouve combiné à la chaux, de manière que cet oxide fait à l'égard de cette base, les fonctions d'un acide qu'il appelle *ferrique*. Ainsi la plupart des sédiments calcaires ferrugineux que déposent les eaux de cette espèce seraient donc formés en grande partie de ferrate de

20.

chaux, au lieu d'oxide de fer et de carbonate de chaux comme on le pense généralement.

Traitées par l'infusion de noix de galle, les eaux ferrugineuses donnent un précipité rouge violet qui passe bientôt au bleu noir. Si l'on emploie le ferro-cyanate de potasse, le dépôt est bleuâtre et d'une couleur d'autant plus foncée que le fer est plus oxidé.

La présence assez constante du gaz acide carbonique dans le plus grand nombre des sources ferrugineuses, leur a valu le nom d'acidules martiales. A quelques différences près qui seront consignées dans ce chapitre, ces deux variétés d'eaux minéralisées par le fer, jouissent des mêmes propriétés thérapeutiques. M. Lane a découvert que l'eau saturée de gaz acide carbonique acquérait la propriété de dissoudre une plus grande quantité de sels ferrugineux.

Presque toutes les analyses d'eaux de cette classe ont été mal faites, car elles annoncent plusieurs grains de sel de fer dans un litre d'eau qu'on boit, souvent avec plaisir et jamais avec dégoût, tandis que, d'après les observations de M. Orfila, un grain seulement de carbonate de fer dissous dans vingt onces d'eau, communiquerait à ce liquide une saveur d'encre très désagréable. Les sources ferrugineuses sont excessivement nombreuses, et cela se conçoit, le principe qui les minéralise est répandu partout avec une profusion proportionnée à son utilité. Cependant elles ne présentent entre elles que de légères différences. Quelques-unes, avons-nous dit, sont thermales, et elles contiennent plus de substances salines que les sources ferrugineuses froides, gazeuses ou non.

Ces eaux supportent mal le transport. Le contact de l'air les altère, elles déposent facilement le principe qui les minéralise. M. Wurza a remarqué que les bouchons de liége qui ont servi à fermer les bouteilles contenant de l'eau martiale, absorbent une partie de la substance métallique et contiennent une matière astringente. Il propose de faire tremper à l'avance dans de l'eau ferrugineuse, les bouchons destinés à cet usage, afin de les saturer. Le peu de nécessité de transporter ou de conserver longtemps en vase clos, de l'eau qu'on rencontre presque partout, diminuerait l'intérêt de cette observation, si l'on pouvait arriver à reconnaître le mérite d'un grand nombre de sources dédaignées parce qu'on les a sous la main.

Le docteur Hufeland propose aussi pour conserver et transporter les eaux ferrugineuses, de fixer dans le bouchon du vase qui doit les contenir, un fil de fer ou un clou dont l'extrémité plonge dans le liquide (1).

Mode d'administration. — Les eaux ferrugineuses froides se prennent seulement à l'intérieur, à la dose d'un à six verres tous les matins en se promenant. Celles de ces eaux qui sont thermales s'emploient de la même manière, mais on en fait aussi usage sous forme de bains. On les utilise avec succès en injections dans certains cas de relâchement ou d'atonie. Ces eaux ont plus que toutes les autres besoin d'être promenées ; c'est l'expression consacrée pour dire qu'après les avoir bues, il faut prendre un exercice modéré; autrement elles donnent lieu à des douleurs épigastriques, des maux de tête, de l'anxiété, parce qu'elles passent très lentement. Les personnes qui en font usage, doivent, autant que possible, mettre au moins un quart d'heure d'intervalle entre chaque verre d'eau et employer ce temps à une promenade (2).

Effets physiologiques et médicaux. — Les eaux de cette classe sont, avec raison, rangées parmi les remèdes altérants.

---

(1) Journ. de méd. et de chir. prat., t. 1, 352.

(2) In acidularum usu variæ cautiones adhibendæ sunt circa eorum dosim, assumendi modum, tempus et locum, ægrotantis præparationem et regimen. Dosis consueta pro singulis diebus a duabus libris ad sex et ampliùs excurrit, quæ tamen variè dessinienda est, pro vario utentis temperamento, ventriculi robore, morbi indole, acidularum potentia, et prout faciliùs vel difficiliùs permeant. Geoffroy, Leçons au collége de France.

Les modifications qu'elles déterminent dans la composition du sang et sur la circulation générale s'étendent bientôt aux organes de la respiration, aux voies digestives et à tout l'organisme. Le fer en est le principe actif, mais les effets des sources qu'il minéralise dépendent beaucoup aussi des proportions dans lesquelles ce métal s'y rencontre, des substances salines ou gazeuses avec lesquelles il se combine et surtout de sa dissolution plus ou moins parfaite. Les eaux ferrugineuses qui contiennent ce métal dissous par une grande quantité de gaz acide carbonique, sont généralement préférées dans le plus grand nombre des cas parce qu'elles sont plus facilement assimilables.

Les eaux ferrugineuses modifient avantageusement l'hématose; sous leur influence, le sang prend plus de couleur, de plasticité, et le pouls plus de force; la respiration se régularise; on remarque une augmentation sensible des fonctions assimilatrices, et l'accroissement de la chaleur générale et des forces musculaires. Leur action est éminemment tonique, aussi sont-elles parfaitement indiquées dans la plupart des cas de faiblesse générale, lorsque cet état ne dépend pas d'une lésion locale profonde.

L'usage de ces eaux est souvent suivi de constipation; les matières excrémentitielles se colorent en noir.

L'emploi des eaux ferrugineuses, trop prolongé ou mal indiqué, amène promptement la pléthore et quelquefois des hémorrhagies. On corrige l'activité de leurs effets, en employant à propos, quelques purgatifs légers; c'est d'ailleurs l'exemple que nous donne la nature; car un grand nombre d'eaux de cette classe contiennent des sels qui agissent comme correctifs de l'action astringente du principe métallique.

Les maladies qui nécessitent particulièrement l'usage de ces eaux, reconnaissant généralement pour cause, l'habitation des grandes villes, et des habitudes anti-hygiéniques; on assure les chances de guérison par des promenades matinales et un régime convenable; c'est aussi dans ce cas qu'un voyage devient un

puissant auxilliaire du traitement. Cela explique suffisamment
pourquoi les préparations ferrugineuses administrées dans le
même but, mais sans le concours de ces circonstances accessoires,
sont si loin de produire les mêmes effets.

Action des eaux ferrugineuses sur le tube digestif.
L'action des eaux ferrugineuses sur le tube digestif est tonique ; leur effet immédiat est de provoquer la sécrétion des sucs
gastriques, d'exciter l'appétit et de faciliter les fonctions digestives ; c'est ainsi que sous leur influence l'assimilation des parties alimentaires est plus abondante, plus complète. Le contact
d'une eau ferrugineuse trop forte, avec la muqueuse gastrique,
occasionne souvent des douleurs sourdes à l'épigastre, et de la
céphalalgie ; aussi faut-il toujours commencer par de très petites
doses, et n'arriver que lentement et graduellement à des doses
plus fortes ; et, pour éviter des accidents, choisir la source la
plus faible, si la même localité en fournit plusieurs. L'expérience
prouve que les personnes qui négligent cette observation ne
tardent pas à éprouver ou une constipation opiniâtre accompagnée de coliques, ou une diarrhée douloureuse, et ce sont les
deux extrêmes qu'il faut éviter.

Les personnes à tempérament sanguin et nerveux sont celles
qui perçoivent le plus promptement les effets de ces eaux. Les
premières ne peuvent en faire usage sans une indication bien
précise ; elles s'exposeraient à des accidents plus ou moins graves. Elles devront, dans tous les cas, toujours préférer les eaux
acidules ferrugineuses, ou salines ferrugineuses.

Sur la circulation (1). C'est la circulation surtout qui reçoit

---

(1) Aliâ occasione jam notavi, subsidere sensim laxum corporis tumo-
rem ab usu ferri, pallorem mutari in sanum et vividum rubrum colorem,
agilitatem redire torpidis et segnibus antea membris, absque ulla evacua-
tione illius lenti glutinosi, quod prædominabatur in humoribus ; idemque
Galeni auctoritate confirmatum tunc fuit, qui prudenter monuerat, frigidam et lentam pituitam non semper debere evacuari, sed potiùs permutari

l'impression des eaux de cette classe; sous leur influence, la composition chimique du sang se trouve modifiée, le cœur lui-même paraît acquérir plus d'énergie; aussi le sang artériel est poussé avec plus de force et de régularité, le pouls est plus fort, plus tendu, les vaisseaux capillaires fonctionnent plus complé-tement, et tout l'organisme se ressent bientôt de cette suracti-vité de la circulation; le système musculaire semble gagner plus de force et de sensibilité. Il y a augmentation de chaleur géné-rale, toutes les fonctions languissantes se rétablissent et se régu-larisent, les affections qui dépendent de la stase du sang dispa-raissent insensiblement; aussi obtient-on les plus heureux effets de l'usage d'une eau ferrugineuse dans la plupart des cas qui dépendent d'une atonie générale. On augmenterait la gravité d'un mal qui dépendrait d'une lésion locale.

Le sang prend, après un temps plus ou moins long de traite-ment, plus de couleur et de plasticité. On a remarqué que les eaux et les préparations ferrugineuses étaient sans action sur certaines personnes; je crois que dans les exemples cités cela tient plutôt à un état-morbide des voies digestives qu'à la puis-sance réfractaire des individus.

L'abus de ces eaux donne lieu à divers accidents : on éprouve des céphalalgies plus ou moins intenses, et des hémorrhagies très abondantes.

Sur la respiration. C'est une action toute secondaire et sympathique que celle des eaux de cette classe sur les organes de la respiration. Cependant les poumons deviennent plus

---

in bonum sanguinem, quod pulchre perficit ferri usus ; nec fallit eventus, modo viscerum integritas adsit. Si enim corrupti quid aut purulenti in visceribus lateat, aut scirrhosa adsit durities, tunc nunquam aliquid boni à limaturæ ferri usu observare potui ; uti nec, quando tenacissima atrabilis, visceribus abdominalibus impacta hærens, cachexiam produxerit; aquarum autem medicatarum usus, quæ ferrum inimitabili per artem modo solutum, gerunt, in tali casu sæpè adhuc cum fructu tentatur.

Van Swieten, Cachexia.

excitables, leurs mouvements de dilatation plus étendus ; l'air qui y pénètre est plus promptement décomposé, en un mot leurs fonctions s'exécutent plus complétement, et cela devait être pressenti par les modifications déjà éprouvées par le sang, qui, recomposé d'une manière plus conforme à la nature, a besoin de s'emparer d'une plus grande quantité d'oxigène.

Sur la peau. Cet organe ne subit aucune influence directe du principe ferrugineux ; il partage l'énergie communiquée à tout l'organisme ; la coloration plus rouge qu'il prend, dépend de la circulation capillaire qui se développe jusque dans ces dernières ramifications artérielles, et si les fonctions sont augmentées, c'est presque insensiblement et sympathiquement. Dès le début du traitement, la transpiration insensible paraît être diminuée, la peau devient sèche.

Sur les organes génito-urinaires. Le principe ferrugineux, de même que le principe alcalin, paraît se conserver jusque dans la vessie ; ainsi le plus souvent, les urines de ceux qui emploient ces eaux prennent une couleur plus ou moins noire, lorsqu'on y verse de l'infusion de noix de galle. Les fonctions de la génération paraissent aussi modifiées, leur énergie est plus évidente, plus soutenue et plus régulière. L'action des eaux ferrugineuses augmente la contractilité de la vessie et de la matrice, ainsi que leur force expulsive (1).

Sur le système nerveux. Sous l'influence des eaux ferrugineuses, la sensibilité latente, la contractilité involontaire et les fonctions qui en dépendent, sont immédiatement augmentées,

---

(1) Quo tempore fœminum corpus ad incrementum suum pervenit, in benè factâ temperie plus solet conficere cruoris, quàm qui vasis contineatur, undè arteriis uterinis fluoris menstrui nomine secernitur. 1284.

Si posito corpore in conditione hic sanguis retinetur, oritur plethora ; tarditas ; gravitas ; pallor ; dolor lumborum, inguinum ; depravatæ functiones omnes ferè naturales, vitales, animales ; quæ facilè deducuntur à vasis nimis pressis, liquido copiosiore, stagnante, suffocato. 1285.

VAN SWIETEN. De morbis chronicis.

et cet effet est d'autant plus sensible que l'eau minérale est plus
forte et le sujet plus impressionnable; aussi est-il bien important pour assurer le succès d'un traitement, de proportionner
la force médicatrice de l'eau à l'impressionabilité du malade.
On a observé que ces eaux qui, quelquefois ne produisent aucun effet appréciable sur des personnes bien portantes, sont
d'autant plus actives que le sujet est plus faible et l'atonie plus
complète.

Effets généraux.—Les eaux minérales ferrugineuses, quelque soit le genre auquel elles appartiennent, porteront principalement leur action sur le système sanguin, activeront l'hématose et releveront l'énergie de tout l'organisme (1). Chez les
individus faibles, lymphatiques, à constitution molle et particulièrement chez les jeunes filles chlorotiques, irritables, ces effets
ne se produiront que d'une manière lente et presque insensible;
ils ne développeront jamais la pléthore sanguine d'une manière
remarquable.

La progression de ces effets n'est pas régulière, elle dépend
du degré de minéralisation de l'eau qu'on emploie, et des dispositions individuelles. Celles de ces eaux qui sont thermales,
ont sur les autres, l'avantage de mieux s'accommoder aux forces

---

(1) Notum est, humores, venis contentos, propelli per illas versùs cor
illo motu, quem ab arteriis acceperant. Verùm cum venæ non pulsent, et
in decursu suo semper latiores fiant, retardatur necessario humorum, ex
arteriis in venas venientum, motus, undè in plurimis corporis locis videmus, venas arteriis contiguas esse, ut turgentes arteriæ in sua diastole pre-
mant vicinas venas, sicque humorum motum per illas promoveant. Præte-
reà musculi agentes, dum turgent, premunt omnes venas illis incumbentes,
vel inter illos decurrentes; sicque plurimùm adjuvant venosi sanguinis
motum. Verùm in cachecticis languet cordis et arteriarum actio, motus mus-
culares vel omnino non, vel admodum languidè exercentur; adeòque
desunt illa adminicula, quæ expeditum humorum venosorum ad cor redi-
tum procurant.   VAN SWIETEN. De morbis chronicis.

digestives habituellement affaiblies de ceux qui en font usage ;
cependant leur action n'est pas plus complète ; elles peuvent être prises simultanément sous forme de bains et en
boisson.

*Maladies traitées avec succès par les eaux ferrugi-
neuses.* — Ces eaux conviennent particulièrement aux tempéraments lymphatiques, aux constitutions lâches et molles, aux
habitants des pays froids ou humides, et lorsqu'il y a atonie générale et surtout atonie du tube digestif. Leur usage est suivi
d'un succès certain, lorsque le sang est appauvri par la perte de
ses principes constituants les plus essentiels ; dans la plupart des
leucophlegmasies, la chlorose, les écoulements muqueux atoniques, l'aménorrhée, les hémorrhagies passives (1) ; à la suite
des maladies longues ; après une grande opération de chirurgie.
Elles conviennent dans un grand nombre d'affections si communes aux habitants des grandes villes et particulièrement aux
enfants à l'âge de puberté ; dans tous les cas où l'atonie et la faiblesse sont associées à une excitabilité modérée. Elles ont souvent été considérées comme un spécifique sûr dans les dérangements de la menstruation (2). On les emploie avantageuse-

---

(1) On administre les médicaments ferrugineux tantôt pour arrêter une
perte utérine, tantôt pour exciter l'écoulement des règles. On avait conclu
que ces médicaments recélaient deux propriétés contradictoires, l'une astringente et l'autre apéritive. Il est évident qu'ils ne font toujours qu'un
même effet physiologique ; qu'ils exercent, dans les deux cas, une impression
tonique sur la matrice, et que c'est de cette seule et même impression que
dépendent les deux résultats opposés que l'on obtient. Le médicament
augmente toujours le ton, la vitalité de cet organe ; ce produit excite les
règles que la faiblesse retenait, il arrête le sang que la même cause patho-
logique laissait s'échapper. BARBIER. Éléments de matière médicale.

(2) Even in an obstructio mensium (in wich case they are justly celebrated) they are not to be used without proper precaution and prepa-
ration, especially in the plethoric, in which state they have been observed
to excita a fever with spasms. RUTTY.

ment, dans les cas de dyspepsie que caractérise l'affaiblissement des forces digestives; d'asthénie intestinale qui résulte d'une phlegmasie chronique, ou d'un traitement débilitant, et lorsqu'il y a faiblesse ou relâchement des organes; elles ont produit d'excellents effets dans les cas de stérilité qui avaient pour cause l'inertie de l'utérus. On les emploie avec le plus grand succès pour combattre la disposition cachectique, scorbutique ou scrofuleuse. Celles de ces eaux qui sont gazeuses, sont fort utiles dans les cas de néphrite et de cystite chronique, mais on doit leur préférer les sources acidules alcalino-gazeuses. Ce sont encore ces eaux qu'on devra conseiller pour arrêter les pertes séminales, suite de mauvaises habitudes. Elles conviennent aussi dans certaines affections nerveuses qui dépendent d'un état de débilité générale ; et on dit qu'elles produisent des effets remarquables dans le traitement de la faiblesse et de l'atrophie qui se remarquent souvent dans les extrémités après certaines paralysies.

On en conseille encore l'usage pour combattre les diarrhées atoniques, l'œdème et l'hydropisie qui dépendent de l'inertie des vaisseaux absorbants. On cite quelques exemples de succès dans les cas de tremblement nerveux, et de tic douloureux chez des sujets lymphatiques.

Mais c'est surtout chez les jeunes filles chlorotiques, *febris alba virginum*, que l'efficacité des eaux ferrugineuses se fait remarquer, aussi les considère-t-on, peut-être avec raison, dans ce cas, comme de véritables spécifiques.

Maladies qu'il serait dangereux de traiter par les eaux ferrugineuses. — Les eaux ferrugineuses éminemment toniques, activent la circulation, la digestion et l'absorption; c'est dire assez qu'elles sont contre-indiquées dans toutes les maladies aiguës. Elles ne peuvent être employées par les sujets forts, pléthoriques, disposés aux congestions, puisqu'elles développent la pléthore sanguine.

On ne les conseillera jamais lorsqu'il y aura disposition à une inflammation, aux individus à constitution nerveuse, irritable, à ceux menacés de phthisie ou dont la poitrine est faible, délicate ; à toutes les personnes atteintes d'affections organiques du cœur ou des gros vaisseaux.

L'action de ces eaux sur l'utérus en contre-indique l'usage pendant la grossesse.

Leur emploi prolongé ou mal indiqué occasionne de la pesanteur de tête, des gastralgies, des hémorrhagies plus ou moins graves. On doit doit donc cesser d'en boire ou au moins en diminuer la dose, dès qu'on éprouve de la céphalalgie, lorsqu'il n'est pas possible de choisir une source très faible.

Pendant un traitement bien indiqué, on prévient les accidents qui surviennent, ou on les combat en indiquant un léger laxatif. Celles de ces eaux que la nature a chargées de sels purgatifs nous montrent que dans ce cas, l'effet qu'on attend du principe ferrugineux est moins prompt, mais il n'est pas moins sûr.

Les eaux ferrugineuses qu'on emploie souvent dans les hémorrhagies utérines, ne sont utiles que dans le cas d'hémorrhagies passives, lorsque les vaisseaux utérins ont perdu leur contractilité et que le sang suinte à travers les orifices béants de ces vaisseaux. M. Hans, médecin des eaux de Bocklet, a constaté leurs effets, souvent nuisibles dans les métrorrhagies des femmes hystériques, qu'accompagne ordinairement un état d'éréthisme ; il n'emploie, avec raison, les eaux ferrugineuses qu'après avoir fait usage des moyens calmants. (*Bull. des sc. méd. de Férussac.*)

Ces eaux ne doivent pas être conseillées dans les cas d'hypocondrie et de mélancolie. Elles sont encore contre-indiquées lorsqu'il y a embarras des premières voies, engorgement des intestins, constipation opiniâtre, et généralement on doit en cesser l'emploi, dès qu'elles seront difficilement supportées par l'estomac.

Choix de la source. Il est plus facile de proportionner l'effet qu'on veut produire, par l'usage des eaux ferrugineuses, à la forme de la maladie ou à l'impressionabilité des malades, que par l'emploi des autres sources minérales. En effet, celles dont il est question sont si nombreuses et si variées dans leur degré de minéralisation, qu'elles présentent une série d'eaux martiales dont la première diffère à peine de l'eau commune, tandis que les dernières contiennent assez de principes ferrugineux pour en faire un médicament énergique, qui ne pourrait être prescrit sans danger, s'il n'y avait indication précise.

Dans tous les cas il convient de commencer un traitement par les plus faibles, pour arriver graduellement aux plus fortes, ou s'arrêter à celles qui produiront l'effet qu'on désire. Un grand nombre de malades ont vu s'évanouir des espérances bien fondées de guérison, pour avoir oublié la prudence avec laquelle on doit faire usage des eaux ferrugineuses.

On peut diviser les eaux de cette classe, 1° en ferrugineuses simples carbonatées ou sulfatées; 2° acidules ferrugineuses; 3° acidules-alcalino-ferrugineuses; 4° salino-ferrugineuses. Les effets produits par les sources de ces diverses divisions sont assez différents pour fixer l'attention des médecins qui en conseillent l'usage; car si l'on n'obtient pas toujours les résultats qu'on croyait pouvoir espérer, il faut moins accuser la source que le mauvais choix qu'on en a fait ; et cela souvent a lieu pour satisfaire aux caprices du malade qui, mal informé de l'action médicale des eaux, préfère celles qui lui promettent plus d'agréments ; car on ne peut confondre ni chimiquement, ni thérapeutiquement des sources qui contiennent du fer à l'état de sulfate et de carbonate sans excès sensible de gaz acide carbonique, avec celles où domine ce gaz, et enfin avec celles dont l'action devient composée par l'association d'un principe salin ou alcalin, qui modifie et étend l'effet du minéralisateur principal.

§ 1. *Eaux ferrugineuses simples.* Les sources de cette division sont très nombreuses; on les rencontre presque partout, et on les reconnaît le plus souvent au dépôt rouge brun qu'elles abandonnent sur les terrains qu'elles humectent. Elles sont minéralisées par du carbonate de fer ou du sulfate de même base ; mais ces dernières sont assez rares.

Les eaux carbonatées sont celles dont la transparence n'est pas troublée par l'eau de chaux, qui est le réactif du gaz acide carbonique, quoique cependant on sache bien qu'elles en contiennent une faible portion à l'état de combinaison. Elles sont aussi quelquefois minéralisées par des carbonates de chaux et de magnésie en quantité très variable.

Celles de ces eaux qui sont plus chargées de carbonate de fer que de sulfate sont toniques, tandis que celles qui, au contraire, contiennent plus de sulfate que de carbonate sont plutôt astringentes.

Presque toutes les sources de cette division peuvent être utilisées pour combattre l'atonie générale et surtout la chlorose ; il faut toutefois en faire un usage modéré et toujours en rapport avec l'état du malade. Ces eaux sont utilement employées dans les hémorrhagies passives, et suivant l'indication on donnera la préférence aux sources sulfatées et carbonatées. On ne saurait trop le répéter, ces sources ne contenant le plus souvent aucune substance capable de corriger l'influence du principe métallique, doivent être employées avec beaucoup de circonspection. Le moindre de leurs effets nuisibles, lorsqu'elles ne sont pas bien indiquées, serait une céphalalgie plus ou moins douloureuse. Les sujets sanguins ne pourraient en faire usage sans danger ; leur action est prompte et énergique. Elles sont employées avantageusement par les femmes aux âges critiques ; mais il convient de n'administrer que les eaux les plus faibles lorsque l'asthénie des organes s'associe à un état d'éréthisme nerveux.

§ 2. *Eaux acidulo-ferrugineuses.* — Ces eaux sont celles dont le carbonate ferrugineux est dissous par l'acide carbonique avec ou sans excès de ce gaz.

Ainsi cette espèce doit présenter des différences multipliées puisqu'elle renferme toutes les sources martiales, depuis celles qui se montrent sans aucun excès de gaz acide carbonique, jusqu'à celles qui en sont le plus chargées. On a quelquefois rangé parmi ces dernières, un grand nombre de sources qui présentent à leur sortie de la terre un dégagement bulleux qui semblerait indiquer un excès d'acide carbonique, quoique les eaux n'en soient pas saturées. M. Anglada a observé qu'un grand nombre d'eaux ferrugineuses ne contenaient, suivant les évaluations reçues, que les trois quarts de l'acide carbonique dont elles auraient pu s'emparer ; que cette quantité suffisait pour leur donner une saveur aigrelette très prononcée; tandis que le plus souvent, les eaux de même genre accompagnées d'un dégagement bulleux, étaient bien moins saturées de gaz, et bien moins acides que les premières. Ce qui lui fait supposer, sans doute avec raison, qu'il y a peu d'eaux acidules naturelles qui soient saturées d'acide ou qui en contiennent la quantité qu'on pourrait leur faire prendre à la pression moyenne de l'atmosphère ; et il considère comme autant d'erreurs manifestes, les assertions de certains analystes, qui présentent quelques eaux minérales naturelles, comme contenant deux ou trois fois leur volume d'acide carbonique. Ce n'est là qu'une exagération qui ne peut s'appuyer sur aucune preuve positive et qui ne se reproduit dans les livres que par le défaut d'une saine critique.

Il ajoute que l'émission bulleuse qui accompagne des eaux même très peu chargées d'acide carbonique, ne dépend que de la lente solubilité de ce gaz, et fait présumer que le courant d'eau n'a été au contact du gaz, qu'à une trop faible distance du point d'émergence, pour que tout l'acide gazeux ait eu le temps d'entrer en dissolution. Ce genre d'interprétation lui paraît s'accorder assez bien, non seulement avec les phénomènes, mais encore avec certaines considérations qui tendent à faire admettre que les eaux acidules froides ne sont pas de formation très profonde ; leur température qui est constamment celle des couches superficielles du globe, et leur volume communément très faible, semblent le suggérer.

La présence du gaz acide carbonique dans ces eaux en corrige l'action astringente et modifie, plus qu'on le supposerait, l'action tonique du principe métallique.

Les effets des sources acidules ferrugineuses ne se bornent pas au système sanguin, ils s'étendent à tout le tube digestif et aux organes génito-urinaires.

Elles sont conseillées avantageusement dans les cas de faiblesse accompagnée d'éréthisme, à la suite d'un allaitement prolongé, après des suppurations abondantes, un traitement débilitant ; elles réussissent parfaitement lorsque la faiblesse générale existe par défaut d'innervation, ou par suite d'excès en amour. Le traitement par ces eaux ne serait qu'imparfait si l'on ne secondait leurs effets par des promenades en rapport avec les forces du malade.

Ces eaux sont toujours apéritives ; elles activent la circulation, stimulent le système nerveux et favorisent la digestion. Elles conviennent dans les cas d'hypocondrie et de mélancolie, lorsque ces affections ne sont pas accompagnées d'irritabilité nerveuse ou de pléthore.

§ 3. *Eaux acidules-alcalino-ferrugineuses.* — L'action des eaux de cette division se trouve, comme il est facile de le concevoir, modifiée par la présence du gaz acide carbonique associé à un carbonate alcalin. Elles sont conseillées, dans les cas où le système lymphatique doit être excité, et lorsqu'en même temps on veut produire un effet diurétique ; ces eaux sont employées avec succès pour combattre la gravelle, les affections calculeuses ; et leurs effets s'éloignent d'autant plus de ceux des eaux ferrugineuses simples que le principe alcalin domine davantage.

On a quelquefois placé les sources acidules alcalino-ferrugineuses parmi les eaux salines, parce que le fer s'y trouve souvent en si petite quantité qu'elle est chimiquement inappréciable ; mais les effets thérapeutiques qu'elles produisent les rapprochent plutôt des eaux ferrugineuses.

§ **4.** *Eaux salino-ferrugineuses.* — J'ai placé dans cette division les eaux salines dont l'action purgative se trouve modifiée par la présence d'un sel ferrugineux, dont les effets se font toujours remarquer. Elles contiennent souvent du gaz acide carbonique; mais l'état de combinaison étant plus parfait, elles paraissent peu gazeuses. Comme les acidules ferrugineuses, elles sont d'une digestion plus facile. Elles conviennent surtout lorsque l'état du malade ferait craindre une excitation trop vive du système sanguin; excitation qu'on détourne en partie sur le tube digestif. Elles sont plus facilement supportées par les sujets pléthoriques, et l'on peut même ajouter que ce sont les seules dont ils puissent prudemment faire usage.

Action des principes minéralisateurs isolés des eaux minérales. — Les eaux minérales ferrugineuses ne présentent une supériorité incontestable sur les préparations de même nature qu'on emploie si fréquemment aujourd'hui, que par la combinaison et la dissolution plus complète du principe minéralisateur. — Le fer est une des substances métalliques, que s'assimile le plus facilement le corps humain; il se trouve déjà dans le sang. — Le gaz acide carbonique facilite son assimilation. — Le fer agit sur les organes digestifs et la circulation. — L'action du fer contracte les fibres musculaires; sous son influence les sécrétions sont souvent diminuées. — Il produit une augmentation de la chaleur générale, modifie la circulation, augmente la force vitale. — Sous forme de bains, le fer est de même absorbé et agit sur les extrémités nerveuses et vasculaires. Il agit sur le sang par le grand nombre de vaisseaux absorbants; et bientôt des effets généraux se développent comme après l'usage intérieur. — Les préparations ferrugineuses sont employées avec succès dans tous les cas de faiblesse générale. Elles rétablissent l'intégrité des fonctions assimilatrices, l'appétit se développe, les digestions jusque-là languissantes s'améliorent, l'hématose devient plus parfaite, le sang acquiert plus de couleur et de plasticité, le pouls plus de force et de plénitude, la respiration se réguralise, la vie se réveille en quelque sorte ; la peau décolorée s'anime ; certaines sécrétions ou excrétions imparfaites se rétablissent ou se régularisent, l'absorption enfin renaît; et des congestions et des épanchements, résultats de l'atonie générale, disparaissent à mesure que se développent le ton et la vitalité de toute l'économie. L'efficacité des ferrugineux a de tout temps été reconnu chez les chlorotiques, c'est dans cette affection surtout qu'on peut les dire spécifiques. Rien de plus remarquable que la promptitude avec laquelle ils rendent à la vie, pour ainsi dire, ces êtres frêles, décolorés, languissants, que le travail de l'accroissement, joint souvent à la non apparition ou à la suppression des menstrues, expose à des accidents si variés, et souvent si rebelles à l'action de tous les autres moyens. (DELENS ET MÉRAT).

2me DIVISION.

Eaux cuivreuses. Les sources qui contiennent du cuivre sont très rares, elles sont à peine connues. On les rencontre dans le voisinage des mines de cuivre, et elles sont minéralisées par le sulfate de cette base. Sans usage aujourd'hui, elles n'ont pas été étudiées.

3me DIVISION.

Eaux manganésiennes. Le manganèse a été rencontré par Berzélius dans les eaux de Carlsbad et dans celles de Konigswart ; comme les précédentes elles ne sont pas connues. On dit avoir employé le manganèse comme emménagogue et pour combattre des diarrhées atoniques.

21.

QUATRIÈME CLASSE.

EAUX GAZEUSES, ACIDULES.

AQUÆ MINERALES FRIGIDÆ, VEL ACIDULÆ.

> Les eaux gazeuses produisent sur le système san-
> guin des effets tout à fait opposés à ceux qu'on
> obtient des eaux ferrugineuses. Les premières cor-
> rigent l'énergie des secondes.

Le gaz acide carbonique est le principe caractéristique de ces eaux, qui pendant longtemps, ont en vain excité la curiosité des naturalistes et des chimistes ; elles sont toutes fournies par les terrains primitifs (1) ; on les rencontre particulièrement au pied des montagnes qui portent des traces de volcans éteints : elles sont très nombreuses en Auvergne ; ces eaux sont thermales ou froides, et elles présentent entre elles plus d'analogies que les autres classes d'eaux minérales. Les différences légères qu'on y remarque, consistent dans la quantité plus ou moins grande du gaz qui s'y trouve combiné. On a retranché de cette classe tou- tes les sources qui contiennent du fer, cependant il y en a un grand nombre qu'on n'a pu ranger parmi les ferrugineuses, parce que ce principe s'y rencontre en si faible quantité que les réactifs même les plus puissants en annoncent à peine la pré- sence.

---

(1) On a remarqué que plus le terrain d'où ces eaux proviennent est chargé de calcaire et se rapproche du terrain primitif, plus aussi elles sont riches en acide carbonique.

Comme les eaux ferrugineuses, presque toutes les sources de cette classe se reconnaissent facilement à la simple vue ; le gaz acide carbonique qu'elles dégagent sans cesse, sous forme de bulles plus ou moins multipliées, permet de les distinguer promptement. Ce dégagement gazeux augmente à l'approche des orages ; et cette condition paraît modifier aussi l'action thérapeutique de certaines sources, comme M. Bertrand l'a démontré particulièrement, pour les eaux du Mont-d'Or. Sous la dénomination d'eaux gazeuses, on devrait comprendre aussi les eaux sulfureuses qui contiennent du gaz hydrogène sulfuré ; cependant jusqu'ici l'usage a prévalu, et le principe sulfureux de ces dernières les a fait classer à part, et avec d'autant plus de raison que leurs propriétés thérapeutiques sont tout à fait tranchées.

Les eaux gazeuses contiennent aussi quelques substances salines telles que le carbonate de chaux, de magnésie, de soude, l'hydrochlorate de soude, et des sulfates de magnésie et de soude. Nous n'admettrons cependant qu'un seul genre 1) de sources

---

(1) Hille dans son Traité sur les sources minérales d'Allemagne et de Suisse reconnait six espèces d'eaux acidules.

1° Alkalisch-muriatische sauerlinge. *Selters.*

2° Erdig-muriatische sauerlinge. *Schwalheim.*

3° Alkalisch-salinische sauerlinge. *Franzensbad. Obersalzbrum en Silésie.*

4° Erdige sauerlinge. *Pyrmont. Deinach.*

5° Alkalisch-erdige sauerlinge. *Gœppingen. Heilstein.*

6° Eisenhaltige sauerlinge. *Geilnau.* Erster Theil. 1837.

Rees, The cyclopœdia, en admet quatre :

Simple acidulous waters. Under this denomination may be included all waters whose characteristic ingredient is an acid , they may be considered as of two descriptions.

1° Those impregnaded with a volatile as the carbonic and sulphurous acids ; an. 2° Those containing a fixed acid, as the muriatic and sulphuric acids.

acidules, car les différences qu'elles présentent sont si peu importantes, au point de vue pratique, que la plupart de ces eaux peuvent s'administrer l'une pour l'autre. Leur température basse ou élevée devrait plutôt que leur composition chimique servir à les classer, car c'est la seule condition qui établisse une différence dans leurs effets thérapeutiques.

Rien d'ailleurs de plus arbitraire que les classifications admises jusqu'ici pour les eaux minérales acidules ; car comme l'observe M. Brohier, *Saunders* place les eaux de Pyrmont, de Spa, de Vichy parmi les acidules chalybées; *Alibert* sépare ces eaux, de sorte que celles de Spa se trouvent dans les acidules, celles de Vichy au rang des ferrugineuses, et celles de Pyrmont avec les salines. *Patissier* met l'eau de Vichy et celle du Mont-d'Or au rang des acidules, tandis que celle de Bourbon-l'Archambault est dans la classe des ferrugineuses, etc., etc.

Propriétés physiques. Les eaux gazeuses sont limpides, inodores; leur saveur fraîche, vive, aigrelette, piquante, pénétrante, avec un arrière-goût plus ou moins salé ou alcalin, se perd promptement par le dégagement du gaz acide carbonique. Ces eaux paraissent être continuellement en ébullition ; cet effet est dû au mouvement continuel des bulles de gaz qui viennent

---

1º The waters of seltzer may be adduced as an example of the first variety of acidulous waters.

2º Waters containing a free mineral acid in excess are very rare, and chiefly confined to volcanic countries. M. Garden has lately examined a water of this description from White-Island, on the coast of New-Zealand.

Compound acidulous waters. Acidulous waters sometimes contain so large a proportion of saline matters, that the nature of their operation is considerably modified. Such waters may be denominated saline acidulous waters. The nature of their composition and medicinal properties will be readily understood from what has been already advanced.

s'ouvrir à la surface du liquide, et l'agitent sans cesse en laissant entendre un bruit semblable à celui de l'eau bouillante. Quelques-unes des sources de cette classe contiennent un peu de gaz hydrogène sulfuré; leur température varie considérablement; quelques-unes sont puissamment thermales: celles qui sont froides sont les plus communes, mais elles n'en sont pas moins importantes. Ce sont les eaux gazeuses surtout que l'on doit boire à la source, le temps et l'agitation leur font perdre une grande partie de leur activité, et la moindre élévation de température facilite le dégagement du gaz acide carbonique. Les eaux gazeuses perdent une partie de leur saveur par le dégagement du gaz, elles ne conservent alors que le goût des matières salines, et elles deviennent fades (flat drink) et désagréables à boire. La pesanteur spécifique de ces eaux est plus considérable que celle de l'eau distillée, en raison des matières étrangères qu'elles contiennent.

Propriétés chimiques. Ces eaux rougissent la teinture de tournesol, qui reprend sa couleur primitive après un certain temps et par son exposition à l'air. Elles moussent et pétillent par l'agitation, et forment avec l'eau de chaux un précipité blanc, soluble avec effervescence dans les acides. Quelques sources contiennent des traces de fer dont la présence n'est pas sensible, quoiqu'on les traite par l'infusion de noix de galles; toutes celles qui précipiteraient en noir à l'aide de ce réactif, feraient partie de la classe des ferrugineuses, parce que leurs propriétés thérapeutiques les rapprochent davantage de ces eaux.

Les eaux acidules naturelles contiennent beaucoup moins de gaz qu'on est porté à le croire; ou plutôt il s'y trouve à un état de combinaison plus parfaite; aussi ne produisent-elles jamais sur la muqueuse gastrique l'effet de la même eau artificielle qu'on vend à Paris, et qui, fabriquée à l'aide d'une forte pression, se sature d'une grande quantité de gaz, qui n'attend que le moment de s'échapper, et qu'il convient de laisser perdre en partie avant de boire.

Les eaux gazeuses sont celles qu'on imite le mieux ; cependant la perfection qu'on doit chercher à obtenir, consiste moins dans la saturation de l'eau par le gaz acide carbonique que dans la combinaison plus ou moins parfaite de ce gaz et de l'eau. Nous voyons que dans l'eau acidule naturelle, le dégagement du gaz se fait si lentement et si longtemps, même après son ingestion, qu'il accompagne le véhicule jusque dans la vessie. Le dégagement du gaz que contient l'eau artificielle, est, faut-il dire, opéré dans l'estomac : il y provoque une distension fâcheuse, des éructations désagréables, souvent fatigantes : que serait-ce s'il ne s'en perdait une grande quantité au moment même où l'eau est versée ? M. Laville de la Plaigne dit que le gaz acide carbonique, dissous dans l'eau de cinq à six fois le volume de cette dernière, titille légèrement les parois de l'estomac, augmente sensiblement l'appétit, les sécrétions urinaires.

De sept à huit fois le volume de l'eau, son action primitive s'étend sur tout l'appareil digestif ; l'appétit est considérablement accru, et son action secondaire sur les voies urinaires devient très grande ; elle est plus concentrée. C'est à cet état que l'eau gazeuse est plus propre à calmer la soif et empêcher les vomissements. Lorsque ce gaz est comprimé dans l'eau de huit à dix fois le volume, il agit comme tonique excitant, et ses effets sur les viscères abdominaux deviennent plus marqués et plus généraux. C'est alors qu'il excite la circulation abdominale, et qu'il agit comme dissolvant et désobstruant, soit par une action secondaire sur cette circulation profonde, soit sur la circulation lymphatique. C'est alors que l'eau gazeuse peut être employée avec le plus grand succès contre les engorgements abdominaux et les inflammations chroniques des viscères de cette cavité. Ce gaz, de douze à quinze fois le volume de l'eau, devient irritant d'une manière générale ; son action primitive sur l'estomac réagit sympathiquement sur l'organe cérébral ; et, dans ce cas, il ne pourrait être administré sans inconvénient que comme médicament perturbateur.

De treize à quatorze fois le volume, l'eau qui le contient n'est plus potable ; elle devient d'une acidité insupportable, produit la dysurie et le ténesme. A ce point, on ne peut plus la considérer comme médicament (1).

M. Laville de la Plaigne a pris pour point de départ de ses observations le nombre de volumes de gaz qu'il devait réunir dans l'appareil, pour que les diverses manipulations nécessaires pour livrer ces eaux au commerce, et le dégagement inévitable d'une assez grande quantité de gaz, au moment où l'on débouche la bouteille, conservent encore à l'eau assez de principe gazeux, pour la rendre semblable à l'eau naturelle, et sous ce rapport elle en contient encore plus qu'aucune eau gazeuse prise à la source. Personne n'ignore les effets délétères du gaz acide carbonique ; et il n'est guère permis de supposer que ce gaz, introduit dans l'estomac, à une dose aussi grande qu'on le dit, ne produise des effets peu en rapport avec ceux qui sont le résultat de l'action de l'eau gazeuse naturelle ; il provoquerait une irritation semblable à celle que produit le vinaigre. Il y a là tout simplement une différence dans les moyens qu'emploie la nature pour saturer l'eau qu'elle produit, et qui conserve mieux le gaz que l'eau factice chargée avec excès.

Remuer la bouteille, dit M. Duchanoy, la déboucher seulement, une douce chaleur, l'air libre, suffisent pour faire perdre à ces eaux le principe actif d'où dépend leur principale vertu.

Mode d'administration. Les eaux gazeuses doivent être bues à la source même, où il est facile de modérer leur action, en ne les prenant qu'après un temps plus ou moins long qui a favorisé le dégagement d'une certaine quantité de gaz. Elles supportent assez facilement un mélange de lait, de vin, et servent de boisson ordinaire aux habitants des lieux où jaillissent

---

(1) Mémoires sur les eaux minérales artificielles.

ces sources. La dose à laquelle on doit les boire est très variable; chez quelques malades, elles ont, même à faible dose, une action tellement prononcée sur le cerveau, qu'on l'a comparée à l'ivresse. Chez le plus grand nombre cependant, les effets sont bornés au tube digestif, et l'action sur le cerveau est lente et toute secondaire. On boit ces eaux même pendant les repas; elles favorisent la digestion, sont apéritives, excitent l'appétit par leur action sur la muqueuse digestive. Il est encore nécessaire de seconder leurs effets par des promenades. On comprend qu'il n'est guère possible de rien prescrire d'absolu sur la dose à laquelle on doit les boire, car elle dépend de la quantité de gaz qu'elles contiennent, et il sera plus facile de donner cette indication en parlant de chacune des sources gazeuses en particulier. Les eaux de cette classe supportent mal le transport; cependant mieux que les autres eaux minérales on peut les employer loin de la source : elles arrivent plus fraîches, plus vivantes, si je puis m'exprimer ainsi, lorsqu'on a pris de grandes précautions pour leur transport. Il faut les expédier par un temps froid, et les conserver dans une cave fraîche; la température ordinaire du printemps et de l'été, ou l'influence du soleil suffisent pour leur faire perdre une grande partie de leurs propriétés.

Celles de ces eaux qui sont thermales s'emploient avec avantage sous forme de bains.

Effets physiologiques et médicaux. Les eaux acidules paraissent exercer sur l'estomac la plus grande partie de leur influence; il semble cependant certain qu'il y a absorption d'une quantité plus ou moins considérable du gaz. Les émanations de ces eaux, dit Fourcroy, ont l'avantage de titiller agréablement les fibres nerveuses de toute l'habitude du corps, de s'insinuer facilement, de pénétrer jusque dans les vaisseaux les plus petits, et de provoquer des excrétions salutaires. Les eaux gazeuses constituent une boisson tonique-tempérante; cependant chez quelques m   , mal disposés, on les a vues produire sur l'estomac un effet presque stupéfiant, de peu de durée il est vrai. Les organes sécréteurs et particulièrement les reins, ressentent assez vivement leur action ; si la température est élevée, la transpiration cutanée peut être augmentée. Les eaux acidules faibles sont les seules qui puissent être employées, quoiqu'il existe encore des traces légères d'inflammation sur la surface gastrique.

Maladies traitées avec succès par les eaux gazeuses.

Les eaux minérales gazeuses sont employées avec succès pour remplacer les boissons acidules ; nous voyons qu'elles agissent sur l'estomac, les intestins et la vessie, et réagissent sur le cerveau. Elles favorisent les sécrétions, sont recommandées dans les vomissements spasmodiques, les acidités des premières voies, les affections bilieuses, muqueuses, la convalescence des fièvres ; on les emploie avec succès contre les dégoûts, les digestions lentes, douloureuses, la dyspepsie, les gastrodynies, les anxiétés précordiales, les chaleurs épigastriques et l'insomnie. Sous leur influence on voit cesser les diarrhées et les constipations opiniâtres. J'ai obtenu d'excellents effets des eaux minérales gazeuses, en boisson, dans les premiers mois de la grossesse, pour combattre les nausées et la salivation, si communes à cette époque.

Elles ont été conseillées pour ralentir une menstruation trop abondante, un flux hémorrhoïdal trop excessif ; on les emploie avantageusement pour combattre certains catarrhes vésicaux, les affections graveleuses ; dans ce cas, elles facilitent l'expulsion des graviers plutôt qu'elles ne les dissolvent. On assure que l'excès d'innervation des organes génitaux est modéré par l'usage prolongé des eaux de cette classe (1).

____

(1) Administrée à des personnes qui avaient des gastrodynies par accès, des rapports aigres, des vomituritions, surtout à jeun, des chaleurs et des

Maladies qu'il serait dangereux de traiter par ces eaux. Les eaux minérales acidules ne conviennent point dans les lésions organiques du système artériel, dans les irritations essentielles du système nerveux ; elles se montrent inutiles dans les affections cutanées qui ne dépendent pas d'une irritation du foie ou du tube digestif. On sait que l'eau surchargée de cet acide, et prise en trop grande quantité, cause de l'anxiété, du trouble dans la circulation capillaire, des congestions cérébrales, des syncopes, etc. (BARBIER.)

Action sur le tube digestif. Les eaux gazeuses ont une saveur vive, pénétrante et plus ou moins acide, suivant le volume plus ou moins considérable du gaz. Elles produisent d'abord un sensation de fraîcheur accompagnée de picotements ; bientôt après elles provoquent des éructations acides qui piquent, agacent le nez, et cessent pour faire place à un sentiment de bien-être dans le tube digestif. Si l'on a bu une grande quantité d'eau à la fois et surtout à jeun, il survient une sorte d'ivresse que quelques auteurs considèrent comme un commencement d'asphyxie.

Cet état n'est cependant pas suivi de la faiblesse qu'amène l'ivresse alcoolique, et l'énergie de l'estomac se trouve sensiblement augmentée.

Les eaux acidules prises modérément augmentent l'appétit. A haute dose et fortes, elles troublent les sécrétions intestinales. Les effets qu'elles produisent sont tempérants; elles dissipent la soif et la chaleur épigastrique; sous leur influence le foie paraît sécréter une quantité plus considérable de bile mieux élaborée.

---

picotements à l'épigastre, un teint jaunâtre, altéré, une maigreur progressive, etc., en un mot une dégénérescence déjà bien avancée des tissus gastriques, l'eau minérale artificielle gazeuse éloignait d'abord la plupart de ces accidents, et dans bien des cas les faisait cesser entièrement, de manière à mettre en doute l'existence de la lésion que l'on avait d'abord dû reconnaître. BARBIER.

On a remarqué que les personnes dont l'appareil digestif est très irritable ne supportent pas l'usage des acides en général, tandis que les eaux minérales acidules leur sont administrées souvent avec succès.

Sur la circulation. On dit que les eaux minérales gazeuses sont sans action appréciable sur la circulation chez l'homme sain; cependant il est évident que l'usage de ces eaux modère l'activité du cœur, tempère la chaleur générale, régularise la circulation capillaire, et ralentit les battements du pouls. Ce ne sont pas seulement les molécules gazeuses qui agissent sur le sang, sa plasticité diminuée démontre aussi l'absorption d'une assez grande quantité du véhicule. Les eaux de cette classe doivent produire des effets analogues à ceux qu'on obtient de l'usage des fruits légèrement acides qu'on conseille aux individus sanguins et à ceux dont le sang épais est trop riche et trop abondant.

Sur la respiration. Les eaux gazeuses, quoique sans action directe sur la respiration, ne sont cependant généralement pas supportées par les personnes à poitrine faible, délicate, irritable; elles irritent le larynx, changent le son de la voix, et la petite toux qu'elles provoquent peut souvent amener l'augmentation de l'irritation pulmonaire. On conseille cependant avec succès les eaux de cette classe, pour combattre les affections des poumons, lorsqu'elles marchent sans expectoration.

Sur la transpiration. Sous l'influence des eaux acidules, la transpiration de la peau paraît augmenter, lorsque la sécheresse de cet organe dépendait d'une irritation du tube digestif; cet effet est tout secondaire, et il ne se fait sentir que lorsque l'irritation intestinale est calmée, et que les fonctions des deux surfaces reprennent leur jeu habituel. Le contraire peut avoir lieu, et les sécrétions cutanées trop abondantes sont dans ce cas diminuées, lorsque l'état morbide de la peau était entretenu par une inflammation plus ou moins vive de l'estomac et du foie.

Sur le système nerveux. Les eaux gazeuses paraissent agir très promptement sur le cerveau et le système nerveux en général. Leur usage abusif produit une sorte de surexcitation cérébrale comparée à l'ivresse. Prises modérément, elles portent à la gaieté, facilitent les fonctions intellectuelles : c'est la boisson des hommes qui consacrent beaucoup de temps aux travaux de cabinet ; les bons effets qu'elles produisent dans ce cas s'expliquent, soit par leur influence directe sur le cerveau, soit par leur action sur le système gastro-hépatique.

S'il existe une inflammation de la substance du cerveau, et particulièrement un état habituel d'irritation des méninges, l'usage des eaux gazeuses augmente cet état ; elles agacent, fatiguent au lieu de tempérer. On remarque, chez les malades atteints de cette irritation du cerveau et de ses membranes, une répulsion instinctive pour les boissons acidules.

Sur le système musculaire. L'action des eaux gazeuses est nulle sur le système musculaire ; les effets généraux qu'elles produisent sur lui dépendent plutôt de ses sympathies et de ses relations directes, nombreuses avec le système nerveux. Les forces qui se développent dans certains cas s'expliquent par une nutrition plus complète.

Sur le système génito-urinaire. Un des effets les plus prompts produits par l'usage des eaux acidules, consiste dans l'augmentation des urines par suite de leur action directe sur la sécrétion rénale. Quoi qu'il en soit, cette abondance d'urines prouve que ces eaux produisent sur les voies urinaires, un effet plutôt tempérant qu'irritant, et, ce qui vient encore à l'appui de cette vérité, c'est que l'irritation des reins et de la vessie est avantageusement combattue par l'usage des eaux gazeuses.

On assure que ces eaux modèrent l'excitation trop forte des organes génitaux et paraissent les rappeler à un rhythme plus normal.

Effets généraux. Les effets produits par les eaux gazeuses sont passagers, et cessent en quelque sorte avec la vaporisation du gaz acide carbonique. Leur action se porte principalement sur les voies digestives; l'assimilation des aliments est plus complète, en un mot la nutrition plus parfaite. On prétend que leur usage longtemps continué prévient l'obésité, et même la combat avec succès. Ces eaux diminuent la plasticité du sang; les boissons acidulés en général, sont vivement et instinctivement désirées par les sujets à tempérament sanguin, par ceux dont le sang est trop riche, et on voit dans ce cas ces eaux produire des effets opposés à ceux qu'on obtient de l'emploi des sources ferrugineuses.

Les eaux acidules thermales trouvent une nouvelle cause d'énergie dans leur température. L'usage de ces eaux amène souvent des transpirations abondantes, sans rien perdre de leur action sur les voies urinaires.

Choix des eaux. Les eaux de cette classe doivent au gaz acide carbonique les propriétés dont elles jouissent. Cependant les unes sont dites gazeuses simples, comme celles de Selters, et les autres gazeuses alcalines, comme celles de Vichy et du Mont-d'Or. Ces dernières jouissent donc aussi d'une partie des propriétés reconnues aux sources alcalines, tandis que ce qui fait le sujet de ce chapitre ne se rapporte qu'aux premières. Quelques sources gazeuses contiennent encore une quantité plus ou moins grande de carbonate de fer; les effets qu'elles produisent dépendent plus de la présence du principe métallique que de l'action du gaz; il semble plus naturel de les ranger parmi les eaux ferrugineuses. La seule différence à établir parmi les eaux gazeuses porte donc uniquement sur leur saturation plus ou moins complète et sur leur température. Les eaux gazeuzes thermales appartiennent toutes à la division des sources acidulo-alcalines ; ce sont surtout celles qu'il faut employer pour combattre les affections calculeuses, la goutte et certaines affections rhumatismales. Les eaux gazeuses froides sont utilisées plutôt comme tempérantes et correctives de la prédominance du tempérament sanguin et bilieux, et ne s'emploient qu'à l'intérieur; tandis que les sources acidules thermales s'administrent sous toutes les formes à l'intérieur et à l'extérieur.

Action des principes minéralisateurs isolés des sources minérales. — Le gaz acide carbonique dissous dans l'eau est rafraîchissant, diurétique et antiseptique; il excite modérément les organes digestifs. NYSTEN. Les acides augmentent constamment la consistance des sucs lymphatiques; ils en corrigent la dégénérescence putride. On a dit que l'acide carbonique pris à l'intérieur dissolvait la pierre. Malheureusement la propriété lithontriptique a plutôt disparu encore que la qualité anticancéreuse qu'on lui accordait. On l'administre avec succès dans les fièvres putrides bilieuses, on le recommande aussi avec raison dans toutes les maladies inflammatoires et ardentes, comme anti-phlogistique, tempérant; c'est un diurétique froid; il excite la sécrétion des urines, tout en portant le calme dans les irritations des voies urinaires. FOURCROY. On l'a conseillé dans la phthisie pulmonaire. TH. PERCIVAL. L'eau saturée de gaz acide carbonique est employée avec succès dans les maladies atoniques des premières voies, les empâtements des viscères, les affections des reins et de la vessie; dans ces langueurs indéfinissables qu'éprouvent certains individus, dont aucun organe en particulier ne paraît souffrant. DELENS ET MÉRAT.

CINQUIÈME CLASSE.

EAUX IODURÉES ET BROMURÉES.

> Si la découverte d'un principe actif, jusqu'alors
> inconnu dans une eau minérale, explique une
> partie des effets qu'elle produit sur l'économie,
> elle peut aussi donner lieu à bien des erreurs. Il
> est rare que toutes les sources qu'on veut mettre
> à la mode ne soient pas minéralisée par le
> nouveau prodige.

Ce qu'on sait des propriétés de ces eaux aurait dû trouver
place à la suite des sources de la troisième classe; mais leurs effets
thérapeutiques paraissent devoir être si tranchés, que les auteurs
qui en ont parlé ont tous adopté une division nouvelle. Ces
eaux sont cependant encore peu connues, ou plutôt on n'a fait
que constater la présence de l'iode ou du brome dans certaines
sources, et l'on attend des efforts de la chimie des analyses
exactes qui permettront de séparer des classes précédentes
les eaux qui contiennent de l'iode ou du brome en assez grande
quantité pour agir efficacement par ces substances (1).

Elles paraissent convenir dans toutes les affections du système
lymphatique, et pour obtenir la résolution des goîtres.

Sir H. Davy avait soupçonné la présence de l'iode dans l'eau
de la mer; et depuis, M. Angelini en fit la découverte dans

---

(1) M. Soubeiran admet trois espèces d'eaux iodurées et bromurées
suivant la nature des principes associés aux iodures et aux bromures.

1° Eaux iodurées salines. *Bourbonne. Kissengen. Heilbrunn.*

2° — — acidules. *Montechia (Naples). Saragota.*

3° — — sulfureuses. *Aix (Savoie). Castelnovo d'Asti.*

les eaux minérales de Voghera et dans celles de Sales; M. Cantu, dans celles de Castelnovo-d'Asti, et dans un bon nombre de sources où l'on ne l'y supposait pas; M. Dingler, d'Augsbourg, dans la source d'Heilbrunn en Bavière. M. Balard a rencontré ce corps dans l'eau-mère des marais salants du midi de la France. Il résulte de cette expérience qu'on est en droit de supposer que l'iode qu'on trouve dans les plantes marines, s'y dépose par une action assimilatrice plutôt qu'il ne s'y développe par une action organique. C'est encore à M. Balard que nous devons la découverte du brome, et ce savant chimiste a établi les différences qui existent entre ce corps et l'iode.

D'après les expériences de M. Cantu, les sources iodurées ne prennent pas naissance dans les terrains primitifs, et les plus riches en iode sont celles qui contiennent à la fois du sel marin et de l'acide sulfureux (1).

Après la publication de la découverte de l'iode dans les eaux du Piémont, par M. Cantu, M. Anglada s'est empressé de rechercher cette substance dans les résidus de l'évaporation des eaux des Pyrénées, et, comme il le supposait bien, il n'en rencontra aucune trace. Cette prévention lui fut inspirée par le caractère des terrains qui produisent nos eaux. En effet, dit-il, la source de Castelnovo-d'Asti, que M. Cantu présente comme la plus riche en iode, ainsi que les autres eaux sulfureuses qui

-----

(1) Le docteur Ch. d'Aubeny a lu à la Société royale de Londres un mémoire sur l'iodine et le brome dans les eaux minérales du sud de l'Angleterre. Il a réclamé la priorité de la découverte du brome dans les eaux d'Angleterre. Il a donné un tableau des sources à brome et iodine, arrangées suivant les formations. Le brome et l'iodine s'y trouvent dans toutes les proportions possibles. Les eaux les plus salées ne lui ont pas donné la moindre trace de ces deux éléments, donc leur distribution est relative, quoiqu'ils soient associés avec les muriates. Il conçoit qu'ils forment des combinaisons neutres avec la magnésie au moyen de l'hydrogène qui en fait de l'acide hydriodique et hydro-bromique. *Bull. sc. nat. Feruss.*

lui ont offert cet ingrédient remarquable, sont des eaux froides, chargées de grandes proportions de matières fixes; contenant, surtout, beaucoup d'hydrochlorate de soude et de sulfate de chaux, et sortant des terrains tertiaires. Qui ne dirait, à ces caractères, que ces eaux sulfureuses sont d'une formation tout à fait différente de celle de nos eaux des Pyrénées, et qu'il n'y a de commun entre elles que la présence du principe sulfureux? Cependant, M. Gantu lui-même a remarqué qu'à une certaine distance de ces eaux, l'on découvre d'autres sources sulfureuses qui sont décidément thermales, donnent peu de produits fixes, sortent de terrains primordiaux et sont placées, par rapport aux premières, dans des rapports de position qui les font justement regarder comme appartenant à une même formation hydrologique.

Comment sont donc survenues des différences aussi notables entre ces deux sortes d'eaux sulfureuses? Tout tend à suggérer que les eaux sulfureuses froides du Piémont proviennent également de terrains primitifs; qu'elles en sont sorties chaudes, peu chargées de matières salines; mais qu'ayant trouvé à parcourir des terrains superposés, à sédiment, plus ou moins imprégnés de sel gemme, elles ont, en les traversant, perdu leur chaleur primitive, et se sont chargées, en échange, de quantités plus ou moins grandes de matières salines, parmi lesquelles se trouve un hydriodate, que tout fait regarder comme devant être un ingrédient commun de ces sortes de terrains. Ce qui semble témoigner irrésistiblement que tel est, en effet, le mode de transformation des eaux sulfureuses thermales en eaux sulfureuses salines froides, c'est qu'on retrouve l'iode dans d'autres sources minérales de la même contrée, quoiqu'elles n'aient rien de sulfureux : c'est ainsi que ce principe avait été signalé, par M. Angelini, dans l'eau de Sales, près de Voghera, qui n'est qu'une eau saline, très chargée d'hydrochlorate de soude. Si ces conjectures sont fondées (et tout semble leur être favorable), il faut bien en conclure que, dans ce cas, l'iode n'est

22.

point un principe essentiel de ces eaux sulfureuses, un ingrédient qui émane du mode d'élaboration qui les avait produites
dans les couches profondes de la terre, où elles ont pris naiss-
sance; qu'il a été pris, secondairement, en dissolution, ainsi
que la plus grande partie des autres matières salines, pendant
le cours de ces eaux à travers des terrains plus superficiels;
que, dès lors, il faut faire abstraction de l'iode et des autres
matériaux accidentels, si l'on veut chercher quelles ont été les
conditions primitivement productrices de ces eaux, et jusqu'à
quel point la formation des eaux sulfureuses se lie, même dans
ces cas, à des causes de caléfaction. ANGLADA. 1er mém.

En 1830, M. Lugol, médecin de l'hôpital Saint-Louis, a publié un mémoire fort curieux sur l'emploi des bains iodurés
artificiels dans les affections scrofuleuses.

Après avoir constaté les heureux effets de l'iode pris à l'intérieur, ce médecin continua ses expériences sur l'iode administré à l'extérieur; il en a obtenu des effets remarquables; il
emploie l'iode et l'iodure de potassium à des doses assez
élevées.

Nous devons à M. Boussingault un mémoire fort intéressant
sur les salines iodifères des Andes. Il paraît que dans les Cor-
dillières, l'homme est exposé au goître, et les salines considérables qui s'y rencontrent partout contiennent presque toutes
de l'iode.

C'est, dit-on, à l'usage continuel de ce sel que les habitants
de la province de Los Pastos doivent d'être exempts du goître (1).

L'iode se rencontre dans les eaux à l'état d'hydriodate; à cet
état, associé à d'autres principes doués d'une action analogue,
il doit agir d'une manière plus sûre que lorsqu'il est à l'état
métallique.

---

(1) Annales de Chimie et de Physique, 54, 178.

Effets physiologiques et médicaux. Les eaux de cette classe étant à peine connues et devant être étudiées avec soin, on ne peut, pour le moment, que leur supposer les effets qu'on obtient de l'usage des principes qui les minéralisent. La présence de l'iode ou du brome en si petite quantité dans une eau minérale déjà sulfureuse ou saline, suffit-elle pour séparer les sources qui en contiennent de la classe à laquelle elles appartenaient ? Cette division ne deviendra nécessaire qu'autant que l'iode ou le brome se rencontreront en plus grande quantité dans de nouvelles sources, ou que leur action thérapeutique, comme celle du fer, sera assez évidemment démontrée dans les eaux qui en ont présenté des atomes à l'analyse.

On sait que l'iode et le brome agissent particulièrement sur le système lymphatique ; qu'ils excitent puissamment l'utérus. Ce sont de puissants résolutifs, qui jouissent d'une action spéciale sur les appareils absorbants et reproducteurs. Ils sont employés avec succès dans les affections chroniques de la peau, les engorgements articulaires, ceux des glandes, les tumeurs blanches indolentes, les hydropisies passives, les scrofules, l'aménorrhée, la chlorose, la leucorrhée, certaines affections tuberculeuses, quelques tumeurs du sein, du foie et de l'abdomen, et en général dans toutes les affections du système lymphatique.

Les eaux iodurées sont contre-indiquées dans les affections nerveuses, pendant la grossesse; on a observé des cas d'avortement qui étaient dus à leur usage : elles ne conviennent pas non plus dans les affections de poitrine.

SIXIÈME CLASSE.

EAUX ACIDES.

Elles peuvent servir à mieux faire connaître la composition et la formation des autres sources.

———————

Les sources acides sont jusqu'ici sans usage en médecine, et moins connues encore que les précédentes ; elles sont minéralisées, dit-on, par les acides sulfurique, sulfureux et chlorhydrique. On cite comme appartenant aux sources de cette classe celles qu'on rencontre aux cratères du mont Idienne à Java, et les eaux chargées d'acide borique des lagunes de Toscane. M. Boussingault a analysé l'agua Tibia (Cordilières), et n'y a pas rencontré de matières salines ; il n'y signale que du gaz acide hydrosulfurique et du gaz acide carbonique.

La rivière de Rio Vinagre, dans les Andes de Popayan, a aussi été reconnue par M. de Humboldt (1), et le professeur Eaton

————————

(1) M. de Humboldt en parlant de l'eau de Rio Vinagre dans les Andes de Popayan rapporte le fait suivant.

Le village de Puracé est célèbre dans le pays à cause de trois belles cascades de la rivière de Pusambio, dont l'eau est acide, et que le peuple, qui ne connaît d'autre acide que le vinaigre, appelle *Rio Vinagre*, quelquefois *Gran-Vinagre*. Cette rivière prend naissance à peu près à 1700 toises de hauteur dans un endroit très inaccessible. Quoique la température de l'eau soit peu différente, dans les cascades inférieures, de celle de l'atmosphère ambiante, il n'en est pas moins certain que les sources du *Rio Pusambio* ou *Vinagre* sont très chaudes. Ce fait m'a été attesté par les indigènes et par le missionnaire du village de Puracé. En allant à la cime du volcan,

vient de faire connaître l'existence de l'acide sulfurique natif en quantités considérables et à des degrés de concentration variables, dans la ville de Byron, comté de Genessée, à 10 milles au

---

J'ai vu une colonne de fumée s'élever à l'endroit où les eaux acides viennent au jour. L'eau qui s'ouvre un chemin à travers une caverne se précipite à plus de 60 toises de profondeur. La chute est d'un effet très pittoresque; mais les habitants de Popayan désireraient que la rivière, au lieu de se jeter dans le *Rio Cauca*, s'engouffrât dans quelque crevasse; car telle est la délicatesse de constitution des animaux qui respirent par les branchies, et qui absorbent l'oxigène dissous dans l'eau, que le Cauca, pendant un cours de quatre lieues, est dépourvu de poissons à cause du mélange de ses eaux avec celles du Rio Vinagre, qui sont chargées à la fois d'oxide de fer et d'acide sulfurique et muriatique. Lorsqu'on reste longtemps sur le mur du rocher taillé à pic qui avoisine la cascade, on sent un picotement dans les yeux à cause des gouttelettes dispersées et suspendues dans l'atmosphère. Les poissons reparaissent dans le Rio Cauca là où il s'agrandit par les deux affluents du Pindamon et du Palacé.

La bouche du volcan de Puracé est une fente perpendiculaire dont l'ouverture visible n'a que six pieds de long et trois de large; elle est recouverte en forme de voûte par une couche de soufre très pur, qui a 18 pouces d'épaisseur, et que la force des vapeurs élastiques a fendillée du côté du nord. À 12 pieds de distance de la bouche nous sentîmes une chaleur agréable. Le thermomètre centigrade qui s'était soutenu jusque-là à 6° 2 (froid bien peu considérable par un temps de grêle et à 2245 toises de hauteur) s'éleva à 15°. Placés de manière à ne pas être incommodés par les vapeurs, nous eûmes le plaisir de faire sécher nos vêtements. Le bruit effrayant que l'on entend près de cette ouverture a presque toujours la même intensité; il ne peut être comparé qu'à celui que causeraient plusieurs pompes à feu réunies au moment ou l'on ferait échapper à la fois la vapeur condensée; nous jetâmes de grosses pierres dans la crevasse et nous découvrîmes à cette occasion que l'ouverture communique à un bassin rempli d'eau en ébullition. Les vapeurs qui s'échappent avec tant de violence sont de l'acide sulfureux, comme l'indique leur odeur suffocante; nous verrons bientôt que l'eau de la lagune souterraine est chargée d'hydrogène sulfuré; mais l'odeur de ce gaz ne se fait pas sentir au sommet du volcan, parce qu'il est masqué par l'odeur beaucoup plus forte des vapeurs d'acide sulfureux.

sud du canal Érié ; le lieu où cet acide se forme est connu dans les environs depuis 17 ans, sous le nom de Sources Aigres (Sour Springs). C'est une petite colline d'un terrain d'alluvion d'une couleur grisâtre, contenant une immense quantité de pyrites de fer en grains extrêmement petits ; une sorte de croûte noire, formée de matières végétales charbonnées de 4 ou 5 pouces d'épaisseur, la recouvre dans son entier et se voit aussi de tous côtés sur le terrain qui entoure sa base.

Cette carbonisation de matières végétales est entièrement produite par l'action de l'acide sulfurique ; on cite plusieurs sources de même nature aux environs. M. Eaton admet que cette production naturelle de l'acide sulfurique est le résultat de la décomposition des pyrites.

Je n'avais aucun moyen de déterminer la température de ces vapeurs qui paraissent subir dans l'intérieur du volcan une pression prodigieusement forte. Nous réussîmes à puiser de l'eau dans la crevasse, nous l'examinâmes à notre retour au village de Puracé. Elle exhalait une forte odeur d'hydrogène sulfuré ; elle n'avait pas de goût acide, mais de faibles précipités, causés par le nitrate d'argent, annonçaient la présence de l'acide muriatique..... Comme les bouches supérieures se trouvent à des hauteurs très différentes au-dessus du niveau de la mer, on peut supposer que les eaux souterraines sont dues à la fonte des neiges et qu'elles ne communiquent pas. Le Rio Vinagre reçoit son acide dans l'intérieur d'un volcan qui abonde en soufre et dont la température paraît extrêmement élevée, quoique depuis des siècles on n'ait observé aucun symptôme lumineux à son sommet. *Annales des sc. nat.*, 4.

SEPTIÈME CLASSE.

EAUX THERMALES SIMPLES.

> Dantur quoque in nonnullis locis thermæ admodùm salubres, omnis mineralis spiritûs et ingredientis expertes, quæ non nisi subtiles ac leves aquæ sunt.
>
> HOFFMANN.

Cette classe comprend les sources qui ne diffèrent des eaux communes que par une température élevée. Elles ne doivent donc qu'à leur thermalité la place qu'elles occupent parmi les eaux minérales, et elles pourraient être considérées comme des sources accidentelles, car on pense qu'elles empruntent à une eau thermale voisine la température dont elles jouissent. En effet, on remarque toujours près de ces sources une eau d'une température plus élevée que la leur, et à laquelle elles ont comme soustrait du calorique.

Ces eaux, en général peu connues sous le rapport des propriétés qui leur appartiennent exclusivement, mériteraient d'être attentivement observées. Cette étude compléterait ce que nous savons déjà des eaux thermales ; et l'action isolée du calorique naturel auquel on attribue les effets thérapeutiques de certaines eaux pourrait être déterminée plus exactement qu'on ne peut le faire avec les eaux minéro-thermales.

D'après M. Anglada, les eaux thermales simples se distinguent aux caractères suivants : 1º leur température est assez élevée pour qu'on ne puisse méconnaître leur caractère thermal. 2º L'analyse n'y découvre que les matériaux ordinaires des eaux communes, dans les proportions constitutives de ces mêmes eaux, pendant que les sulfureuses, ajoute le même au-

teur, joignent constamment à côté de leur ingrédient caractéristique, si aisé à reconnaître, la propriété de laisser dégager de
l'azote, celle d'entraîner de la glairine en dissolution, et celle
encore d'offrir, dans le voisinage des sources, des concrétions
glairineuses ; rien de tout cela ne se reproduit dans les eaux
thermales simples, qu'on ne saurait distinguer des eaux communes qu'en ce que leur caractère thermal est irrécusable.

Il conviendrait d'étudier avec soin les effets que ces eaux
peuvent produire sur l'économie animale ; elles offriraient plus
de facilités que les thermales composées pour découvrir jusqu'à
quel point ce calorique qui imprègne les courants d'eau dans
les entrailles de la terre, se rapproche ou diffère, par sa manière
d'agir, de celui dont nos moyens de caléfaction artificielle nous
permettent de disposer. Si l'on éprouve, par exemple, le mode
d'action d'une eau thermale, sulfureuse, gazeuse, saline ou
autre, il faudra distinguer, à travers ses effets, ce qui revient
aux autres ingrédients actifs qu'elle renferme de ce qui est réellement l'apanage de la seule température. Tout cela compliquera
nécessairement le problème et pourra entourer la solution de
graves difficultés, au moment où il devient si nécessaire de bien
préciser l'analogie qui existe entre le calorique naturel et celui
que nous produisons. Car, ajoute-t-il, l'opinion que la chaleur
des eaux thermales se comporte tout autrement que la chaleur
ordinaire, est depuis longtemps accréditée et propage les prétentions sous des formes très variées.

Cette opinion serait fondée si, par exemple, aux températures où l'action de l'eau commune est formellement émolliente, on voyait la thermale simple de la nature produire des
effets excitants : il faudrait bien reconnaître qu'il doit exister
quelque cause cachée de ces différences.

Les eaux thermales simples ont souvent une température fort
élevée ; celles de Thuez, dans le département des Pyrénées-
Orientales, marquent 55° c. Elles sont limpides, sans odeur
appréciable, n'offrant aucune saveur distincte ; on n'y aperçoit

ni dégagement bulleux, ni dépôt de glaires; les réactifs n'y indiquent que les substances qu'on rencontre dans les eaux communes.

Sous le point de vue thérapeutique, ces eaux n'ont donné lieu à aucune observation particulière; cependant quelques sources qui appartiennent évidemment à cette classe, et qui jusqu'ici étaient rangées parmi les sulfureuses, comme celles d'Aix-en-Provence (1), de Bagnères-Adour, etc., etc., jouissent de propriétés médicales bien connues et bien constatées. On peut donc, jugeant par analogie, supposer aux eaux thermales simples en général au moins une partie des propriétés qu'on accorde aux sources d'Aix et de Bagnères-Adour.

---

(1) On a proposé des moyens pour combiner, à Aix-en-Provence, les principes des eaux sulfureuses à l'eau de cette localité afin d'en augmenter les effets. Les uns les rangent, par ce qu'ils en disent, parmi les thermales simples, les autres parmi les sulfureuses dégénérées.

CONSIDÉRATIONS

SUR L'ORIGINE, LA TEMPERATURE ET LA MINÉRALISATION DES EAUX.

> Quippè tales sunt aquæ, qualis terra per quam fluunt.
> PLINE.
>
> La diversité d'opinions des auteurs sur cet objet est encore une triste preuve des bornes de l'esprit humain.
> PATISSIER.
>
> Admirable circulation ! image de la vie qu'elle crée et entretient sur la terre ! sans elle, sans ces transformations successives de l'eau en vapeur et de celle-ci en eau, les riches continents, les iles fécondes que couvre une végétation si variée, que peuplent tant d'êtres vivants, ne seraient que d'arides et d'affreux déserts.
> C. PREVOST.

Ce sujet a bien souvent occupé les philosophes, les géologues, les chimistes et les médecins ; il a bien souvent détourné ces derniers du but purement médical qu'ils devaient se proposer, et si je lui consacre quelques pages, c'est pour ne rien négliger de ce qui tient à l'histoire des sources thermales.

La chaleur et la minéralisation de ces sources ont été justement considérées comme un phénomène géologique : aussi a-t-on cherché de tout temps, à l'expliquer par un état particulier de l'intérieur du globe, ou par des causes qui en dépendent. Ainsi l'un veut que la terre soit formée d'un noyau vitrifié sur lequel l'écorce mobile agit comme les coussins d'une machine électrique sur son plateau (DIDEROT); l'autre, qu'elle soit remplie d'eau ou de gaz ; d'autres enfin, que ce soit une masse énorme de pierres aimantées, de métaux, de glace, etc. Quelques-uns seulement, au nombre desquels on cite SOLENANDER (1), HORS-

---

(1) SOLENANDER. De caloris fontium causâ corumque temperaturâ, 1558.

TIUS (1) et le père KIRCHER (2), croyaient déjà à l'existence
d'un feu central; mais à défaut de preuves, leur hypothèse ne
fixa qu'un instant l'attention et on l'oublia. On a aussi successivement expliqué la température des eaux thermales, par des
causes analogues à celles de la foudre (3), par leur passage sur
des couches de chaux (BERTHEMIN (4), DÉMOCRITE), à travers des
mines de soufre (ARISTOTE), de charbon de terre (5) (WERNER);
par la décomposition des pyrites (6) (VALMONT DE BOMARE),

---

(1) HERSTIUS. Dissertatio de naturâ thermarum. 1618.

(2) KIRCHER. Mundus subterraneus. 1620.

(3) Déjà autrefois l'on avait attribué le calorique des eaux thermales aux
mêmes causes que la foudre, et ce n'est pas sans étonnement qu'on trouve
dans d'anciens écrits la nouvelle théorie des volcans :

> Sunt autem cunctis permistæ pontibus ignes,
> Qui gravidas habitant fabricantes fulmina nubes ;
> Et penetrant terras æthræque minantur Olympo,
> Et calidas redduut ipsis in fontibus undas.

(4) Car ainsi que la chaux dans l'onde se dissout,
Saute, s'enfle, s'épand, fume, pétille, bout,
Et réveille ce feu dont l'ardeur paresseuse
Dormait sous l'épaisseur d'une masse pierreuse.

BERTHEMIN.

(5) On a supposé que les eaux thermales devaient leur température aux
couches de houille que renferment les entrailles de la terre; et l'on a cité
pour exemple les eaux du Bourbonnais. On s'étonne avec raison, alors, de
voir que ces eaux ne contiennent pas de gaz hydrogène sulfuré, ou du moins
n'en contiennent qu'en très petite quantité, tandis que celles des Pyrénées, qui sont remarquables surtout par la quantité d'hydrogène sulfuré
qu'elles recèlent, sont fournies par des terrains où il n'existe pas de charbon
de terre.

(6) On ne peut attribuer la température des eaux thermales à la décomposition des pyrites, car cette décomposition ne peut avoir lieu sans le contact de l'air, et l'on ne doit pas supposer cette intervention à de grandes
profondeurs. D'un autre côté, la plupart des sources thermales sont fournies
par les terrains primitifs, dans lesquels les sulfures de fer (pyrites) sont fort
ra es.

LÉMERY (1). On a pensé aussi que le mouvement seul des eaux dans les entrailles de la terre pouvait élever leur température (2) ; que la fermentation des substances végétales et ani-

---

(1) LÉMERY, par un mélange de soufre, de limaille de fer et d'eau qu'il enterra, obtint après un certain temps un effet analogue à celui des volcans, et il en conclut que c'était par la même cause que les éruptions avaient lieu. ROUELLE lui opposa avec raison que ce n'était pas ainsi que la nature pouvait agir, attendu que le fer ne se rencontre pas habituellement dans les mines à l'état métallique, et que le soufre est le produit des combustions volcaniques, que par conséquent l'effet ne saurait être pris pour la cause.

(2) « Quis soli tantum thermalem fervorem tribuet? Quo videmus porcos depilari, gallinas deplumari : deindè radii solares pro ratione temporum, et ob refractionis diversitatem, aliter hyeme, aliter æstate operantur, thermæ tamen eodem tenore caloris fluunt ; sol ab hoc hemispherio recedit, et calorem thermæ non remittunt.

Hunc MILEUS pro calore thermarum permanente talem causam minimè sufficere putavit : illam autem flatibus et vaporibus attribuit.

Nec his satisfacit. Uniformis affectus ab uniformi et minimè variabili causa deducendus est, quod flatibus et vaporibus in aqua non contingit, vel enim facile exhalarent, vel aqua suffocarentur, vel calorem hunc ambiantes lapides et terra supprimerent, vel confestim illi, interpolati, per aquas utpote tenuiores et subtiliores fugerent.

Alii motu violento putarunt incalescere aquas, quia motu res incalescunt, plumbum motu velocissimo liquescit, attritu duorum corporum ignis elicitur, immo curruum axes incenduntur, etc., etc.

Proximius rem ipsam attingere conatus est Democritus Hippocratis coævus, qui, referente Baccio, L. 1, De thermis, cap. 17, et SAVONAROLA, lib. 1, de baln. cap. 1., vult in ventre terræ esse montes calcis quos lambens et permeans aqua ignescat, ob idque erumpat calida : vivæ enim calci aquam fervere infusam docet Seneca et certum facit experientia.

Sed DEMOCRITUS benè refutatur ab Arist. Agricola, à Porta, etc., etc., quia aquam calx non calefacit, nisi prius ab igne fuerit percocta et elaborata; sic ergo in terræ visceribus concedit ignem vel negat, si primum caliditatis causam malè facit calcem, dum præsentem habet ignem. . . p. 39.

FRANCISCI BLODELLI, thermarum aquis Granensium et Porcetanarum descriptio.

males, (LEMAIRE), l'action solaire (THERMOPHYLE disciple de PYTHAGORE), celle des vents chauds et toujours remuants (MILEUS) pouvaient encore produire le même effet. Enfin, l'on a dit que l'action des grandes piles voltaïques formées par l'alternat qui constitue l'enveloppe corticale du globe (STEFFENS), que des réactions chimiques souterraines (1) ou l'électricité (2) en étaient les seules causes. (MARTINET, FODERÉ, SOCQUET, ANGLADA).

Parfois aussi on osa les chercher dans le voisinage des volcans éteints, et cette opinion se rapprochait un peu de celle de Solenander; mais quelques chimistes et médecins plus hardis dans leurs conceptions (KÉPLER, RULLMANN, BORDEU, FABAS) pensèrent que le globe était doué d'une certaine vitalité et que les eaux minérales appartenaient à ses sécrétions; l'un

---

(1) La décomposition des sels n'est pas non plus la cause du calorique. Certains acides en abandonnant leurs bases primitives pour en prendre de nouvelles produisent sans doute de la chaleur, mais cette explication ne pourrait suffire qu'à expliquer la thermalisation d'un certain nombre de sources et ne pourrait être applicable à celles qui ne contiennent que peu ou point de sels. Enfin la température produite par la décomposition des sels ne pourrait être constante.

(2) Tout en admettant que le fluide électrique joue un rôle quelconque dans l'action des eaux termales, on peut dire avec M. L. Marchant que les lois connues qui régissent ce fluide paraissent s'opposer à son admission comme cause de la thermalité. Aucune expérience, aucune observation n'a surpris à la source chaude aucun phénomène électrique. Que la présomption fût vraie, le fluide devrait être considéré comme surabondant, et au moment de son contact avec l'air atmosphérique, l'eau en serait déchargée avec une vitesse électrique, et éprouverait dans certains états de l'atmosphère une déperdition qui ferait baisser sa température, ce qui ne s'observe jamais. Selon cette explication, pourrait-on se rendre raison pourquoi, deux sources étant très voisines, l'une est chaude et l'autre froide? L. MARCHANT. p. 38.

d'eux (1) suppose aux montagnes une organisation parti
culière, différente de celle des végétaux et des animaux. Elles
possèdent, dit-il, une puissance absorbante qui pompe dans
l'atmosphère l'eau, l'air et le feu. Les nuages qui entourent ces
montagnes et les feux du ciel qui les éclairent leur fournissent
les matériaux des productions qui doivent se former dans leur
sein : l'eau les dissout et les charrie, c'est elle qui, principal
agent de ces opérations intestines, acquiert par sa propre pesanteur et son mouvement de circulation dans les filons des
mines et les fentes des rochers, une chaleur que la mixtion des
substances qui circulent avec elle ne peut qu'accroître et qui se
propage bien profondément dans l'intérieur de la montagne.

Nous arrivons enfin à des opinions plus probables et celle de
M. AMPÈRE doit trouver place ici. Ce savant attribue la chaleur
interne du globe aux combinaisons chimiques qui accompagnent
la formation de ses couches supérieures, ou à des courants électriques (2). Une autre explication assez ingénieuse a été donnée
par M. WITTING, qui pense que la terre exerce une action puissamment absorbante jusqu'à une profondeur évaluée à vingt
milles géométriques (3). A cette profondeur, dit-il, les fluides
élastiques sont convertis en liquides par la compression qu'ils

---

(1) FABAS. Nouvelles observations sur l'état actuel des montagnes des
Hautes-Pyrénées. Tarbes, 1808.

(2) *Revue des Deux-Mondes*. Juillet 1833.

(3) Les montagnes jouissent d'une force d'attraction qui se manifeste
particulièrement sur les vapeurs ; elles deviennent par là les nourricières de
la plaine pour laquelle on les voit très distinctement préparer des rivières
et des fontaines. Outre l'arrosement du globe, dont la nature les établit
comme les principaux agents, elles sont encore destinées, par le dépouille-
ment qu'y occasionnent les cours d'eau, à augmenter la surface des régions
basses qui les supportent. BORY DE SAINT-VINCENT. *Dict. class. d'hist. nat.*

éprouvent, et le dégagement de chaleur, résultat de la compression, suffit pour chauffer l'eau et faciliter l'appropriation des sels; car, ajoute-t-il, les affinités chimiques sont bien plus puissantes sous une forte compression qui diminue la force de cohésion. Cette hypothèse conduirait à connaître approximativement la profondeur d'une source par son degré de température, car plus la compression serait forte, plus le calorique aurait d'intensité, et la compression serait d'autant plus forte, qu'elle s'opérerait à une plus grande profondeur.

De toutes ces hypothèses, celle qui a été reproduite avec le plus de succès à diverses époques par DESCARTES (1), LEIBNITZ, BUFFON, LAPLACE, DE HUMBOLDT et BRONGNIART, et que de nouvelles expériences semblent confirmer complétement, est celle d'un feu central (2). On croit donc généralement que la

---

(1) Descartes supposait que les eaux de la mer se rendaient par des conduits secrets dans des réservoirs placés sous les montagnes; que ces eaux étaient réduites en vapeurs par le feu central, et que ces vapeurs, en s'élevant dans l'intérieur des montagnes, se condensaient en eau contre leurs parois, et filtraient dans cet état à travers les fissures des rochers. *Dict. des origines. Sources.*

(2) Sur plusieurs points des Cordillères, M. BOUSSINGAULT a observé des faits qui viennent à l'appui de l'opinion de ces savants sur la chaleur des eaux thermales, et fondée sur la température élevée de l'intérieur du globe. Dans la chaîne du littoral de Venezuela, on croit remarquer que la chaleur de ces sources est d'autant moindre que leur hauteur absolue est plus considérable. Ainsi l'eau de Las Trincheras, près de Puerto-Cabello, se trouve presque au niveau de la mer, et a une température de 97° c.; celle de Mariana, élevée de 476 mètres, n'en a plus que 64°, et celle de la source d'Onoto, placée à 702 mètres d'élévation, n'est plus qu'à 44° 5 c. Dans le terrain trachytique, au voisinage des volcans, on n'observe plus cette régularité de décroissement, et il paraît que la cause locale du phénomène volcanique a une influence marquée sur la température de l'eau. M. BOUSSINGAULT conseille de bien examiner les gaz des sources voisines des volcans, car si ces gaz étaient les mêmes que ceux qu'on trouve dans les cratères,

terre possède une chaleur indépendante de celle qu'elle reçoit de l'action solaire (1) ; qu'elle a été primitivement à un état de fluidité ignée, et que les couches superficielles de ce globe de feu, en se refroidissant lentement de la circonférence au centre (2), ont enfermé dans une écorce solide, dont l'épaisseur augmente sans cesse, les masses restées fluides et incandescen-

---

on serait fondé à supposer que l'eau a été en contact avec les matières volcaniques, et les sels seraient considérés comme des produits solubles qui se forment dans l'intérieur des volcans. *Annales de chimie et de phys.* 52. 182.

(1) Les glaciers et les amas de neiges des hautes régions sont comme des réservoirs placés au-dessus de la terre pour son arrosement ; ce n'est jamais par leur surface qu'on les voit diminuer ; cette surface au contraire est la plupart du temps très dure, inégale comme une mer clapoteuse, polie et brillante ; nous l'avons vue souvent aussi résistante, aussi sèche aux rayons du soleil de midi qui la rendaient éblouissante et faisaient monter le thermomètre de Réaumur jusqu'à quinze degrés au-dessus de zéro, qu'elle l'était pendant la nuit où le mercure descendait au-dessous de dix. C'est toujours par dessous que les couches de neige se fondent sur les monts où leur séjour est très long ou continuel. C'est par l'influence de la chaleur exhalée du globe même que cette opération a lieu, et peu ou point par l'influence solaire, annihilée pour ainsi dire à la surface des glaciers.

C'est encore à cette chaleur terrestre qu'on doit attribuer la chute des avalanches ou lavanges si fréquentes dans les montagnes à glaciers. Si la chaleur attribuée au grand astre, par Péron, était l'agent unique qui rend l'eau congelée à sa forme liquide, celle-ci, accumulée sur les montagnes où le soleil brille du plus vif éclat, fondant en sa présence, de l'extérieur à l'intérieur, s'écoulerait naturellement sans entraîner la moindre partie de la masse concrète ; mais la surface pétrifiée du glacier repousse, en les réfléchissant, les rayons du soleil, tandis qu'en dessous s'opèrent, par une fonte perpétuelle qui a souvent lieu dans une profonde obscurité et à d'assez grandes profondeurs, des cavités considérables, d'où suivent les plus épouvantables affaissements. Bory de Saint-Vincent.

(2) M. Poisson ne croit pas à l'existence de la chaleur centrale, il pense que la solidification de la terre a eu lieu du centre à la circonférence, et il attribue à une influence stellaire la chaleur qu'on remarque dans les couches supérieures du globe.

tes (1). Les géologues reconnaissent, en outre, que le sol qui nous supporte a éprouvé à plusieurs époques des changements notables, qui servent de base aux divisions méthodiques de l'écorce du globe, en terrains de formation primitive, intermédiaire, secondaire, tertiaire, diluvienne, etc., et c'est à l'aide du noyau central toujours en ignition, qu'ils expliquent les éruptions volcaniques, les tremblements de terre et la chaleur des eaux thermales.

Il résulte de là que l'écorce du globe et les terrains qui la constituent, ont une température d'autant plus élevée qu'on s'éloigne plus de la surface du sol pour pénétrer vers les couches inférieures; et, d'après les résultats de nombreuses expériences, on a conclu une expression numérique de la loi que suit l'accroissement du calorique, en allant de la circonférence de la terre à son centre, et cette expression paraît être d'un degré centésimal par vingt-huit mètres de profondeur (2). Cette opinion a été confirmée par M. CORDIER, mais ce savant pense que l'accroissement du calorique souterrain est à peu près d'un degré pour quinze mètres (3). Enfin, d'après les expé-

----

(1) Si l'on se refusait à croire qu'à l'origine des choses, la terre s'élança toute brûlante dans l'espace, comment alors concevoir la forme de notre globe? Quand la terre commença à tourner sur son centre, pour qu'elle s'aplatît dans le sens de son axe de rotation et se renflât à l'équateur, et pour qu'elle prît en définitive la figure d'un ellipsoïde, il fallait nécessairement, le calcul le démontre, qu'elle fût dans un état de fluidité tout au moins pâteuse; car si elle eût été primitivement solide, la rotation n'eût pas changé sa forme; il n'est pas probable que dans l'infini des formes possibles, elle eût reçu sans motifs, par un pur hasard, celle d'un ellipsoïde. A. DESGENEVEZ.

(2) Extr. des Annales du muséum d'histoire nat. M. TRÉBA, directeur des mines.

(3) M. CORDIER a reconnu : 1º que la température des couches terrestres s'élève à mesure qu'on descend plus profondément ; 2º qu'on ne peut déterminer d'une manière rigoureuse la proportion d'élévation de température pour une profondeur donnée ; 3º qu'il paraît ressortir des différentes obser-

riences faites à l'observatoire de Paris, on fixe l'expression numérique de cet accroissement à un degré par dix-sept mètres, de sorte que la température de l'eau bouillante doit se rencontrer sous cette ville à une profondeur d'environ deux mille cinq cents mètres (1). Le forage du puits artésien de Grenelle

---

vations faites jusqu'à présent que l'élévation de température correspondante à une profondeur donnée varie très sensiblement suivant les localités.

(1) M. CORDIER avait indiqué un accroissement sensible de température à mesure qu'on pénètre dans l'intérieur du globe, mais aucune loi n'avait pu ressortir de ses travaux. MM. AUGUSTE DE LA RIVE et MARCET ont expérimenté de nouveau, et voici le résultat de leurs observations :

PREMIÈRE SÉRIE.

Profondeurs en pieds.	Températures correspond.	
30	8°	4 R.
60	8	5
100	8	8
150	9	2
200	9	5
250	10	»
300	10	5
350	10	9
400	11	37
450	11	73
500	12	20
550	12	63
600	13	05
650	13	50
680	13	8

SECONDE SÉRIE.

Profondeurs en pieds.	Températures correspond.	
30	»	R.
60	»	
100	8°	7
142	9	8
200	9	4
250	10	1
300	10	45
330	10	65
350	10	90
370	11	»»
400	11	25
430	11	50
450	11	70
500	12	25
550	12	65
599	13	10
650	13	6

Il résulte de l'inspection de ces résultats :

1° Qu'à partir d'une profondeur de 100 pieds au-dessous de la surface du sol, profondeur à laquelle le thermomètre se tient à 8°, 75 R, l'accroissement de la température suit jusqu'à 680 pieds une progression uniforme et parfaitement régulière ;

devient une preuve de cette assertion. La température de l'eau qu'il fournit, à cinq cent quarante-sept mètres de profondeur,

---

2o Que cet accroissement est d'un peu moins de 1o R., exactement de 0o, 875 pour chaque enfoncement de 100 pieds. MÉMOIRE lu à la Société de phys. et d'hist. nat. de Genève, le 18 avril 1834.

M. LAMPADIUS, professeur de chimie à l'école des mines de Freyberg, dans ses Eléments d'atmosphérologie, publiés en 1806, dit : « Il est certain que la chaleur de la terre augmente dans les mines de l'Erzgebirge avec la profondeur. Des expériences faites avec soin m'ont indiqué — 11o 8 centigr. à une profondeur de 400 pieds, et — 27o 5 à la profondeur de 900 pieds. Ces phénomènes sont constants et ne dépendent pas de l'influence accidentelle de l'oxidation des métaux; car l'air est aussi riche en oxigène là où la température est plus élevée qu'à la surface même. *Ann. de chimie et de phys.* T. XIII.

M. GENSANNE, directeur des mines de Giromagny, à trois lieues de Béford, a éprouvé que le thermomètre dans ces mines marque les degrés suivants :

à 101 mètres.	12o 5 c.
206.	13 1
308.	19 0
433.	22 7

Observations faites par M. DAUBUISSON dans les mines de Freyberg.

Mine de Beschertglück.

Le thermomètre en plein air près de la mine.	— 4o 0 c.
A l'entrée du puits.	+ 10 0
A 120 mètres.	+ 10 0
A 300.	+ 15 6

Mine d'Himmelfahrt.

En plein air.	— 4o 0 c.
A 100 mètres.	+ 10 0
A 224.	+ 15 0

A Kuhschacht.

En plein air.	— 2o 5 c.
A l'entrée du puits.	+ 10 0

est de vingt-sept degrés. Cela posé, il est facile d'expliquer la
température des eaux thermales par le passage de ces eaux

A 215 mètres. . . . . + 12 5
A 271. . . . . + 15 0

A Junghohebirke.

En plein air. . . . . 2 . . . 0° 0 c.
A 117 mètres. . . . . + 11 2
A 195. . . . . + 15 0
A 312. . . . . + 17 2

Ann. de chimie et de phys. T. XIII.

Observ. de M. R. W. Fox, en Angleterre.

A 10 fathoms de profondeur. . . . . + 10° 1 c.
A 100. . . . . + 21 0
A 150. . . . . + 23 9
A 240. . . . . + 27 8

Le fathom anglais vaut 1 mètre 828 m. *Ann. de chimie.* T. XVI.

Accroissement de température qu'éprouvent les eaux des mines, propor-
tionnellement à leurs profondeurs. Extrait d'une lettre de M. ROBERT
W. Fox, à Falmouth.

La mine de cuivre de Tengtang, dans la commune de Gwennar, four-
nissait :

en 1820, à 105 fathoms ou 210 yards de profondeur de l'eau à 29° R.
et en 1830, à 178 fathoms de l'eau à 36° R.

Dans la mine d'étain de Huelvor près de Helston.

Année 1819. — Profondeur, 139 — Température, 30 Réaumur.
Année 1830. — » 209. — » 35 »

L'eau de la mine d'étain Poldice.

Année 1820. — Profondeur, 144 — Température, 35 Réaumur.
Année 1830. — » 176. — » 37 »

Ces eaux sortent d'un schiste alumineux de transition et contiennent une
quantité notable de sel marin. *Bull. des sc., mathém., phys., chim.,
Férussac.*

Le révérend EVEREST s'est livré à une série de recherches, à différentes
profondeurs, pour constater la température des puits dans l'Inde, et elles

dans des terrains compris dans la sphère d'activité du foyer intérieur.

Cette explication se trouve d'ailleurs confirmée par un grand nombre de faits, et la température toujours égale des sources thermales (1), et leur cours régulier portent à croire qu'à un

---

peuvent servir de comparaison pour déterminer l'accroissement moyen de température avec la profondeur dans l'intérieur du globe.

Ces puits n'ont en général que 30 ou 40 pieds lorsqu'ils sont à quelques milles de la rivière ; mais au-delà du rhétak , ils n'ont pas moins de 110 à 120 pieds ; celui du fort Hansi en a 160.

Dans chacun d'eux la température augmente avec la profondeur ; toutefois il y a une exception dans la saison des pluies ; alors la température se rapproche de 25o, 5 c. qui est à peu près celle de la pluie. Il en résulte que les puits profonds sont à leur minimum de chaleur dans la saison chaude, et se réchauffent dans la saison froide. Le contraire a lieu dans les puits superficiels. L'on a remarqué aussi que dans les puits qui servent à l'irrigation , et dont l'eau est sans cesse enlevée, la température est plus grande et augmente plus rapidement que dans les puits qui ne servent pas à l'arrosement, comme le démontrent les chiffres suivants :

PUITS NE SERVANT POINT A L'IRRIGATION.		PUITS SERVANT A L'IRRIGATION.	
Pieds.	Température.	Pieds.	Température.
42.	Far. 78o 6.		
60.	79 2.	60.	Far. 81o 0.
80 à 100.	79 6.	90.	81 9.
120.	79 8.	120.	82 7.
160.	80 0.		

Dans le cours d'une campagne, le lieutenant TREMENHEERE a fait sur la température d'un grand nombre de puits situés dans une vaste partie de l'Inde, entre 26 et 28o lat. nord, et 76 et 78o longit. est, des observations qui ont donné pour moyenne :

Nombre de puits observés.	Profondeur.	Température.
13.	40 à 80.	78o 5.
6.	80 à 120.	79 9.
4.	120 à 140.	81 0.

(1) Les sources thermales conservent-elles invariablement la même température, ou éprouvent-elles un refroidissement progressif ? Chacun répond

point fort éloigné de la surface de la terre, il s'exerce une action plutonique sur des masses considérables d'eau qui viennent sourdre à sa surface, en suivant une route plus ou moins directe

de suite que si elles se refroidissent, ce doit être très lentement, mais le thermomètre seul peut donner des indications précises à cet égard. Parmi les sources pour lesquelles on possède des observations faites avec soin et à des époques assez éloignées, il faut citer en première ligne celles des Pyrénées Orientales.

Elles ont été visitées en 1754 par le médecin CARRÈRE, en 1818 et 1819 par M. ANGLADA. L'un et l'autre étaient munis de bons thermomètres et attachaient une grande importance à la chaleur des eaux ; on peut donc admettre leurs observations avec confiance. Or les résultats qu'ils ont obtenus pour les mêmes sources, sont réunis dans le tableau suivant ; ils sont exprimés en degrés de Réaumur, tels que les auteurs les ont publiés.

Lieux où sont situées les sources.	DÉSIGNATION DES SOURCES.	Température observée par		Différence entre les colonnes.	Résultats de Carrère corrigés.
		Carrère.	Anglada.		
Nyer,	Source de Nyer,	19° 0	18° 5	0° 5	18° 0
Vinça,	Source de Nossa,	20 5	18 8	1 7	19 4
Moligt,	Grande source,	33 0	30 3	2 7	30 3
Lapreste,	Grande source,	38 5	35 2	3 3	35 2
Id.	Petite source,	36 0	29 0	7 0	33 0
Escaldas,	Source du milieu du bassin,	38 5	34 0	4 5	35 2
Vernet,	Source extérieure,	48 0	42 8	5 2	43 0
Id.	Source du milieu,	51 0	44 5	6 5	45 5
Arles,	Escaldou gros.	55 5	49 0	6 5	49 0
Thuez,	Source d'Olette selon Carrère et de la Têt selon Angalda,	70 5	60 0	10 5	60 0

Ce tableau montre que partout Carrère a indiqué une température plus élevée qu'Anglada, et que les différences sont généralement d'autant plus grandes qu'elles se rapportent à des sources plus chaudes.

Les observations successives de Becker, Klaproth et Berzélius attribuent à la source du Sprudel une température de 59° Réaumur en 1770.

$$55\ 1/2 \qquad \text{en } 1789.$$
$$59 \qquad \text{en } 1822.\ \text{Ann. de chim. t. } 28.$$

de sorte qu'elle paraîtrait s'être refroidie de plusieurs degrés après l'observation de BÉCHER, et avoir recouvré ensuite sa température primitive.

L'INSTITUT. N° 96, Mémoire de M. LEGRAND, profess. de phys. à Toulouse.

et en perdant plus ou moins de leur calorique (1). Quant à
l'origine de ces masses d'eau, on sait que les eaux pluviales et
les produits de la fonte des neiges (2) pénètrent dans l'intérieur
de la terre, surtout par le sommet des plateaux élevés, pour
former les sources qu'on trouve dans toutes les vallées et sur
les flancs de quelques montagnes; et on doit croire que, dans
certains endroits, une portion de cette eau rencontrant des ter-

---

(1) Mais la chaleur procédente du feu sousterrain, cause de la réunion de
telles qualitez en l'eau, ne se présente pas toujours en notre extérieur,
comme elle est dans son fonds intérieur : car ou la longue course que fait
telle eau dans la terre, ne lui permet retenir toute la chaleur qu'elle aurait
empruntée, qui est cause que rabattant son degré elle demeure tiède ; ou
bien par une longue traicte de chemin ou repos qu'elle peut faire en quelque
froide partie de la terre, se refroidit; et froide aussi se représente à notre
extérieur, combien qu'accompagnée de divers gouts de substances de son
rencontre, comme nous voyons les eaux froides médicamenteuses. Au
passage et cours que font ces eaux par le dedans de la masse de la terre, ou
même à leur croupissement et repos dans leur propre fonds, le feu sousterrain fait bien souvent rencontre, car quelquefois, il est par-dessous elle,
quelque peu de terre entre deux, quelquefois il n'y a que le voisinage qui
néanmoins est de longue traicte et estendue. Quelquefois aussi cet élément
aigueux passe par le milieu de la minière de ce feu, et en toutes ces sortes
se peut-il représenter à nous accompagné de la chaleur qu'il a empruntée
en son rencontre et passage. BANC, la Mémoire renouvelée des Merveilles
des eaux naturelles, pag. 21.

(2) M. LONGCHAMP a reconnu que toutes les eaux thermales doivent leur
origine aux eaux pluviales et ne proviennent point, comme l'ont prétendu
quelques géologues, de réservoirs intérieurs sans communication avec
la surface du globe; et il cite à l'appui de cette assertion l'analyse du
gaz fourni par les différentes sources d'eaux thermales connues. Toute eau
thermale, dit-il, provient de réservoirs intérieurs alimentés par l'eau des
pluies. J'invoque à cet égard les résultats que j'ai obtenus dans les Pyrénées, dans les Vosges, dans le Bourbonnais, enfin dans toutes les sortes de
terrains. Partout je retrouve des éléments de l'air ou l'air lui-même privé
d'une partie de son oxigène, et je suis, pour ainsi dire, la trace de l'eau pluviale, s'introduisant dans les cavités intérieures du globe, et en ressortant
après avoir abandonné une partie de son air qui est entrée dans la forma-

rains perméables ou des roches inclinées doit filtrer indéfiniment jusqu'à ce qu'elle arrive à un terrain horizontal, placé dans la sphère d'activité du foyer intérieur, et à travers lequel la filtration n'est plus possible. Elle y rencontre les grandes masses d'eau qui sont arrivées au même point par filtration ou absorption (1) ; de grands bassins sont formés et entretenus sans cesse. Cette eau prend la température du lieu dans lequel elle se trouve, et cette température doit être très élevée, à en juger par celle qu'on lui retrouve encore à sa sortie de la terre, malgré les pertes considérables de calorique qu'elle doit faire, en remontant, par des routes diverses, jusqu'au point où elle se répand sur le sol. Quelle est la puissance qui force ces eaux à s'élever au-dessus du bassin qui les contient? est-ce l'arrivage incessant des produits de filtrations? est-ce la compression de l'eau réduite en vapeurs? un dégagement de gaz suffit-il pour l'expliquer? Le fait est là, et il est plus sage de ne pas se prononcer lorsqu'on n'a rien de certain à avancer; je laisse à d'autres ce soin et trop de géologues s'en occupent pour qu'on n'arrive pas bientôt à une démonstration satisfaisante. Le docteur L. MARCHANT pense que l'on ne peut cependant pas attribuer la chaleur de toutes les eaux thermales à l'action immédiate de ce feu central, qu'il reconnaît néanmoins pour en être la cause la plus commune.

---

tion de combinaisons plus ou moins variées. Depuis longtemps, ajoute-t-il, les personnes qui ont observé les eaux thermales avaient signalé une matière azotée organique que présentent un assez grand nombre de ces eaux; j'ai fait voir que la production de cette matière résulte tout simplement de la conversion de la matière végétale des eaux fluviales en matière azotée ; l'azote comme la matière végétale des eaux pluviales est contenu dans l'eau, et l'union de ces deux substances s'opère sous la double influence d'une forte pression et d'une haute température.

(1) Le plus grand nombre de volcans se trouvent dans les îles, et l'on remarque que les volcans éteints sont la plupart éloignés des côtes, tandis que ceux qui sont en activité s'en trouvent peu éloignés. L'eau, par des filtrations nombreuses, ne concourrait-elle pas aux phénomènes plutoniques?

Les sources thermales, dit-il, ne surgissent pas également élevées en température, ni également chargées de principes minéraux fixes ou élastiques; elles peuvent sortir à côté d'une
source froide sans compromettre l'explication ni l'origine de la
cause calorifiante. En général, une fontaine chaude qui n'est
avoisinée d'aucune circonstance qui puisse faire supposer l'existence de volcans actifs ou éteints, reçoit sa chaleur directe du
gaz subterrané; dans ce cas elle est à peine chargée de principes
minéraux; telles sont toutes les sources qui sourdent dans les
plaines, à une grande distance des montagnes granitiques , les
sources de Dax (département des Landes), par exemple. Celles-
là, nous l'avons déjà dit, sont peu nombreuses et peu utiles, peu
efficaces dans leur emploi médical; privées presque de principes
fixes et gazeux, elles n'ont pour elles qu'une température souvent assez élevée, il est vrai. Quoi qu'il en soit, les sources
thermo-minérales sont remarquables par la constance et la régularité de leur cours : cela devait être, les mêmes causes exis-
tant toujours et invariablement, les mêmes effets doivent être
produits.

Une autre circonstance bien curieuse encore dans l'histoire
de ces eaux, et qui confirme toujours l'explication qu'on vient
de lire de la température des sources thermales, a fixé depuis
longtemps l'attention des géologues. On a remarqué qu'à la
suite de tremblements de terre un grand nombre de sources
très éloignées du lieu du désastre ont éprouvé des altérations
momentanées plus ou moins durables, et on a conclu qu'il
existait entre les sources thermales et les volcans des relations
évidentes. Ces faits, souvent observés, ont permis de supposer
que les causes qui apportent quelques changements dans le cours
ou la température des sources minérales, sont inséparables de
celles qui leur donnent naissance (1), et on ne les trouve que

---

(1) Berzélius pense que la thermalité des eaux est d'autant plus difficile

dans les commotions du globe. Aucune influence atmosphérique ou solaire ne peut être mise en cause; et en effet, il suffirait
de comparer l'irrégularité du cours des sources ordinaires et
superficielles à la marche constante et régulière des sources
thermo-minérales, pour être convaincu que ces dernières doivent être bien plus éloignées de nous que les premières, si sensibles aux moindres variations atmosphériques (1), si d'ailleurs
les sels divers qu'elles contiennent n'indiquaient pas une élaboration plus longue, résultant d'un contact plus multiplié ou

---

à expliquer, que ne pouvant pénétrer jusqu'au foyer qui leur donne la chaleur, on ne saura jamais précisément le procédé qu'emploie la nature pour
la produire, ni comment elle imprègne cette eau de substances dont les montagnes de Carlsbad, autant qu'on peut en juger par les recherches déjà
faites, ne contiennent pas une quantité suffisante pour expliquer l'énorme
quantité de sulfate et de carbonate de soude qui sort de ces sources ; que la
chaleur et la nature des substances qui minéralisent cette eau sont si étroi-
tement liées entre elles que l'explication de la cause de cette chaleur ne peut
se séparer de la connaissance du lieu dont elles proviennent.

(1) L'on voit plusieurs fontaines grossir, baisser et tarir selon l'état des
ruisseaux et des rivières voisines, d'où l'on doit conclure qu'elles naissent
immédiatement des fleuves, des rivières, des ruisseaux. Pour déterminer
de laquelle de ces causes proviennent les fontaines, il me paraît qu'on peut
établir les deux règles suivantes :

1o Le cours de celles qui naissent des eaux de pluie, de la fonte des
neiges, des vapeurs de l'air, de la mer, ou des rivières voisines, est ordinairement inégal, et quelquefois intermittent, répondant aux causes dont
elles dépendent.

2o Celles qui proviennent des vapeurs souterraines ayant une cause uniforme et toujours égale, doivent constamment couler dans la même proportion ; car l'évaporation des eaux souterraines doit être d'autant plus égale
et plus uniforme que la chaleur en est plus constamment égale. Ainsi
comme il n'y a presque jamais de différence de chaleur dans les souterrains un peu profonds, il doit s'en élever des vapeurs en même quantité hiver et été ; et les fontaines qui en résultent doivent couler toujours
également ou avec une différence très minime. DE LIMBOURG, Eaux de
Spa.

d'une force dissolvante plus active (1). Les altérations survenues dans les eaux minérales à la suite de commotions du
globe (2), sont très nombreuses; et je me contenterai de parler
des plus remarquables.

En 1755, à l'époque du tremblement de terre de Lisbonne,
on observa des changements notables dans plusieurs sources
du midi de l'Allemagne, de la France, de la Suisse et de l'Italie.
La température des eaux d'Aix en Savoie fut momentanément
suspendue; la source principale de Tœplitz se troubla, prit une
couleur jaune foncé, et cessa un instant de couler pour reparaître en si grande abondance que l'eau déborda tous les réservoirs pendant plus d'une demi-heure; et la secousse qui ac-

(1) 1° Le foyer des eaux thermales est à une grande profondeur, puisque les eaux les plus chaudes sont souvent entourées de glaciers; telles sont
celles de Louèsch dans les Alpes, celles du Jumnotri et autres sources
chaudes des monts Hymalaïa.

2° Le plus grand nombre de ces sources se rencontrent dans des contrées qui ont autrefois subi l'action du feu, telles que les Cordilières, les
Pyrénées, les montagnes de l'Auvergne; ou qui la subissent encore aujour-
d'hui, comme celles de Naples et de la Sicile.

3° La recherche de leur composition chimique y a fait découvrir en général les éléments que dégagent les cratères des volcans en activité.

4° La matière végéto-animale ou glairine, qu'on trouve dans presque
toutes les eaux sulfureuses, se rencontre aussi dans les eaux d'Ischia et
dans les vapeurs de la Solfatare, de Pouzzole et du Vésuve. BONJEAN,
Eaux d'Aix en Savoie.

(2) On cite cependant une exception, et malgré toutes les apparences
de probabilité, la cause de la chaleur des eaux thermales attribuée au feu
central ne serait-elle point susceptible d'objections, si l'on considère que les
eaux de Brig-Baden, en Valais, restent neuf mois de l'année à 34 et 35° c.,
et acquièrent tout à coup une température de 45 à 50°, lorsque la fonte
des neiges du glacier de l'Yung-Frau permet d'arroser les pâturages immenses qui en entourent la base, au-dessous de laquelle on voit sourdre, au
niveau du lit du Rhône, la source thermale dont il s'agit?

BONJEAN, Eaux d'Aix en Savoie.

compagna cette commotion plutonique se fit sentir en même temps du midi au nord, depuis les côtes d'Afrique jusqu'en Norwége, et du côté de l'ouest jusqu'en Amérique, à travers la mer Atlantique sur laquelle même, par un phénomène très remarquable, des vaisseaux ont éprouvé des secousses et des chocs aussi violents que s'ils avaient donné contre un rocher. L'une des sources de Néris perdit 20° de calorique ; les eaux de Bourbon-l'Archambault s'accrurent, pendant douze heures, au point de déborder la plateforme et les puits ; mais elles diminuèrent insensiblement et reprirent leur volume ordinaire. En 1616, l'eau des bains de Bagnères de Bigorre devint tellement fraîche à la suite d'un tremblement de terre, qu'on fut obligé de cesser pour un temps de s'y baigner. Le contraire arriva à la source de la Reine à Bagnères de Luchon, elle était presque froide et sa température s'est élevée jusqu'à 50° c.

Le 26 juillet 1805, pendant le tremblement de terre d'Isernia, près de Naples, une source de Carlsbad cessa de couler pendant quelques heures, et perdit momentanément une partie de sa chaleur.

Déjà précédemment on avait remarqué que les eaux du Pouhon à Spa avaient coulé plus abondamment et pris une saveur beaucoup plus prononcée à la suite du tremblement de 1692.

En 1812, on observa dans les mines d'Elliot (Amérique du Nord) une source froide et limpide, qui, à la suite des secousses plutoniques, devint d'abord chaude, se troubla ensuite, disparut pour toujours et fut remplacée par un dégagement de gaz.

Pendant le tremblement de 1768, l'eau des sources sulfureuses thermales de Bade, en Autriche, s'éleva de plus d'un pied au-dessus de son niveau ordinaire, et répandit une odeur bien plus prononcée.

M. Alibert dit, d'après M. Moreau de Saint-Méry, que les sources découvertes à Saint-Domingue dans les montagnes de Viajama, paraissent ne s'être manifestées qu'après l'affreux tremblement de terre qui eut lieu le 10 octobre 1751.

On a quelquefois remarqué au moment des éruptions volcaniques, que de grandes quantités d'eau chaude avaient été lancées avec les produits des volcans. Pendant l'éruption de l'Etna,
par exemple, le 25 mars 1792, il s'ouvrit, sur la pente du volcan, à trois milles de distance du cratère, un gouffre duquel sortit
pendant plusieurs semaines de l'eau mêlée de cendres, de sco-
ries et d'argile (1).

Le volcan d'Agua, placé entre celui de Guatimala et celui
de Pacaya, a ruiné, par des torrents d'eau et de pierres qu'il
lança le 11 septembre 1541, la ville d'Almolonga, qui est
l'ancienne capitale du pays (2). Lorsque le pic du Carguai-
razo, montagne volcanique de la Nouvelle-Grenade, s'affaissa
le 19 juin 1698, plus de quatre lieues carrées furent couvertes
de boues argileuses, qu'on appelle dans le pays lodazales (3).

Dans tous les temps on a cherché à connaître les causes de la
température des sources minérales. Richardot, plus philosophe
que curieux, donnait la solution du problème qui fait le sujet
de ce chapitre, en disant que les eaux thermales étaient chaudes,
parce que telle était la volonté de Dieu. Cette explication, dit le
docteur Patissier, est sans objection, mais elle ne laisse pas
l'esprit sans désir et ne satisfait pas la curiosité. Aussi, quoique
je me plaise à reconnaître l'excellence des œuvres de la Providence, et que je sois pénétré de respect pour tout ce qui s'y
rattache, je ne cherche pas moins à étudier les causes des phénomènes qui excitent mon admiration, et après avoir examiné les hypothèses diverses, futiles ou raisonnables, dont
nous venons de parler, je préfère celle qui lie intimement
la cause de la chaleur des eaux thermales à celle des phénomènes volcaniques; et s'il me fallait encore d'autres preuves je

----

(1) FERRARA. *Desc. d'ell' Etna*, p. 132.
(2) *Annales des sc. nat.* t. 4. M. DE HUMBOLDT.
(3) *Dictionnaire de géographie universelle.*

les trouverais dans la position géographique de ces sources qu'on rencontre particulièrement dans le voisinage des volcans actifs ou éteints, et dans les régions où le terrain primitif a soulevé l'écorce du globe; en effet, nous voyons que les montagnes volcaniques et les terrains granitiques fournissent partout les sources les plus chaudes et les plus énergiques. En France, l'Auvergne, ce pays volcanique, et les chaînes granitiques des Pyrénées, des Alpes et des Vosges confirment cette assertion. Le Portugal, pays si peu étendu, mais si souvent tourmenté par des commotions plutoniques, fournit plus de deux cents sources thermales, l'Espagne en possède un bien plus grand nombre. L'Italie, l'île d'Ischia, l'Allemagne, la Bohême sont remarquables par le nombre et les propriétés de leurs eaux minérales. On cite encore comme très riches en sources de ce genre, les parties volcaniques de l'Asie, de la Chine, du Japon, l'Archipel indien, l'île Bourbon, Madagascar, Java, Sumatra et l'Amérique du Sud surtout. M. de Humboldt parle des sources nombreuses et bouillantes qu'on rencontre au pied des Cordilières, et il cite celles de Las Trincheras qui sortent du granit à la température de 90° c. et forment une rivière connue sous le nom de Rio de Aguas Calientes; il raconte un fait qui viendrait encore à l'appui de l'origine de la chaleur des sources, si l'on pouvait conserver quelques doutes. En 1559, lorsque se formèrent les volcans de Jérullo, à cinquante lieues de Mexico, deux rivières, la Cintimba et le San Pedro, cessèrent complétement de couler et furent plus tard remplacées dans le terrain soulevé, par deux autres rivières dont les eaux sont chaudes à 57° c. Généralement on observe que les sources thermales sont groupées autour des principales chaînes de montagnes, tandis que les sources froides (1) se trouvent dans les pays de plaines. On

---

(1) Vesuvius et Ætna vicini montes balneis calidis Italiæ et Siciliæ dilucidè satis comprobant causam hanc eorum caloris; undè nos verosimi-

s'est assuré aussi que les sources peu éloignées l'une de l'autre, ont à peu près la même composition chimique et la même température ; que si, étant rapprochées, leur composition chimique varie beaucoup, leur température est différente ; que, de plusieurs sources voisines et de même composition, celles dont la température marque le moins de degrés sont toujours des ramifications détournées du cours principal, parcourant plus de chemin et perdant plus de calorique ; qu'enfin les sources les plus chaudes sont, le plus souvent aussi, plus chargées de principes minéraux ; cependant le calorique peut n'avoir abandonné une source qu'après qu'elle a traversé le terrain minéralisateur, et cette source, quoique fortement minérale, sortira cependant froide.

Après avoir reconnu que c'est aux grandes profondeurs que les eaux rencontrent la cause qui élève leur température, il est facile de concevoir qu'elles s'emparent d'une partie des principes solubles des terrains qu'elles traversent et des gaz avec lesquels elles se trouvent en contact, et auxquels peut-être elles donnent naissance ; et tout en reconnaissant la force dissolvante de l'eau et l'affinité qu'elle a pour les substances salines, il faut bien admettre aussi comme puissants auxiliaires de cette élaboration souterraine la haute pression qui s'exerce dans les entrailles de la terre, le calorique et le mouvement qui favorisent les solutions. « C'est au moyen aussi de ce feu souterrain, disait un ancien auteur, que se fait le meslange de diverses substances et matières parmy les eaux, selon que les dictes matières sont esparses et estendues par les canaux de dérivation ; car quelquefois elles transportent avec elles partie de la condition du bitume, du soulfre, du fer, du vitriol, etc., etc., soit en sub-

---

liter conjecturam possumus eamdem causam esse calidorum balneorum sub climatibus frigidioribus, quamquam ignis actualis ibi haud ita evidens adsit. » Floyer, Inquisitio in usum et abusum Angliæ balneorum.

stances, qualités ou couleurs, soit en leurs seuls esprits et vapeurs (1). » Les eaux minérales présentent en effet des principes constituants très variés : les uns sont gazeux (2), les autres sont fixes (3), d'autres impondérables (4); et il est probable que l'action de l'eau ne se borne pas ici seulement à vaincre la cohésion des corps solides qu'elle dissout, mais encore à former certains acides.

Quelques-unes des substances entraînées par les eaux ne s'y trouvent qu'en suspension, et alors elles se déposent dans les canaux d'écoulement, en n'obéissant qu'aux lois de la pesanteur; d'autres aussi sont dissoutes par du gaz acide carbonique et ne se déposent qu'au fur et à mesure que ce gaz abandonne l'eau qui en était plus ou moins saturée ; cette remarque est applicable surtout à un grand nombre de sources ferrugineuses.

La cause de la température de certaines eaux minérales a donné lieu, comme on peut le voir, à un grand nombre d'hypothèses : l'on a même prétendu qu'elle n'était pas la même

---

(1) Banc. La mémoire renouvelée des eaux. 1605.

(2) Gaz acide carbonique, hydrogène sulfuré, azote, oxigène.

(3) Le soufre libre ou combiné. L'iode, le brome. La soude, la chaux, la glucine, la silice. Les carbonates de chaux, de magnésie, de fer, de manganèse, de strontiane, de soude, d'ammoniaque. Les borates de soude et d'ammoniaque. Les hydrosulfates de chaux, de soude, de magnésie, de fer. Des hyposulfites et sulfites provenant probablement de la décomposition des hydrosulfates. Les hydrochlorates de soude, de chaux, de potasse, de magnésie, de baryte, d'ammoniaque, d'alumine, de fer, de manganèse. Les nitrates de potasse, de chaux, de magnésie, de soude. Les sulfates de soude, de chaux, de magnésie, d'ammoniaque, d'alumine, de potasse et d'alumine, de cuivre, de fer, de manganèse ; les fluates de chaux et de baryte ; les hydriodates de soude et de potasse ; les phosphates de baryte, d'alumine de chaux et de fer ; l'acétate de potasse. Enfin des substances dites extractives, végéto-animales (glairine) et bitumineuses. De Lens et Mérat.

(4) Le calorique, l'électricité.

dans tous les cas (1), et que cette chaleur merveilleuse se con-
duisait autrement que le calorique que nous produisons. Duclos
en 1670 annonça que les eaux thermales, comparées à de l'eau
chauffée par nos moyens ordinaires, perdaient plus lentement
leur calorique et arrivaient aussi plus lentement à l'ébullition.
En 1724, Dufay, dans les *Mémoires* de l'Académie royale de
médecine, dit avoir obtenu les mêmes résultats. Enfin Bordeu
lui-même prétend que des quantités égales d'eau thermale, de
la même eau refroidie et d'eau commune exigent à peu près le
même temps pour arriver à la température de l'eau bouillante.
Comment croire, dit Anglada, qu'une eau qui va entrer en
ébullition soit arrêtée dans sa progression par l'intervention de
la chaleur ordinaire? Il serait trop long de citer toutes les erreurs de ce genre (2); qu'il suffise d'assurer que des expériences
consciencieuses et faites convenablement prouvent que le calorique se conduit avec les eaux thermales comme avec les eaux
simples. M. Anglada a essayé de chauffer de l'eau thermale qui
avait déjà 45⁰ de température et il obtint l'ébullition en sept

---

(1) On a supposé que l'origine du calorique naturel des eaux n'était pas
la même dans tous les cas.

Est-ce le résultat d'une double décomposition ?

Est-ce une action électro-chimique dont les effets sont peu connus ?

Est-ce de la vitesse et de la pression des eaux dans les conduits?

Est-ce une origine volcanique?

Dans tous les cas le calorique n'est pas le même, il est plus intimement
combiné. L'eau minérale se refroidit plus lentement, elle se boit à une température élevée.

Les eaux minérales employées à une température plus basse que la nature les donne peuvent être comparées à un cadavre privé de vie, à un
médicament éventé. Encyclop. méthod.

(2) M. Athénas, pharmacien en chef de l'hôpital militaire de Bourbonne-
les-Bains, a fait une expérience que je rapporte textuellement et sans observations. Il a élevé à la température de l'eau thermale une égale quantité d'eau

minutes trente secondes ; l'eau froide à 15° R. soumise à la même expérience arriva à l'ébullition en 14 minutes, ce qui prouve que pour l'une et pour l'autre la même activité de feu posée, la température est proportionnée au temps.

Il en est à peu près de même du décroissement de température, car les résultats sont analogues pour les eaux minérales et les eaux simples, et, si ce décroissement était moins prompt pour les eaux thermales, il n'y aurait là rien de bien surprenant. Leur densité plus grande suffirait même pour expliquer cette manière d'être du calorique. Pour ajouter au merveilleux des premières, on a dit qu'elles pouvaient se boire à une température fort élevée, sans produire de sensation désagréable dans la bouche, qu'elles n'altéraient pas les substances végétales, qu'elles rendaient même la fraîcheur aux fleurs fanées ; et un peu plus loin on lit : « Ces eaux ont une température assez élevée pour cuire certains aliments ; les animaux qui y sont échaudés per-

ordinaire, et a observé au thermomètre le décroissement de température des liquides placés dans les mêmes circonstances.

Commencement de l'expérience.	TEMPÉRATURE de l'eau min.	de l'eau ord.
8 h. du matin.	48° c.	. . . . 48° c.
10 —	41	. . . . 37 50
12 —	35 50	 31
2 du soir.	31	 27
4 —	27 50	 21
5 —	25 75	. . . . 22 50
6 —	24 50	
8 —	23	
9 —	22 temp. atmosph.	

El calor de dichas aguas no es vehemente ; por quanto las hase solo tibias. Hase experimentado que poniendo en dos vasos iguales cantidades de aguas, una de baño, y otra simple pero caliente a la intension que la del baño, se anfria entes la simple, que la del bano. LIMON *montero*. 282.

dent immédiatement leurs plumes ou leurs poils. Il y a à Arles une fontaine minérale (bany d'als porcs) où l'on a l'habitude de plonger les animaux, afin de pouvoir les plumer ou les dépouiller plus facilement. »

Les expériences faites à ce sujet peuvent être facilement renouvelées par toutes les personnes qui visitent les sources, et c'est peut-être parce qu'elles ont été faites trop souvent, ou avec des préventions, qu'il y a tant d'exagération dans tout ce qu'on en a dit : l'auteur d'une lettre publiée il n'y a pas fort longtemps, sur le calorique des sources, prétend même que ces pauvres eaux, placées sur un foyer ardent, perdent leur température naturelle avant d'en recevoir du foyer !!! Il annonce, comme les observateurs dont nous avons déjà parlé, que les eaux thermales exigent un temps beaucoup plus long pour se refroidir que les eaux échauffées artificiellement, et que les premières, pour prendre un degré supérieur de température, mettent plus de temps qu'il n'en faut pour élever de l'eau froide au même degré. Il ajoute que les effets produits par des eaux chaudes naturelles ou artificielles ne sont pas semblables, c'est-à-dire que l'on peut facilement, en y plongeant la main, soutenir la chaleur thermale plutôt que celle de l'eau chauffée artificiellement. Il dit :

« En mettant dans un vase de l'eau thermale à 55°, et dans un autre de l'eau simple, à la température ordinaire, toutes deux soumises à l'action d'un même foyer, on remarque que l'eau froide entre en ébullition bien avant l'eau thermale, phénomène d'autant plus remarquable que l'eau thermale perd sa chaleur naturelle avant d'en recevoir du foyer ; ceci peut se constater en plongeant la main dans le vase, quelques instants après l'avoir exposé à l'action du feu ; la température a alors sensiblement diminué, ce qui me porte à croire que l'eau thermale perd primitivement sa chaleur naturelle avant d'en prendre du foyer. »

L'auteur de cette lettre pense que de pareilles bizarreries ne peuvent tenir qu'à l'état moléculaire de ces différents liquides, ou à des effets électriques. Ces expériences ont été faites sur les eaux thermales de *Plombières*. Strasbourg, 1er novembre 1834. *Journal de Chimie médicale*, T. 2.

Les eaux minérales présentent des principes constituants fixes qu'elles dissolvent pendant leurs cours dans les entrailles de la terre, et des gaz qui sont sans doute le résultat des réactions des principes fixes. Les sels qu'on rencontre par l'analyse dans les eaux minérales ont été dissous par elles, soit à une grande profondeur et sous l'influence d'une température plus élevée que celle à laquelle elles arrivent à la surface, soit pendant leur trajet (1), depuis leur point de départ jusqu'au point où elles sourdent. Les premiers sont en général ceux qui caractérisent les sources ; ils constituent, si je puis m'exprimer ainsi, leurs caractères génériques ; on doit les retrouver toujours les mêmes, toujours en même quantité, et leur nature ferait reconnaître leur origine éloignée, volcanique, si d'ailleurs leur tem-

---

(1) On a reconnu que quelques eaux minérales sulfureuses n'acquéraient le caractère sulfureux que pendant leur trajet et en passant à travers des substances organiques en décomposition, qu'elles étaient primitivement de nature saline. M. FONTAN les désigne sous le nom de *sulfureuses accidentelles*, pour les distinguer des sources qui présentent le caractère sulfureux dans tous les points de leur cours, et ne peuvent que perdre ce caractère au lieu de l'acquérir ; elles sont, comme on le voit, justement nommées *sulfureuses naturelles*. Il y a encore une autre modification que les sources peuvent éprouver dans leur cours, par suite de l'influence de l'air atmosphérique avec lequel elles peuvent être en contact, à une distance plus ou moins éloignée du point où elles sortent. M. ANGLADA désigne les sources qui ont subi cette influence sous le nom de *sulfureuses dégénérées*, parce qu'il n'a pu reconnaître cette décomposition que parmi les sources de cette classe. « Le contact de l'air, dit-il, décompose ces sources, en saturant d'oxigène le sulfure qui les minéralise, et en déterminant ainsi la formation d'un sulfate de soude et d'une certaine quantité d'hydrogène sulfuré. »

pérature n'était déjà liée si intimement aux phénomènes plutoniques. Les seconds établissent les différences spécifiques ; ils
sont en général moins importants (tout le monde comprendra
la valeur que j'attache à ce mot, qui n'est pas vrai au point de vue
thérapeutique). Ils peuvent avec le temps présenter des différences de quantité et de nature, car le cours des eaux peut varier
accidentellement ; cela est arrivé assez fréquemment, comme on
doit le supposer, d'après les changements et les intermittences
qu'on a observés dans certaines sources. Cependant aucune observation exacte, précise, comparée (1), n'a été faite, à ma connaissance. L'immensité du laboratoire où s'effectuent ces opérations ne nous permet guère d'en apprécier les résultats, et si
l'on pense que ces minéralisateurs de second ordre ne sont dissous que sous des conditions de température ou de compression
qui varient avec le cours des sources, on est en droit de supposer qu'une eau minérale dont le cours a été changé à la suite
d'un tremblement de terre, par exemple, doit aussi varier dans
sa composition, si le nouveau terrain qu'elle traverse contient
des principes minéraux ou métalliques différents. Cette eau
pourra donc présenter des différences soit dans le nombre, soit

---

(1) Ainsi, dit M. Bertrand, la nature des eaux minérales serait susceptible de se modifier à la longue ; et telle source, où jadis une substance
quelconque prédominait d'une manière tranchée, ne présente plus aujour-
d'hui cette même matière, ou n'en contient qu'une proportion bien moindre,
Ceci est un fait dont on a pu s'assurer en plusieurs endroits par la comparaison des dépôts anciens avec les dépôts modernes. Ainsi, plusieurs fontaines thermales, jadis riches en silice, comme le prouvent les premiers
dépôts abandonnés par elles, ne renferment plus à cette heure que de
faibles traces de ce corps, Ce n'est pas un des phénomènes les moins curieux que présentent les eaux minérales, que cet appauvrissement successif
en principes salins, et surtout en silice. Sa constance indique assez qu'il
est lié à quelque grande cause, dont l'action a été progressivement modifiée ou affaiblie, or cette cause est très probablement la chaleur. On
conçoit parfaitement que le volume et la température de ces fontaines

dans les proportions ou la nature de ses principes, soit dans sa température, par suite de la même cause (1).

---

s'affaiblissant graduellement, leur richesse en substances minérales, surtout en substances peu solubles, a dû suivre la même progression descendante. Mais ces modifications de composition et de température, des milliers d'années sont nécessaires pour les amener, car depuis qu'on a commencé quelques observations exactes, aucune variation de ce genre n'a encore été bien positivement constatée. *Voyage aux eaux des Pyrénées.*

(1) M. Cordier pense que le nombre des sources minérales est bien inférieur à ce qu'il était autrefois. *Essai sur la température du globe.*

DE LA MATIÈRE VÉGÉTO-ANIMALE

DANS CERTAINES EAUX MINÉRALES.

> Patavinorum aquis calidis herbæ virentes
> innascuntur; Pisanorum Ranæ : ad Vetulo-
> nios in Hetruriâ non procul a mari, pisces.
> PLINE, lib. 2, cap. 103.

On s'est beaucoup occupé dans ces derniers temps d'une substance particulière organisée qu'on rencontre dans les eaux minérales sulfureuses. Bordeu la comparait au blanc d'œuf, quant à l'aspect qu'elle présente, et la désignait sous le nom de matière grasse; M. Gimbernat l'appela zoogène; M. Long-champ (1), barégine, parce qu'il l'avait étudiée plus spécialement à Barèges; et Anglada lui donna le nom de glairine, préten-dant que c'est une composition toute chimique apportée des couches profondes de la terre; quelques auteurs anciens l'avaient cependant déjà indiquée (2) sous les noms de matière végéto-

---

(1) M. Longchamp considère la barégine comme produite par la réu-nion de la matière végétale apportée par les eaux de pluie, avec l'azote de l'air tenu en dissolution dans ces mêmes eaux. Les preuves à l'appui de cette assertion étaient les proportions respectives entre le volume du gaz azote dégagé aux sources, ou retenu encore en dissolution, et celui que l'eau pluviale contenait d'abord. M. Longchamp invoquait en outre ce même fait pour confirmer son opinion que les sources thermales sont ali-mentées par l'eau de pluie.

(2) Il signore VANDELLI simile muffa l'ha osservata ne' bagni d'Abano, e la riduce alla tremella *fructificationis vix manifestæ in corpore ge-latinoso* del Linneo. SPRINGESFELD nelle terme Caroline di Boemia, la chiama *tremella thermalis gelatinosa, reticulata, substantia vesiculosa*. Codesta sostanza fu parimente osservata nelle termali d'Aix, e di Bagnerez in Francia dal signor SECONDAT.

animale (1). Fantoni, dans son traité *de thermis valderianis*, publié à Genève en 1725, avait non seulement déjà décrit cette matière grasse sous le nom de *muffæ*, mais il l'avait même recommandée comme un moyen thérapeutique précieux (2); il

---

(1) M. Bory de Saint-Vincent considère la matière gélatineuse des eaux minérales comme un de ces êtres auxquels il est si difficile d'assigner une place dans la série organique. Il les range dans la famille des psycodiaires, et leur fait occuper le premier genre de cette famille sous le nom générique d'*arthrodiées*. Les arthrodiées sont des substances filamenteuses, articulées, habitant l'eau, connues d'abord sous le nom de *tremelles*, puis de *conferves*, de *conjuguées*. Leurs caractères sont : filaments simples formant autant d'individus, cylindriques, constitués par un tube extérieur continu, généralement très visible pour l'œil armé, et par un tube intérieur composé de fragments parallèles, plus larges que longs (quelquefois presque carrés), colorés par la matière verte, qui affecte dans leur intérieur des teintes plus ou moins intenses, selon les espèces ; doués de mouvements propres très variés ; mouvements évidemment volontaires et souvent fort vifs d'oscillation, de reptation, d'enlacement , mais jamais de contraction à l'aide desquels ces filaments réunis en société s'étendent en surface et finissent par se tisser en membranes phytoïdes, où tout mouvement cesse bientôt, et que pénètre une mucosité dans laquelle s'accumulent des molécules onctueuses au tact et des matières terreuses. *Dict. des Sc. nat.* t. 36, p. 557.

(2) Alia quædam pinguia corpora vulgò muffæ, in vicinia fontium et eorum defluxu, ipsisque saxis inhærentia passim cernuntur. Hæc mollia sunt , spongiosa , thermalibus satura , ut fumum continenter emittant. Plurima invenias non solum magnitudine et figura, sed etiam colore discrepantiá ; alia sublutea, alia virescentia, alia subrufa, aliaque ex his mistum colorem referentia. Animadverti ea potissimum generari, ubi tardiore motu thermales defluunt, ubique ex parvulo stillicidio eadem guttatim cadunt, ac super lapides congregantur. Ita ex eminente saxi margine pendulum ejusmodi corpus cylindriforme aliquando observabam , quod spithamam longitudine, crassitudine pollicem aequans in acumen disinebat : a quo iterum decidentes guttulæ in subjectorum lapidem planam superficiem multas insuper gelatinosas, et amplas concretiones veluti placentas effecerant . Sed aliæ minores brevioresque muffæ ex oris lapidum pendentes, atque a tenui filo cadentis aquæ productæ pluribus locis occurrebant........

cite la guérison miraculeuse d'un officier, blessé à la partie
dorsale du pied, et qui n'employa que cette substance gélatineuse sous forme de cataplasmes. Fantoni ne parle évidemment
ici que de la substance désignée par M. Fontan sous le nom de
sulfuraire ; il n'avait aucunément connaissance des autres principes récemment découverts. HILL, en 1748, avait observé aussi
dans les eaux de Bath, en Angleterre, une substance analogue à
la glairine, et deux ans après SECONDAT avait étudié la même
substance dans le bassin de la place publique de Dax, et il l'avait
nommée *Fucus thermalis*.

Quoi qu'il en soit, BAYEN reconnut le premier, en faisant l'a-
nalyse des eaux de Bagnères de Luchon, qu'elles donnaient naissance à des produits volatils empyreumatiques, et laissaient un
résidu charbonneux, caractère des corps organiques. Vauquelin
confirma cette opinion et déclara que la matière glaireuse qu'on
rencontre dans les eaux était une substance organisée très analogue à l'albumine et à la gélatine animales, donnant les mêmes
produits que ces dernières, et par conséquent de nature azotée.
Quelques auteurs prétendent que cette substance ne se rencontre
que dans les eaux sulfureuses; d'autres, qu'elle existe en plus ou
moins grande quantité dans toutes les sources ; ce qu'il y a de
certain, à ce sujet, c'est que cette matière est plus apparente
dans les eaux sulfureuses que dans les autres (1).

Nunc venio ad usum atque utilitatem eorum corporum, quæ vulgò muffæ
nuncupantur. Cum placentis similes sint, diversis corporis partibus com-
modi admoventur. Ubi applicatæ sunt, stragulis diligenter eas obduci oportet, et calida subindè a fontibus petita irrigari, ut earum nativus calor
assiduè foveatur ; tum alteram recentem in alterius frigescentis locum op-
portune apponi. Ubi igitur luta desiderari diximus, illorum munere fun-
gentes utiliter adhibentur muffæ. Hæ autem gelatinosæ placentæ omnino
mitissimæ nocere nemini possunt, at quamplurimis mirificè prodesse. Et
primum moderata calore juvant ; deindè aquoso vapore sulphureo, et ali-
quantulum salso ; postea substantiæ mollitudine ac lenitate. FANTONI. De
thermis valderianis, pages 6, 7, 49.

(1) La sostanza chiamata MUFFA da' nazionali, la quale s'incontra in

Quel que soit le nom qu'on adopte définitivement pour désigner cette production, je conserverai celui de matière végéto-animale qui lui a déjà été donné et qui, en général, convient mieux à une substance encore si peu connue.

M. Bonjean de Chambéry, en étudiant la matière végéto-animale, pense en avoir observé une variété qu'il désigne sous le nom de *glairidine*, pour la distinguer de la glairine, avec laquelle elle offre beaucoup de différence (1). M. Fontan, en se livrant aux mêmes recherches, est arrivé à distinguer, en outre de la matière organique en dissolution, deux substances, l'une azotée, non percevable à la vue simple, dégageant, par la calcination du résidu, des vapeurs empyreumatiques alcalines qui ramènent au bleu le papier de tournesol rougi par les acides, et répandent une odeur ammoniacale ; cette substance se trouve mêlée à tous les résidus, à tous les précipités ; l'autre, bien visi-

---

varie altre termali, e che apparentemente ha il suo principio da que' bianchi innatanti flocchetti sopra memorati, retinuti da qualche filamento vegetabile, arene, o sassi, e specialmente da alcuna delle piante del genere detto dal Linneo *cryptogamia*, proclivi a germogliare nelle acque calde minerali, ella è un corpo di sostanza fungoso gelatinosa, di tessitura compatta, cellulare, di colore ora oscuro, ora cinericcio, ora verdeggiante, qualche volta giallastro, e per lo più rossigno. Cresconò le muffe ne' rivoli delle acque termali, e ne' loro fonti, ora in fondo piano de' medesimi, ed ora pendenti di a sassi, continuamente inaffiate dalle acque, che sopra vi scorrono. Se ne trovano di varia dimensione, e crastezza, e sono tenaci, e compatte. Estratte dall' acqua, ed esposte al sole in brevissimo tempo si corrugano, s'abbreviano, e s'estenuano, mutano il loro colore primiero in cinericcio oscuro, sparso di tratto di macchie verdeggianti. l' odore, che spargono non è assolutamente simile a quello del vapore delle acque termali, ma piuttosto somigliante a quello dell' agarico preparato all' esca del fuoco, od al tenue odore della polvere di archibuso accesa. MARINO. G., A. delle acque termali di Vinadio, p. 41.

(1) C'est en se livrant à cette étude que M. Bonjean découvrit, dit-il, un nouveau produit qu'il nomme zoïodine, de deux mots grecs, dont l'un rappelle sa constitution azotée et l'autre sa couleur violette.

ble, se rencontre sur le passage des eaux sulfureuses, sous forme de filaments blanchâtres (1).

Dans la plupart des eaux sulfureuses, ajoute le même auteur, mais non pas dans toutes, on trouve une matière blanche, quand elle est à l'abri de la lumière directe, filamenteuse, douce au toucher, qui a été confondue, par la plupart des chimistes, avec la substance qui se trouve en dissolution dans ces eaux, parce que, comme celle-ci, elle produit par la calcination des vapeurs ammoniacales empyreumatiques ; mais je démontrerai qu'elle en diffère complétement, car la substance filamenteuse est une matière réellement organisée, ayant une structure déterminée, tandis que l'autre est seulement organique, azotée, sans existence propre.

L'on trouve en même temps que la substance filamenteuse

(1) M. Fontan, dans une communication dont le journal le *Temps* a donné autrefois l'analyse, avait déjà soutenu que l'on confondait sous le nom de barégine deux substances bien distinctes : l'une qui se trouve en dissolution dans toutes les eaux sulfureuses des Pyrénées, et qui quand elle se réunit en masses gélatineuses ne présente aucune trace d'organisation ; l'autre, une substance confervoïde qu'il distingue sous le nom de sulfuraire, réservant à la première le nom de barégine. Aujourd'hui M. Fontan vient ajouter de nouveaux caractères à ceux qu'il avait déjà indiqués comme distinguant les deux substances. Un des principaux consiste en ce que la présence de la barégine proprement dite est indépendante de la température des eaux, tandis que la sulfuraire ne se développe bien que dans les eaux dont la température est de 12 à 40 degrés centigr., et ne se trouve jamais dans les sources qui atteignent 60 degrés ; seulement, lorsque ces sources rencontrent un ruisseau ou se jettent dans une rivière, on voit au point de rencontre des eaux froides et chaudes de longues traînées de la substance confervoïde. Suivant M. Fontan, la sulfuraire, quoique ne se montrant que dans des eaux sulfureuses, se développe dans celles même où la proportion de cet élément est très petite; ainsi il l'a rencontrée dans les eaux d'Enghien. Il annonce à cette occasion avoir reconnu dans les eaux d'Enghien l'existence d'un carbonate de magnésie.

Le Temps, journal. 16 août 1837.

précédente est une matière gélatineuse sans forme déterminée , sans aucune trace de structure organisée, qui se dépose dans les canaux et dans les réservoirs où passe et séjourne l'eau. Cette substance se trouve quelquefois isolée, sans aucun rapport avec la substance blanche filamenteuse, et sans qu'il soit possible qu'elle soit le résultat de la décomposition de la première ; mais le plus souvent elles ont des rapports intimes ; la première tient à la seconde par une de ses extrémités et semble avoir besoin de ce soutien pour exister, elle paraît même y prendre naissance.

Ainsi, d'après M. Fontan qui a fait une étude particulière de cette matière végéto-animale, il faut distinguer dans les eaux sulfureuses des Pyrénées, 1° une substance azotée qui s'y trouve en dissolution ; 2° une substance gélatineuse amorphe ; 3° une substance blanche filamenteuse ou sulfuraire ; j'indique aux curieux les intéressantes recherches de cet auteur sur les eaux minérales des Pyrénées.

D'après M. Bertrand, les principes minéralisateurs des eaux et les conditions au milieu desquelles se développe cette matière organique, influent nécessairement sur sa nature, et font varier ses formes dans différentes sources. C'est ainsi, par exemple, que Berzélius l'a trouvée sous forme d'acides dans les eaux ferrugineuses de Pola. Il a donné à ces acides les noms de crénique et d'apocrénique, parce que le dernier provient de l'altération du premier au contact de l'air.

Dans la séance de l'Académie des Sciences du 4 janvier, M. Turpin a lu un mémoire dans lequel il rend compte des recherches microscopiques comparatives qu'il a faites sur la barégine de M. Longchamp et sur la substance analogue en apparence que M. Robiquet a trouvée dans les eaux de Néris. Cette dernière, suivant lui, est bien une substance organique, mais la première n'offre aucune trace d'organisation, comme M. Longchamp l'avait avancé. M. Turpin établit en outre que la barégine n'est point une substance unique et homogène, mais bien un composé de véritables plantes d'un ordre inférieur (1), de conferves dont il signale les espèces et donne les figures (2); l'opinion de M. Robiquet confirmerait cette observation, car il pense que la barégine n'existe pas primitivement dans les eaux, mais qu'elle s'y développe seulement par le contact de l'air (3).

---

(1) Qualunque sia la pianta, che serve di ritegno ai fiocchetti gelatinosi per la formazione delle muffe, la quale a bagni di vinadio sembra essere una tremella, ella è cosa assicurata, che un corpo estraneo è sempre il principio, e la base del più factle loro agglutinamento, e che in dimensione, crassezza, e consistenza non crescono, se non all' aria aperta, cosi chè la pianta, che serve loro di base, possa vegetare, e crescere.

Marino. G. A.

(2) M. Lesne a signalé, en 1807, dans les eaux d'Acqui l'Ulva labyrinthiformis, et une autre espèce qu'il désigne sous le nom de Marchantia ; on en fait, dit-il, usage comme topique.

(3) Extrait d'une lettre lue a l'Académie le 17 août 1835, au sujet de la barégine des eaux de Néris :

« Lorsque cette eau est exposée au contact simultané de l'air et de la lumière, on voit alors se produire la substance qui paraît commune à toutes les eaux thermales, et que M. Longchamp a désignée sous le nom de barégine. Voici quelques détails sur la manière suivant laquelle M. Robiquet a vu se développer cette substance : au moment de son émission l'eau est très limpide; on aperçoit seulement des chapelets de bulles de gaz qui partent de différents points du fond et viennent crever à la surface. Quand le bassin dans lequel se trouvent ces eaux vient d'être nettoyé, on est assez longtemps sans remarquer de changement, mais bientôt on voit apparaître en plusieurs endroits du fond quelques taches verdâtres qui s'agrandissent peu à peu et finissent par en recouvrir entèrement la surface, où elles forment comme un tapis de mousse. Cet enduit prend de plus en plus de la consistance, il se forme çà et là quelques boursouflements, d'abord peu apparents et qui finissent par devenir très saillants ; ce soulèvement est occasionné par le dégagement du gaz, qui se trouve comme emprisonné entre le sol et cette espèce de membrane, celle-ci étant d'une inégale épaisseur et n'opposant pas partout 'a même résistance ; les parties les plus minces se distendent sous la pression ascensionnelle du gaz, et finissent par donner naissance à des tuyaux plus

Ce ne sont pas seulement des végétaux ou des animaux microscopiques qu'on rencontre dans les eaux thermales, même les

---

ou moins allongés, qui tous se terminent par un petit sphéroïde, dans lequel se trouve enveloppée une bulle de gaz. Cet ensemble de tuyaux d'inégales hauteurs simule assez bien une sorte de végétation dont des fragments finissent par se détacher du sol et arriver à la surface quand la quantité de gaz accumulée dans leur intérieur a une force ascensionnelle assez grande pour opérer ce détachement. Il arrive même que ces mucosités amènent avec elles à la surface quelques parties solides auxquelles elles étaient fixées. De là, sans doute, dit M. Robiquet, vient l'erreur des personnes qui, attribuant à ces productions une origine marine, avaient cru reconnaître des madrépores dans ces débris.

« Les caractères que M. Robiquet a trouvés à la barégine de Néris sont, en plusieurs points, les mêmes que ceux indiqués par M. Longchamp comme propres à celle des Pyrénées. Pourtant il n'a point vu, comme ce chimiste, cette substance à l'état glaireux, filamenteux ou incolore dans les réservoirs souterrains. Il n'a point vu non plus que lorsque l'eau thermale s'écoule à l'air, cette substance cesse de se présenter à l'état de gelée ; dans les bassins de Néris où l'eau est constamment à découvert et courante, cette substance s'y trouve à l'état gélatineux, en masses plus ou moins spongieuses dont les cellules sont remplies d'un gaz qu'il a trouvé composé d'environ 40 pour 100 d'oxigène et 60 d'azote.

« Deux échantillons de cette barégine ont été remis par l'auteur à M. Richard. Ce botaniste a reconnu que c'était une même plante, modification du *Tremella thermalis* de Thore, (Anabaina thermalis) de M. Bory de Saint-Vincent, dont ce dernier a fait une espèce distincte sous le nom d'anabaina monticulosa. M. Robiquet pense que cette matière organisée n'est point en dissolution dans le même état où elle se manifeste à nos sens, mais qu'elle résulte d'une réaction pendant laquelle l'oxigène et l'azote contenus dans l'eau thermale sont mis en liberté et dont la plus grande partie reste comme emprisonnée dans les cellules de cette barégine.

« En résumé, M. Robiquet regarde comme très probable : 1° que l'azote qui se dégage presque pur des eaux thermales de Néris, n'a point été préalablement dissous, et qu'il est simplement charrié par l'eau ;

« 2° Que les sources de Néris n'étant point sulfureuses, on ne saurait attribuer l'azote qu'au dégagement de l'air atmosphérique dépourvu de

plus chaudes, mais bien aussi des végétaux et des animaux d'une organisation plus complète (1).

Ainsi dans les sources de Washita, dans l'Amérique septentrionale, qui sont très chaudes, et on remarque en même temps qu'une quantité considérable de conferves et d'autres végétaux,

---

son oxigène par des sulfures, d'où on peut inférer que l'azote qui se dégage des eaux sulfureuses n'est point principalement produit par cette cause;

« 3º Que l'azote qui se dégage spontanément des eaux de Néris a appartenu à l'air atmosphérique, dont l'oxigène se retrouve en entier dissous dans l'eau, où il est accompagné d'environ parties égales d'azote. C'est ce dernier gaz qui retient l'oxigène en dissolution. Lorsque l'eau est sulfureuse, cette partie d'oxigène doit nécessairement servir à transformer les sulfures en sulfate;

« 4º Que la surabondance d'oxigène contenue dans les eaux de Néris pourrait bien être une des causes principales de leur action sur l'économie animale;

« 5º Que les sources de Néris n'éprouvent aucune modification soit de niveau, soit de température, dans les diverses saisons; qu'elles ne sont point alimentées par les eaux pluviales et que leur chaleur ne peut être attribuée qu'au feu central. »

(1) M. COTTA a publié un mémoire contenant des observations fort curieuses sur les animaux microscopiques qu'il a trouvés dans les eaux minérales de Carlsbad (Académie royale des Sciences, 2 novembre 1835); et SANTI. G. a donné le catalogue des plantes qui vivent dans les canaux d'écoulement de l'eau de Pise. Il cite les espèces suivantes : Nymphæa alba, Zannichellia palustris, Vallisneria spiralis, Festuca fluitans, Scrophularia aquatica et auriculata, Potamogeton natans, P. crispum, P. Lucens, Calitriche verna, Lemna trifulca, L. Polyrrhiza, Miriophyllum verticillatum, Ceratophyllum demersum, Ranunculus aquatilis, R. repens, R. bulbosus, R. sceleratus, Alisma aquatica, Lychnis flos oculi, Scirpus romanus, Sium nodiflorum, Iris pseudo-acorus, Sisymbrium amphybium, Menta aquatica, Samolus vallerandi, Veronica beccabunga, Chara vulgaris, Hydrocotyle vulgaris, Marsilea natans, Hydrocheris morsus ranæ, Equisetum palustre, Butomus umbellatus, etc., setum etc., et beaucoup d'autres qui sont accidentellement couvertes par l'eau thermale, sans paraître en souffrir. SANTI. G. Analisi delle acque di bagni Pisani, p. 44.

une multitude d'insectes (1), de mollusques, de grenouilles et de poissons (2). On a décrit le Turbo thermalis qui se trouve dans quelques sources dont la température est à 50° c. ; les buccins qu'on rencontre dans les eaux d'Abano, à 80° ; la Nerita Prevostina, et le Menalopsis Audebardi qui vivent dans les sources de Baden en Autriche à la température de 35° c. (3).

---

(1) On a observé à Bath, dit Granville, dans le Cross-Bath, une espèce de mouche noire qui a des ailes cachées ; ces insectes plongent rapidement dans l'eau où ils vivent, et piquent quelquefois les baigneurs ; on n'en rencontre que dans les eaux les plus chaudes. (Transact. philos. de la Société royale de Londres. Année 1669, n. 49.)

Ces prétendues mouches sont sans doute des Coléoptères de la famille des *Hydrocanthares*, et la présence de ces petits insectes carnassiers dans cette source permet d'y supposer aussi d'autres espèces plus petites qui leur servent de nourriture.

(2) Moralès fait mention de deux sources du royaume de Murcie qui rejettent des débris de poissons : Haze, A. de Morales, mencion de dos fuentes, que con el agua que de ellas corre, arrojan pezes despedazados, y anguilas hechos pedazos. Limon Montero, p. 157.

(3) In calidis Pisanarum aquis ranas et ad Vetulianos in Hetruria non procul à mari pisces item in calidis procreari. Quippè ea aquatilia sunt, ac parum interest hac vel illa inalterata modicè aqua nascantur. Ubi idem in Casinati et in Arcadia stymphali aquatiles mures degere notavit, majorem indicat proprietatem, atque consensum, quod scribit Vernherus Transylvanus de rebus Pannoniæ, in fontibus calidis ad Budam pisces nasci ac degere, qui si in frigidam mittantur, moriuntur. Ad eam sentenIam scribit D. Augustinus in libris De Civitate Dei, in admirandis summi Opificis laudibus, multa reperiri animalculorum genera in fontibus calidis, quorum fervorem nemo impunè contrectat, illa tamen non solùm sine læsione ibi esse, sed extra esse non posse. Quod in fontibus Aponi valdè calidis, nobilitati, ac vivacitati suarum aquarum adscribunt quidam juniores, animalia quædam visa degere, ac propagari. Quæ nimirum vel cum his aquis habeant univocationem, vel aliundè incurrant ex frigidis, ut fortasse etiam in Pisanis, et prædictis aliis calidis fit : nam ob teporem aquarum ad Agnani lacum, qui est ad sudatoria, cryptasque puteolis, myriades incurrunt serpentum species, præsertim hyeme. And. Baccius. de thermis, p. 346.

Le professeur suédois Agardha décrit onze espèces de conferves qui forment un tapis autour du bassin du Sprudel, source
principale de Carlsbad.

Le docteur Andrejwsky (1) a observé aux eaux d'Abano
des plantes phanérogames qui croissent arrosées par ces eaux
dont la température et de 40° à 50° R.

Elles atteignent rarement leur hauteur ordinaire et sont toujours plus ou moins rabougries : l'Althea rosea, l'Hypericum per-
foratum, l'Ajuga chamaepytis, l'Adianthum capillus veneris, la
Mentha arvensis. D'autres cependant y prospèrent, telles que le
Salicornia herbacea, le Samolus valerandi, le Juncus acutus et
maritimus, l'Aster trifolium. Le Samolus valerandi croissait
vigoureusement dans une eau dont la température était
à 54°.

Outre ces phanérogames, qui végètent autour de la sources
il existe dans ces eaux thermales elles-mêmes un grand nombre
de plantes de la famille des algues. Déjà Pline en avait parlé;
depuis, beaucoup d'autres auteurs les ont aussi mentionnées :
ainsi CLAUDIEN dit en parlant de ces sources : « Quis sterilem
non credat humum ? Fumantia vernantpascua : luxuriat gramine
cocta silex. » Et CASSIODORE, dans la lettre de Théodoric à l'ar-
chitecte Aloys, s'exprime ainsi : « Rideat florenti gramine facies
decora campestris, quæ etiam ardentis aquæ fertilitate laetatur,
miroque modo, dum proximè salem generat sterilem, nutriat
pariter et virores. » Huit siècles après Cassiodore, le marquis
Jean Dondis trouva les pierres couvertes de végétations, et Fallope vit que ces plantes étaient chargées de fleurs et de fruits.
Baccius et Vallisneri prétendirent que l'on ne trouvait de conferves que là où l'eau froide se mêlait à l'eau chaude, le long des
bords du ruisseau, opinion qui fut réfutée par Vandelli et Man-

---

(1) Extr. du journal der Chirurgie und Augenheilkunde von Græfe und
Walther, i cah. 1831.

druzzato. Vandelli décrit les conferves suivantes : Conferva alba, C. anonyma, C. aponitana, C. capillacea, qu'il trouve dans des eaux à 45 ou 50° R.

M. Andrejwsky a observé aussi l'Ulva labyrinthiformis qui croît abondamment dans les mêmes eaux.

Au printemps et au commencement de l'été, cette plante forme une membrane flottante d'une belle couleur verte, elle a un aspect gélatineux, glisse entre les doigts, et est couverte d'un grand nombre de petites vésicules pleines de gaz ou d'air. Plus tard elle se couvre de tuf et s'enfonce dans l'eau; alors il s'élève de ses vésicules des éminences en forme de quilles creuses, qui s'élèvent de deux à quatre pouces. Leur tête est arrondie et entourée d'une couronne de petits appendices. En automne ou au commencement de l'hiver, ces petites têtes crèvent, le gaz qui les remplissait s'échappe, et toute la masse s'affaisse. Ces éminences s'encroûtent alors de tuf, prennent une couleur rougeâtre, et ce n'est que sur quelques points que la couleur verte indique leur origine végétale. L'auteur n'a pu découvrir d'organes reproducteurs. En faisant macérer longtemps cette plante dans l'eau avec de l'acide muriatique il l'a débarrassée de la couche pierreuse, et M. Link put distinguer à un grossissement de 400 fois, des filaments très minces et très confus qui étaient bordés par de petits canaux contenant un suc rouge. A l'analyse cette plante a fourni des acides sulfurique, silicique et carbonique, du chlore, de l'iode, du soufre, de l'ammoniaque, de la soude, de la chaux, de la magnésie, de l'alumine et du fer.

Linné range l'Ulva labyrinthiformis parmi les algues ; Agardh, parmi les oscillaires, Bory de Saint-Vincent parmi les oscillaires et dans le genre anabaina, qui fait partie de ces êtres intermédiaires entre le règne végétal et le règne animal.

Le chapitre suivant devait être consacré à des considérations sur l'analyse des eaux minérales, et à une méthode générale d'analyse. Mais M. Henri, chef des travaux chimiques de l'Académie royale de médecine, qui s'est chargé de traiter ce sujet, n'ayant pu me remettre encore son manuscrit, j'ai dû, pour compléter ce volume, changer l'ordre que je m'étais proposé, et remplacer ce chapitre par le catalogue des ouvrages généraux et particuliers publiés sur les eaux minérales.

Ce catalogue, que je suis loin de présenter comme parfait, a été établi d'après les nombreux ouvrages français et étrangers que je possède; j'ai consulté aussi tous ceux qui se trouvent dans les grandes bibliothèques de Paris, celle de l'Institut particulièrement; et j'ai dû accepter sans contrôle les citations bibliographiques qui se trouvent dans tous ces ouvrages. On comprendra sans peine les difficultés que présentent de semblables recherches et les erreurs, peut-être nombreuses, qui s'y sont glissées. J'accepterai avec le plus grand plaisir les additions et les rectifications qu'on voudra bien m'adresser, non seulement pour cette partie de l'ouvrage, mais encore pour l'ouvrage entier.

CATALOGUE

DES OUVRAGES GÉNÉRAUX ET PARTICULIERS

PUBLIÉS

SUR LES EAUX MINÉRALES.

> Cette foule de productions atteste leur insuffi-
> sance ; car on écrit peu sur une matière qui est
> généralement connue et sur laquelle tout est dit.
> PATISSIER.

A

ABEL (H. C.) Nothwendiger bericht des edlen und verdoppelten hal-
lischen gesundbrunnen. Halle, 1696, in-4.

ABEL (Joh.-Jac). Kurtze doch ausfuhrliche beschreibung von dem in
Deutschland hochberuhmten Kayser Karlsbad, etc. Freyburg, 1710.

ABENDROTH. Description de Ritzebuttel et du bain de mer à Cuxhaven.
Hambourg, 1818, en allemand.

ABHENGNEFIT. Ouvrage arabe, traduit en latin sous le titre : De balneis
sermo in appropinquatione medicinæ ex corpore.

Cet ouvrage est compris dans la collection De balneis omnia quæ
extant apud Græcos, etc., etc.

ACCOLTIS (F.). De thermis puteolorum et vicinis in Italia. Neapoli,
1575, in-4.

ACHMET BEN ABDALLAH. Traité manuscrit arabe sur les eaux de Sacedon, 1840, Tolède.

Traduit en espagnol par Mariano Pizzi y Frangeschi. 1761.

ACKERMANN (Ch.-G.). Wildbad près de Burgbernheim, dans le cercle
de la Rezat, roy. de Bavière, décrit historiquement et médicalement avec un exam. phys. chim. des sources. Erlangen.

ACKERMANN (J.-K.-H.). Winke zu verbesserung offentlicher bunnen
und badeanstalten. Posen, 1800.

ADAIR (J.-M.). Vom verhalten bei brumenkuren. 1791.

ADLER (B.). Dissert. de acidulis Egranis. Vienn., 1782.

ADOLPHI (C.-M.). De fontibus quibusdam Sotericis. Lips. 1734.

— Dissert. de thermis Hirschbergensibus. Leipzick , 1710, in-4.

— Dissert. de fonte soterino Kukussensi. Lips. 1726.

Adria (J.-J.). De balneis Siculis ad Antoniumfilium. Ouvr. manuscr. de la biblioth. de Palerme, 1536.

Adriani (G.-J.-A.). Nachrichten von dem Bœhmischen bitterwasser. 1726, in-8.

Advinent. Mémoire sur les eaux de Saint-Jean de Glaines. Gazette salut., 1773, nos 12, 47 et 48.

Æmilius (M.A.). De thermis Milzanelli. Brescia, 1576, in-8.

Aetius. Contractæ ex veteribus medicinæ tetrabilos, en grec. Venise, 1534, in-fol.

Agricola (J.-G.). Nutzlicher bericht von den warmen und wilden badern in svesondre auf dem schwarzwalde. Amberg, 1619.

Albani (B.). De balneis Transcherii oppidi. Bergame, 1553, in-8. Description des bains de Trescore.

Cet ouvrage a été faussement attribué à Grataroli.

Albertus. Programma de thermis et acidulis tanquam idolo medico, deque circumspecto eorum usu. Halæ , 1713, in-4.

— Dissertatio de fonte medicato Fregenwaldensi. Halæ, 1729 , in-4.

Albertus (M.). Diss. de modo utendi et regimine in thermis Silesiorum hirschbergensibus observandis. Halæ, 1739, in-4.

Albinus. Traité sur les eaux de Frienwald. Francfort, 1685, in-4.

Alchadino. De balneis puteolanis. Naples, 1505, in-8; 1587, in-4.

Les deux éditions portent le nom d'Eustazio de Matera. Extr. de balneis omnia quæ extant apud Græcos, etc.

Alexander Trallianus. De balneis omnia quæ extant, etc.

Alibert. Précis analytique sur les eaux minérales. Paris, 1826, in-8.

Alix (J.). Memoria sobre las aguas medicinales de Archena. Murcia. 1818.

Allen (Benj.). Des eaux acidules et amères, 1669.

— The natural history of the chalibeat and purging watters of England. London, 1700, in-8.

Allen (J.). Beschreibung des Eppacher und Neuensteiner heil und gesundbrunnen. Oehringen, 1725, in-8.

Almeida (F.-X.). Recherches sur la nature et l'antiquité des eaux minérales de Cabeço de Vide, en Portugal. (Mém. de l'Acad. des Sciences de Lisbonne. T. 8.

Amato (L.) De balneis, de usu aquæ thermalis seu aquæ sanctæ, quâ horâ, et quâ quantitate potanda est. Mém. manuscr. Palerme, 1680.

Ambrozi (G.-C.). Exam. phys. chim. des sources minér. chaudes près de Tœplitz et Schœnau. Leipz.

Amburger. Essais et observations sur les eaux de Geilneau. Offenbach, 1795.

Ammon (F. A. d'). Diététique des buveurs d'eaux minérales naturelles ou artificielles. Dresde, 1825, in-8.

Anderson (F.). Introduction préliminaire à l'art des bains de mer. En anglais. Londres, 1795, in-8.

André (E.). Discours sur un certain suc huileux nouvellement découvert en Languedoc. 1605, in-8.

André (de St.). Analyse des eaux de Bourrassol. Mém. lu à l'Acad. de Méd. Juin, 1826.

Andrea. Von glucklichen durch das Rehburger wasser bewirkten curen. Hannover magazin, 1766.

— Von den salz quellen zu salzhemmendorf. Ebend, 1774.

Andrejewski. De thermis Aponentibus in agro Patavino. Berlin, 1831.

Andria (N.). Trattato delle acque minerali. Naples, 1775.

Andria. Analyses des eaux minérales de Naples. 1818.

Anemorinus (W.). De balneo Badensi. 1511, in-4.

Ange de Sauzieu. Hydrologie ou traité des eaux min. trouvées auprès de la ville de Nuys entre Prixey et Prenseaux. Dijon, 1661, in-12.

Anglada. Mémoires sur les eaux minérales sulfureuses. 1 vol. in-8, 1828.

— Traité des eaux minérales du département des Pyrénées-Orientales. Paris, 1833, 2 vol. in-8.

Annesi (Nic.). Tr. delle virtu, qualita operationi e facolta delli bagni di Bormio di valtellina. Bolgiano, 1691, in-4.

Anraer (A.). Analyse des eaux thermales de Chaufontaine, avec des expériences sur le sédiment des sources chaudes et sur celui qu'on trouve après l'évaporation des eaux. 1717, in-4.

Arago et Freycinet. Notes sur les eaux thermales d'Aix. Comptes rendus hebdom. des séances de l'Académie des sciences. 1836. n°s 11, 15, 17, 19.

Arbanère. Tableau des Pyrénées françaises. Paris, 1828, 2 vol. in-8

Archigènes. De balneis naturalibus.

Ardizzoni (Fab.). Discorso sopra l'essenza, cosa ed effetti delle acque minerali singolarmente del monte di Corsena. Gênes, 1680, in-4.

Arduini (J.). Notizie sopra una sorgente di acqua acidula medicinale scoperta nei monti di Arzignoro. Padoua, 1775, in-12.

Arlanus (J.-P.) ou Arlenus. Commentarius de balneis. Mediolanus, 1539, in-fol.

Armet. Mémoire sur les eaux et boues de Saint-Amand. Journ. complément. du Dict. des sc. médic. t. 6, 205.

Arming (F.-G.). La source saline contenant du lithion à Hall près de Kremsmunster dans la Haute-Autriche. Essai d'une description de l'effet de cette eau comme eau minérale. Vienne.

Arnaud (L.). Traité des eaux d'Aix en Provence. 1705, in-12.

Arnaud. Analyse de quelques eaux minérales de la Haute-Loire. Annales scient. de l'Auvergne. Mai 1829.

Arnoldus de Villanova. Tractatus de aquis medicinalibus. 1520.

Aronsson (J.-G.). Guide pour l'emploi diététique des bains. Berlin.

Ash. Experiments and obs. to investigate, by chemical analysis, tho medicinal, etc., etc. 1788.

Assegond (Alb.). Manuel hygiénique et thérapeutique des bains de mer, suivi d'un aperçu sur les eaux minérales naturelles de France. 1 vol. in-18, Paris, 1834.

— Manuel des bains de mer. Paris, 1825.

Astruc. Mém. pour servir à l'hist. nat. du Langued. Paris, 1737, in-4.

Athénas. Recherches et observations sur la composition naturelle de l'eau minérale de Bourbonne-les-Bains. Recueil de mémoires de méd. et de chirurg. et de pharm. mil. t. 12, 1822.

Athill (S.-B.). Exercitatio therapeutica, exhibens observationes quasdam de usu aquæ frigidæ externo. Edimbourg, 1779, in-8.

Attumonelli. Mémoire sur les eaux minérales de Naples et sur les bains de vapeur. Paris, 1804, in-8.

Aubert. Mémoire sur les eaux minérales de Lannion. Dict. minér. et hydrol. de France, t. 1, p. 375.

Aubery (P.). Les bains de Bourbon-Lancy et l'Archambault. Paris, 1604. in-8.

Aubry. Partie d'une lettre sur une eau minérale de Glamorganshire. Trans. philo. de la Soc. roy. de Londres. 1697, t. 19.

Augenius (H.). De usu aquarum acidularum Gœppingens. In ejus epist. et consult. Tome 2, livre VI, page 577.

Aumerie (J.-F. d'). Recherches sur les effets et l'utilité des bains de mer; en hollandais. Mémoire couronné par l'Académie des sciences de Harlem. 1829, in-8.

Avicenne. Excerpta quæ ad aquas et balnea pertinent. De balneis omnia quæ extant, etc.

Ayuda (Don Juan). Examen de las aguas medicinales de las Andalucias. Madrid, 1798.

B

Bacchinus (J.). Methodus de aquis medicatis. Montisbelligardi, 1588.

Baccius (A.). De thermis, lacubus, fluminibus, balneis totius orbis. Libri septem, Venise 1571, in-fol.; ibid., 1588, in-fol.; Rome, 1622, in-fol.; Padoue, 1711, in-fol.

— Discorso delle acque albule, bagni di Cesare Augusto a Tivoli, delle acque acetose presso à Roma, e delle acque a Anticoli. Rome, 1564, in-4; ibid., 1567, in-4.

— De balneis oppidi Bergomatis. Bergame, 1583, in-4.

Bach (Ant.), Guide pour l'emploi des bains près de Landech Breslau.

Bacher. Bericht von dem Wattweiler-Wasser. Basel, 1741.

Bacher (S.). Traité des eaux minérales de Bussang en Lorraine. Strasbourg, 1738, in-8.

Bacher (G.-F). Traité des incorporations, vertus et propriétés des eaux minérales. 1772.

Bacot de la Bretonnière (F.). Analyse des eaux chaudes et minérales de Bourbonne. Dijon, 1712, in-12.

Bagard. Dissertation sur les eaux et le sel de Sedlitz. Trad. du latin de Fréd. Hoffmann. Nancy, 1751.

— Lettre sur l'eau en général (Nat. considérée). 1774.

— Dissertation sur les eaux minérales de Walsbronn. (Vallerius Lotharingiæ, p. 245).

— Les eaux minérales de Nancy. Nancy, 1763, in-8.

— Mémoire sur les eaux minérales de Nancy. Dict. minér. et hydrol. de la France. T. 1, p. 431.

— Mémoire sur les eaux de Contrexeville. Nancy, 1760, in-8.

BAILEY (G.). A brief discourse of certain medicinal waters in the county of Warwick near Newnam. London, 1587, in-12.

BAILIES (G.). Essai sur les eaux minérales de Bath. (An essay on the Bath waters. London, 1757, in-4.)

BAILLIF (le R.). Petit traité de l'antiquité et singularité de la Bretagne armorique. 1577, in-4.

BALDASSARI (J.). Dell' acque minerali di Chianciano relazione. Sienne, 1756, in-4.

— Analysis physico-chimica aquæ mineralis quæ ex monte Senæ vicino erumpit et aqua Borra appellatur. In act. Acad. scient. Senensis, t. 2, p. 44.

BALDINGER (E.-G.). Litterarische Nachricht von den Schriststellern über den hosgeissmarischen und dorf geissmarischen Gesundbrunnen in dessen neuen Magasin.

BALDINI (P.). Opuscoli di vario argumento. Naples, 1783, in-8.

BALDIT (M.). L'hydro-thermopotie de Bagnols. Lyon, 1651, in-8.

BALLANO. Diccion. di medicina y cirugia. Madrid, 1815.

     L'auteur parle d'un grand nombre de sources d'Espagne.

BALLARD (J.-G.). Essai sur les eaux thermales de Barèges. Paris, 1834, in-8.

BALLARD (J.-J.). Précis sur les eaux thermales de Bourbonne-les-Bains, 1831, in-8.

BALLY. Lettre sur l'analyse, la vertu et les effets de l'eau naturelle et minérale dont la source est dans le jardin de feu M. Billet, proche la Croix, au faubourg Saint-Antoine, à Paris. Paris, 1707, in-8.

BANC (J.). La mémoire renouvelée des merveilles des eaux naturelles en faveur de nos nymphes françaises et des malades qui ont recours à leur emploi. Paris, 1605, in-12.

— Merveille des eaux naturelles et fontaines médicinales les plus célèbres de la France, comme Pouges, Bourbonne, etc., etc. Paris, 1606, in-8.

BARBA (P.). De balneis Montiscatini. Venise, 1560.

BARBAIX (Nic.). Avis au public contenant les vertus des eaux minérales de Hui. Liége, 1620.

BARBENIUS. Examen chimique de plusieurs eaux minérales et acidules remarquables du Szukler-Stuhls-Haranszek, dans la Transylvanie.

Barbeu du Bourg. Examen des eaux de Briquebec. Journal de médecine, 1761.

Barbier (A.). Discours sur les eaux minérales de Repis, près Vesoul, en Franche-Comté. Vesoul, 1731, in-12 ; 1837, in-4.

Barbnotius (D.-J). De fonte San-Reginaldis tractatus. Paris, 1661. Sainte-Reine.

Bardol (J.) Mémoire sur la topog. de Digne. Mém. de méd. mil., t. 4.

Barisani (J.). Diss. inauguralis de thermis Gastinensibus. Vienne, 1780, in-4.

— Physikalisch-chemische untersuchung des Beruchmten Gasteiner Wildbades. Salzbourg, 1785, in-8.

C'est une traduction de l'ouvrage précédent.

Barisano (F.-D.). Tract. de thermis Valderianis, propè Cuneum in Pedemonte sitis. Turin, 1690, in-8.

—Nella sua piscina salutare del Piemonte. 1674.

Barlow (Éd.). An essay on the medicinal efficacy and employment of the Bath waters, etc. (Essai sur l'efficacité et l'emploi des eaux de Bath, augmenté de remarques sur la physiologie et la pathologie, applicables surtout au traitement de la goutte, du rhumatisme, de la paralysie et des maladies éruptives. Bath, 1822, in-8.

Baron d'Hénouville (Th.). Traité sur les eaux minérales en général et sur celles de Passy en particulier. 1743.

Barrère. Mémoire analytique et pratique sur les eaux minérales de Vernet. An viii.

Barrier (J.-A.). Premier mémoire sur les eaux minérales naturelles de Celles. Valence, 1837, in-8.

Barsan (J.-C.). De balneis oratio. 1759, in-4.

Barte. Analyse des eaux de Sainte-Marie. Gazette salut., 1775, n. 24.

Barteldes (F.-C.). Von Gebrauche des Pyrmonter wassers. Minden, 1726, in-8.

Barth (F.-X.). Diss. de aqua selterana, spadana et pyrmontana. Vienne, 1782, in-8.

Bartoli (Seb.). Breve ragguaglio di bagni di Pozzuolo. Neapol., 1667, in-4.

— Thermologiæ Aragoniæ prodromus, phlegræ cumeæ chorographiam et usus thermarum Campaniæ. Naples, 1679, in-4.

—Thermologiæ Aragoniæ, Pausilippus, nesis et balneorum ager. Naples.

BARTOLI (S.). Thermologia Aragonia, seu historia naturalis thermarum in occidentali Campaniâ. 1679, in-8.

BARTOLUCCI (J.-B.). Del bagno dell' acqua bianca o Santa-di-Nocera.
Perouse, 1636, in-4 ; 1656, in-4.

BARZELLOTTI (G.). Bagni termali e minerali di monte Catini. Pise,
1823, in-4, avec planches.

— Lettera. Baden. Austria. Pise, 1829.

BASSI (Ferd.). Delle acque Porrettane. Roma, 1768, in-4.

BASTIANI (J.-P.). Dell' efficacia de bagni di San-Casciano. Montefias-
cone, 1733, in-8.

BASTIANI (A.) Analisi dell'acque minerali di S. Cassionade bagni in
Firenze. 1770, in-8.

BATTINI. Ricerche intorno alle acque minerali epatiche, page 41.
Citées par G. Santi. Viaggio terzo, etc. Pisa, 1806, in-8.

BAUDENS. Mémoire sur les eaux minérales de l'Algérie.
(Adressé à l'Académie.)

BAUDRY. Traité des eaux minérales de Bourbonne-les-Bains. Dijon,
1736, in-8.

BAUER D'ADELSBACH (J.-J.-H.). Tractatus de fonte minerali Tesch-
nensi, in regno Bohemiæ. Vienne, 1770, in-8.
Traduct. allem. Vienne, 1770, in-8.
—   —   Prague, 1771, in-8.

BAUER (J.-V.). Bericht von dem zu unter Eppach in der Grafschaft Hohenlohe Neuestein. 1725, in-8.

— Beschreibung des Biberacher Heilbrunnens genannt der Jordan.
Biberach, 1710, in-8.

BAUER (F.). Examen chimique d'une source sulfureuse près de
Schmeckwitz. (Zeitsch. für natur-und Heilkunde. H. 3, p. 112.)

BAUERS (J.-H.). Abhandl. von dem mineralischen Gesundbrunnen
nahe bey der Stadt Tatschen lateinisch und deutsch. Wien, 1770,
in-8.

BAUGIER (E.). Traité sur les eaux minérales d'Attancourt et de Sermaise. Châlons, 1696, in-8.

BAUHIN (J.). De thermis aquisque medicatis Europeæ præcipuis.
1600.

— Historia novi et admirabilis fontis balneique bollensis in ducatu
Wittembergico, ad acidulas gopinses mandato illustrissimi principis

Wittembergensis ad subditorum omniumque vicinorum et exterorum emolumentum ob vires insignes adornata. Montbéliard, 1588, in-4, 1600, in-4. (Traduit en all. par D. Fœrter. Stuttgard. 1602, in-4.)

— Historia fontis et balnei admirabilis Bollensis. Liber quartus, etc. Montbéliard, 1578, in-4, ibid. 1600, in-4.

— De aquis medicatis nova methodus, quatuor libris comprehensa. Agitur in iis de fontibus celebribus, thermis balneis universæ Europæ, etc. Montbéliard, 1605, in-4. 1607, in-4. 1612, in-4.

— Badbuch oder historische Beschreibung fast aller Heysamen-Bæder und Sauerbrunnen, insonderheit von dem Wunderbrunnen zu Boll, überselz durch. Stuttgard, 1603, in-4.

Baumé. Analyse d'une eau minérale singulière qui se trouve à Douai. (Mémoire de l'Académie royale des sciences. Savants étrangers. Tome 4, p. 490.)

Baumer. Dissert. de carbensibus aquis soteriis. Giess. 1760, in-4.

Baumer (J.-G.). Prog. de erroribus circa aquarum soteriarum usum vulgò admitti solitis. 1779.

Bavisano (F.-D.). La piscina salutare ne bagni de Valdieri, con trattado metodico d'ogni osservazioni e regola necessaria secondo la diversita de mali. Turin, 1674, in-8.

Bawier (J.). Kurze und gruendliche beschreibung des sauerbrunnen und bades in sideris in dem thal Prettigoew-Benadutz. 1707, in-4. Coire, 1744, in-24.

—Beschreibung des bades gomey. Coire, 1741, in-16.

Bawier, Grassi et Schwartz de Coire. Eau d'Alveneu.

Bayen. Analyse des eaux de Bagnères de Luchon. Paris, 1765, in-8.

Baylies (W). Practical reflexions on the uses et abuses of bathwaters. London, 1757.

Bazin. Traité touchant les eaux de Spa. 1715.

Bazin et Capuron. Notice sur les eaux minérales de Castera-Verduzan. 1830, in-18.

Beach (T.). Examen de l'eau minérale de Westashton, à quatre milles de celles de Holt. 1741, n° 461 (Trans. phil. de la Soc. roy. de Lond.).

Beale (J.). Recherches sur les causes des eaux minérales et examen des changements surprenants et secrets qui arrivent aux liqueurs. 1769 (Trans. phil. de la Soc. roy. de Londres, n° 56).

— Examen des réflexions ingénieuses sur les eaux minérales, en anglais. Trans. philos.; et en français, Collect. acad., part. étrang. t. 2, p. 231.

— Recherches sur la production des eaux minérales et sur les changements des liqueurs qu'on examine; en anglais, Trans. phil.; et en franç., Collect. académ., part. étrang., t. 2, p. 221.

Bearson (G.). Observ. and expérim. for investig. the ohem. history of the tepid springs of Buxton.

Beaumont (E.-P.). Traité des eaux minérales de Hoff-Geissmar. Cassel, 1701, in-8.

Beaurains (P.). An aquæ minerales mulieres fecundent..? affirmatio. Paris, 1616, in-fol.

Bécane. Mémoire sur les eaux d'Ussat. Toulouse, in-12.

Beccarius (J.-B.). De medicatis Recobarii aquis, in Comment. instit. Bononiense, t. 3, p. 374.

Becher. Traité sur Carlsbad. Dresde, 3 vol.

Becher (D.). Neve Abhandlung vom Karlsbade in dreyen Theilen. Leipz., 1789.

— Phys. im Carlsbade neue Abhandl vom Carlsbade. Prague, 1766,

Becker (J.-W.). Beschreibung des in der Grafschaft Saarbrück und in Oberamte Heerkivesen befindlichen zu Neuweyer genannt Saarbrück. in-4.

Becker (J.-H.). Observations sur l'influence du temps sur l'organisme humain en général, et en particulier sur l'application des bains de mer à Dobberan. 1835.

Beckstein. Catéchisme de l'eau, ou les effets salutaires de l'eau froide, et comme elle peut servir de remède dans la plupart des maladies. Berlin.

Becquerel. Mémoire sur la décomposition des roches et sur les doubles décompositions lentes. Lu à l'Acad. des sc., le 7 avril 1834.

Bedoya y Parades (P.-Gomez). Historia universal de las fuentes minerales de Espanna. Santyago, 1764, in-4.

Beer (Léop.). Les bains sulfur. de Frenshien, proprement dits de Tœplitz, près de Frenshien en Hongrie.

— Die Frentschiner Bæder, oder die Schwefelquellen zu Teplitz næchst Frentschin im Kœnigreich Ungarn. Presburg.

BEERMANN (Sig.). Historische Nachrichten und Anmerkmugen von der Grafschaft Pyrmont und ihren Berühmten Sauerbrunnen. Francf., 1706, in-8.

BEESTON. Lettre de M. le gouverneur de la Jamaïque, dans laquelle se trouvent quelques observations sur un bain chaud de cette île. 1796, t. 19. Trans. phil. de la Soc. roy. de Lond.

BEHR (G.-H.). Dissertatio de aqua Selterana. Strasb., 1740, in-8.

BEHRENS (C.-B.). Selecta diœtetica. Francf., 1710.

BEHRENS (R.-A.). Examen aquarum mineralium Furstenau et Wechteldensium. Helmstaedt, 1724, in-4.

BELICI (Mathias). Des eaux cuivreuses de Neuhans, qui changent le fer en cuivre. 1738, t. 40. Transact. phil. de la Soc. roy. de Londres.

BELLI DE BELLFORT (Z.). Traité sur les eaux minérales de Pfeffers. (On en trouve une traduction latine dans le Nymphaeus fabariensis d'Augustin Stoecklin.)

BELLISARI. Sulle acque minerali di Corsica.

BELLOT, BERTRAND, ROUX et D'ARCET. Rapport fait par messieurs les Commissaires nommés par la Faculté de médecine pour l'examen des eaux d'Enghien. Paris, 1785, in-12.

BELLON (G.-M.). Des eaux de Bade. Strasb., 1776.

BELTEKI (Sigism.). Conspectus systematicus, practicus aquarum mineralium magni principatus Transylvaniæ indigenarum. Vienne, 1818.

BELTZ. Description historique, physique, chimique et médicale des eaux de Sulzbach. 1789.

BENDINELLUS (M.). De balneis Lucensibus villæ et corsennæ (ext. de balneis).

BENOIT (S.). Discours véritable d'une fontaine ornée de merveilleuses propriétés et vertus, trouvée près de Dié. Dié, 1610, in-4.

BENVENUTI (J.). De Lucensium thermarum sale tractatus. Lucques, 1758, in-8.

BENZENBERG (J.-Fr.). Des sources chaudes à Aix-la-Chapelle. 1831.

BERGER (J.-G.). Prodromus commentationis de Carolinis Bohemiæ fontibus, dissertatione solenni prima et secunda. 1708, in-4.

— De thermis Carolinis commentatio, qua omnium origo fontium calidorum itemque acidorum ex pyrite ostenditur. Vittenberg, 1709, in-4. Trad. en all. Dresde, 1709, in-8, et 1711, in-8.

BERGIUS (P.-Jonas). Traité sur l'utilité des bains froids. Marbrog.

— Traité des bains froids. Leipzick.

— Tal om kalla bad i gemen och loka baedmingar i synnerhet. Stockholm, 1764.

BERGMANN. Dissertation sur les eaux minérales froides artificielles; en suédois; Mémoires de l'Acad. de Stockholm, 1775; en latin, Stockholm, 1779, in-8; en français, traduct. de Guyton de Morveau, Dijon, 1780, in-8.

— Dissertation sur l'analyse des eaux minérales. Stockholm, 1779, in-8.

— Afhandlingom bitter-selzer Spa och Pyrmonter Watters. 1776.

— De analysi aquarum frigidarum. Upsal, 1778.

BERGMANN (E.-G.). Epistola de thermarum Carolinarum operatione in partes corporis humani solidas scripta. 1705, in-8.

BERINGER (J.-B.-A.). Beschreibung der Kissinger Wasser. 1738.

BERMANN (Ant.-J.). Karlsbads Heilquellen, nach ihren Wirkemgen dargestellt. Wien., 1831.

BERGERON. Lettre sur la nature et les propriétés des eaux de Gan. Amsterdam, 1749, in-4.

BERRYAT. Observations physiques et médicales sur les eaux d'Apougny, Époigny, Pourrain, Dige, Toucy, etc. Auxerre, 1752.

BERTHEMIN. Discours des eaux chaudes et des bains de Plombières. Nancy, 1615.

— Petit traité qui enseigne la méthode que l'on doit tenir en buvant les eaux de Plombières, etc. Mirecourt, 1738.

BERTHIER (M.-P.). Notice sur les eaux minérales et thermales de Saint-Nectaire. Ann. des mines, t. 7, p. 208.

— Analyse des eaux minérales et therm. du mont d'Or. Ann. des mines, t. 7, p. 201.

— Analyse des eaux de Vals. Ann. de chim. et de phys., t. 24, p. 236.

— Analyse des eaux de Néris (Ann. des mines, t. 6).

— Analyse des eaux de Bourbon-Lancy (Ann. de chim. et de phys., tome 36).

— Analyse des eaux de Chaudes-Aigues (Ann. des mines, t. 5).

Berthier et Puvis. Analyse des eaux de Vichy.

Bertini. Idrologia minerale ossia storia di tutti le sorgenti d'Acque minerali note sinora negli stati di S. M. il re di Sardegna. Turin, 1822.

Bertolinus (L.). De balneis tractatus tres et de balneo villæ ad dominos Lucences consilium (ext. De balneis omnia quæ extant).

Bertossi (G.). Delle terme Padovane, dette bagni d'Abano. Venise, 1759.

Bertrand (P.). Voyage aux eaux des Pyrénées. Clermont-Ferrand, 1838, in-8.

Bertrand (M.). Recherches sur les propriétés des eaux du Mont-d'Or. 1810, deuxième édit., 1823.

Berzélius. Eau minérale de Ronneby. Mémoire de la Soc. roy. de Suède, et Edimb. Journ. of science, avril 1830, p. 371.

Berzélius (J.-J.). Exam. des eaux min. de Carlsbad, Tœplitz et Kœnigewart. Leipz., 1823.

Besançon. Traité des vertus merveilleuses des eaux de la forêt des Ardennes, traduit par Marie Lefèvre du texte latin, Dialogus de Arduennæ sylvæ duorum admirabilium fontium effectibus admirabilibus. Paris, 1557.

Beyhing (B.). Description abrégée des bains de Niederbronn. Strasb., 1622, in-8. Traduction de l'ouvrage suivant.

— Kurtze beschreibung des Niederbronnischen wassers. Strasb. 1622, in-8.

Bianzalo (J.-T.) Della natura e qualita de bagni di Vauderio e Vinadio. Turin, 1603, in-4.

Billate (N.). Dissert. historique sur les eaux minér. de Provins. Provins, 1738, in-12.

Bidot. Tableau indicatif et classification des eaux minérales de France, d'après leurs principes constituants et leurs propriétés médicinales. Mém. de méd. et de chirurg. milit. T. 10.

Bianchi (G.). De bagni de Pisa posti a pie del monte di San Giuliano 1757, in-8.

Beutel (J.C.). Kraft und wirkung des gesundbrunnens sont das dalfinger bad genannt, welches im ulmer gebiet entspridgt. Ulm, 1665, in-8.

BETBEDER. Dissert. sur les eaux minérales de Mont-de-Marsan. Bordeaux, 1750, in-12.

— Topographie médicale de la Guyenne. Hist. de la Société royale de méd. T. 1.

BERTRAND DE LAGRESIE. Ext. d'un mémoire sur les eaux minérales de Pechlaumet. Paris, 1778, in-12.

BERNARD. Traité des eaux minérales de Bourges.

BERGER (Ch.-J.). Beobachtungen über den gesundbrunnen bey boklet im furstenthume wurtzbourg, und anweisung zu dessen gebrauche. Meiningen, 1775. in-8.

BERNARD (P.). Les Eaux de Gréoulx en Provence. Aix, 1795, in-8.

BERNARD-DESCARRIÈRES. Observations sur plusieurs maladies dépendant de suppressions des règles guéries par une espèce d'eau minérale artificielle. Journ. de médec. Mai, 1773.

BIANCHI. Traité sur les eaux de St.-Julien. 1757.

BICCHIERAI (ALESS.). Dei bagni di Montecatini trattato. Firenze, 1788, 1 vol. in-4.

BIGEON (L.-F.). Recherches sur les propriétés physiques, chimiques et médicales des eaux de Dinan. Dinan, 1812, in-8. Paris, 1824. in-8.

BILTY (H.). L'état de la source de Cyriak , près d'Erfurt, à des temps différents. Erfurt.

BINNINGER (E.). Observations sur les eaux de Plombières. 1719.

BISCHOF (G.). *Die mineral quellen zu Roisdorf,* etc. — Recherches physico-chimiques sur les eaux minérales de Roisdorf près d'Alfter, non loin de Bonn. Bonn, 1826, in-8.

— Sur l'origine des sources minérales, par le procédé simple de la dissolution. Journ. für chemie und physik de Schweigger. Vol. 55, cah. 2, p. 221.

— Recherches physico-chimiques sur la source de Helstein. Journ. du prakt. Mars, 1830.

— Chemische Untersuchungen , etc. Recherches chimiques sur les eaux minérales de Geilneau, Fachingen et Selters, suivies d'observations générales sur les sources minérales volcaniques, et en particulier sur leur origine, leur composition et leur rapport avec les formations. Bonn, 1826, in-8.

BITTER. Mémoires sur Wiesbad. 1800.

BITTNER (J.). Aquæ naturales ad Aigen prope Salisburgum descriptæ. Salisburgi, 1601, in-4.

BLANQUET (S.). Examen de la nature et des vertus des eaux minérales qui se trouvent dans le Gévaudan. 1718, in-8.

— Epistola de aqua quæ in Saxa obrigescit. Mende, 1781, in-4.

BLANQUI. Voyage d'un jeune Français en Angleterre et en Écosse. Paris, 1 vol. in-8, 1824.

BLEY. Almanach pour les médecins, chimistes, et les visiteurs des eaux minérales d'Allemagne et des pays voisins. Leipzik.

— Examen physico - chimique de la source minérale de Béringer. Bad. 1828.

— Examen physico-chimique de la source connue sous le nom d'Ernabrunnen-Neves. Journ. der pharm. 1829.

BLOCH (Marc.-Elies.). Remarques médicales avec un traité de la source pour les yeux à Pyrmont. Berlin.

— Medicinische bemerkungen. Observ. de médecine. Berlin, 1774, in-8.

BLONDEAU. Examen de l'eau minérale de Cambon, commune de St.-Cernin. Cantal. Journ. de pharm. Décembre, 1834.

BLONDEL (F.). Thermarum aquis Granensium et Porcetanarum descriptio. Aix. 1688. 1 vol. in-4, ibid. 1671, in-16. Maestricht. 1685, in-16.

Cet ouvrage a été traduit en allemand. Aix-la-Chapelle. 1688, in-8.; en hollandais, Leyde, 1727, in-4.

— Lettres à J. Didier et à J. Gaen sur les eaux d'Aix et de Borcet. Bruxelles, 1662, in-12.

— Thermarum aquisgranensium et Porcetanarum descriptio, congruorum quoque ac salubrium usuum balneationis et potationis elucidatio. 1655, in-12.

BLONDET. Dissertation sur la nature et les qualités des eaux minérales et médicinales de Segray. Orléans, 1747, in-12.

BLOT. Manuel des bains de mer. 1828, in-18.

Blucher (H. de). Examen chim. des sources de Soole près de Lulz, dans le grand-duché de Meklenbourg-Schwérin. Berlin.

Bluhm. Des bains de mer de l'île de Norderney et de son action médicale. Hanovre, 1824.

— Les établissements de bains de mer de l'île de Norderney. Brême, 1834.

Blumberg (Ch.-Gottf.). Einfaltiger jedoch getrener Rath zu nutzlichem gebrauch des Karlsbades aus bewarbrter medicorum Schriften, Zusammengetragen, und nebst, etc. Chemnitz, 1711.

Boeckmann (Ch.-G.). Description chim.-phys. des eaux de Griesbach, Petersthal et Antogart, dans le cercle de la Kinzig, grand-duché de Bade. Francfort.

Boecler (J.). Dissert. de acidulis petrinis. Argent., 1762, in-4.

Boehnisch et Sizinus. Les eaux sulfureuses de Schmeckwitz. 1819.

Bogier. Traité des eaux minérales d'Attancourt en Champagne, avec quelques observations sur les eaux de Sermaise. 1696, in-8.

Boirot-Desserviers. Recherches historiques et observations médicinales sur les eaux de Néris. Paris, 1822. in-8.

Bois (Aug. de). Phys. Egran tract. von den Sauerbrennen besonders dem Egerischen. Bareuth, 1620, in-12.

Boissier (S. de). De totidem miraculis Delphinatûs. Gratianopolis, 1658, in-8. Lugduni, 1651, in-8.

Boissier. Mém. sur les eaux d'Alais. 1736.

Bolderio (G.). De minera balneorum Calderianorum. 1460.

Bollmann. Tract. Uber. Pyrmont, Ildungen und holgeismar. 1682.

Bon (Jean le). Sur la propriété des eaux de Plombières. Paris, 1576, in-8. *ibid.* 1581, in-8. *ibid.* 1616, in-8.

— Les bâtiments, érections et fondations des villes et cités des trois Gaules, avec un traité des bains, fleuves et fontaines admirables, composé en partie par Claude Champion et augmenté par Jean-le-Bon, métropolitain. Lyon, 1590, in-16.

Bonafos. Mémoire sur les eaux de la Preste en Roussillon. Mém. de la Société roy. de méd., t. 1.

— Mémoire sur la situation, l'air et les eaux de la ville de Perpignan et du Roussillon. Recueil d'observations de médecine des hôpitaux militaires. T. 2.

— Mémoire sur l'eau de Manjolet. Histoire de la Société royale de médecine.

Boniface. Analyse des eaux minérales de St.-Laurent, Vals, etc. 1779, in-12.

Bonjean. Analyse chimique des eaux minérales d'Aix en Savoie. Chambéry, 1838.

Bonnel de la Brageresse. Dissertation sur la nature, l'usage et l'abus des eaux thermales de Bagnols. 1774, in-8.

Bonniol. Dissertation sur les eaux minérales de Chaudes-Aigues. Thèse, Paris, 1833.

Bonvin. Notice sur les eaux minérales de Louesche. Genève, 1834, in-8.

Bonvoisin. Analyse des eaux minérales de la Savoie. 1785.

Boppius (G.). Trifons Adelholzianus oder Adelholzer Wildbad in Oberbaiern. Salzbourg, 1620.

Bordeu (Ant.). Dissertation sur les eaux minérales du Béarn. Paris, 1750, in-12.

Bordeu (Théoph.). Lettres sur les eaux minérales du Béarn et de quelques-unes des provinces voisines. Amsterdam, 1746-1748, in-8.

— Lettres à madame de Sorberio, contenant des essais sur l'histoire des eaux minérales du Béarn. Toulouse, 1748.

— Recherches sur les maladies chroniques. 1775.

— Lettre sur un effet singulier des eaux minérales de Cauterets. 1763.

— Utrum Aquitaniæ minerales aquæ morbis chronicis. Paris, 1754, in-4.

— L'usage des eaux de Barèges et du mercure pour les écrouelles. Paris, 1757, in-12.

Bordeu (Franç.). Lettre à M*** sur l'usage des eaux de Barèges dans les maladies vénériennes. 1760.

— Seconde et troisième lettres du même. 1763.

— Précis d'observations sur les eaux de Barèges et autres eaux minérales du Bigorre et du Béarn. Paris, 1760, in-12.

Bories (P.). An phthysi pulmonari ultimum gradum nondum assecutæ, aquæ cauterienses. Paris, 1746, in-4.

Bories. Résultats d'une analyse de l'eau minérale de Busignargues. Journal de pharmacie, juin 1826, p. 295.

Borie (J.-F. de), La recherche des eaux minérales de Cauterets. Tarbes, 1714, in-8.

Borott (J.). Journal du Herrmannsbad de Muckau, avec une description du bain de vapeur russe et de ses effets salutaires. Zittow.

Borrich (Ol.). De spadanis fontibus.

Borsieri de Kanilfeld (J.-B.). Trattato delle acque di San-Cristoforo. Faenza, 1761, in-8.

Bosc-d'Antic. Examen des eaux therm. de Chaudes-Aigues. (Extrait des œuvres de). Paris, 1780, 2 vol. in-12.

Boscherini (P.-A.). Dell' acqua minerale di Fonte buono della terra di Santanatolia, diocesi di Camerino. Camerino, 1673, in-4.

Boscius (J.-L.). Descriptio balneorum Wembdingensium quæ in Bavaria superiore maximo ægrotorum emolumento frequentantur. Ingolst.

Bosq et Bézu. Extrait d'un mémoire sur l'analyse des eaux minérales de Bourbonne. (Bulletin de pharmacie, tome 1.)

Bothen (B.). Gute Bothschaft von denen Gungelsbrunnen oder Beschreibung der Gnadensbrunnen so nicht weit vom dem Kloster Lühne bey Lünebourg quillt. Luneb., 1647, in-4.

Botterus. De thermis Anianis in terra Laboris apud Neapolitanos. In Lexico universali de Europa.

Bottin. Notice sur les eaux et les boues de Saint-Amand. 1805.

Bouchard (F.). Judicium de metallicis aquis de Vesuntione inventis per mediam æstatem. 1677, in-4.

Boudin et Decroix. Analyse de l'eau minérale d'une fontaine située rue des Carmes, à Saint-Pol, en Artois. Arras, 1781, in-8.

Boué (A.). La Turquie d'Europe, ou observations sur la géographie, la géologie, l'histoire naturelle, etc. Paris, 1840, 4 vol. in-8.

Boulduc. Essai d'analyse en général des nouvelles eaux de Passy (Mémoire de l'Académie royale des sciences. 1726).

— Essai d'analyse en général des eaux minérales chaudes de Bourbon-l'Archambault. (Mémoires de l'Académie royale des sciences. 1729.)

— Analyse des eaux de Forges. Mémoire de l'Académie royale des sciences. 1735.

— Examen des eaux de Saint-Amand. 1699.

Bouillet. Mémoire sur l'huile de Pétrole en général, et particulièrement sur celle de Gabian. 1752.

Bouillon-Lagrange. Essai sur les eaux minérales naturelles et artificielles. 1811. in-8.

Boullay. Analyse des eaux minérales de Saint-Nectaire (Journal de pharmacie, T. 7, p. 269).

Boullay et Henry. Quelques généralités sur les eaux minérales de Pougues. Paris, 1839, bro. in-8.

Boullay et Henry père et fils. Analyse de l'eau des deux sources de Saint-Nectaire (Journal de pharmacie, T. 13, p. 87).

Boullay, Boudet, Planche, Cadet et Pelletier. Notice sur les eaux minérales naturelles et artificielles. 1832. Paris.

Bouquié. Essai physique sur les eaux de Saint-Amand. 1750.

Bourbonnais (J.-B.). Vertus des eaux minérales de Pougues. Paris, 1618, in-8.

Bourdon (Isid.). Guide aux eaux minérales. 1834, in-18. Paris.

Bourges (J. de). Ergo Forgensium aquarum vires supplere possunt Passianæ. Paris, 1657, in-4.

Bourges (E.-M.). Discours sur les vertus et les facultés des eaux médicales et minérales. 1612.

Bouros. Mémoire sur les eaux minérales de la Grèce ; lu à la réunion du congrès scientifique italien, tenu à Pise le 9 oct. 1839.

Bourru (E. - C.). Num chronicis, aquæ minerales vulgo de Merlange. Thèse soutenue à la Faculté de médecine de Paris; le 21 novembre 1775.

Boussingault. Considérations sur les eaux thermales des Cordilières. (Journal de pharmacie, octobre 1833).

Bottger (D.-C.-H.). Beschreibung der Gesunbbrunnen und Bæder bey Hofgeismar in zwo Preisschriften herausgegeben. Cassel, 1772, in-8.

Boyer. Della bonta dei bagni d'Aix, in Savoja.

Boyer. Essai sur les eaux minérales de Roujan. 1833.

Boyles. Memoirs of the natural experimental history of mineral waters. London, 1624.

Boyle (R.). Tractatus de aquis medicatis. 1718.

— Historia naturalis aquarum mineralium. London, 1686.

Brancaleone (J.-F.). De balneis, quam salubria sint tum ad sanitatem tuendam, tum ad morbos curandos dialogus, adversus, neotericos. Rome, 1534, in-8; Paris, 1536, in-8 ; Nuremberg, 1536, in-8.

Brand (Théod.). Les cures avec l'eau, faites par Vinc. Prieznitz, à Graefenberg, dans la Silésie.

Brandao (J.-J. de Seixas). Memor. para serv. de historia analysi e virtudes das aguas thermaes da villa das cadas da Rhina. Lisboa, 1781, in-8.

Brande (W.-T.). Analyses of two mineral Waters from Springs in Windsor, great Park. The Quarterly journal. 1826, T. 20, p. 266.

Brandes. Chemische Untersuchung des mineralischen Badewassers, etc. Archiv. der Apothek, n. 13 et 14.

Brandes et Kruger. Nouvel examen physico-chimique des sources minérales de Pyrmont. Pyrmont, 1826.

— Les eaux minérales et le bain de boue minérale à Tatenhausen, dans le comté de Ravensberg. Lemgo.

Brandis. Guide pour l'usage des eaux de Egerbrunnen.

Brandis (J.-D.). Instruction sur l'usage des eaux de Dribourg, en allemand.

Brassard. Observations sur les eaux de Saint-Amand. 1698.

— Traité des eaux minérales de Saint-Amand. 1714.

Braun (Fr.-Eb.). Descriptions des principales qualités de toutes les eaux minérales célèbres du Wurtemberg, et guide pour leur emploi utile. Stuttgard.

Braune (S.). Entwurf, oder Beschreibung des Bades der Jordan genaant, bey der Stadt Biberach. Tübingen, 1672, in-8.

— Teutscher Jordan, oder Biberacher Bad. Augspurg, 1673, in-8.

Brawe (Math.-Fr.). Traité des eaux de Verden. Brème.

— Second traité des eaux de Verden. Gœttingen.

Brawe (G.-M.-F.). Von dem Verdner Gesundbrunnen und Bade, etc. Bremen, 1785, in-8.

Bredefeld (J.). Neumünsterisches Bethesda. 1712.

Breibizius (J.-G.). Kurzer Bericht vom Wildbad zu Rotenburg ob
der Tauber, etc. Rotenburg, 1709, in-8.

— Neueste Beschreibung der Sauerbrunnen zu Jebenhausen, eine
Stunde von Gœppingen, etc. Rotenburg, 1723, in-8.

Bremelle (J.-F.). Hydro-analyse des eaux chaudes et froides d'Aix-
la-Chapelle. Liége, 1703.

Brendel (Adam). Dissert. de balneis veterum valetudinis causa ad-
hibitis. Witeberg, 1712, in-4.

Bréon. Carte des eaux minérales de France. 1823.

Bresmal. Traité des eaux minérales de Tongres. 1701, in-8.

— Analyse des eaux d'Aix-la-Chapelle. Liége, 1703.

— La circulation des eaux, ou l'hydrographie des eaux minérales
d'Aix et de Spa. Liége, 1716 et 1718, in-12.

— Hydro-analyse des eaux minérales chaudes et froides de la ville
impériale d'Aix-la-Chapelle. Aix-la-Chapelle, 1741, in-12.

— Description des eaux minérales acides ferrugineuses des fontaines
de Niveset. Liége, 1720. in-12.

— Parallèle des eaux minérales du diocèse et pays de Liége. Liége,
1721.

— Descriptio seu analysis fontis Sancti Ægidii, mineralis ferruginei
prope Tungros. Liége, 1700, in-16. Traduit en français; Liége,
1701, in-12.

Brewerton. Treatise on Askern mineral water.

Breynius (J.-P.). De thermis Bulicanti in Viterbio. Philos. transact.,
n. 334.

Brieude (de). Observations sur les eaux thermales de Bourbon-
l'Archambault, de Vichy et du mont d'Or. 1788, in-8.

Brigelius (J.-M.). Beschreibung des Gesundbrunnens zu Zeisenhau-
sen. Stuttgard, 1715. in-8.

Brisson. De aquarum Pugiacarum originibus, virtute et usu. 1624,
in-4.

Brohier (H.). Dissertation sur les eaux acidules froides. Paris, 1821.

Brongniart (A.). Mémoires sur les principes constituants de l'eau
minérale de Balaruc. Mémoire du muséum d'histoire naturelle,
T. 4, p. 173, année 1804.

— Analyse des eaux de Balaruc. Journal de Montpellier, T. 1.

Brossard, Plantin et Lemaignan. Rapport au sujet des eaux de La-plaine. In-12.

Broussonnet. Questiones chimico-medicæ duodecim. Montpellier, 1759, in-4.

Brouzet. Analyse des anciennes eaux minérales de Passy et leur comparaison avec les nouvelles. (Mémoire de l'Académie royale des sciences, T. 2).

Brown (Ed.). Brevis relatio itinerum per varias Europeæ partes.

— Of colds baths with an adjuce to water drinkes. London, 1707.

— Des bains d'Autriche et de Hongrie. (Transact. philos., année 1670, n. 59).

Bruck (Ant.-Théob.). Almanach pour les visiteurs des bains, ou guide pour l'emploi utile extérieurement et intérieurement des eaux minérales et la diète à observer. Berlin.

Bruckenau. Bemerkungen auf ener Reise nach Karlsbad. Braunschweig, 1785.

Bruckmann (Ch.-P.). Nouvelle description augmentée et revue des eaux et bains d'Ems. Francfort.

Bruckmann (F.-E.). De aquæ Sedlitzensis et Seydschutzensis effectu in morbis. Noriberg, 1735.

— Prodromus bibliothecæ hydrographicæ. Hamburg, 1735.

— Observatio de fonte sulphurato in Hercynia prope locum de alte Brach in ducatu Blankenburg. Noriberg, 1735.

Bruckmann (C.-P.). Neve verbesserte und vollstændige Beschreibung der gesunden warmen Brunnen und Bæder zu Ems. Frankfurt, 1772, in-8.

— Enarratio choreæ et epilepsiæ quæ per fontes medicatos et thermas Embsenses curatæ sunt. Francf., 1786, in-8.

Bruhesius (P.) ou Van Bruhesen. De thermarum aquis granensium viribus, causa ac legitimo usu, epistolæ duæ. Anvers, 1752.

Brun (H.-L.). Questiones medicæ duodecim. Montpellier, 1777, in-4.

Bruni (P.). Eau minéralisée par le muriate de soude. Giorn. med. napol., T. 9.

Bruni (J.). Relatio de thermis prope Vinadium. Philos. transact., V. 51.

Brunn (F.-T. de). Dissert. de aqua Celsensis vel Leicensi Lacustri in Moravia. Vienne, 1764, in-8.

Brünner (D.) Observations sur les sources minérales d'Italie. (Archive f. die gesemmte Naturlehre.; vol. in-18, cah. 3, p. 347.

Buchan. Observations sur les bains de mer; en anglais : Pratical observations concerning sea bathing, etc. Deux éditions, l'une en 1804; l'autre en 1812.

Buchholz. Analyse chimique des eaux sulfureuses de Gunthersbad près de Sondershausen.

Buchner (A.-E.). Dissertatio de aquis medicatis, præsertim de fonte medicato Clivensi. Hal., 1752.

Buchner. Eaux minérales de Münchshofen et d'autres parties de la Bavière. (Journ. für chem. und physik., 1825. n. 12, p. 410.)

Buch'oz. Dictionnaire hydrologique de la France. Paris, 1772, 2 vol. in-8.

— Lettre sur la méthode d'éprouver les eaux minérales. (Nat. consid., 1774, t. 4, p. 163.)

Budæus (G.). Paralysis ex arthritide vaga thermis Hirschbergensibus curata. 1757.

— Consilia zur Karlsbader, Teplitzer und Selter Kur. Sammlung aust allen Theilen der arznei. 1757, p. 147.

Budin des Plantes (F.). Tentamen chymico-medicum de aquis mineralibus. Monspel., 1769.

Bugnon (P). Discours sur les vertus d'une source d'eau trouvée en Vivareg. Lyon, 1583, in-8.

Buni. Lettre à H. Baker. Description des bains chauds de Vinadio, dans la province de Coni, en Piémont. 1760, T. 51. (Trans. phil. de la Société royale de Lond).

Burdach. Les eaux minérales dans la vallée de la Neiss examinées et décrites. Leipz.

Buret. Topographie médicale de la Provence. (Journal de médecine militaire, T. 2).

Burette (P.-J.). De aquarum medicatarum Galliæ natura, viribus et usu tractatio. Paris, 1772, in-8.

Burette. Leçons sur les eaux minérales, dictées au collége royal. Manuscrit que possédait Lebègue de Presle, docteur régent de la Faculté de médecine de Paris.

Burggrave (J.-P.), Cerf (Ch.) et Senkerberg (J.-Ch.). Bedenken von dem Gehalt und Kræften des Fachinger Sauerwassers ohnfern der Stadt Dietz. Francfort, 1749, in-8.

Burghart (G.-H.). Hist. phys. und medicinische Abhandl von dem warmen Bædern bey Landecke. Breslau, 1744.

— Constitutio thermarum Landecensium. 1736.

Burlet. Examen des eaux de Vichy. 1707.

Buvat de la Sablière. Iter gergobinum. Biturigibus, 1556, in-12.

Buzzegoli (A.-G.). Dell' acqua martiale de Rio nell' isola dell' Elba. In Firenze, 1762, in-8.

C

Cabe (M.). Traité sur les eaux de Cheltenham. 1824, in-8.

Cabias (de). Les vertus merveilleuses des eaux d'Aix en Savoie. 1688.

Cacciatore (N.). Viaggio ai bagni minerali di Sclafani. Palerme, 1828.

Cadet. Examen chimique de l'eau minérale de l'abbaye de Fontenelle en Poitou. Mémoire de l'Académie royale des sciences. 1767.

— Analyse des eaux de Passy, maison de Calsabigi. in-8. Brochure.

Cadet, Planche, Boullay, Boudet et Pelletier. Notice sur les eaux minérales naturelles et artificielles. 1832.

Cadet de Vaux. Analyse des eaux de la fontaine de St-Martin, près Guise en Picardie. 1776.

Cagnatus Marsilius. De usu balneorum. 1591, lib. ii, de sanitate tuendâ.

Cahaignes (J.). Prælectio de aqua medicata fontis Hebecevronii. Caen, 1612, in-8.

— De aqua medicata fontis hebecevronii. Caen, 1604.

Caillot. Lettre sur les nouveaux bains médicinaux. Paris, 1752.

Calathino (D.). Discorso delle stufe e bagni di Roma. Roma, 1646. in-4.

Callet (Jean-Claude). Thèse latine, 1716. An pluribus morbis chronicis aquæ thermales Borbonnienses in campania. Vesuntione, 1716, in-8.

Calmet (Le R. P. dom). Traité historique des eaux et bains de Plombières, Bourbonne, Luxeuil, et Bains. Nancy, 1748, in-8.

Camerarius (J.-R.). Thermarum Cellensium vires. In Syllog. memorabil. cent. xx. part. 13, p. 1598.

Camerarius (A.). Dissert. de acidulis Niedernowensibus. Tubing., 1710, in-4.

— Das Obernauer bad bey Rotenburg and dem Neckar.

— De fonte Reutlingensi. Ephém. nat. cur.

— Ferinarum thermarum in ducatu Wurtenbergiæ vires.

— De fonte soterio Wurtenbergiæ. éphem. nat. cur.

— Dissert. de balneo Blasiano. Tubing., 1718, in-4.

— Thermæ Bollenses ægrum ejiciunt et tandem patiuntur. 1599.

— Methodus analytic. de natura et viribus fontis acidi ad Gœppingam oppidum in ducatu Wurtenberg.

— De aquis medicatis. Tubingæ, 1716.

— De fonte mirabili Konigsbrunnen dicto. Ephem. nat. cur. déc. 3.

— De acidularum usu externo. Tubingæ, 1679.

— Diss. de fontibus soteriis sulphureis Reutlingensi et Bohlingensi. Tubing., 1736, in-4.

— Diss. de acidulis Engstingensibus. Tubing., 1719, in-4.

Camerarius (E.). De calore aquarum mineralium cellensium insolito. Ephem. cur. nat., decad. 111.

Camilli Annibale. Trattato sopra l'acqua santa overa acqua bianca di Nocera. In Perugia, 1660, in-4.

Campardon. Mémoire sur les eaux minérales et sur les bains de Bagnères de Luchon. 1763. Journ. de méd.

Campmartin. Observations sur les eaux minérales de Saint-Sauveur. 1772.

— Observations sur les eaux minérales de Cauterets. 1772.

— Observations médico-chimiques sur les eaux minérales d'Audinac. Nature considérée. t. 1, 189, 1772.

— Observations faites sur les eaux minérales et thermales de Baréges. 1769.

Camus. Opuscule sur Cauterets et ses eaux minérales. Auch, 1817.

Camus (Cypr.). Nouvelles réflexions sur Cauterets et ses eaux minérales. Auch, 1824.

— Recueil des cures les plus piquantes obtenues à Cauterets. 1818.

Camus de Mézières. Description des eaux de Chantilly et du hameau. Paris, 1783, in-8.

Cannetti (P.F.). Illustrazioni sopra l'uzo ed abuso dell' acque minerali di Recoaro. 1735, in-8.

Cantu (G.-L.). Saggio chimico sull' acqua solfureo-salina di Castelnovo d'Asti. Turin, 1823, in-8.

Cantwel. Analyse des nouvelles eaux de Passy. Paris, 1755, in-12.

Cantwel , Hérissant et Delarivière. Rapport de messieurs les commissaires nommés par la Faculté de médecine de Paris pour examiner les nouvelles eaux minérales de Merlange, près la ville de Montereau-Faut-Yonne. 1766.

Cany (G.). Notice sur les eaux minérales acidules ferrugineuses de Sainte-Magdelaine de Flourens. Toulouse, 1824.

Capdevilla (A.). Theoremas y problemas para examinar y saber usar quales quiera aguas minerales. Madrid, 1775.

— Dissert. de las virtudes medicinales uso y abuso de aguas minerales de la fuente de Vado-Canas, sitalas en al termino della villa de Reguena. Murcie, 1769, in-8.

Capelle. Expériences sur les eaux minérales vitrioliques et la manière d'en composer d'artificielles. Journ. de méd., fév. 1764.

Capeller et Kaiser. Les eaux minérales de Saint-Maurice, Schulze et Fideris, etc. 1826.

Capuron et Bazin. Notice sur les eaux minérales de Castera Verduzan. 1830, in-18.

Cardilucius (J.-H.). Heilsame Arznezkrafte des Nürnbergischen Wildbades. Nürnb., 1681, in-12.

Cargue. Mémoire à la municipalité de Bagnères de Luchon, concernant les eaux minérales.

Carl (J.-A.). De fonte salutari Sulzerbrunn dicto, in Bavaria superiori.

Carl (J.-S.). Vom Zaisenhauser Brunnen im Würtenbergischen. 1726, in-8.

Carnarius (J.). De thermis Patavinis et de Podagræ laudibus libellus. Patavii, 1553, in-8.

Carpi (P.). Lett. sopra un acqua minerale, etc. Lettre sur une eau minérale acidulo-ferrugineuse découverte dans les environs de la Tolfa. Giorn. Arcadico, 1828. T. 39.

Carr (R.). De aquis Tunbrigiensibus nephritico consulendis. London, 1691.

Carrère. Catalogue raisonné des ouvrages publiés sur les eaux minérales. 1785, in-4.

— Traité des eaux minérales du Roussillon, contenant une lettre sur les bains froids de Font-Romeu. 1756, in-12.

— Essai sur les eaux minérales de Nossa. Perpignan, 1754, in-12.

Carro (chevalier de). Almanach de Carlsbad, ou Mélanges médicaux, scientifiques et littéraires relatifs à ces thermes et au pays; de 1831 à 1837.

— Traité sur l'établissement des bains de vapeur de Carlsbad. Prague.

— Carlsbad, ses eaux minérales et ses nouveaux bains à vapeur. Carlsbad, 1829.

— Essay of the mineral waters of Carlsbad, with observations on the microscopic animalcules about the hot springs of Carlsbad. Prague, 1835.

Cartheuser (J.-F.). Dissertatio de viribus aquæ marinæ. Francfort, 1763, in-4.

Cartheuser (P.-A.). Abhandlung vom Auerbacher Mineral-Wasser. Giessen, 1776, in-8.

— Rudimenta hydrologiæ. 1758.

Cartier. Notice et analyse des eaux de Saint-Alban. Lyon, 1816.

Carus (C.-G.). Observations sur les sources minérales à l'occasion d'une visite des eaux du Taunus (Hufeland's journal, 1836, 1 livr.).

Cassegrin (J.). Dissertation apologétique sur la fontaine minérale du faubourg de Saint-Maurice de Chartres. 1702, in-12.

Cast (D.-M.). Thermæ Teplicenses. Dresde, 1701, in-8 ; 1708, in-8.

Castelbert. Traité des vertus des eaux de Barèges, Cauterets, Bagnères. Bordeaux, 1762.

Castelmont. Les bains de la ville d'Aix en Provence. 1600, in-8.

Cattani (N.-A.). Breve ragguaglio della natura e qualita dell' acqua nomata dal Volgo in Assisi di Mojano. Assisi, 1737, in-4.

— Breve ragguaglio delle salubri qualita e virtu medicinali dell' acqua volgarmente nella citta di Jesi detta della Mastella. In Jesi, 1749, in-4.

Cattier (J.). Lettres sur les eaux minérales. 1663, in-12.

— De la nature des bains de Bourbon-Lancy. Paris, 1650, in-8.

— Lettres sur les vertus des eaux minérales de Bourbou-Lancy. 1655, in-4.

CAUCANAS (P.). Traité analytique et pratique sur les eaux minérales de Sylvanès et de Camarès. Paris, an 10, in-8.

CAVALLERY (A.). Dissertation sur la cause de la chaleur des eaux minérales. Bordeaux, 1739.

CAVENTOU. Note sur quelques eaux minérales des bords du Rhin (Bull. génér. de thérap., t. 9, 289).

CAVENTOU, FRANÇOIS, GASC et MARC. Considérations chimiques sur l'eau de Selters naturelle comparée à l'eau de Selters factice. Paris, 1826.

CAY. Partie de deux lettres au docteur Lyster, sur les eaux minérales. 1698, n° 245 (Trans. phil. de la Soc. roy. de Londres).

CAYAUX. Lettres sur les nouveaux bains médicinaux. Paris, 1752, in-12.

CAYLUS (le comte DE). Recueil d'antiquités égyptiennes, étrusques et romaines, avec une notice sur Néris. 1761, in-4.

CAZAINTRE. Notice sur les eaux de Rennes. Toulouse, 1833.

CERDÁN (François DON). Traité sur les eaux sulfureuses d'Archena. 1760.

CHAMPORCIN (DE). Mémoire sur les eaux de Dignes. (Histoire de la Société royale de méd., t. 1.)

CHANDELIER. Mémoire sur les eaux minérales de Rouen (Gazette salutaire. 1770).

CHANDLER (M.). The description of Bath. London, 1738, in-8.

CHAPPON. Mémoire sur l'analyse et les propriétés de l'eau minérale de Saint-Germain-en-Laye. 1787, in-8.

CHAPTAL. Rapport à l'Institut sur les eaux minérales artificielles, an IV.

CHARAS. Réflexions sur les causes de la chaleur des sources chaudes. 1692.

CHARBONNEAU (Fr.). Poëme sur les propriétés et vertus de la fontaine de Meynes. 1624, in-8.

CHARLES (R.). Quæstiones medicæ circa fontes medicatos Plumbariæ. Besançon, 1715, in-8.

— Dissertation sur les eaux de Bourbonne. Besançon, 1674, in-12.

— Quæstiones medicæ circa thermas Borbonienses. Besançon, 1721, in-8.

— Quæstiones medicæ circa acidulas Bussanas. Besançon, 1738, in-8.

CHARLETON. A inquiry into the efficacy of warm bathing in Palfies. London, 1769.

— Three traits on Bathwater. Bath, 1774.

CHARPENTIER. An aquæ Acquinienses medicamentosæ. Paris, 1621, in-fol.

CHASTAIGNIER. Lettre contenant l'analyse des eaux de Laboisse. Lyon, 1778, in-8.

CHAUSSIER. Notice sur les nouvelles eaux de Passy. (Journ. général de méd., t. 44, 104.)

CHEMNITZ. Wangeroge et ses bains de mer. 1833.

CHENU (J.-C.). Des eaux minérales en général (Thèse). Strasbourg, 1833, in-4.

CHESNEAU (N.). Discours et abrégé des vertus et propriétés des eaux de Barbotan. Bordeaux, 1629, in-8.

CHEVALLEY DE RIVAZ (J.-E.). Précis sur les eaux minéro-thermales et les étuves de l'île d'Ischia. Naples, 1831, in-12.

CHEVALLIER. Mémoires et observations sur les effets des eaux de Bourbonne-les-Bains. Paris, 1772, in-8.

— An aquæ Borbonienses apud campanos pluribus morbis medicamentum? Vesuntione, 1772, in-8.

CHEVALLIER (A.). Essai sur Chaudes-Aigues, et analyse chimique de ses eaux thermales. 1828, in-4.

— Note sur les eaux minérales de Saint-Mart. 1832.

— Note sur les eaux minérales de la Chaldette. (Journ. de chimie méd. Mars, 1834.)

— Notice historique sur les eaux minérales d'Uriage, 1836, in-8.

— Note sur l'application d'une eau minérale thermale au chauffage des maisons. Paris. (Brochure.)

— Recherches et observations sur les eaux thermales de Bagnols-les-Bains (Lozère). Paris, in-8.

CHEVALLIER et A. RICHARD. Dictionnaire des drogues simples. (Eaux minérales. t. 2, p. 317.)

CHICOYNEAU. Avis au sujet des eaux minérales d'Yeuset et de Saint-Jean de Seirargues. 1746.

CHIFOLI. Essai analytique des eaux minérales de Dinan, etc. Saint-Malo, 1782, in-12.

CHOMEL. Examen des eaux du mont d'Or. 1702.

CHOMEL (J.-F.). Traité des eaux minérales, bains et douches de Vichy et de Saint-Nectaire. 1734, in-12. Paris, 1738, in-12.

CHOUL (DU G.). Discours des bains et antiques exercitations grecques et romaines. 1672, in-4.

CHOUSSY. Observations sur les eaux minérales de la Bourboule, 1828.

CHRISTMANN (M.-W.-J.). Leibliche und geistliche gestalt des Sauerbrunnens zu Gœppingen. Heilbron, 1731, in-4.

CHROUET (W.). La connaissance des eaux minérales d'Aix-la-Chapelle, de Chaud-Fontaine et de Spa. Leyde, 1714 et 1729.

— Déclaration au sujet du transport des eaux de Geronstère. Spa, 1736.

CISZEVILLE. Statistique de Forges-les-Eaux. Rouen, an 13.

CLARUS et RADIUS. Additions à la médecine pratique. 1834, en allem.

CLAUDIMUS (J.-C.). Paradoxa medica seu de natura et usu thermarum. Francf. 1606.

CLIVOLO (B.-A.). De viribus balneorum naturalium. Lugd. 1552, in-4.

COCCHI (J.). Traité sur les eaux de Saint-Julien. 1750.

COHAUSEN. Observationes de thermis Embsensibus. 1744.

— De atrophia fonte Selterano curata. (Act. natur. Cur.)

COLINY. Traité des qualités, vertus et usage des eaux de Niederbronn. 1762, in-12.

COLLARD DE MARTIGNY. Analyse des eaux de Contrexeville. (Journal de chim. méd., 1829.)

COLLINS (Th.). Dissertatio de frigidæ lavationis antiquitate et usu in medicina. 1720, in-4.

COMBALLUSIER. Mémoire sur les eaux de Saint-Laurent. (Société royale des Sciences de Montpellier, avril 1743.)

COMBE (J. DE). Hydrologie. Aix, 1645.

COMIER. De balneis mineralibus Anselmiensium et admirandis facultatibus aquarum prædictarum thermarum.

CONRABE. Traité des eaux minérales. Nevers, 1634, in-8.

CONRAD (A.-P.). Antwortschreiben betraefend den zu Osteroda wieder gœffneten gesundbrunnen. Osterode, 1705, in-4.

CONRAD (Fr.). Medicinische Annal der Caucasischen. Heilquellen, 1824.

Conrath. Les eaux de Salzbrunn dans le Franzensbad, près d'Egra (Bohême, Octobre, 1825.)

Conté (G.). Saggio di sperimenti sulle proprieta chimiche e medicamentose delle acque termo-minerali del tempio di Serapide in Pozzuoli. Naples, 1823.

Corda (J.-C.). Essay on the mineral waters of Carlsbad, for physicians and patients. 1835.

Cordon. Examen chimique de l'eau de Fontenelles. (Natur. consid. 1775.)

Cornarius (J.). De thermis Patavinis carmen. Patav., 1553.

Corrozet (G.) et Champier (C.). Catalogue des antiques érections des villes et cités, fleuves et fontaines assises ès trois Gaules. 1558.

Cortade. Observations sur les eaux minérales de Lavardens, in-8.

Coste. Méthode générale d'analyse, ou recherches physiques sur les moyens de connaître toutes les eaux minérales; traduit de l'anglais. Paris, 1767, in-12.

— Nouvelles expériences sur les eaux minérales de l'Allemagne; traduites de Fréd. Hoffmann. Berlin, 1752.

Costel. Analyse chimique des eaux de Pougues. 1769.

Cotte (le père). Sur les eaux de Montmorency. 1766.

Coudray. Eaux de Montbrun (Thèse). Montpellier, 1821.

Couflits. Lettre adressée à Chevillard, fontainier du roi, sur la découverte d'une nouvelle source à Barèges (Mercure de France, mars, 1732).

Coulet (L.). Mémoire sur les eaux minérales gazeuses et ferrugineuses d'Andabre. Paris, 1826, in-8.

Courradez (Aug.). L'hydre féminine combattue par la nymphe Pougoise. 1634, in-8.

Courtois (R.), D.-M. Aperçu sur les eaux minérales et thermales des Pays-Bas et d'une partie de la Prusse, avec des observations géologiques. Bijdragen tot de Natuurkund. Wetenschapp., vol. 4, p. 19.)

Cousinet. Observations sur une brochure traitant des eaux minérales et médicinales de Chateldon (Journ. de méd., février, 1779).

Cousinot (J.). Discours au roi touchant la nature, effets et usages des eaux minérales de Forges. 1631, in-4.

Couturier (Et.). Traité des eaux minérales de Bourges, 1683, in-8.

CRANTZ (H.-J.). Gesundbrunnen der Osterreich monarchie. Wien. 1777.

CRANZ (H.-J.-Nep.). Analysis therm. Herculanar. Daciæ Trajani, celebriorumque Hungar., acced. aquarum Hungariæ, Croatiæ nomenclator. Vienne.

— De aquis medicatis Transylvaniæ. Vienne.

CRÉPU. Analyse des eaux minérales d'Uriage.

CRESSÉ (P.). An Forgensium aquarum vires supplere possint Passiacæ? Paris, 1651, in-fol.

CREVE (Ch.-Gasp.). Description des eaux minérales à Weilbach, dans le duché de Nassau, et ses forces médicales. Wiesbade.

CRISPI (J.). De aquis thermalibus Drepani, 1684.

CRISTOBAL (Thomas DON). Analyse des eaux de Tortosa (Journal de Barcelone, juin 1801).

CRIVELLATI (C.). Dei bagni di Viterbo, in Viterbo, 1604, in-8.

CUISIN. Les bains de Paris et des principales villes des quatre parties du monde. Paris, 1822. 2 vol. in-12.

CUNÆUS (A.). Beschreibung des Pyrmontischen Sauerbrunnen. Lemgo, 1688, in-8.

— Beschreibung der Westphalischen sauerbrunnen und Bæder, fonderlich der Pyrmontischen. Hannover, 1709, in-8.

CUNIER. Niederbronn dans la Basse-Alsace. 1827, in-8.

CUNITZ (Ad.-Jos.). Sur le bain à Ruhla, Eisenach.

CUNZ (P.-O.). Vom Dorfgeismarischen Gesundbrunnen. Cassel, 1781, in-8.

CURRIE (James). Medical reports on the effects of water.

CZASKA (D.). Abhandl. vom Nikolaibade bey Hohemauth im Chrudimer Kreise. Kœnigsgrætz, 1739.

D.

D'ABOVILLE. Mémoire contenant l'analyse d'une eau colorée qui se trouve dans une fontaine à Douai (Mém. de l'Acad. roy. des scienc. Sav. étrang., t. 4).

DACQUET (Gabr.). Nocetne fecunditati aquarum metallicarum potus? Paris, 1670.

Daehne (J.-T.). Dissertationes duæ de aquis Lipsiensibus. Leipzick, 1783, in-8.

Damar (Zach.). Dissertatio de thermis Fabariensibus Rhætiæ, vulgo Pfefferbad. Basil., 1704, in-4.

Damien. Aperçu topographique sur les eaux minérales et sulfureuses d'Enghien. in-8.

Damm (F.) et Mitterbacher. Analyse des eaux acidules de Giesshubel, etc. Vienne, 1798, in-8.

Dandault (J.-B.). Admirables effets de l'eau de la fontaine de Sainte-Reine. Paris, in-8.

Dangelmaiers. Bæder u, Gesundbrunnen Würtembergs. 1822.

Danymann (J.-G.). Annales de 1817 des bains de mer de Trave-munde. Lubeck.

Danjou. Lettre sur les eaux de Conches (Journal de Verdun, août 1731).

Dannyère. Mémoire sur les eaux minérales et médicales de Bardon près de Moulins, en Bourbonnais (Mém. de Trévoux, 1746).

Daquin. Traité des eaux d'Aix en Savoie. 1773 et 1808.

D'Arcet (J.). Utrum ad tuendam sanitatem balnea frigida præstant calidis? Paris, 17.63.

D'Arcet. Note sur le bicarbonate de soude des eaux de Vichy (Journal de pharm., t. 16, 329).

Dardonville. A description of the waters of Aix la Chapelle, with directions for their use. Aix-la-Chapelle.

Darluc. Nouveau traité des eaux minérales de Gréoulx. Aix, 1777.

— Histoire naturelle de la Provence. Avignon, 1782, 3 vol. in-8.

D'Arquier. Observations générales des degrés de chaleur des différentes sources de Bagnères. (Mémoire de l'Académie des sciences, t. 6, p. 147.)

Daubeny (Ch.). Remarks on a certain kind of organic matter found in sulphureous springs. (The Transactions of the Linnean Society of London, t. 16, page 587.

Dauter (N.-E.). De usu aquæ frigidæ externo topico. Gothingue, 1781, in-4.)

Dazille (J.-B.). Précis sur l'analyse des eaux minérales, pour servir de guide aux jeunes médecins. 1785.

DEBRA (C.-W.). Dissert. de cauto et incauto salis amari Sedlicensium usu.

DEBRY. Statistique générale du département du Doubs.

DECORE (G.-A.). L'utilité des bains froids. Leyde, 1761.

DECOUTHILLE. Thèse sur les eaux de Saint-Christiau de Lurbe.

DECROIX (L.-J.) et BOUDIN (P.-J.). Analyse de l'eau minérale d'une fontaine située rue des Carmes, à Saint-Pol, en Artois. Arras, 1781, in-8.

DEFFELBEN. Marienbad et ses différents moyens curatifs dans les maladies chroniques. Prague, 1827.

DEGNER (J.-H.). Acidulæ of kort verhaal van een minerale Gezond bron in de Graffchap in heerlytheyd Ubbergen Nymegen by Heymann. 1745.

DEGROUSSET. Traité des eaux de Forges. Paris, 1607, in-8.

DEHORNE. Notice sur les eaux du Rainey (Hist. de la Soc. roy. de médecine, t. 1).

DEICHMANN (A.-P.). Dissert. de salubri aere et aqua Gottingensi. Gotting., 1738, in-4.

DEKMAN (T.). A Letter to doctor Richard Huck (sur la construction des bains de vapeur). Londres, 1769.

DELACHESNE. Lettre sur la fontaine de Saint-Gondom (Nat. consid., 1774).

DELAPLAGNE. Observat. sur les eaux de Cauterets (Hist. de la Société royale de médecine, t. 1).

DELARUE. Les eaux minérales de Pougues. Nevers, 1746, in-12.

DELAUNAY. Traité sur les eaux d'Availles. 1771.

DELENS et MÉRAT. Dictionnaire universel de matière médicale.

DELISSALDE. Considérations sur les propriétés médicales et l'emploi thérapeutique des eaux minérales de Cambo (Thèse). Paris, 1829, in-4.

DELIUS (H.-F.). Dissert. de nonnullis circa aquas in tractu Baunacensi. Erlangæ, 1767, in-4.

— Untersuchungen und Nachricten von dem Gesundbrunnen und Bædern zu Kissengen und Boklet. Würzb., 1770, in-8.

— Nachricht von dem Gesundbrunnen bey Sichersreuth ohnweit Wonfiedel, etc. Bayreuth, 1774, in-8.

DELPHINUS (J.). Quæstiones medicinales. Venetiis, 1559.

Demachy. Examen physique et chimique d'une eau à Passy. Paris, 1756; in-12.

— Examen chimique des eaux de Verberie (Journal de médecine, 1757).

Demangeon. Plombières, ses eaux et leur usage. Paris, 1835.

Demorcy-Delettre. Journal des bains de Fonsanche.

Denihell. Traité des eaux minérales de la ville de Rouen. Rouen, 1759, in-12.

Derham (S.). Hydrologia philosophica or an account of Ilmington waters in Warwichshire. Oxford, 1685, in-8.

Dern (G.-P.). Specimen medicum de balneis Immersivis eorumque agendi modo. Strasbourg, 1767, in-4.

De Rogièn. Von warmen Bædern der Stadt Aachen, 1649, in-8.

Derselbe. Marienbad. Berlin, 1834.

Desaive. Méthode facile de préparer l'eau minérale propre à remplacer les eaux de Pyrmont et des autres sources les plus renommées. (Natur. consid., 1777, t. 2).

Desbrest (R.). Nouvelles eaux minérales de Chateldon. Clermont, 1783, in-12.

— Eaux de Chateldon (Histoire de la Société royale de médecine, t. 1).

— Traité sur les eaux minérales de Vichy (Gazette d'Épidaure, 1762, p. 236).

— Eaux minérales et médicinales de Chateldon. Clermont, 1780 , in-4.

— Traité des eaux minérales de Chateldon et de Vichy. Moulins, 1778, in-12.

— Lettre à MM. les auteurs du Journal de médecine. Clermont, 1779, in-12.

Descaunèts. Traité de la propriété et des effets des eaux, bains de Bagnères et de Barèges. Toulouse, 1724.

Desfosses et Roumier. Analyse de l'eau minérale de Bourbonne (Journal de pharmacie, nov. 1827, p. 533).

Desfosses. Analyse de l'eau de Guillon.

Desmilleville. Essai historique et analytique des eaux et boues de Saint-Amand. 1767.

— Journal des guérisons opérées par l'usage des eaux et boues de Saint-Amand, 1767, 1769, 1770, 1771.

Despines. Essai sur la topographie et les bains d'Aix. 1803.

Despines père. Observations de médecine pratique faites aux bains d'Aix en Savoie. Annecy, 1839.

Despines fils. Bulletin des eaux d'Aix en Savoie, quatrième année. Annecy, 1838.

— Bulletin des eaux d'Aix en Savoie. Annecy, 1836.

— Manuel de l'étranger aux eaux d'Aix en Savoie.

Dessartes. Analyse des eaux de Vic en Céladis (Dict. minér. et hydrol., t. 2).

Detten (M.). Essai abrégé sur les eaux minérales en général. Munster, 1799.

Deucerus (J.). De thermis practicis, 1633.

— Tract. de thermis ferrinis Enzianis ducatus Wurtenbergici vulgo Wildbad. Argent., 1637, in-12.

— Heilsame und nützliche Badecur des Wildbades an der Entz im Herzogothume Würtenberg, von desselben warmen Wassers Natur, etc. Strasb., 1637, in-12.

Deveux. Analyse des nouvelles eaux de Passy (Bulletin de pharm., 1809).

— Analyse de l'eau de Montmorency, 1774, in-4.

Didelot. Avis aux personnes qui font usage des eaux de Plombières. 1782, in-8.

— Examen sur les eaux minérales de Bussang. 1777, in-12.

— Description topographique et médicale des montagnes des Vosges (Hist. de la Soc. roy. de méd., t. 1, p. 107).

Didier. Lettre de M. Didier, docteur en médecine et surintendant des eaux minérales d'Aix et de Borcet, à M. Blondel, traitant les vertus et les propriétés desdites eaux. Sedan, 1661, in-8.

Diego de Torrès (don). Traité des eaux de Ledesma (Alexand. de Laborde. Itin.)

Diel (A.-Fr.-Adr.). Sur l'emploi des thermes d'Ems. Francfort.

— Notice sur les propriétés médicales de l'eau minérale de Faching. 1799.

— De l'emploi des eaux thermales d'Ems, en allemand. Francfort. 1825.

Dieterich (G.-L.). La source de Kanitz, près de Parten-Vrirchen. Munich.

Dieterich-Brandis. Instruction sur l'usage des eaux de Dribourg. Munster, 1792.

Dietl (F.-X.). Dissert. de Austriaci imperii aquis medicatis Brisgojæ, Carinthiæ, Carniolæ, Styriæ et nonnullis aliis. Viennæ, 1772, in-8.

Dietmann (J.-M.). Examen thermarum Austriaco-Badensium, earum usus et abusus. Vienne, 1732, in-4.

— Amusements des eaux de Bade en Autriche. 1747.

Dietrich (D.-L.-M.). Historich-physikal. Abhandl. von dem berühmten Wildbade zu Abach in Niederbayern. Regensburg, 1754, in-8.

Dieudonné. Statistique générale du département du Nord.

Dieuxivoye (S.) Dissert. an phthisicis aquæ Forgenses. Paris, 1684. in-4.

Dissis (M.). Les vertus et analyse des eaux minérales de Cransac. 1688, in-12.

Dizengremel. Essai analytique de l'eau minérale de la ville d'Aumale. Neufchâtel, 1806, in-8.

Dobereiner (J.-W.). Guide pour l'usage de toutes sortes de bains les plus puissants, et pour la préparation artificielle des eaux minérales les plus efficaces; qui peuvent servir de boisson et de bains à tout le monde. Jena.

— Ub. de chem. constitution de Mineralwasser. Jena, 1822, in-8.

Dodart. Essai sur l'eau de Sainte-Reine (Hist. de l'Académie royale des sciences. 1703).

Dodelein (G.-N.). Beschreibung des Bades zu Baderweiler im Schwarzwalde Nürnberg. 1681, in-8.

Domierson. Relations des bains d'Apone. Venise. 1672.

Doison. Lettres adressées à MM. de Vauban et de Mégrigny. Tournay, 1698.

Domel. Essai sur les eaux de Sainte-Reine (Hist. de la Soc. roy. de méd., t. 1).

Dominicetti (R.). A description of the apparatus, etc. Description pour l'appareil des bains d'eau chauffée et rendue médicamenteuse. Londres, 1779, in-8.

Donatius (J.-B.). De aquis Lucensibus, vulgò Villensibus. Venetiis, 1580 et 1584, in-4; 1585.

Dondis (Jacob de). De causa salsedinis aquarum.

Dondis (Jean de). De fontibus calidis agri Patavini (Extr. de balneis omnia quæ extant apud Græcos, Latinos, etc., etc.).

—De modo conficiendi salem ex aquis calidis fontium Aponi. Venise, 1553, in-fol., 1751, in-4.

Donnet. Traité des eaux et des fontaines minérales de Forges. Paris, 1751, 1753 et 1757, in-12.

Dortoman (N.). De causis et effectibus thermarum Belilucanarum. Lyon, 1579, in-12.

Dragueville (L. de). An fluori albo metallicæ affirm. Paris, 1692.

Dralet. Description des Pyrénées. Paris, 1813, 2 vol. in-8.

Drelincurtius (C.). An arthritidi thermæ. 1727.

Dreves (F.) et Wiggers (A.). Les eaux minérales de Wildrengen. Gœttingen.

Droste-Hulshoff. Ems et ses thermes.

Drouin. Des eaux minérales de la montagne de Mousson. Pont-à-Mousson, in-12.

Drov (N.-T.). Démonstrations de l'utilité des eaux minérales de Spa. Liége, 1737, in-12.

— Principes contenus dans les différentes sources des eaux minérales de Spa. Liége, 1752.

Dryander (J.). Tractat. vom Embser-Bade. Marbourg, 1535, in-8.

Dubé. De mineralium naturâ in universum, ubi præsertim de aqua minerali fontis Escarleiarum, 1649.

Ducasse. Notice sur les eaux minérales de Cambo.

Duccini (J.). Dei bagni di Lucci trattato chemico medico. Lucques, 1711, in-8.

Duchanoy et Prat. Mémoire sur les eaux de Bourbonne-les-Bains. Paris, 1827.

Duchanoy. Essai sur l'art d'imiter les eaux minérales. Paris, 1780, in-12.

Duclos. Observations sur les eaux de plusieurs provinces de France. Paris, 1775, 1 vol. in-18.

— De aquis mineralibus diversarum provinciarum Galliæ, 1770 et 1771.

Dufau (A.-J.). Recherches théoriques et pratiques sur les eaux de Barbotan. 1784.

Dufau. Observations sur la nature et les propriétés des eaux thermales de Tercis. Dax, 1747.

— Essai sur les eaux minérales de Dax. 1746, in-12.

— Observations sur les eaux minérales de Dax. 1759, in-12.

— Remarques sur le parallèle des eaux d'Allemagne qu'on transporte en France. 1778.

— Abrégé des propriétés des eaux minérales de Préchac. 1761.

— Essai sur les eaux d'Acqs. 1736 et 1759.

Dufay. Sur la chaleur des eaux de Bourbonne. (Histoire de l'Acad. roy. des sciences. 1724.)

Dufour. Note sur les eaux de Bourbon-Lancy. (Compte rendu des travaux de la Société des sciences de Mâcon, 1823.)

Duhamel (J.). Traité de la nature et des vertus des eaux minérales de Dinant. Dinant, 1644, in-8.

Dullarus (A.). Versurch wodurch der Schwelmer Gesundbrunnen als ein temperietes Sauerwasser angemerkt, nebst Einem Anhange von dem scharfen Brunnen daselbst. Iserlohe, 1744, in-8.

Duméca (Al.). Journal des bains de Rennes, connus sous le nom de Montferrand. 1816, 1817, 1818.

Du Ménil (le conseiller, D^r). Analyse de l'eau minérale de Hiddingen dans le Lunebourg. (Archiv. für die ges. Naturlehre, vol. 18, cah. 3, p. 257.)

Duménil (A.-P.). Analyse de l'eau minérale de Driburg. 1822.

— Les eaux de Rehbrunn, comme bain et lieu de divertissement. Hanovre.

— Exam. phys. de l'eau sulfureuse et de la boue des bains à Eilsen. Hanovre.

Dupleain. Eclaircissements sur les usages et les propriétés des eaux minérales de Bourges (Nat. consid., 1776, t. 3).

Dufort (F.). Quæstiones medicæ circa thermas Borbonienses. Besançon, 1721, in-8.

Durande. Analyse des eaux de la Craute (Hist. de la Soc. roy. de méd., t. 1).

Durante (G.). Dei bagno di Viterbo. Perugia, 1595, in-4.

Durer (S.). Examen acidularum Freudenthalensium in Silesia. Vienne, 1782, in-8.

Dussaulx (J.). Voyage à Baréges. Paris, 1796, 2 vol. in-8.

Duval (H.-A.). Traité des eaux minérales de Rouen, sous le nom du puits de Martainville. Paris, 1603.

On trouve aussi ce même ouvrage avec ce titre : Hydrothérapeutique des fontaines médicinales nouvellement découvertes aux environs de Rouen.

Duvergé. Lettre sur les eaux minérales de Joannète (Nat. considér., 1771, t. 7).

Dyanuyre. Mémoire sur les eaux minérales et médicinales de Bardon, près de Moulins, en Bourbonnais (Mémoires de Trévoux, mai, 1746).

Dyhlin (B.). Dissert. latine sur les eaux de Bade. 1728, in-4.

E

Eble (B.). Les eaux à Gastein. Vienne.

— Le Wildbad Gastein dans ses rapports avec l'organisme humain. Vienne.

Eblin (P.). Les eaux minérales de Jenazt dans le Prættigau, canton des Grisons. Supplément à la description des eaux minérales dans les Grisons. Chur. 1828.

Eckart (J.-G.). Dissert. de Apolline granno mogouno in Alsatia delecto, etc., et item thermarum Wisbadensium et aquis Granensium antiquitates.

Eckardus (P.-W.). Dissertatio de duobus Wetterianæ fontibus Schwalheimensi ac Berstadiensi eorumque cum selterano convenientia. Giess., 1742, in-4.

Eckhoff (J.-H.). Description des eaux minérales de Baldohn et de Barnbern. Mittau, 1795.

Edwin (G.J.). Analyse des eaux minérales de Spa. Liége, 1816, in-8.

Eckhold (J.). Beschreibung des Sauerbrunnens zu Ueberlingen. Ulm , 1651, in-4.

— Beschreibung des Sauerbrunnens zu Fidris in Pretigœw. 1611 , in-8.

— Eigenschaft, Kraft und Wirkung des Brandbrunnen, das Krunbad genannt. Augsp. 1642 , in-8.

Ehlen (J.-P.). Dissertatio de fontibus medicatis in principatu Wirceburgensi propè Kissingen et Bocklet. Wurzbourg, 1773, in-4.

Ehrenkron (L.-C.-J.). Beschreibung der Wissbadischen Bader. 1687.

Ehrhart. Versuch lines Verzeichnisses der vornehmsten Mineralwasser des churf Brauuschsweig, Lunebourg und seinen Grænzen: in Baldingers neven Magazin.

— Vom dem Schwefelbrunnen in Limmerholze. Hannov. Magazin ; 1779.

— Von dem Salzbrunnen bey Darenstedt Hannow. Magazin , 1779.

Ehrmanns (D.). Beschreibung des Schwalheimer wassers.

Eisenmenger (J.-C.). Vom Howensteinischen Badwasser. Heilbronn. 1668, in-12.

— Lederbrunn. Heilbrunn. 1632, in-4.

— Beschreibung des im Herzogtkum Würtenberg Marpacher Amtz zu Rietenau quellenden Badbrunnen wassers, etc. 1654, in-12.

Elisius J. et S. Mazella. De balneis Puteolanis. Naples, 1581, in-8.

— Tractatus de balneis Campaniæ et insulæ Ænariæ ejusdemque mirabili incendio.

Ellenbergers (D.-H.). Beschreibung des Sauerbrunnens zu Wildungen, etc. 1739, in-4.

Elliot. Tableau alphabétique de la nature et des vertus médicinales des principales eaux minérales de la Grande-Bretagne et de l'Irlande. 1781.

Emeric (A.). Analyse des eaux d'Aix en Provence. 1705.

Erndtelius (D.-C.-H.). Problema αντοχεδιον de Teplicensium thermis earumque origine et viribus.

Ernsting (A.-C.). Von dem Borgfeldter Gesundbrunnen. 1737. in-4.

Eschweilers (D.). Beschreibung des Egerischen Sauerbrunnen.

Esparrou. Traité des eaux minérales de Gréoulx en Provence. Aix, 1753, in-8.

Esquirou (J.-B.). Recherche analytique de la nature et de la propriété des eaux minérales de Vic. Aurillac, 1718, in-12.

Estard. Lettre à M. Poirier touchant la nature et les effets des eaux minérales de Saint-Paul de Rouen. Rouen, 1717, in-12.

— Dissertation sur les bains et fontaines minérales de France. Rouen, 1717.

Estevan y Leche (Don Fr.-Alph.). Traité des eaux d'Alaraz et de Mugnana. Salamanca, 1752. (Alexandre Delaborde. Itinéraire.)

Estève. Lettre sur les eaux thermales de Bagnols. (Nature considérée. 1774, t. 4.)

—Lettre sur les eaux de Saint-Laurent, Lodève et Brasegur. (Nature considérée. 1774, t. 5.)

Estriraud, Fréjaque et Reboulh. Analyse des eaux minérales de Campagne. (Annales de chimie. 1813.)

Etienne. Notice topographique et médicale sur Bagnols (Orne). (Mém. de méd. et chirurg. mil , t. 13.)

Etschenreuter (G.). Beschreibung aller heilsamen Bader, Sauerbrunnen und Anderer Wasser, so in Deutschland bekannt und erfahren, etc. Strasbourg, 1571, in-8.

Etmuller (M.). Collegium pharmaceuticum in Joannis Schraderi pharmacopæam medico-chimicam. Lyon, 1686, in-8.

Ettner. Tract. über Eger. 1699.

Eustachius. Carmina de Bajanis thermis , quibusque morbis medeantur. Venetiis, 1582.

Eyre (H.). An account of the mineral waters of Spa. London, 1733, in-8.

— A brief account of the hot water in Wiltshire. London, 1731, in-12.

Expilly (C.). Discours sur les fontaines de Vals en Vivarais. Grenoble, 1624, in-4.

F

Fabas. Précis d'observations sur les eaux thermales de Saint-Sauveur. Tarbes. An vi, in-8.

Fabert. Essai sur les eaux de Luxeuil. Paris, 1773, in-12.

Fabre (J.-M.). Epistola de hydrographia medica Germaniæ universal. (Ephém. natur. cur).

Fabre (Ant.). Traité des eaux minérales du Vivarais, et de celles de Vals en particulier. 1657, in-4.

Fabricius (P.-C.). De fonte martiali medicato Helmstadiensi commentatio. Helmstaedt, 1756, in-4.

Fabricius (F.). Aquenses, sive de balneorum naturalium præcipue eorum quæ sunt Aquis Grani et Porceti, natura et facultatibus. Aix-la-Chapelle, 1546, in-4.; ibid. 1564, in-12.

— De balneorum naturalium, maxime eorum quæ sunt Aquis Grani et Porceti, natura et facultate, et qua ratione illis utendum sit. Colon. 1616, in-8.

Fabricius et Trilenius. Mémoire médical et abrégé sur les eaux sulfureuses de Weilback, duché de Nassau.

Fabboni (A.). Histoire et analyse de l'eau acidule minérale de Montione dans le territoire d'Arezzo (Toscane). Florence, 1827. (Esculap., t. 8).

Fabry (P.-J.). L'admirable vertu des eaux et fontaines de Mier en Quercy, appelées eaux de Salemire. Toulouse, 1624, in-12.

— Hydrographium Spagiricum, in quo de mira fontium essentia tractatur. Tolosæ, 1639.

Falconer. Traité sur les effets des eaux acides alcaliques dans les maladies calculeuses et d'autres affections des voies urinaires.

Falconer (W.). On the bath waters in four parts, containing an præfatori introduction on the study of mineral waters in general. London, 1770, in-12.

— Essay on the waters commenly used in dict at bath. London, 1776.

— A pratical dissertation on the medicinal effects of the bath waters. London, 1790, in-8.

Fallope (G.). Tractatus de medic. aquis. Venetiis, 1564, in-4.

— De thermalibus. Lib. septem. Erfurti, 1577.

Fanois (F.). Traité de l'eau minérale de la Coninaie. Dinan 1686 in-12.

Fantoni (J.). De aquis medicatis nonnullis et de febribus milliaribus. Taurin. 1747.

Fantoni (J.). Opuscula medica et physiologica. Genevæ, 1738. in-4. His a folio 215 ad 260 insertus est libellus de aquis Gratianis inscriptus.

Fantoni (Joan.). Comment. de quibusdam aquis medicatis, etc. Taurin., 1747, in-8. cap. de aquis Augustanis.

— De thermis Valderianis dissertationes duæ. Genevæ, 1725, in-8.

Faraday. Note on the existence of a nitrate and a salt of potash in Cheltenham waters (The quarterly journal. t. 17, p. 178, 1824).

Fau. Note sur l'eau de Bonnes (Journ. de pharm., octobre 1830).

Fau (A.). Analyse chimique des eaux de Foncirgue. Foix, 1835. in-8.

Faye. Essai sur les eaux minérales et médicinales de Bourbon-l'Archambault. 1778, in-8.

— Nouvel essai sur les eaux thermales de Bourbon-l'Archambault. Paris, 1804.

— Réponse aux doutes proposés sur la nature et les effets des eaux de Bourbon-l'Archambault. Moulins et Paris, 1780, in-12.

— Supplément à l'essai sur les eaux minérales de Bourbon-l'Archambault. Paris, 1787, in-12.

Faye (P.-P.). Notice sur Bourbon-l'Archambault. Paris, 1834, in-8.

Fehr. Tractat. über das Badwasser bei Vien. 1676.

Fenner de Fenneberg. Journal sur les eaux minérales et thermes d'Allemagne. Marburg, 1799.

— Almanach des eaux minérales et thermes pour les années de 1816-18. Darmstadt.

— Le Schlangenbad du point de vue médical. Marburg.

— Sur l'utilité et l'emploi des eaux de Schlangenbad. Wiesbad.

— Schlangenbad et ses vertus médicales. Darmstadt.

— Sur les eaux de Schwalbach. Marburg.

— Lettres sur Schwalbach, ses sources et ses environs. Francf.

— Schwalbach et ses sources. Darmst.

— Schwalbach et ses environs, suivi d'observations sur le caractère de ses eaux minérales et la manière de s'en servir. Darmstadt.

— Selters und seine Heilkræfte. Darmstadt. 1824.

— Schlangenbad und seine Heiltugenden. Darmstadt, 1824.

Ferbers. Beschreibung der Solfatara. Berlin.

Ferrer de Esparza (Th.). Tratado de la facultad medicamentosa que se halla en la agua de los banos de Teruel en el regno de Aragon. Saragosse, 1634, in-8.

Ferro (Pasc.-Jos. de). Sur l'emploi des bains froids. Vienne.

Feverberg (J. dit Pyrmontanus). Fons sacer oder beschreibung des heilsamen Brunnen oder Heilbrunnen von Pyrmont. Lemgo, 1597, in-8.

Ficinus et Pienitz (Ch.-G.). Descript. de l'Augustusbad.

Ficinus et Boenisch (J.-G.). Les eaux sulfureuses près de Schmeckwitz, nommées Marienborn, d'après leurs qualités chim. et médic. Dresde.

Ficinus. Existence du cuivre dans les eaux de Carlsbad (Zeitsch. fur nat.-und Heilkunde).

—Notice sur le gaz contenu dans les sources minérales de Tœplitz. 1828.

Fickius (J.-J.). Dissertatio de balneis aquæ dulcis frigidis. Iena, 1717, in-4.

Figuier et Gay (J.-P.-J.). Analyse de l'eau de Businargues (Jour. de pharm., oct. 1828).

Fischer (G.). Gesundbrunnen zu Grubam-Forst in dem Furstenthum. Coburg, 1735.

Fischer (Nath.-Wolfg.). Exam. chim. des eaux minér. de Salzbrunn, en Silésie. Breslau, 1821.

Flamant (Et.). Discours de l'origine et des propriétés de la fontaine de Pougues. 1633, in-8.

Fleckles. Der arztliche Wegweiser nach den vorzüglichsten Heïlquellen, etc. Wien, 1834.

— Karlsbad seine Gesundbrunnen und mineralbæder in Geschichtlicher Topographischer, naturhistorischer und medizinischer Hinsicht. Stuttgart, 1838.

Flittner (Chr.). Guide pour l'emploi des bains froids, chauds et à vapeur. Berlin.

Floyer. Les bains froids sont utiles et sanitaires. Breslau.

— Des effets excellents des bains froids et de l'eau froide comme boisson, pour la fortification du corps humain et pour l'empêchement et la guérison de beaucoup de maladies. Stuttgart.

— The ancien ψυχρολουσία revided. Londres, 1702.

28.

— Ψυχρολογία : or, the history of cold bathing ; both ancient and modern. Londres, 1706.

— Inquisitio in usum et abusum Angliæ balneorum.

— Tractatus de aquis medicatis. Amstelodami, 1718.

Fodéré. Des eaux minérales des Vosges (Journ. compl. des sciences méd., 1820).

— Mémoire sur les eaux minérales de Bade en particulier, et sur les eaux thermales en général. (Journal compl. des sciences méd., t. 36, p. 1.)

— Mémoire sur les eaux de Bourbonne-les-Bains. 1826.

— Voyage aux Alpes maritimes. Paris, 1821, 2 vol. in-8.

Foerter (D.). Traduction allemande de l'ouvrage de Bauhin. Historia novi et admirabilis fontis balneique Bollensis. Stuttgard, 1602, in-4.

— De aquis medicatis nova methodus. Stuttgard, 1599, in-4 ; 1602, in-4 ; 1603, in-4.

Fog (D.-G.). Dissertatio de arcanis fontium. Hafn., 1693, in-4.

Foissac. Notice sur les propriétés médicales de Louesche. Paris, 1836, in-8.

Fontagnères. Dissertation sur les eaux minérales de Sainte-Marie de Siradan (Thèse). Paris, 1837.

Fontaines (J.). Discours sur les bains de Gréoulx. Aix, 1619, in-8.

Fontan (A.). Recherches sur les eaux minérales des Pyrénées. Paris, 1838.

— Recherches sur les eaux minérales de l'Allemagne, de la Belgique, de la Suisse et de la Savoie (Annales de chimie et de phys., t. 74, 225.)

Foot (Daniel). Réflexions sur la perte soudaine que les eaux minérales font de leur vertu. 1669, n. 52 (Trans. phil. de la Soc. roy. de Londres).

— Mémoire sur les bains d'Autriche et de Hongrie, et sur les carrières de pierres, les rochers de talc, etc., qui se trouvent dans ces contrées. 1670, n. 55 (Trans. philos. de la Société royale de Londres).

Forell (M.-G.). Relatio de nova constructione balneorum Emsensium. 1743.

Forestier. An epilepsiæ per consensum aquæ Borbonienses Archimbaldicæ. Parisiis, 1643.

Forster (D.-A.). De usu et abusu acidularum in affectibus spasmodicis et hypochondriacis. 1731.

Fothergill. Mémoire sur les eaux de Cheltenham.

Foucault (F.). An in asthmate aquæ Borbonienses Archimbaldicæ. Parisiis, 1684.

Fouet (Claude). Nouveau système des bains et eaux minérales de Vichy. 1679, 1686, 1696.

Fouilloux (Antoine du). Discours sur l'origine des fontaines de Pougues. Nevers, 1603, in-12.

Fouquet (H.). Notice sur les eaux de Balaruc (Journal de Montpellier, t. 1).

Fourcroy et Delaporte. Analyse chimique de l'eau sulfureuse d'Enghien, pour servir à l'histoire des eaux sulfureuses en général. 1788, in-8.

Fourcroy. Leçons élémentaires d'histoire naturelle et de chimie. Paris, 1782.

— Rapport à l'Institut sur les eaux minérales artificielles. An iv.

Fourcy. Analyse des eaux alkalino-martiales de Trye-le-Château. Amsterdam, 1779.

Fournier (E.). Discours et admirables qualités des eaux minérales de Bagnols. Lyon, 1636, in-8.

Fralles (B.-L). Das Kaiser Carlsbad in Bœhmen in einer ode entwafen, etc. Meyer, 1756, in-8.

Framboisière (N.-A. de la). Des eaux minérales. Paris, 1616, in-4 ; Rouen, 1631, in-fol. ; Rouen, Paris, 1606, in-8 ; Reims, 1697, in-12.

France. Quelle est la cause de la chaleur des sources d'eau minérale chaude (Thèse). 1764.

Franceschi. Igea di bagni e piu particolarmente di quelli di Lucca. 1820, in-8.

Franci (J.). Beschreibung des Griesbades in Ulm. 1709, in-8.

— Nachricht von dem Ulmischen Griesbader. 1709, in-8.

— Nachricht von dem unweit Ulm gelegen Gesundbade zu Ober-Tulsingen Ulm. 1709, in-8.

FRANCISCI. Synopsis authorum qui de balneis scripserunt. Neap. 1559, in-8.

FRANCOEUR. Note sur la présence de l'acide sulfureux dans les vapeurs qui s'échappent des eaux thermales d'Aix, en Savoie. Chambéry, 1826.

FRANIECK (Cebr.). Auskünfte über Karlsbad und dessen Ungebungen. Karlsbad, 1838.

FRANK (J.). Ragguaglio di alcune opere recenti sopra Carlsbad e le di lue acque termali con notizie autentiche interno questo argomento (Biblioteca italiana di Milano. fascicolo 243, 1836).

FRANCKE (G.-C.). Dissertatio de balneis veterum. Erfordiæ, 1771, in-4.

FRANKENAU. Pyrmont et ses eaux en été. Leipz.

FRANKENS (J.). Hydriatria ulmana oder natürliche Beschreibung des Sauerbrunnen zu Uberkingen næchst der Stadt Geisslingen. Ulm, 1710, in-8.

FRASCATUS (G.). De aquis Returbii. 1575.

FRAUENDIENER (J.-M.). Beschreibung des Rothelbades bey Geisslingen. Ulm, 1729, in-8.

FREFF DE SPIRE (M.). Dissertation latine sur les eaux de Bade. Strasbourg, 1600.

FREMY. Analyse des deux sources de la Pêcherie, à Enghien. Versailles.

FREYGANG (G. DE). Lettres sur l'Alexisbad et ses environs (traduit du français). Leipz.

FREYHERR-VON RACKNITZ. Briefe über das Karlsbad, und die Naturprodukte der dortigen gegend. Dresden, 1788.

FRIEDREICH (J.-B.). Notice sur les sources thermales et minérales de la Bavière. Nuremberg, 1827, in-8.

FRIESE (G.-Fr.). Les eaux minérales de Nieder-Langenau, près de Habelschwerd dans le comté de Glatz. Breslau.

FRIESEN (L.). Tractat. von Eigenschaft und Wirkung aller Wildbæder so in Deutschland gelegen. Strasb. 1538.

FRIGIMELICA (F.). De balneis metallicis artificialibus parandis. Padoue, 1659, 1679; 2 vol., Nürnb.

FRITSCHE (J.). Description des eaux de Radeberg, de la vallée de Leyfertsdorf et de ses environs (Lettres). Dresde.

FROIDEVAL (N.). De balneis et eorum usu, methodicum syntagma. 1563.

FROMANN (J.-C.). De balneis imprimis sudatoriis. Druisbourg, 1659, in-4.

— Dissert. de acidulis. Coburg, 1676, in-4.

FRUS BOTTBOLL (Ch.). La théorie des bains, exposée suivant la méthode des géomètres (en danois). Copenhague, 1755, in-8.

FUCHARD (Wilh.). Dissertatio de fontibus medicatis. Hafn., 1697, in-4.

FUCHS (G.). De acidis fontibus sylvæ Ardennæ, et præsertim de eo qui in Spa visitur libellus. Anvers, 1559, in-4 (traduct. française). Anvers, 1559, in-4; Liége, 1517, in-8.

— Historia omnium aquarum quæ in usu practicantium sunt. Venetiis, 1542-1544.

FUCHSLIN (G.-Ch.). Unterricht von den Tugenden und Wirkungen des im uralten Kloster Heilsbronn neu entdeckten Heilbrunnen. Nürnberg, 1731, in-4.

FULDA (J.-C.). Nachricht vom Wildunger Sauerbrunnen (Hannover Magazin), 1771.

FULGINAS (Gentilis). De balneis nos circumstantibus et natura ipsorum. Venetiis, 1503, in-fol.

FÜLLEBORN et MENCKE. Almanach pour les visiteurs des bains d'Altwasser, en Silésie.

FUMANELLUS (A.). De balnei ferrati facultatibus, ferrique natura, et de balneis aquæ simplicis, 1543.

FURITANO. Analysi delle acque termali di Scalfani, di Cefala Diana, etc. Palerme, 1825.

FURSTENAU (J.-H.). Dissert. de usu et abusu acidularum in affectibus spasmodicis et hypochondriacis, 1731.

— Anmerkungen vom rechten Gebrauche und Missbrauche des mineralischen Wasser sonderlich der Pyrmonter Gesundbrunnen. Lemgo, 1751, in-8.

G

GAEBIUS. Tractat. über Kissingen. 1796, in-8.

GATRING (P.). Fontium acidorum pagi Spa et ferrati Tungrensis descriptio e gallica latine facta à Ryetio. Leodii, 1592.

— Description des fontaines acides de Spa, augmentée par T. Ryetis, ou plutôt de Rye. Liége, 1592.

GAEVINGUS. Fóntium acidorum descriptio. Leodii, 1592.

GAIDNER. On mineral and thermal springs.

GALIEN (C.). Découverte des eaux minérales de Château-Thierry et de leur propriété. Paris, 1630, in-8.

GALLINA (Francesco). De thermis Vinadii, 1572.

GALLOT. Analyse de quelques eaux minérales du Bas-Poitou. (Mém. de la Societé roy. de méd. t. 1.)

GALLY (L'ARTIGUE J.J.). Traité des eaux minérales de Cransac. Rhodez, 1732.

GAMEZ (J.). Ensayo sobre las aguas medicinales de Aranjuez. Madrid, 1771.

— Dissert. de las aguas de Marmolejo i de una infermedad endemica de la Andalucia, con la historia literaria critica de los autores que han tratado de las aguas minerales de España.

GANDERAX (Ch.). Recherches sur les eaux minérales de Bagnères de Bigorre. 1827, in-8.

GARCIN. Lettres à la Société de médecine de Londres sur l'usage des eaux d'Aix en Savoie.

GARLIEB (G.). Island rücksichtl. Seiner vulkane, heissen quellen, gesundbrunnen, schwefelminen, etc. Freyberg, 1819, in-8.

GARLON. Essais physico-pathologiques sur la nature, les qualités et les effets des bains de Barbotan. 1755.

GARNET (T.). A treatise of the mineral waters of Harrogate. London, 1792, in-8.

— Experiments and observations on the crescent water at Harrogate. Edimbourg, 1781, in-8.

GASC. Nouvelles observations sur les propriétés médicinales des eaux minérales de Barèges. 1832.

GASSIN DE PLANTIN (P.). Discours et abrégé de la vertu et propriété des eaux d'Encausse, ès monts Pyrénées. Paris, 1601, in-12.

GASTALDI (J.-B.). Dissertatio an salinæ sanguinis constitutioni aquæ Medinenses. Avignon. 1715, in-12.

GASTÉ. Essai sur les bains de Marie-Thérèse à La Rochelle. La Rochelle, 1829, in-8.

Gastel (T.). Dissertation sur les eaux thermales de Luxeuil. Besançon, 1761, in-12.

Gaudet. Nouvelles recherches sur l'usage et les effets des bains de mer. Dieppe, 1836.

Gaultier de Claubry. Carte des principales eaux minérales de France. Paris, 1818.

Gauthier. An et in sanandis, sic et in præcavendis plurimis morbis aquæ novæ minerales Passianæ? Paris, 1743, in-4.

Gauthier (M.). Dissertation sur les eaux minérales de Bourbonne-les-Bains. Troyes, 1716, in-12.

Gayan y Santoyo (don J.). Mapa historical y discursos analyticos de los banos de Sacedon, Corcolas, trillo y buendia., 1760 (Alexandre De Laborde. Itinéraire).

Gebhard (C.-J.). Des eaux gazeuses et des boues sulfureuses de Eilsen et de leur utilité. Berlin, 1822.

Geelhausen (J.-J.). Hochgrafl paar Sternbergisches Bechiner-Bad, samt dessen halt, nutzen, wirkung, und gebrauch. Prague, 1730, in-8.

Gehema (D.-A.). Sendschreiben von dem Pyrmontis ohen gesundrunnen. 1687.

Geiger (M.). Fontigraphia oder bescbreibung del mineralischen heilbrunnen bey benedict baiern. Rostok, 1636, in-8.

Geiger (Ph.-Cor.). Examen des eaux sulfureuses à Langenbrucken. Carler.

— Les eaux d'acier à Weinheim. Carler.

Geilfus (J.-G.). Unterricht vom sauerund brodelbrunnen zu Langenschwalbach. Francfort, 1662, in-12.

Gellhaus. Remarques sur les eaux minérales de Meinberg, dans la principauté de Lippe. Lemgo, 1820.

Genest. Analyse des eaux minérales de Segray, près de Pithiviers. Amsterdam, 1776, in-12.

Gentili. Lettre sur les propriétés des eaux minérales gazeuses découvertes dans le territoire de la ville de Senne (Abruzze Ultérieure).

Geoffroy (A.). An asthmaticis aquæ thermales? Paris, 1710.

Geoffroy (Partie d'une lettre de M.) au docteur Sloane, écrite de Paris, le 21 décembre 1698, nouveau style, sur les eaux minérales de Saint-Amand, près de Tournay et de Valenciennes. 1668, n° 247 (Trans. phil. de la Soc. roy. de Lond.).

GEOFFROY. Nouvel examen des eaux de Passy. 1724 (Mém. de l'Acad. des sciences).

GEOFFROY. Leçons, au collége de France, sur les eaux minérales (Dict. hydrograph. de Buchoz).

— Examen des eaux de Bourbonne (Hist. de l'Acad. roy. des scienc., 1700, p. 60).

— Examen des eaux de Vichy et de Bourbon (Hist. de l'Acad. roy. des scienc., 1702, p. 43).

— Examen de l'eau d'un puits de Sussy en Brie (Hist. de l'Acad. roy. des scienc., 1737, p. 63).

— Tractatus de materia medica, sive de medicamentorum simplicium historia, virtute, delectu et usu. Paris, 1741.

GEOFFROY. Lettres sur les eaux minérales de Bagnoles (Journ. de Verdun, juin 1750, n° 442).

GEOFFROY (A.). Mineral spring near Tournay (Philosoph. transact., n° 247).

GEORGE. Analyse d'une eau sulfureuse du nord du comté d'York (Philosoph. Magaz., avril 1827, p. 245).

GÉRARD (A.). Traité analytique et médicinal des eaux salines de Niederbronn. Strasbourg, 1787, in-8.

GERBEZIUS (M.). De acidularum Roitschensium in colica biliosa et contracturæ metu singulari virtute (Ephem. nat. cur.).

GERBOIN. Analyse chimique des eaux minérales de Sulzbad. Strasbourg, 1806, in-8.

GERBOIN et HECHT. Analyse des eaux minérales de Niederbronn. 1809.

GERHARD (J.-C.). De chymiatrica et de thermarum probatione. Basil., 1631, in-4.

GERLE (W.-A.). Bœhmens Heilquellen. Eaux médicinales de la Bohême ; manuel à l'usage des personnes qui visitent les bains de Franzensbrunn, Carlsbad, Marienbad et Tœplitz ; avec une carte. Prague, 1829, in-8.

GESNER (J.-A.-P.). Naturliche Geschichte des Wildbades bey Rotenburg ob der Tauber. Rotenb., 1765, in-8.

— Untersuchung des Gesundwassers bey der rotelburgschen Landwahre in dem Frankischen.

— Nachricht vom dem Canstatter Salzwasser. Stuttgard, 1749, in-8.

— Beschreibung des unweit Stuttgard gelegenen Hirschbades, etc. Stuttgard, 1746, in-8.

Gesner (J.-A.). Historisch-physikalische Beschreibung des Würtenbergischen Wildbades, etc. Stuttg., 1745, in-8.

— Historisch-physikalische Nachricht von dem Zaysenhauser mineralischen Brunnen und Bade. Stuttg., 1746. in-8.

— Beschreibung des mineralischen Bades von der Würtenberg, Stadt Liebenzell das Zellerbad genannt. Stuttg., 1748, in-8.

Gesner (Conrad.). De thermis Germanicis (Extr. de balneis quæ extant apud Græcos, Latinos, etc., etc.).

Gesner (J.-A.-Ph.). Description des bains de Wurtemberg. Stuttgard.

Geyer (J.-D.). Gute Gedanken vom Carlsbad an den Magistrat und Burgerschaft daselbt. Dresde, 1735.

Ghering (P. de). Description des fontaines-acides de Spa et de la fontaine de fer de Tongres. Liége, 1583, in-12.

Ghezzi (G.). Dei bagni di Casciano. Rovigliano. 1617, in-4.

Giacomini. Notizie interno all' acq. solfor. Rainer., Eugan. Padova, 1830 (Costa d'Arqua; source sulfureuse des plus renommées d'Italie).

Giffard. Coup d'œil rapide sur les eaux minérales en général. 1824.

Gilles de la Tourette. Observations sur l'usage des eaux de Condé (Natur. consid., 1780).

Gimbernat (de). Analyse des eaux d'Aix en Savoie (Rep. fur die pharm., t. 14, p. 264, cah. 2).

Gioanetti. Analyse des eaux minérales de Saint-Vincent et de Courmayeur, dans le duché d'Aoste, avec un appendice sur les eaux de la Saxe, de Pré-Saint-Didier et de Fontane-More. Turin, 1779, in-8.

Girardin. Eaux minérales de Saint-Allyre. Clermont, 1836.

Giraud (C.-M.). Quæstiones medicæ circa fontes medicatos Plumbariæ. Vesuntione, 1745, in-4.

Giraudy. Considérations thérapeutiques sur l'usage des eaux d'Aix.

Givax (Pierre le). Arcanum acidularum novissime proditum (trad. en français en 1667).

— Traité des eaux d'Auteuil. 1682.

— Le secret des eaux minérales acides, avec les lettres de MM. de Sartes et Cattier. Paris, 1667, in-12.

— Anatomie des eaux minérales de Provins. Paris, 1659, in-8.

Givre (P. le) et Guérin. Lettres touchant les minéraux qui entrent dans les eaux de Sainte-Reine et de Forges. Paris, 1702, in-12.

Gladbach (J.-B.). Abhandlung vom Schwalbacher Sauerbrunnen. Francf., 1699, in-4.

Glanvil (J.). Observation sconcerning the baths springs in Sommer-setshire (Philosoph. transact., no 49).

Glass (Th.). Account of the ancients baths and their use in physik. London, 1752.

Glucker (J.-F.). Dissert. de thermis Badensibus (Thèse). Argentor., 1780, in-4.

Gmelin (P.-F.). Gesammlete nachrichten von dem Reutlinger Gesund-brunnen. Reutling, 1761, in-8.

Gmelin (J.-G.). Dissert. examen acidularum Deinacensium. Tub., 1727, in-4.

— Dissert. de influxu fodinæ Bulacensis Wurtemburgiæ in acidulas Deinacensis. Tub., 1758, in-4.

— Beschreibung aller in Würtemberg Beruhmter Sauerbrunnen und Bader. Stuttgard, 1736, in-8.

Gmelin (C.-C.). Chemische Untersuchung des Sauerwassers, etc. — Recherches chimiques sur les eaux acidules de Niedereau. Tubin-gue, 1828.

Gmelin. Observations sur les eaux minérales de Wiesbaden (Annal. der Phys. und Chem., 1826, no 8, p. 451).

Goebel (J.). De aquis thermalibus apud Hermunduros siti, propès An-nabergam et Wolckensteinium, libri duo. Annaberg., 1675, in-12 ; (traduit en allem.). Dresde, 1756, in-12.

Goethe. Abhandlung zur Kenntniss der Bœhmischen Gebirge von Sund um Karlsbad. Karlsbad, 1807.

Goin. Mémoire sur les eaux minérales de Saint-Alban, près Roanne. Roanne, 1834, in-8.

Goldwitz (S.). Les sources minérales de Kissengen et de Boklet. Bamberg, 1796.

Gomez de Bedoya y Paredes (don). Historia universal des las fuentes de España. Santiago, 1764 , 3 vol. in-4 (c'est un ouvrage analogue à celui de Carrère).

Gomez Ortega (Casimir don). Dissert. sur les eaux de Trillo.

Gonthier, d'Andernach (J.), Guinterius. Commentarius de balneis et aquis medicatis in tres dialogos distinctus. Strasbourg, 1565, in-8.

Goodt (H.). Historia physico-medica thermarum Rhætiæ fabariensium. Basil., 1719, in-8.

Gobitz (J.-A.). Curieuse nachricht vom Carlsbade. 1724.

— Nachrichten von dem Bœhmischen bitterwasser, dessen Ursprung und Ursache seiner Bitterkiet, rechten Gebrauch, purgirenden Kraft , mit einen avertissement, wic es von dem Sedlitzer Creutzhernn-orden allemal versiege et wird. Dresden, 1727, in-8.

Gosse. Observations sur les eaux de Saint-Amand. 1750.

Gottfried (D.). Pyrmontisches brunnengesprache. Lemgo, 1687.

Gottsohalk (Gasp. Fr.) et Cuetze (G.). L'Alexisbad. Halle.

Gottsched (J.-C.). Das Carlsbad in einer ode besungen. Regensb. 1749, in-4.

Gotz. (M.-D.). Ischl et ses bains de Soole. Vienne.

Goucnon. Dissertation sur les eaux minérales d'Evaux (Thèse). Paris, 1810.

Gourdin (F.). Examen chimique de la fontaine de la rue du Moulin à Reims. Reims, 1772, in-12.

Gourraigne (H.). Quæstiones medicæ duodecim. Monspelii. 1748.

Goutebon. Traité des eaux médicinales d'Abbecant. Paris, 1718.

Gouttard. Traité des eaux minérales d'Abbécourt. Paris, 1718.

Graefe (C. Ferd. de). La source salinique ferrugineuse dans le Selkenthal (Alexisbad). Leipz.

Graf (J.-B.). Versuch einer pragm. Geschichte der Baier. U. Oberpfalz. mineralwasser. t. 1, 2. München, 1805.

Graff. Notices sur les eaux minérales de Salzhausen et leurs forces médicales. Darmstadt, 1825, in-8.

Graffenauer. Minéralogie alsacienne. Strasbourg, 1806, p. 323 à 350.

— Traduction française de l'ouvrage de Gluckher. Strasbourg (Observationes med. de therm. Badensibus).

Gramm (J.-J.). Neve Beschreibung des Embser Bades. Frankf. 1732, in-8.

GRANDCLAUDE (P.-A.). Des eaux ferrugino-gazeuses de Bussang. Broch. in-8., 1838.

GRANDMONT (GILET DE). Rapport à la Société de méd. pratique de Paris sur l'Hydronicon, ou bain de pluie (Séance du 5 juillet 1829).

— Sur l'invention de l'appareil du bain de poussière d'eau, par Schneider.

GRANDVILLE. Observations sur les eaux de Bath. Juin 1669.

GRANVILLE. Des sources minérales d'Allemagne. Londres, 1838, in-8.

— The Spaas of Germany. London, 1837.

GRASECCIUS (G.) Scatebra petrina S. acidularum de Petri et Griesbacensium. Argentor., 1607, in-8.

— Fons salutis, scatebra petrina; I. E. grundliche Beschreibung der weit Beruhmten brunnquellen St Petersthal und griesbacher sauerbrunnens. Stuttg. 1608, in-8.

GRASSIUS (S.). De acidulis Swidnicensibus (Ephem. nat. cur.).

GRATAROLI (G.). De thermis Rhœticis et vallis Transcheri agri Bergamatis. Bâle, 1557.

GRATIANI (J.). Thermarum Patavinarum examen. 1761, in-8.

GRAU. De acidulis Schwalbacensibus epistola. Francf. 1631, in-4.

GRAUMANN (G.-J.-M.). Les effets salutaires des eaux de Kaiser-Frangenbrunnen auprès d'Eger. Vienne.

GREN. Chemische Untersuchung des Bellberger Gesundbrunnen bey Halle, in crells Beytr. zu den chem. Annalen 1 band 3 p. 63.

GREUPNER. Dissertatio de fontibus Silesiaris, alc. medicatis. Francfort, 1776, in-4.

GREW (Néhémias). Tractatus de salis cathartici amari in aquis Ebeshamensibus et hujusmodi aliis contenti natura et usu. Londres, 1696.

GRIFONI (Théoph.). Osservazioni intorno all' acque del bagno di Vignone. Siena, 1705, in-8.

GRIMM (J.-Fr.-Ch.). Traité des eaux minérales de Ronneburg. Altenburg.

GROSJEAN. Nouvel essai sur les eaux minérales de Plombières. Nancy, 1802, in-8.

— Nouvel essai sur les eaux minérales de Plombières. Remiremont, 1799.

GROSJEAN. Précis sur les eaux minérales de Plombières. 1829.

— Notice sur les eaux ferrugino-gazeuses de Bussang. 1829.

GROSSE. Mémoire sur les eaux minérales de Vitry-le-Français (Journ. de Verdun, oct. 1740, p. 256).

GROSSEN (J.-M.). Bibliotheca hydrographica. Nurnb., 1729.

— Wildbadspredigten. Francfort, 1718-1724, in-4.

GROSSI (Luighi). Viaggio al San-Bernardino; analisi chimica dell' acqua minerale ivi sorgente. Milan, 1826.

GROSZ (G.-G.). Les eaux minérales de Tœplitz dans leurs effets. Leipz.

GROUSSET (P. DE). Recueil de la vertu de la fontaine médicinale de Saint-Éloi, dite de Jouvence. Paris, 1607, in-8.

GRUBER (J.). Nouveaux traités de Carlsbad. Prague, 1787 et 1795.

GRUNDELIUS (J.-B.) Roitschocrene seu scrutinium de acidulis Roitschensibus in Styria. Viennæ, 1685, in-8.

GRUNDIG (M.-C.-G.). Beschreibung seiner (Carlsbad). 1751.

GRUPEN (C.-V.). Origines Pyrmontanæ et Swalenbergicæ. Gott., 1740, in-4.

GUAINER. De balneis Montisferrati. Lugduni, 1497, 1518, 1525 (Extr. de balneis quæ extant apud Græcos, p. 44).

— Commentariolus de aquis Aquensibus balneis civitatis antiquissimæ (in opere Veneto de balneis).

GUAINER (Th.). Il trattato delle fontane et acque de Ritorbio. 1577.

GUERKELIN (L.-C.). Curmæssige Schwalbacher Diat und Lebensordnung, etc. Frankf., 1699, in-12.

GUÉRIN. De fontibus medicatis Alsatiæ. 1769.

GUIDON DE CAULIACO. Chirurgia et de balneis. Venetiis, 1499.

GUIDOTT (T.). Liber de thermis britannicis; accedunt observationes hydrostaticæ chromaticæ et miscellanæ uniuscujusque balnei apud Bathionam naturam ornatius exhibentes. Londres, 1691, in-4.

— The Register of Bath, or 200 observations containing an account of cures performed by the Hotwels at Bath. Londres, 1694, in-8; ibid., 1697, in-8.

— Discourse of the Bathe and the hot waters there, with some inquiries into the nature of the waters of S. Vincent Roch near Bristol and that of Castle Cary. Londres, 1696, in-8.

— On the city and waters of Bath. Bath, 1697, in-8; Londres, 1725, in-8.

— Mémoire or observations in threy and forty years practice at the

Bath what cure have been there wrought by bathing and drinking these waters by gods blessing, on the directions of Robert Pierce. Bristol, 1697, in-8.

— Apology for the bath being an inquiry into the right uses and abuses of the bathes in England so far as may concern the hot waters of the bath, with some reflexions on cold bathing in sea water and dipping in baptism. Londres, 1718, in-8.

— Collection of treatises concerning the city and waters of Bath. Londres, 1725 , in-8.

Guisard (P.). Quæstiones medicæ duodecim. Montpellier, 1749, in-4.

Gulich (J.-G.). Vorlaufige Nachricht von eimen Gesundbrunnen bey dem Dorfe Hohenbocko in der Oberlaussnitz. Dresdner, 1763.

Gullmann (B.). Observ. de abusu acidularum Deinacensium (Act. nat. cur., t. 2).

Gutmann (S.). Les bains de pluie et de douches réunis. Leipz.

Guyon. Discours des deux fontaines médicinales d'Encausse. Limoges, 1795, in-8.

Guyoti de Caramberio (J.). Divinæ naturæ artisque sacræ triumphus, hoc est : enarratio et enotatio medico-theologica insignis rari et naturalis, non miraculosi effectis ad medicos balnenses. Basileæ, 1653, in-8.

Guyton de Morveau. Analyse de l'eau minérale du mont Cénis. 1773.

H

Haak. Tractat. über Kissingen. 1796.

Habert (P.). Récit véritable des vertus des eaux d'Auteuil. Paris, 1628, in-8.

Haertel. De balneis et lotionibus frigidis. Altenb. 1667, in-4.

Haffnreffer. Unda Bethesdæ repullulans. Beschreibung des Blaisibades bey Tubingen. Tubing., 1629, in-8.

— Vom Sauerbrunnen zu Niederau bey Rothenburg am Neckar. 1625, in-8.

Hagen (C.-T.-H.). Beschreibung des Helmstadtischen Gesundbrunnen. Halle, 1756, in-4.

Hahn (J.-Sigm.). La force médicale miraculeuse de l'eau froide. Nurnberg.

Hahn (J.-G.). Præsens a Carolinis auxilium in pertinaci faciei spasmo visum destruente (Ephem. nat. Cur., vol. 6).

Hahn (S.). Peterswalder Gesundheitsbrunnen, 1732, in-4.

Halem (Von Fr.-G.). Description des bains de mer de Norderney. Brême, 1815.

— L'île de Norderney et ses bains de mer. Hanovre, 1822.

Hales (E.). Examen des propriétés de quelques-unes des principales eaux minérales purgatives, particulièrement de celles de Dessop. 1750, t. 46 (Trans. phil. de la Soc. roy. de Londres).

Hamelet (A.-F.). Notice sur les propriétés physiques, chimiques et médicales des eaux de Contrexeville. 1829, in-8.

Hancoche (J.). L'eau commune, présentée comme le meilleur remède contre les fièvres. Stuttgardt.

Handel (G.-T.-C.). Wiesbaden (ce qu'il importe le plus de connaître sur). Mayence, 1799.

Hanke (G.-B.). Beschreibung des im Kœnigreiche Bohmen an der Elbe gelegenen Kukusbœdes.

Hansa. Abhandlung vom Tœplitzer mineralischen Badwasser. Brux., 1784, in-8.

Harless (C.-F.) et Bischof (G.). Beschreibung der Stahlquelle zu Lamscheid auf dem Hundsruck, etc. (Description de la source ferrugineuse de Lamscheid, sur le Hundsruck, dans le gouvernement de Coblentz, d'après ses propriétés physico-chimiques et médicales). Bonn, 1827, in-8.

Harless (C.-F.). Das Bad zu Bertrich, etc. (Le bain de Bertrich, dans le grand-duché du Bas-Rhin, d'après ses propriétés physico-chimiques et médicales; avec une revue des curiosités des volcans de l'Eifel). Coblentz, 1827, in-8.

— Les Eaux principales salines ferrugineuses dans le grand-duché de Niederrhein; celles de Roisdorf, Heppingen, Tonnestein, Heilbrunnen et Godesberg. Ham.

— Observations sur les eaux de Tœplitz, et surtout sur l'azote qu'elles contiennent.

— La source d'eau d'acier à Lamscheid dans le Hundsruch. Bonn.

— Die vorzüglichern salinischen u. eisen haltigen Gesundbrunnen im Grossh. Niederrhein, 1826.

— Traité chimique et médical sur les principales sources salines et ferrugineuses du grand-duché du Bas-Rhin. Ham. 1826, in-8.

Harmes (H.). Dissertatio de usu acidularum. Marbourg, 1687, in-4.

Harnier (R.). Résumé d'analyses et d'expériences sur la nature et l'usage des eaux minérales de Pyrmont. Hanovre.

Hartmann (P.-J.) Dissert. : Fontes Silesiaci medicati martiales simplices. Francf. 1774, in-4.

— Dissert.: Fontes alcalino-martiales Silesiaci speciatim Salzbornenses et Veteraquenses. Francfort, 1780.

— Dissert. de ducatuum Munsterbergensis et Wohlani acidulis alcalino-martialibus. Francf., 1781.

— Dissert. de acidulis alcalino-martialibus principatus Saganensis. Francf., 1784, in-4.

Hasenest (J.-G.). Markburbenheimer Wildbad. Nurnb., 1829, in-4.

Hassenfratz. Premier mémoire sur les eaux aérées minérales et thermales du Nivernais (Ann. de chim., t. 1, p. 81).

Haug (C.-F.). Thèse inaugurale, soutenue à Strasbourg sur les eaux de Bade, 1790.

Hauptmann (Aug.). Schedula gratiosorum fontium qui Hornhusii pervestigatio ; d. i. Hornhausischer Gnadenbrunnen, eigentliche Erforschung derer tief Verborgenen Ursachen und Wirkungen, Erklarung und nach chymischer Kunst probirung. Leipzig, 1645, in-8.

Haus (C.-J.). Bocklet et ses eaux minérales. Wurzburg.

Hausleuthner. Les eaux sulfureuses de Warmbrunn. Oct. 1825.

Hausleutner (Em.-F.). Warmbrunn et ses eaux sulfureuses. Hirschberg.

Haussemann (Chris.). Acidularum Sulzbacensium historia et analysis. Argentorati, 1764, in-4.

Hautèrre. Mémoire sur une source d'eau minérale découverte à Blaru, près Vernon (Journal des savants, 1758, p. 40).

Haworth (Sam.). A description of the Dukerbagnio and of the mineral bath and new spaw. London, 1683, in-8.

Haxtlausen. Note sur les propriétés des eaux de Muskau, et notamment des boues minérales qu'on y emploie.

HAYES. Existence du brome dans les eaux minérales.

HECHT. Description de l'analyse et des effets de l'eau du Franzesbad à Eger.

HECHTEL (J.-L.). Acidulæ Stebenses, in confinio non pares, etc. 1722, in-8.

HEERS (Henry DE). Spadacrène ou dissertation physique sur les eaux de Spa.

— Une édition latine, 1630, in-12; plusieurs éditions françaises. Celle que je possède est de 1739, avec des notes historiques et critiques par Chrouet.

— Deplementum supplementi de Spadanis fontibus, sive vindiciæ pro sua Spadacrène. Leodii, 1624.

— Observationes medicæ oppido raræ in Spá et Leodii animadversæ. Leodii, 1634, in-8; Leipzich, 1645, in-12; Leyde, 1605, in-16.

HEIDENREICH, à Ansbach. Les eaux ferrugineuses de Steben. Nurnberg.

HEIDENREICH (F.-W.). Die wirkungsart der mineraquellen bei Steben. Eine Entgegnung auf die schrift des D. Reichel. Uber die Eigenthumlichkeiten der stahlquellen Stebens. Nurnberg.

HEIDLER (C.-J.). Marienbad, sous le rapport médical. Vienne, 2 vol.

— Les bains gazeux à Marienbad. Prague.

— Règles générales pour les malades qui veulent se servir des eaux et thermes minéraux, avec considérations particulières sur les bains minéraux de boue, gaz, vapeurs, douches. Prague.

— Règles pour l'emploi des eaux minérales de Marienbad.

HEIDLER. Marienbad nach eigenen bisherigen beobachtungen und ansichten ærztlich dargestellt. Vienn., 1822.

Considérations sur les propriétés des eaux de Marienbad, d'après des observations et des vues particulières à l'auteur.

HEIFELDER. Aperçu sur les bains et eaux minérales du mont Tonnerre. Stuttgardt, 1834.

HEILET (J.-J.). Beschreibung des schon vor mehr als 300 jähren berühmten heilbades, eine kleine viertelmeile vor der churbaierischen stadt wembdingen, etc. OEtting., 1715, in-8.

— Entwerfung des uralten heil-und Wildbades zu Wemdingen. 1718, in-8.

HEIM (F.). Wildbad, dans le royaume de Wurtemberg, et ses eaux thermales (Traité topographique et médical, traduit du manuscrit allemand, par le professeur Gérard, avec carte et grav.). 1839.

HEINECKEN (Jos.). Lettres sur les eaux minérales d'Eilsen et ses environs. Hanovre.

HEINSE (C.-T.). Beschreibung des wolkensteiner bades. Freyberg, 1808, in-8.

HENSING (J.-T.). Meditationes et experimenta circa acidulas Schwalbacenses, etc. Francf., 1711, in-8.

HEINZ (Bernard). Notice sur les eaux minérales de Saint-Maurice ou Saint-Moritz, Suisse. 1824.

HEISSE (G.-C.). Gutachten von dem Deinacher sauerbrunnen. In Büchners miscellan. phys., 1730, p. 949.

HEISTER (L.). Diss. de fonte medicato prope Helmstadium nuper detecto ejusque salubri usu. Helmst., 1756, in-4.

— Dissert. de aquis medicatis Pyrmontanis. Helmst., 1732.

HELD (J.-T.), Blick auf Karlsbad. Prague, 1835.

HELDENS (Gott.). Dissertatio de thermis. Iena, 1695, in-4.

HELMONT. De aquis Leodiensibus medicatis supplementum. Cologne. 1724, in-8.

HEMPRICH. Brunnen urzt in Cudova. Breslau, 1831.

HENNING (J.-G.-F.). Les eaux salino-ferrugineuses à Zerbst et les expériences qu'on y a faites. Zerbst.

HENRY (Oss.). Analyse de la source de la pêcherie, à Enghien.

— Analyse de l'eau de deux sources appelées Lagarde, situées dans la commune de Bio, département du Lot (Journal de pharmacie, janvier, 1826, p. 27).

— Note sur la formation d'une eau sulfureuse (Journal de pharmacie, oct. 1827, p. 493).

— Examen critique d'une nouvelle analyse de l'eau d'Enghien, faite par M. Longchamp, en réponse à ce chimiste (Journal de pharmacie, juillet, 1826, p. 341).

— Expériences analytiques sur l'eau sulfureuse naturelle de Bonnes, et quelques réflexions à ce sujet (Journal de pharmacie, juin, 1826, p. 285).

— Quelques expériences pour servir à l'histoire des eaux minérales

sulfureuses, et particulièrement à celle d'Enghien (Journal de
pharmacie, nov. 1826, p. 564).

— Essais pour servir à l'analyse des eaux minérales en général
(Journal de pharmacie, t. 17, p. 61).

— Analyse des eaux de Passy (Journal de pharmacie, 1832).

HENRY. Manuel d'analyse chimique des eaux minérales médicinales,
1825).

HEPITES (P.-C.). Notice sur les bains de mer et les limans ou lacs
d'Odessa. Odessa, 1829.

HERBERGER (Ed.). Ueberlingen et sa source d'eau minérale. Constance,
1831 (Journal de pharmacie, août 1833).

HERBIN. Statistique générale et particulière de la France et de ses
colonies. Paris, 1803, 7 vol. in-8.

HERGT (F.-J.). Les eaux sulfureuses et les thermes de Langenbrucken, dans le grand-duché de Bade. Heidelberg.

HERILACUS (P.). De aquarum natura, per quinque libros digesta.
Coloniæ, 1591, in-8.

HÉRISSANT (L.-A.-P.). Bibliothèque physique de la France, ou liste
de tous les ouvrages tant imprimés que manuscrits qui traitent de
l'histoire naturelle de ce royaume, avec des notes critiques et historiques. Paris, 1771.

HERMANN (L.-D.). Aufgesammlete erstlinge des sauer-und gesundbrunnen zu skarsine, etc. OElse, 1714, in-12.

HERMSTADT (F.). Chemische zergliederung der wassers aus de todten
meere, etc. Nurnb., 1822, in-8.

HERMBSTAEDT (Sigm.-Fr.). Description et examen physique et chimique des eaux sulfureuses, muriatiques, salines amères et ferrugineuses auprès de Dobéran. Berlin.

HERMBSTAEDT. Notice sur les eaux minérales du Hermannsbad à
Muskau (Journ. der prakt. Heilk, mars 1825).

HÉROGUELLE. Anatomie des eaux minérales de Saint-Amand. 1685.

— Fontaine triomphante lès Saint-Amand. 1690.

HERZ. Die künstl. Mineralw. in ihrem Verhaltniss zu den natürlichen.
Berlin, 1830.

HERZOG (Alfr.). Dictionnaire des maladies ordinaires et de la manière
de les guérir avec de l'eau froide. Nurnberg.

HESS. Excursion aux bains de Bade. Die Bade fahrt.

HETT (B.-G.). Richtige Bestimmung der Bestandtheile, Wirkung und des Gebrauchs des bertricher Badwassers. Trèves, 1779, in-8.

HETTLER (J.-P.). Neveste Nachrichten ueber die Badeanstalten zu Wilhemsbad, und derselben mineralischen Quellen. Francfort, 1794, in-4.

HETTMER (G.-J.). Beschreibung des trautenauer oder Joannisbades im Kœnigsgr. Glatz, 1688, in-8.

HEYDEKKER (F.-G.)· Description des bains de Freyenwalde. Berlin, 1795, in-8.

HEYFELDER. Essai sur les eaux minérales du mont Taunus (duché de Nassau), spécialement sur celles d'Ems, de Schlangenbad, de Wiesbade, etc., etc. Stuttgardt, 1834.

HIARNA (Urb.). Acta chemica Holmiensia, cum annotationibus. Stockholm, 1753.

— Brevis aquarum explorator, genuinas et salutares acidulas a Spuriis et vulgaribus aquis martialibus hinc inde in Suecia observatis discernens. 1683.

— Das wasser von Medevi. Stockholm, 1680, in-8.

— Brevis manuductio ad fontes medicatos et aquas minerales solerter investigandas ritè probandas et arte adplicandas. Stockholm, 1707, in-12.

HILDANUS (Fab.). De infelici successu thermarum Leucensium. Francfort, 1682.

— De thermis Vallesianis acidulis Griesbacensibus item thermis piperinis adjecta illarum thermarum tabula gemina. 1682.

— Consilium de tuenda valetudine item de acidulis Griesbacensibus. Francf., 1629, in-4.

HILDEBRANT. Physikalische Untersuchung des mineralwassers in Alexanderbad zu Sichersreuth. Erlangen, 1803, in-8.

HILLE (K.-Chr.). Die Heilquellen Deutschlands und der Schweiz. Leipzig, 1837 et 1839, 4 vol. in-12.

HILLGERN (W.). Hydriatria Carolina. Zwickau, 1638, in-4.

HINZE (A.-H.). Altwasser et ses eaux minérales. Breslau, 1805, in-8.

— Annales de l'établissement des bains d'Altwasser.

HIPRIAAN. Manière de faire de l'eau oxigénée potassée avec de l'eau acidule de Fachingen, suivie de quelques notices sur ces eaux. Francfort.

HIRE (DE LA). Remarques sur l'eau de la pluie, et l'origine des fontaines (Mém. de l'Acad. des scienc. de Paris, 18 avril 1703).

HIGMORE (D.). An account of a salt spring in Sommersetshire an a medical spring in Dorsetshire (Philos. Transact., n° 56).

HIGMORE. Lettre du doct. Higmore au doct. Béale, contenant quelques réflexions sur les eaux de Scarborough-Spaw (Transact. philos., année 1669, n° 55).

HLAWACZEK (Ed.). Die Wasserkeilkunde, oder wissenschaftliche Darstellung der Wirkungs-und Gebrauchsweise des gemeinen Kalten und erwarmten Wassers-und der vorzüglichsten Mineralquellen. Prag., 1837.

— Geschichte von Karlsbad in medicinischer, topographischer und geselliger Beziehung. Prag., 1839, 1 vol. in-8.

HLAWACZEK. La médecine des eaux, ou traité pharmaceutico-thérapeutique sur l'eau froide et chaude et de toutes les eaux minérales, et particulièrement de celles de Carlsbad. Vienne.

HOCHSTETTER (G.-F.). Dissert. de fonte salutari Weisenburgensi. Alt., 1710.

— Historische und medicinische Beschreibung des zu Weissenburg an Norgau befindlichen gesundbrunnen und Wildbades. 1720, in 8.

HOEFFEL (J.-T.). Historia balsami naturalis alsatici, seu Petreoli vallis Sancti Lamperti. Argent., 1734, in-4.

HOEPFNER. Instruction sur l'usage des eaux minérales; voy. Schreiber (A.). Heidelberg, 1824.

HOERNIGK. Beschreibung der Langen Schwalbacher Sauerbrunnen und Bæder. Frankf., 1632.

— Beschreibung des Wissbades. Frankf., 1636.

HOFF. Geognostische Bemerkungen über Karlsbad. Gotha, 1825.

HOFFMANN (Fréd.). De thermis Carolinis. Hallæ, 1705, in-4.

— De aqua medicina universali. Hallæ, 1712.

— De balneorum ex aqua dulci præstantissimo in affectibus internis usu. Hallæ, 1721, in-4; Ulmæ, 1726, in-8.

— De balneorum artificialium ex scoriis metallorum usu medico. Hallæ, 1722, in-4; Ulmæ, 1726, in-8.

— Dissertatio de fontibus medicatis Lauchstadiensibus. Hallæ. 1723, in-4.

— Examen chymico-medicum fontis Sedlicensis in Bohemia. Hallæ, 1724, in-4.

— Gruendlicher bericht von dem zu Sedlitz in Boehmen neu entdeck-ten bittern purgirenden brunnen. Halle, 1724, in-4.

— Gruendlicher bericht von Selterbrunnen. Halle, 1724, in-4.

— Dissertatio de fonte medicato Lignicensi. Halle, 1729, in-4.

— Dissert. de acidulis Veteraquensibus in Silesia. Halle, 1731, in-4.

— Dissert. de fontis Spadani et Schwabacensis convenientia. Halle, 1730, in-4.

— Gruendliche untersuchung des Spa wassers und Schwalbacher brunnens. Leipzig, 1731, in-8.

— De acidulis thermis et aliis fontibus salubribus ad imitationem naturalium per artificium parandis. Genève.

— Opuscula de aquis mineralibus et earum salutari virtute et passim alibi. Genève, 1748. (Ce titre paraît être celui de tous les travaux d'Hoffmann sur ce sujet.)

— De convenientia elementorum ac virium in thermis et acidulis. Genève, 1748.

— De connubio aquarum mineralium cum lacte longe saluberrimo. Hal., 1726.

— Dissert. sur les eaux de Sedlitz. 1751.

— Rapport sur Altwasser, en Silésie, analyse, effets, usage. Leipzig.

— De acidularum et thermarum ratione. Halæ, 1712; Leyde, 1719.

— Observationes et cautelæ circa thermarum et acidularum usum et abusum. Halæ, 1717.

— De præcipuis Germaniæ fontibus. Halæ, 1726, in-4.

— Dissertatio de elementis aquarum mineralium recte dijudicandis et examinandis. Ulmæ, 1726, in-8.

Hoffmann (Ch.-A.). Manuel pour les médecins, les physiciens et les personnes qui fréquentent les eaux. Weimar, 1798, in-12.

— System uebers und Darstellung der resultate von zwielhunder u. zwei u. vierzig chemischen untersuchungen mineralischer wasser, Berlin, 1815.

Hoffmann (Ch.-Aug.). Examen systématique des résultats de 242 examens d'eaux minérales et thermes d'Allemagne et des pays voisins ; avec un indicateur de tous les ouvrages qui ont paru sur les eaux minérales. Berlin.

— Tableau de 40 eaux et thermes minéraux d'Allemagne. Weimar.

Hoffmann (C.). De thermis Hirschbergensibus. Francf., 1598, in-fol.

Hoffmann (J.-C.). Historisch physikalische nachrict von einem sthal oder martialischen trinck und badebrunnen des furstenthums meinungen bey der stadt salzungen der grundhofer sauerbrunnen genannt. Eisenach, 1754, in-8.

— Beschreib. u. abbild. e. neuen apparats de wasser m. luftarten anzufullen. Leips., 1804, in-8.

Hoffmann (J.-P.) Vom schwalbacher sauerbrunnen. 1717, in-8.

Holger (Al., chev. de). Analyse de l'eau anti-scrofuleuse de Hall en Autriche (Zeitschr. für Physik u. Mathem. ; 1831, vol. 9, liv. 3, p. 75).

— Physikalisch-Chemische Beschreibung des Klausner Stahlwassers. — Description physico-chimique des eaux ferrugineuses de Klausn, en Styrie. Vienne, 1829, in-8 (Archiv für Naturlehre du doct. Kastner ; vol. 18, cah. 3, p. 313).

Holterhoff (Eug.). Tractat vom Schwelmer sauerbrunnen. 1706.

Holtzemius (P.). Descriptio fontis medicati S. Antonii vulgo Tillerborn dicti, propè Andernachen. 1605.

Home (F.). An essay on the contents and virtues of Dunse Spaw. Edinb., 1751, in-8.

Hons (T.). Vorlœufige mitthelungen über die mineralquelle zu Heilstein unweil Aachen.

Hopf (Chr.-Gli.). Les eaux minérales de Cannstadt. Stuttgardt.

Hopton (Richard). Lettre à M. Jean Batchelor, touchant la sortie d'une source brûlante dans le comté de Shrop. 1712, n° 334 (Trans. philos. de la Soc. roy. de Lond.).

Horne (de). Commentatio de natura et viribus aquarum Spadanarum ; in Hautesierck.

Hornier (R.). Résumé d'analyse et d'expérience sur la nature et l'usage des eaux minérales de Pyrmont. Hanovre, 1828.

Hornick. Wiesbade avec les propriétés curieuses de ses eaux, leurs excellentes vertus et leur usage. Francf., 1627 (en allemand).

— Epistola de acidularum quæ ad Egram sunt viribus. Prague, 1614, in-4.

— Beschreibung des Egerisch - Schleder sauerbrunnen. Leipzig, 1617.

Hornstein (J.-M.). De aqua aerea Pragensi dissertatio. Viennæ, 1777.

Horstius (G.). Dissertatio de natura thermarum. Giessæ, 1618, in-4.

Horst (J.-D.). Embser bades beschreibung. Francf., 1676, in-8.

— Beschreibung des Offenauer bades. Francf., 1670, in-8.

— Kurzer bericht wie das sauerwasser zu langen schwalbach zu brauchen.

— Gebrauch und wurkung des schwalbacher sauerbrunnen aus tabernaemontain und anderer schriften auch eigener erfahrung aufgeseltzt. 1655, in-12.

— Beschreibung des sauerbrunnens zu langen schwalbach, etc. 1655.

— Bericht von dem Niederselterischen sauerbrunnen. Darmst., 1682, in-8.

— Kurse beschreibung des Tœnesteiner sauerbrunnens. Franckf., 1680, in-8.

Hosburg (W.). Versuch und bemerkungen die an dem Hartfell, gesundbrunnen zu Moffat gemacht worden.

Hoser (J.-C.-E.). Beschreibung von Karlsbad. Prag., 1797, in-8.

— Beschreibung von Franzensbrunn bey Eger. Prague, 1799, in-8.

Hottinger (Sal.). Beschreibung der warmen bæder insgemein, besonders uber des im Aergow gelegenen warmen bades zu baden, sampt bericht von der grafschaft baden. 1702, in-8.

Houlston. Essay on the Liverpool, Spa, water. London. 1773.

Hubert. Des vertus et propriétés des eaux d'Auteuil. Paris, 1628.

Hubin. La fontaine de Jouvence. Paris, 1617, in-8.

Huddæus. Carmina de fonte Pyrmontano. Witteb., 1556, in-4.

Huddæus (H.). Ludimoderator mindenens. Elegia de fonte Hamelensi, 1556, in-4.

Huesch (Æg.). Experientia doctrinalis de aquarum mineralium Aquisgranensium ingredientibus. Colon., 1683, in-16.

Huet de la Martinière. Dissertation sur l'examen analytique des eaux minérales des environs de L'Aigle. Genève, 1676, in-12.

Hufeland. Prakt. Uebersicht der vorzuglichsten heilquellen Teutschlands nach eigenem erfahrungen. Berlin, 1815.

Huggelius (J.-J.). Badebuchlein oder bericht von allerhand mineralischen Deutschlands badern. Mulhausen, 1560, in-8.

Hullinger (Wenz.). Hydriatria Carolina, das ist : Kurtze beschreibung, was das weitberuhmte kayser karolsbad vor kostliche mineralien mit sich führet, etc., etc., 1688.

Hundeshagen (Bernh.). Les eaux et thermes de Godesberg, près de Bonn sur le Rhin. Cologne.

Hunter (A.). Treatise on the mineral waters at Harrowgate.

Humbert (C.-F.-G.). An phthisi pulmonari ultimum gradum nundum assecutæ aquæ Cauterienses, vulgo de Cauterets. 1760.

Hygmore. Sur les eaux de Scarbouroug, courte histoire d'une petite source salée du comté de Sommerset, et sur une eau médicale de Dorsetshire. 1769, n° 56 (Trans. phil. de la Soc. roy. de Lond.).

I

Ihl (G.-C.). Dissertatio de Carolinarum in Bohemia thermarum prærogativis quibusdam. Prague, 1778.

Infante Fernando (D.). Tratado de la salud banos de Sacedon.

J

Jacob (H.). Traité des admirables vertus des eaux chaudes de Bourbonne-les-Bains. Lyon, 1570 et 1600. (Cet auteur s'attribue l'honneur d'avoir écrit le premier sur Bourbonne.)

Jacquelin. Mémoire sur l'analyse d'une eau minérale froide dite moulin d'Auteuil, près la Ferté-Milon.

Jacquot aîné. Dissertation sur les eaux minérales de Plombières. Strasbourg, 1813.

Jaegerschmid (J.-V.). Mineralogia Giegensis oder beschreibung des ausser der stadt giengen gelegen Wildbades. Nordlingen, 1685, in-12.

— Mineral Wassernymphe. Augsbourg, 1710.

Jardel. Notice sur les eaux de Braine.

John (J.-Fr.). Coup d'œil sur les eaux minérales de Luisenbad. Berlin, 1824, in-8.

— Examen chimique des eaux minérales du Bain-d'Achille à Freienwalde, avec une théorie de leur origine et un supplément sur les eaux acides artificielles sulfureuses et ferrugineuses. Berlin.

— Dissertation sur les bains de Luisenbad dans la Poméranie.

— Essai d'une méthode pour l'examen des eaux minérales.

John (J.-J.). Les eaux de Gleissen près de Zielenzig. 1821, Berlin.

John (J.-D.). Les bains de Tœplitz en Bohême, considérés sous le rapport de la physique, de la médecine et de la politique. Dresde, 1792.

Johnson (Th.). Tractatus de thermis Bathonicis, editus cum ejus mercurio botanico. London, 1634, in-8.

Johnstone (J.). Account of the Walton water near Fewkesbury, with thoughts on the use and diseases of the lymphatic glands. Londres, 1787, in-8.

Jolly (A.). Description des eaux minérales de Vichy. Paris, 1676, in-12.

Jones (J.). The benefit of the ancient bathes at Buckstones, which cure most grievous sicknesses. Londres, 1572.

— The bathes of Batks-ayde, wonderful and most excellent against very many sicknesses. Londres, 1572.

Jordan (Th.). De aquis medicatis Moraviæ commentariolus. Francfort, 1586, in-8; 1598, in-fol. Tubingue, 1606, in-8.

Jorden (E.). Treatise of varm bathes. London, 1641, in-8.

— A discourse of natural bathes an mineral waters. London, 1631, in-4.

Joslé. Essai analytique sur les eaux minérales sulfureuses froides de la Roche-Pozay, 1805, in-8.

Joubert (L.). Traité des eaux minérales. Paris, 1603, in-8.

— De gymnasiis et exercitationum generibus liber unus, et de balneis antiquorum tum Græcorum, tum Romanorum liber alter. Francfort, 1509 et 1645.

Joyeuse. Aperçu sur la nature des eaux de la fontaine de Caouada. (Journ. de méd. Montpellier, t. 153).

Juckart (J.-Fr.). Traité des eaux de Bade. Kœnigsberg, 1776.

Julbin (G.). Rapport sur les eaux minérales de Priscey et de Prémeau. Dijon, 1661, in-12.

Julia-Fontenelle. Manuel des eaux minérales. Paris, 1825, in-18.

Julia et Reboul. Analyse des eaux minérales de Rennes. (Ann. de chimie, t. 56, 119).

Juncta (Thomas). De balneis antiquorum, in-fol.

Jungken (J.-H.). Von den Warmen Baedern zu Ems. Francf. 1700, in-12.

— Beschreibung derer Warmen bader zu Wisbaden. Francf. 1702.

Junius. Joachim (Lovanii). Aquarum Spadanarum gryphi, seu œnigmata, eorumdemque explicatio proficiscentibus ad aquas Spadanas non minus utilis quam jucunda. Lovan. 1614, in-8.

Jussieu (A.). Utrum, absoluta vulnerum suppuratione, ad promovendam cicatricem præstent detergentia salina aquea sarcoticis aliis oleosis et pinguibus quibusdam medicamentis. Montpellier, 1707.

Juvet. Dissertation contenant de nouvelles observations sur la fièvre quarte et l'eau de Bourbonne. 1750, in-8.

— Lettre insérée dans le Journal de Verdun. 1752, p. 444.

— Mémoire sur les eaux minérales inséré dans le Mercure de France. 1757.

— Dissertation latine sur les eaux. 1774.

Juy (N.). Traité des propriétés des eaux minérales de Bourbonne. Chaumont, 1716, in-12. (L'édition que j'ai est de 1728, in-12.)

K

Kæmpf (J.-F.). De aquis Tœplizenzibus. Halle, 1706, in-4. (Traduit en allemand. Berlin, 1706, in-8.,

Kæppel (G.). Pyrmont et ses environs avec des remarques sur l'emploi de ces eaux. Berlin.

Kaiser (J.-A). Notice sur la situation et les propriétés médicinales des bains de Pfæffers. Coire, 1822.

Kalkhof. De fontibus sotericis. Lips., 1678.

Kaltschmid (C.-F.). Dissert. de aquis medicatis Fachingensibus. Iena, 1749, in-4.

Kastner (D.). Source minérale de Sonah dans l'Inde (Tran

sact. of the med. and physic. soc. of Calcutta, vol. 3e, 1827; et Archiv. für Gesammte Naturlehre; vol. 18, Cah. 3).

KASTNER. Les sources minérales de Marienfels dans le duché de Nassau. (Archiv. für die gesammte Naturlehre, t. 16.)

KAUHLEN. Dissertation latine sur les eaux de Roisdorf. Druisbourg, 1774, in-4.

KAUSCH (J.). Traité sur les bains. Leipz.
— Les eaux minérales de Buckovina . Breslau.

KEFERSTEIN. Tableau des sources acidules ou à acide carbonique connues. (Teutschland geolog. dargestellt; vol. 5 , cah. 1; Gazette géol., n. 4, p. 38 à 60).

KEFERSTEIN (C.). Tableau des sources chaudes connues. (Teutschland géolog. dargestellt, vol. 5; Gaz. géol., n. 4, p. 3).

— Catalogue ou tableau des sources sulfureuses froides. (Teutschland géolog. dargestellt, vol. 5, cah. 3; Gaz. géol., p. 3).

— Essai d'une nouvelle théorie des sources en général et surtout des eaux salifères. (Teutschland géolog. dargestellt; v. 5, 1er cah., p. 1.)

— Catalogue ou tableau des sources contenant beaucoup de sel amer et de glauber, de carbonate de soude, de borax, de salpêtre, d'acide sulfurique et d'autres corps, tels que le pétrole, etc. (Teutschland, géolog. Dargestellt, volume 5e, cahier 3e ; Gazette géologique, p. 18).

— Premier appendix à une description plus exacte des sources salées d'Allemagne (Teutschland géol. Dargestellt, vol. 5e, cah. 1er, Gaz. géol., p. 139).

— Catalogue ou tableau des sources acidules ou ferrugineuses (Teutschland géolog. Dargestellt, vol. 5e, cah. 3; Gazette géol., p. 14).

KEIL (C.-H.). Nachricht von dem erfundenen sichersreuther gesundbrunnen, 1734.

KEILING (Conr.). Merkwurdige bedenken von dem Karlsbad, 1665, in-8.

KEIR (P.). An enquiry into the nature and virtues of the medicinal waters of Bristol and their use in the cure of chronical distempers. London, 1739, in-8.

Kerner (Justin). Das wildbad im Konigreich Wurltemberg. Tubingen, 1839, in-12.

Kiel (Dr). Traité sur les eaux d'Embs.

Kielmayer (Ch.-Fr. de). Examen chimique et physique de l'eau sulfureuse de Stachelberg, dans le canton de Glarus. Stuttgardt.

Kieser. Essai historique et descriptif de l'établissement de bains à Nordheim, avec des remarques sur les bains de boue. Gœttingen.

Killiches (F.-L.). Essai sur l'eau amère de Pulna, son emploi extérieur et intérieur. Prague.

Kind (R.). Les bains de mer à Swinemunde. Stettin.

Kinneir. New essay on newes Shewing the use of bathing and drinking Bathwaters in nervous disorders. London, 1739, in-8.

Kirchgessner (F.). Observations sur les forces médicales des eaux minérales du Ludwigsbab près de Wipfeld. Munich.

Kirchmayer (Al.-G.). Quelles eaux minérales sont les plus salubres et les moins chères ? Munich.

— La force médicale miraculeuse de l'eau froide. Munich.

Kirchmayer. Tractat über den Kukkusborn, 1696. Prague.

Kirschleger. Essai sur les eaux minérales des Vosges, 1829 ; Thèse. Strasbourg, in-4.

Kirwan (R). Essai sur l'analysé des eaux minérales, 1799, in-8. Dublin. En anglais.

Klaatsch. Notice sur la source minérale de Wildbad, 1824.

Klaproth. Chemische Untersuchung der mineralquellen zu Carlsbad. Berlin, 1790, in-8.

Klaunig (G.). De fonte medicato Wersingavensi. Eph. cur. nat.

Klausenburku (Jord. Th.). Knija wodach hogitedlnych neb teplirech morawskyck. Ollmutz, 1580.

Klein (L. G.). De aere, aquis et locis agri Erbaconsis et Breubergensis, largi Odenwaldiæ tractus. Francf., 1754, in-8.

Kléman. Les eaux du Hermannsbad à Muskau dans la haute Lusace prussienne. Journ. der praktischen Heilkunde; mars, 1825.

Kloetkl (Ign.-J.). Rosenheim en Bavière et ses eaux minérales. Munich.

Klinger (T.). Chemisch-medicinische beschreibung des St-Josephs-Bades zu Tetfchen in Bohmen. Prague, 1823.

Knaubler (F. W.). Examen fontis mineralis Soterii Roisdorfiensis prope Bonnum, 1774, in-4.

Kniphoff (J. H.). Dissert. de thermis artificialibus. Erford, 1748.

Knoblauch (T.). Beschreibung des burkbernheimer Wildbades. Onolzbach, 1611.

Knochenwebel (D. Ch.). Kurzer unterricht von der beschaffenheit, wirkung, und gebrauche des Biliner Saeurbrunnen. Dresden, 1761, in-4.

— Betrachtung des unweit Bilin in Bohmen befindlichen gesund brunnen und dessen wasser. Friedrichstadt, 1762, in-8.

Knopius (L. C.). Beschreibung des bey der statdt Herbon in der Grafschaft Nassau. Katzenellenbogen entdeckten neven heilbrunnen. Herborn, 1650, in-4.

Koch (J. E. A.). Les eaux minérales et thermales de Lauchstaedt, décrites histor., phys., et médicalement. Halle.

— Expériences sur les effets des eaux et bains de Lauchstaedt. Halle.

Koch-Sternfeld (le chevalier de). La vallée de Gastein et ses sources minérales, dans les montagnes du Salzburg.

Kolreuter (W.-L.). Die mineralquellen im grofsh. Baden, deren Heilkrafte u. Heïlanstalten. Herausg, 1820.

Koelreuter (G. L.). Classification systématique des eaux minérales d'après leurs caractères phys., chim. et méd. Leipz.

— Les eaux minér. dans le grand-duché de Bade, et leurs forces méd. Carlsruhe.

— Des eaux minérales en général et des eaux de Bade en particulier. Leipz.

Koenig (Emm.). Regnum minerale speciale. Basileæ, 1703.

Koenigsdoerfer (J.-H.). Description historique, topographique, physique, chimique et médicale des eaux minérales de Ronneburg. Ronneburg.

Koestler. Traité sur les eaux salines de Eger. Vienne.

Koestlin (C.-H.). Méthode pour contrefaire les eaux acidules au moyen de l'air fixe. Stuttgardt, 1781.

Kopp. Observations médicales pendant un voyage en Allemagne et en France.

Kortum (C.-G.-T.). Traité complet physico-medical sur les eaux d'Aachen et de Burscheid, 1798. Wollstaendige physikalisch-medicinische abhandlung ueber die Warmen mineralquellen und bæder in Aachen und Burscheid. Duisbourg, 1798, in-8 ; Dortmund, 1818, in-8.

Kottmann (J.-A.). Les sources thermales de Baden en Argovie. Allemand. Arau, 1826, in-12.

Krais (Fr.-Séb.). Bericht von dem brandtbrunnen oder Krumbad im stifte ursperg, 1709, in-8.

Kramer. Sur les qualités, effets et l'usage utile des eaux minérales chaudes et des bains ferrugineux de Bade. Carlsruhe.

— Les eaux de Bade, leurs effets, etc., etc.

Krapf (F.-J.). Description des bains chauds de Baden. Tubingue, 1794.

Kratz. Dissertatio de fonte Holzensi. Argent., 1760, in-4.

Krause (J.-Q.). Mineralogia hydrologica Wemdingensis. Rolk, 1686, in-12.

Kremers (D.). Zuerst hateinisch und Hernach, 1694.

Krentzheim (H.). Carmen de thermis Tœplicensibus. Prag., 1594.

Kretzschmar (S.). Beschreibung des Sauerbrunnens in der Starostey. Zips., 1751, in-fol.

Kretschmar. Tabellarische uebers der mineralwasser teutschlands. Dessau, 1817.

Kreyssigs (C.-G.). Sammlung und nachricht von denen Schriststellern von Egerischen Sauerbrunnen.

Kreyssig (M.-G.-C.). Schriftsteller vom Tœplitzer. Bade.

Kreysig (F.-L.). De l'usage des eaux minérales de Carlsbad. Ems (trad. de l'allem. Paris, 1829 ; Leipzig, 1825).

Kronfels (Fr.-Ch. de). Gaïs, Weisbad et la cure du lait caillé dans le canton d'Appenzell. Constanz.

Kruger (J.-G.). Fortsetzung der nachrichten von den wirkungen des Helmstadtischen gesundbrunnen. Hall., 1757, in-4.

— Gedanken von dem Helmstadtische-gesundbrunnen dessen bestandtheilen und Kraften. Helmst., 1755, in-4.

Krukenberg. Pastor zu wahle beschreibung des gesundbrunnen allda fuhret auch behrens an.

Krzisch (J.-F.). Die heilq. des konigreichs Bohmen. Wien., 1837.

Kuffer (J.). De thermis Badensibus. Argentor., 1625.

Kuffner (A.). Dissertatio de thermis artificialibus. Erfurt, in-4.

KUHN. Systemat. beschreibung der gesundbrunnen und bader Deutschlands. Breslau, 1789; ibid.; Kirschberg, 1700, in-8.

KUHN. Description de Niederbronn et de ses eaux minérales. Paris, 1835.

KUHN (Joach.). Dissertatio de lotionibus ac balneis Græcorum. Argent., 1695, in-4.

KUNZE (J.-G.). Untersuchung des vor 74 Jahren im braunschweigichen, bey œlber am weissen berge gelegenen œlberschen gesundbrunnen. Hannov., 1728, in-8.

KURSCHNER. Dissertatio de fonte med. Castinacensi Kestenholzerbad. Argent., 1760, in-4.

KUSTER (D.-J.-E.). Soden et ses eaux minérales, avec un supplément sur les eaux minérales de Kromberg. Hadamar.

L

LABAIG. Mémoire sur la nature et les propriétés des eaux de Bagnères. Pau, 1750.

— Parallèle des eaux bonnes et des eaux chaudes, etc. 1750.

LABORDE (Alexandre DE). Itinéraire descriptif de l'Espagne. Paris, 1809, 5 vol. in-8.

LABORDE. Essai sur les eaux de Cambo et de Villefranche, 1766. in-12.

LABOUISSE-ROCHEFORT (DE). Voyage à Rennes-les-Bains. 1 vol. in-8.

LACHAISE (Cl.). Notice sur les eaux minérales de Quincié.

LACOSTE. Dissertation sur les eaux minérales de Lavardens. In-8.

LAFISSE. Rapports de l'inspecteur du gouvernement près l'établissement des eaux minérales factices de MM. Paul, Triayre et comp. 1804.

LAFLIZE. De aere et aquis Nanceianis. Nancy, 1770, in-4.

LAFONT et MAGNES. Analyse de l'eau minérale d'Audinac.

LAGUTHÈRE. Du bon usage des eaux minérales de Bagnères. Toulouse, 1659, in-4.

LALANNE. Poëme sur Bagnères. Paris, 1819, in-18.

LAMATHE. Notice sur les eaux de Tercis. 1819.

LAMPADIUS (J.-M.). Gehorige Wurdigung des Karlsbader sauerlings

auf chemische und sonstige erfahrungen gegrundet. Freyberg ,
1821.

Lamzwerde (J.-B.). Monita salutaria de thermarum et acidularum.
Halæ, 1684, in-8.

Lancelot. Examen des merveilles du Dauphiné (Mém. de l'Acad.
royale des sciences, 1778 à 1725, t. 6).

Lancelotti. Essais analytiques sur les eaux minérales du territoire
de Puzzuole. Naples, 1819, in-4.

Lancelotti (F.). Analyses des eaux minérales de Naples. 1823.

Landré-Beauvais. Observations pratiques sur quelques eaux minérales des Pyrénées.

Landeutte. Mémoire sur la situation, les eaux et l'air de la ville de
Bitche (Recueil d'observations de méd. des hôpitaux militaires,
tome 1).

Landrey (Jehan). Hydrologie ou discours de l'eau. Orléans ,
1614.

Lange (Ed.). Salzbrunn ses sources et ses environs pour les visiteurs
de ces eaux. Berlin.

Lange (Christian). Genio thermarum Caroli IV, etc. Lipsiæ, 1658.
— De thermis variis. Lips., 1683, 1684.
— Diss. de genuino acidulas Egranas salubriter usurpandi modo. Leip-
zig, 1651, in-4.
— Diss. de thermis Carolinis. Leipz., 1653, in-4.

Langer (Léop.). Les eaux minérales de la vallée de Gleichenberg en
Styrie. Gretz.

Langguth. Diss. de usu medico luti thermarum, 1748.

Langius (J.). De causa fervoris thermarum.

Langmeyer (J.-B.). Dissertatio de methodo utendi aquis mineralibus
in balneis thermis et potu. Vienne, 1772, in-8.

Lanzoni (J.). De herpete sola aqua marina curato. Misc. Acad. cur.
nat., 1699, 1700.

Laplanche. Examen analytique d'une eau hépato-ferrugineuse d'une
côte voisine de Boursault en Champagne. Nat. consid. Février,
1780, p. 166.

Larouvière (J). Nouveau système des eaux minérales de Forges.
Paris, 1699, in-12.

Laservole (de). Lettre sur les eaux minérales de Cransac. Nat. consid., 1772. T. 2.

Laso (F. X.). Essai sur les eaux minérales sulfureuses. Journ. de la Soc. méd.-chirurg. de Cadix, 1822. T. 3.

Lasorinière (de). Éloge de la fontaine minérale de l'Épervière en Anjou. Mercure de France ; octobre 1770.

Lassone (de). Observations physiques sur les eaux thermales de Vichy, 1753.

Laugier. Minéralogie nouvelle ou l'art de faire les eaux minérales. Paris, 1786.

Launay (de). Dissert. sur les eaux d'Availles, 1771, in-12.

Laurens. Analyse des eaux d'Aix. Annales de chimie, 1813.

— Mémoire sur les eaux minérales de Digne. Marseille, 1812, in-8.

Laurent (G.-F.). Epistola de acidulis artificialibus, 1657.

Lautaret (de). Les merveilles des bains naturels et des étuves naturelles de la ville de Digne, 1620, in-8.

Lauthier (H. M.). Eaux chaudes d'Aix en Provence, 1605, in-8.

Lavialle de Masmores. De aquis Montis Aurei. Monspelii, 1768.

Laville de la Plaigne. Mémoire sur les eaux minérales artificielles, 1824, in-8. Paris.

Lavington. An account of the case of a young lady who drank seawater for an inflammation and tumour on the upper lip. (Trans. philos., 1765).

Layard (D. P.). Relatio de aqua Sommershamensi in comitatu Huntingdoniensi. Philos. trans., v. 56.

Layritz (J. G.). Oratio panegyrica de fontibus soteriis in illustri principatu superioris burggranatus Norici. Baruth. 1687.

Lebaillif (Roch). Petit traité de l'antiquité et singularité de la Bretagne armorique, en laquelle se trouvent les bains curant la lèpre, podagre, hydropisie, etc., etc., 1577, in-4.

Lebenheim (E. L. H.). Quelques mots sur Carlsbad et sur l'usage convenable de ses eaux. Journ. der prakt. Heilkunde ; juillet 1824.

Lebeuf. Analyse des eaux sulfureuses et ferrugineuses de Cambo, 1804, in-4. Bayonne.

Lebmacher (V. F.). Dissertatio de fontibus medicatis. Vienne, 1754.

Le Breton (F.). Traduction de l'ouvrage de Smith : Observations générales sur les eaux de Cheltenham. Paris, 1789, in-8.

Lebrethon. Lettres sur les eaux minérales de Saint-Christ. (Mercure de France. Juillet, 1724.)

Leclerc. Lettre sur les productions minéralogiques et hydrologiques de Châteaulin. (Nat. consid. 1771, t. 7, p. 89.)

Le Coeur. Analyse chimique des eaux minérales de Brucourt (Calvados).

Lecomte (J.). Hydrologie, ou discours des eaux, concernant les moyens de connaître parfaitement les qualités des fontaines chaudes tant occultes que manifestes, et l'adresse d'en user avec méthode. 1648.

Leconte. Les eaux de Meynes. Avignon, 1674, in-4.

Lecoq. Recherches sur les eaux minérales de La Bourboule (Ann. scientif., indust. et statist. de l'Auvergne. Juin, 1828).

— Analyse des eaux minérales de Sainte-Claire, à Clermont-Ferrand. (Annal. scientif., etc. de l'Auvergne ; juillet, 1831, p. 289.)

Leder (M.). Von dem Warmen bade zu Tœplitz. Freyberg, 1717, in-8.

Lebrou. Principes contenus dans les différentes eaux minérales de Spa. Liége, 1752.

— Démonstration de l'utilité des eaux minérales de Spa. Liége, 1737.

Lee (Edw.). An account of the most frequented watering places, etc. London, 1836.

Lefaivre. Notice sur l'état actuel des bains civils de Bourbonne-les-Bains, 1820.

Lefébure. Petit traité des merveilleux effets de deux fontaines en la forêt d'Ardennes, et le moyen d'en user par plusieurs malades. Pris du latin de Ph. Besançon par Martin Lefébure. Paris, 1577, in-8.

Lefèvre. Observations chimiques (Hist. de l'Acad. royal des Sc., 1730. p. 52).

Lefrançois. Dissertation sur l'emploi externe et interne de l'eau de mer. (Thèse.) Paris, 1812.

Legrand. Mémoire sur la température des eaux minérales. Toulouse.

Lehmann (J.-G.). Dissert. de fontium medic. et salin. Lipsiæ, in-4.

Lehmann (F.). Le nouvel établissement de bains à Torgau. Torgau.

Lehner (J.). Balnei Abacensis in Bavaria inferiori nova descriptio, oder beschreibung des Wildbades zu abach in Niederbaiern. Regensburg, 1669, in-12.

Lehr (J.-W.-J.). Vom Teutschaltenburgen und Pyrenwarther bade. Nurnb. 1735, in-8.

Lehr (Fr.-A.). Essai d'une description de Wiesbade et de ses eaux. Darmstadt.

Leidenfrost. De aquæ communis nonnullis qualitatibus. Duisburgi, 1756, in-4.

Leigh (G.). Exercitationes de aquis mineralibus, thermis calidis. Oxford, 1697.

— Phthisiologia Lancastriensis, cum tentamine-philosophico de mineralibus aquis in eodem comitatu observatis. Londres, 1794, in-8. Genève, 1727, in-4.

— Exercitationes quinque de aquis mineralibus, thermis calidis, morbis acutis, morbis intermittentibus, hydrop. Londres, 1697, in-8.

— The natural history of Lancashire, chesire and the peak in Derbyshire. Oxfort, 1700, in-fol.

Lelong (père). Bibliothèque historique de France. Edit. de 1718, p. 181 et 182. Bibliographie.

Lemaire. Analyse de l'eau minérale ferrugineuse qui se trouve dans Abbeville. 1740.

— Essai sur les eaux de Bussang. Remiremont, 1750.

— Essai sur la manière de prendre les eaux de Plombières. Remiremont, 1748, in-12.

Lémery. Examen des eaux de Passy. (Hist. de l'Acad. des Sc., 1701.)

— Examen de l'eau minérale de Carensac. (Hist. de l'Acad. roy. des Sc., 1706).

— Examen de l'eau de Vezelai. (Hist. de l'Acad. roy. des Sc. 1705).

— Examen de l'eau du jardin de M. Billet. (Hist. de l'Acad. des Sc. 1706).

— Analyse de la fontaine pétrifiante de Clermont en Auvergne. 1700.

Lemolt. Notice sur Bourbonne. 1830.

Lemonnier. Observations d'histoire naturelle faites dans les provinces méridionales du royaume pendant l'année 1739. Paris, 1744, in-4.

— Traité abrégé des eaux minérales de France. Lyon, 1753, in-4.

— Examen de quelques fontaines minérales de la France, et particulièrement de celles de Barèges. (Mém. de l'Acad. des Sc. Déc. 1747.)

— Examen des eaux du mont d'Or et de la Bourboule. Paris, 1744.

LENTILIUS (R.). De aquis medicatis Canstadiensibus. (Eph. Cur. Nat.)

— Beschreibung des Goppinger sauerbrunnen. Tubingen, 1664, in-8.

LEONHARD (P.-C.). Dissertatio de novo aquæ salsæ fonte detecto (in territorio Harstensi) et experimentis confirmato. Goett.. 1753, in-4.

LEOPOLD VON BUCH. Ein beitrag zu einer mineralogischen beschreibung von Karlsbad. 1792.

LEPORIN (J). Dainacensium acidul. excellentia, oder beschreibung des dainacher Sauerbrunnen. Stut., 1650.

— Beischreibung des Deinacher Sauerbrunnen, 1642.

LERAT. An thermæ Borbonienses Anselmienses minorem noxam inferant epotæ quam Archimbaldicæ et Vichienses. Parisiis, 1673.

LERH (F.). Essai d'une description abrégée de Wiesbaden et de ses bains chauds. Darmstadt, 1779.

LEROY (A.). Mélanges de phys. de chim. et de médecine. Paris, 1771.

— Lettres sur les eaux royales, médicinales et minérales de Pougues. 1777, in-8.

— Extrait d'un mémoire sur les eaux artificielles de Barèges, lu à la faculté de médecine de Paris, le 15 sept. 1778. (Gaz. salut., n. 50.)

LEROY. Observations sur les eaux de Balaruc. (Mém. de l'Acad. roy. des Sc. 1752.)

LEROY (C.). De aquarum miner. natura et usu. Monspelii, 1758, in-8. (Il existe une brochure qui porte le même titre, c'est une critique de l'ouvrage de Leroy.)

LESNE. Inspect. des hôpitaux mil. Notice sur la ville d'Acqui et ses eaux thermales. 1807.

LESOINNE (Thom.). De thermis Aquisgranensibus dissertatio. Lugduni Batavorum, 1738, in-4.

LETTEIRI NATALE. Des bons effets des eaux de Pisciarelli, 1784.

LEUCHSENRING. Dissertatio de fonte medicato Niederbronnensi. Argentor., 1753.

LEUCIPPÆUS (M.-P.). Tract. von dem marggrafen Wildzeller und Huberbad. 1608, in-8.

— Von natur und gebrauch der 4 warmen bader in Schwarzwalde, 1608, in-8.

Leuthner (J.-N.-A.). Dissertatio de acidulis Disenbacensibus in comitato Wurtenbergico. Ingolstad, 1764, in-4.

Leveroni (Antonio). Trattato de bagni d'Acqui e di Vinadio, 1606.

Levieillard. Analyse des eaux de la fontaine de Montmorency. 1771.

Lewis (J.). Lettre au docteur Rutty sur la nature et les vertus des eaux de Holt. 1729 (Trans. philosophiques de la Société royale de Londres).

Libavius. Tract. de judicio aquarum mineralium. Francfort, 1606.

Libavius (A.). Von dem Liebensteinen Sauerbrunnen in Schafsen Meinungen gelegen. 1718, in-8.

— Historia et investigatio fontis medicati ad Tubarim sub Rotenburgo. Francfort, 1701, in-8.

Liberali et Pascali. De l'usage médical de l'eau de Civillina (Memorie scientifiche e litterarie dell' ateneo di Treviso. 1824).

Lichtenstein. Les eaux minérales et les thermes de Helmstaedt. Helmst.

Ligier. Lettre au sujet des eaux de St-Jean de Glaines. Gaz. Salut., 1773, n. 28.

Lignac. Mémoire sur les eaux minérales de Castera-Verduzan. Gers.

Lignac (M.). Observation sur l'usage des eaux minérales. Mém. de Trévoux ; janvier 1714, p. 136 ; et Bibl. de méd. de Planque , t. 4, p. 119.

Limborth (G.). De acidulis quæ sunt in sylva Arduenna juxta vicum Spa. Antwerp., 1559, in-4.

— Des fontaines acides de la forêt d'Ardenne, et particulièrement de celle de Spa. Liége, 1577, in-8.

Limbourg (J.-P.). Dissertation inaugurale sur les eaux de Spa soutenue à Leyde le 7 août 1736 par M. P. L. de Presseux , traduite du latin et augmentée par Limbourg, 1749.

— Traité des eaux minérales de Spa. Liége, 1756, in-12.

— Recueil d'observations des effets des eaux minérales de Spa , avec des remarques sur le système de M. Lucas sur les mêmes eaux minérales. Liége, 1765, in-8.

— Nouveaux amusements des eaux de Spa, 1763, in-8.

Limon Montero (Alf.). Espejo cristallino de aguas de España hermoscado y guarnecido, con el marco de variedad de fuentes, y banos. En Alcala, ano de 1697.

Limousin Lamothe. Analyse de l'eau minérale de Cramaux. Alby, 1833.

Linacier. Lettre sur les eaux minérales de Candé. (Nat. consid., 1776. T. 2.)

— Instruction sur les eaux minérales de Bilazaï. Nat. consid., 1777. T. 1.

Linand (B). Nouveau traité des eaux minérales de Forges, 1697, in-8.

Linden (D. W.). Chymische anmerkungen uber d. Schuttens nachricht vom ursprunge der mineral wasser und den Bestandtheilen in dem Clevischen sauerwasser. Leipz., 1746, in-8.

Linden (D. W.). A treatise on the origin, nature and virtues of mineral waters. 1749.

— A treatise on the medicinal mineral water at Landrindod in Radnorshire. London, 1755.

Lindner (C. G.). De thermis Silesiorum Hirschbergensibus. Eph. Cur. nat., vol. 4, p. 47.

Liquière. Notice sur Bagnères de Bigorre et ses établiss. thermaux. (Journ. compl. du Dict. des sc. méd., t. 8, p. 37, 119, 217.)

Lisinan. Traité des eaux de Forges. Paris, 1697, in-8.

Lister (M.). De fontibus medicatis Angliæ, exercitatio nova et prior. Eboraci, 1682, in-4 ; 1684, in-8.

— De fontibus medicatis Angliæ exercitatio altera. Londres, 1684, in-8. Leyde, 1686, in-8.

— Novæ ac curiosæ exercitationes et descriptiones thermarum ac fontium medicatorum Angliæ. Londini, 1688, in-12, p. 156.

Loewenhardt (S. E.). Descr. du Elisabethbad près de Prenzlau, ses parties compos. et son utilité thérap. Prenzlau.

Logdman de Aven (M. W.). Von den St-Johannisbadern bey dem Rüsengeburge in dem Konigsgratzer Kreise. Prague, 1707, in-8.

Lohdens (J). Historischer bericht von erfindung vieler guten dinge u. F. W. nebst bericht von dem Schellendorfischen Heilbrunnen bey Gutzschdorf bey Konigsbruck. Freyberg, 1647, in-4.

Lolius (J. L.). Hygia Weihenzellensis oder wey Henzellische heil und

Wunderbrunnen ohnweit Anspach. Onolzbach , 1681 , in-8.

Lombardi (J. F.). Synopsis de balneis Puteolanis. Neapoli, 1547, in-4.

Lomet. Mémoire sur les eaux minérales des Pyrénées, 1796, in-8.

Longchamp. Annuaire des eaux minérales de France, 1830, 1831, 1832, 1 vol. in-12.

— Plusieurs mémoires sur les eaux minérales. Annales de chimie et de physique.

— Analyse des eaux minérales de Vichy, 1825. Paris.

— Analyse des eaux sulfureuses d'Enghien, 1826. Paris.

Lorgna (A. M.). Osservazioni fisiche intorno all' acqua marziale di Recoaro in Vicenza, 1780, in-8.

Lotario. Lettere intorno alle acque di Roitschen, volgarmente dette di Cilla. Venez., 1748, in-4.

Lottichius (J). Aphoristischer extract und Kurzer bericht von dem mineralischen Sauerbrunnen zu Killingen. Erfurt.

Lottinger. Extrait d'une lettre sur les eaux minérales des environs de Saarbourg. Vallerius Lotharingiæ, p. 96.

Lucas (C.). De Returbii medicatis aquis sponte nascentibus, 1584.

Lucas. Essai sur les eaux d'Aix et de Borcet, 1762. Liége.

— Essai sur les eaux. Traduit de l'anglais. Spa, in-12.

— Analyse de l'abrégé méthodique du docteur Rutty, adressée par manière d'appel au collége royal des médecins de Londres.

   C'est une critique amère de l'ouvrage de Rutty.

Lunæus (J). Beschreibung der Westphalischen Sauerbrunnen und bader, fonderlich der Pyrmontischen. Hannover, 1709, in-8.

Lundelius. Kort e Beraettlse um halso somma mineral-wattert harwird Gotheborg.

Luther (B.-M.). Dissert. de balneis veterum in unctione conjungendis. Erfurt, 1772.

Lutheritz (P.-J.-D.). Descript. phys.-chim. du Buschbad près de Meissen. Dresde.

Lutz (doct.). Sources minérales, bains de la Suisse, classés d'après leur nature et leur emploi. (Archiv der Gasummte Naturlehre, vol. 18, cah. 3, p. 345).

M

Maas (J.-A.). Kissingen et ses eaux min. Wurzb.

Macasius (P.). De acidularum Egranarum usualium, seu fonticuli crystallini natura, viribus et administratione. Nuremberg, 1813, in-4.

Maccabe (J.). Treatise on the Cheltenham waters.

Macher (Mat.). Das Rœmerbad Nœchst Tyffer in Steyermarck. Goritz, 1826.

— Physikalisch medizinische beschreibung der sauerbrunnenbei Rohitsch. Goritz, 1826.

— Les eaux minérales voisines de la Styrie, en Hongrie, Kroatie et Illyrie (Description méd. des eaux acid. de Fatzmannsdorf, Sulz, etc. Grætz.

Mackensie. (Pat.). Observations on mineral waters.

Macope. De duobus remediis mercurio et Aponensibus thermis commentarius. Patav., 1745, in-4.

Macquart. Mémoire donné au corps de ville de Reims, en 1766, à l'occasion du rétablissement de la fontaine de la rue du Moulin (Nat. consid., 1772, t. 1, p. 39).

— Manuel sur les propriétés de l'eau, particulièrement dans l'art de guérir. Paris, 1783.

Macri (A.). Essai physico-chimique sur l'eau minérale découverte à l'ouest de Salerne, dans la Principauté citérieure (Giorn. med. Nap., t. 3).

Madier. Mémoire analytique sur les eaux minérales de Vals, 1781, in-8.

Majault (M.-J.). Dissert. an asthmati thermarum potus. Paris, 1741.

Majo (Raim. de). Tractato delle acque acidole che sono nella citta di Castella mare distabia. In Napoli, 1754, in-8.

Magellan (J.-H.). Beschreib, e. glasgerathes, vermitt. dessen man mineral wasser in Kurzer zeit. u. m. gering, etc. Dresden, 1779, in-8.

Magistel. Essai sur les eaux minérales de Bourbonne-les-Bains. 1828.

Magnès-Lahens. Analyse des eaux minérales d'Ax (brochure 64 p.). Toulouse, 1823).

Mailly (Nicolas de). Traité des eaux minérales de Chenay, près de Reims. Reims, 1697.

Maiz. Description de l'établissement actuel de Hopfengeissmar. Marbourg, 1792.

Majoyée (P.). Discours merveilleux de deux fontaines découvertes à deux lieues près de la ville de Langres, au village de Corgirenon. Paris, 1603, in-8.

Malacarne. Trattato delle regie terme d'Acqui. Turin, 1778, in-8.

Maler (F.-W.). Geschichte, bestandtheile und Wirkungen des hambacher und schwollener Sauerbrunnen im Marggraff. Carlsruhe, 1784, in-8.

Malif (Ant.-A.). Die stahlquellen zu Karlsbrunn. 1837.

Malouin. Analyse des eaux savonneuses de Plombières (Mémoires de l'Académie royale des sciences, 1746).

Malrieu. Mémoire sur les eaux minérales thermales de Sylvanès et sur les eaux minérales froides de Camarès. Toulouse, 1776, in-12.

Mamelet (A.-F.). Notice sur les propriétés physiques, chimiques et médicales des eaux de Contrexeville. Paris, 1827, in-8.

Mamelet. Notice sur les eaux de Contrexeville. Paris, 1829.
 Cet ouvrage a été porté par erreur au mot Hamelet.

Managetta (J.-W.). Hat. 1634 von dem teutsch altenburger brunnen geschreiben Welcheschrift auch. 1710 (Wieder edirt worden).

Manara (C.). La vita del fango ni bagni di Retorbio preciosa. Milan, 1689, in-8.

Mandel. Analyse d'une eau minérale nouvellement découverte à Nancy. Nancy, 1772, in-8.

— Réponse aux observations sur cette analyse. Nancy, 1772, in-8.

Mandinat. Observations et réflexions sur les bains d'Ax. 1788.

Mangin (de). Une saison à Plombières. 1825.

Manniske (G.-A.-S.). Les eaux minérales de Frankenhausen. Weimar (Rapport sur les bains de Frankenhausen. Weim).

Mannius (V.). De balneis S. Casciani tractatus tres. 1617, in-8.

Mante (J.). L'entéléchie des eaux de Vic en Charladois. Aurillac, in-8.

— Traité nécessaire à ceux qui doivent boire les eaux de Vic. 1648.

Mapp (M.). Thermoposia seu dissertationes medicæ tres de potu calido. Strasbourg, 1672, 1674, 1675, in-4.

Marchand. Analyse raisonnée des eaux minérales de la vallée d'Archingeay en Saintonge. Saintes, 1777, in-4.

Marchant (Léon). Recherches sur l'action thérapeutique des eaux minérales. 1832, 1 vol. in-8.

— De Bagnères de Bigorre, et de ses eaux thermales. Bordeaux, 1839, broch. in-8.

Marcon. Mémoire sur les eaux de St-Nectaire, Puy-de-Dôme.

Maréchal (C,. Physiologie des eaux minérales de Vichy, 1636, in-8. Lyon. Moulins, 1642, in-8.

Maret. Analyse de l'eau du Pont-de-Vesle. Dijon, 1779.

— Mémoire sur la manière d'agir des bains d'eau douce et de mer. Paris, 1767; Dijon, 1769, in-8.

Marigné. Bagnères vengé et la fontaine d'Angoulême. Bagnères, 1817.

Marino (Gioanni Antonio). Delle acque termali di Vinadio usate in bevanda, bagno, doccia, stufa, fango, etc. Turin, 1775, in-8.

Marquet. Dissertation sur deux maladies guéries au moyen de l'eau de Saint-Thibault (Diction. minér. et hydrol. de la France, t. 2, p. 290.)

Maranta (B). De aquæ Neapoli in hucullio Scaturientis quam ferream vocant, metallica natura ac viribus. Naples, 1559, in-4.

Marc (F. X.). Chymischer versuch des niederosterreicher Badner bades dessen innerlichen und aufferlichen wirkung, nebst neu erfundenen mineralischen salze. Wien, 1763, in-8.

Marcard (H. M.), Beschreibung von Pyrmont. Leipzick, 1784, 1785, 2 vol. in-8.

— Kurze anleitung zum innerlichen gebrauch des Pyrmonter Brunnens zu hause und an der quelle. Pyrmont et Hanovre, 1791, in-8.

— Veber die natur. und den gebrauch der Baeder. Hanovre, 1793, in-8.

Marcorelle. Observations sur la pesanteur et la chaleur relatives des différentes sources des eaux de Bagnères (Mém. de l'Acad. roy. des sciences, t. 6).

MARGRAFF (A. S.). Untersuchung des Steckenitzer brunnen bey Saab in Bohmen und des Buchsaeuerlings brunnen von radisfurth bey Carlsbad.

MARIANO (Pizzi y Francheschi). Tratado de las aguas medicinales de Salam bir que comunmente llaman de Sacedon. Madrid, 1761, in-4. (Trad. espagnole de l'ouvrage arabe d'Achmet ben Abdalla).

MARIER. Lettre sur les eaux de Bourbonne. Journal de Verdun ; mai 1731, p. 328.

MARIGUES. Essai sur l'analyse des eaux minérales de St-Remy-l'Honoré. (Mém. de l'Acad. roy. des Sciences, t. 6, p. 259.)

MARINO (G. A.). Delle acque termali di Vinadio. Turin, 1775.

MARIOTTE (P.). Delle salubri acque di San Galgano. In Perouse, 1741, in-8.

MARIUS (G.). Beschreibung des Salzbrunnens zu Offenau, 1670, in-8.

— Indicium de Scaturigine quadam minerali ad Blankenburgum. Lips., 1704.

MARET. Analyse des eaux de Prémeau (Mém. de l'acad. de Dijon, 1783, in-8.)

MARSONNAT (DE). Les eaux minérales de Charbonnières, dites de Laval en Lyonnais, 1787, in-8.

MARTEAU (Ant.). Dissertation sur les eaux d'Aumale (Normandie), 1759. Paris, in-12. Découvertes, le 3 juillet, par dom Malon, bénédictin.

— Mémoire sur les eaux minérales, couronné par l'académie de Bordeaux, 1769.

MARTEAU (P. Ant.). Analyse des eaux de Forges. Paris, 1756, in-12.

— Traité théorique et pratique des bains d'eau simple et d'eau de mer, avec un Mémoire sur la douche. Amiens et Paris, 1770, in-12.

MARTER (Ant.). Examen phys.-chim. des eaux minérales de Runderoth. Cologne.

MARTIN DE L'AUBÉPIE. Lettre familière adressée à M. Gendron, médecin, sur les eaux de Bourbonne, 1809.

MARTIN (H.). Quelques généralités sur les eaux minérales de Pougues. Paris, 1839. Brochure in-8.

Martin (S.). Description des nouvelles eaux purgatives qu'on a découvertes à Dulwich, dans le comté de Surrey. Cambridge, 1741, n. 461 (Trans. phil. de la Soc. roy. de Londres).

Martin (Jean). Relation d'une nouvelle source purgative, découverte à Dulwich en Surrey. Cambridge, 1741 (Trans. phil. de la Soc. roy. de Londres, t. 40).

Martin (M. C.). Nouvelle description des eaux minérales de Laroche-Pozay, 1737, in-12.

Martin (H.). Notice sur les eaux minérales de Pougues, 1833, in-8.

Martin. Analyse de l'eau du puits de l'école roy. militaire (Journ. de méd. Nov., 1757).

Martinet. Maladies chroniques, traitées par les eaux de Plombières, 1 vol. in-8, 1803.

— Journal physico-médical des eaux de Plombières pour l'an vi.

Masart de Cuzelles. Observations sur une paralysie de la vessie guérie par l'injection des eaux de la Malou (Gaz. Salut., 1764).

Massa (N.). De balneis Calderianis sive Gauderianis, 1550.

Massac (R.). Pugeæ, sive de nymphis Pugeacis libri duo, carminibus expressi. Paris, 1597, in-8.

Massac (F.). Description de l'île de Saint-Michel (une des Açores) et des fontaines qu'on y rencontre, 1778, t. 68 (Trans. philos. de la Soc. roy. de Londres).

Massac (Charles de). Les fontaines de Pougues mises en vers français. Paris, 1605, in-12.

Massie. Réponse à la critique de M. Dufau sur le parallèle des eaux minérales d'Allemagne, 1778.

Massini (Lor.). Dell' acqua salubre e bagni di Nocera. Roma, 1764.

Massonfour. Analyse des eaux des Jouhe (Bulletin de pharmacie, juillet 1809).

— Notice sur la fontaine minérale de Santenay (Journal de pharm., juillet 1823).

Mastini (Ant.). Di Valdagno osservazioni medico-prætiche intorno alle facolta e virtu delle acque di Recoaro. In Vicenza, 1781, in-8.

Masvesi (S.). An vere phthisi pulmonari ultimum gradum nondum assecutæ aquæ Prestenses. Perpignan, 1748, in-4.

MATERNE-DELLOY. Traité des eaux minérales nouvellement découvertes au faubourg de Sainte-Catherine, à Hui. Hui, 1717.

MATTE-LA-FAVEUR. Pratique de chimie avec un avis sur les eaux minérales. Montpellier, 1671, in-8.

MATTHÆUS (J.). Rationalis et empirica thermarum machinarum Badensium descriptio. Etlingæ, 1606, in-8. Suisse.

— Naturliche wohlerfabrne beschreibung des marggraflichen bades gestelt in latein, Jetzo verdentscht. Speyer, 1806, in-8.

MATTHEY. Bains de Saint-Gervais, 1818. Genève, in-8.

MAUBEC (D. DE). Traité sur les eaux de Sainte-Anne (Extrait de : Le Tombeau de l'Envie). Dijon, 1679, in-12.

MAUBIE. Traité des eaux minérales de Saint-Symphorien. Dijon, 1679, in-12.

MAUL (J.-P.). Acidulæ Schwelmenses oder beschreibung des neuen Schwelmer Sauerbrunnen. 1706, in-8.

MAURER (F.). Von verschiedenen warmen Badern und Gesundbrunnen.

MAUVILLAIN (A.-J.). An ægre convalescentibus aquæ Forgenses. Paris, 1648, in-4.

MAYER (J.). Untersuchung des Liebwerder Sauerbrunnen in Boehmen. Prague, 1786, in-8; Dresde, 1787, in-8; ibid., 1791, in-8.

MAYER (M.). Kurtze beschreibung des Egerischen Sauerbrunnens. Nuremberg, 1671, in-12.

MAYER (G.-D.). Beschreibung des Sauerbrunnens zu Skarsin. OEls, 1716, in-8.

MAYOW (J.). De thermis Bathoniensibus. 1681, in-8.

MAZEAS. Comment. de salfataris deque origine et formatione vitrioli Romani (Mém. de math. et de physique, t. 5, p. 319).

MAZOYER. Discours merveilleux de deux fontaines découvertes au village de Corgirenon. Paris, 1603, in-8.

MEAD (W.). Analyse chimique de l'eau minérale de Pittsburgh.

MEADE (G.). De aquis mineralibus. Edimb., 1790.

MECHINGEN (J.). Von dem Wurtenbergischen Wildbade im Schwazwalde. Nurnb., 1581, in-8.

MÈGE (J.-B.). Notice sur les eaux salino-sulfureuses froides de Forbach (Gazette médicale, 1835).

Méglin (J.-A.). Analyse des eaux minérales de Sultzmatt. 1779, in-8.

Meighan. A treatise of the nature and powers of Baregess, baths and waters. London, 1742.

Melandri (G). Analyse de l'eau de Civillina (Memorie scientifiche e litterarie d'ell Ateneo di Treviso. 1824.

Menghus Faventinus. De balneis (Extr. de balneis omnia quæ extant apud Græcos, Latinos, etc.).

Melchior. Tract. über Wisbaden. 1697.

Melchior (E.). Hydrologia Wasergesprach von meerbronnen und Sauerbronnen insonderheit von dem Schwalbacher und Schlangenbad. Francf., 1694, in-4.

— Mars acidulis Schwalbacensibus restitutus. Frankfurt, 1702, in-4.

— Anatomia hydrologica thermarum Wisbadensium. agnz. 1697, in-8.

Menghini. Sur les eaux médicamenteuses métalliques (Collect. acad.; part. étrang., t. 10, p. 283).

Mengin (J.-J.). Discours sur les eaux de Plombières (Dictionnaire de Trévoux, édit. de Nancy, p. 2083).

Menke (Ch.-Th.). Pyrmont et ses environs, ses eaux min. Pyrmont, 1818.

— Les forces méd. des eaux min. de Pyrmont.

Menuret. Histoire médico-topograghique de la ville de Montelimart. (Recueil d'observations de méd. des hôpitaux mil. , t. 2).

Mérat. Rapport fait à l'Académie royale de médecine sur les eaux minérales de France, pendant les années 1834, 1835 et 1836, au nom de la Commission des eaux minérales (Mém. de l'Acad. roy. de méd., t. 7, p. 45).

Mérat et Delens. Dictionnaire universel de matière médicale.

Mercanton. Analyse des eaux minérales de Bex, canton de Vaud. Lausanne, 1824.

Mercurialis (H.). De arte gymnastica. Lib. 6, Venet., 1601.

Mérian (Prof.). Eclaircissements sur quelques préjugés concernant les eaux minérales. (Wissenschaftliche Zeitschrift. Bâle; 4e année. 2e cah., p. 1.)

Merindol (Ant.). Des bains d'Aix en Provence. 1600.

Merklin (G.-A.). Neve Beschreibung des Wildbades zu Weysseburg an norgaw. Onolzbach, 1651, in-8.

Merobius (B.). Beschreibung des neu gesundenen brunnen in der graschaft speygelberg zwey meilen von hameln, 1556, in-4.

Mesny (Bartholom.). Analisi dell' acque acidule d'Asciano. Florence, 1757.

— Analisi dell' acque thermali de bagni di Pisa. Florence, 1758.

Metelli (D.). De thermis Viterbiensibus giornale di medicina. V. 5.

Méton (G.). Traité des eaux d'Aigle. Rouen, 1629, in-12.

Metzger (G.-B.). Thermarum anatome physico-medica dissert. Tubingue, 1685, in-4.

Metzger (J.-G.). Dissert. de thermis Badensibus. Argentor., 1741.

Metzler. Traité sur Inmau. Fribourg. 1811.

Meyer (D.-F.-Aug.). Beschreibung des schweselwassers zu Hasede unweit Hildesheim. Hildesheim, 1776, in-8.

Meyer. Aperçu sur les eaux minérales et thermales du Caucase.

Meyer (J.-Ch.). Le conseiller des baigneurs, ou guide pour l'usage utile de toute sorte d'eaux minérales et de thermes. Berlin.

Meyrac (P.). Analyse des eaux minérales de Gamarde.

Meytzger (J.-B.). Vohlgegründetes bedenken über die vornehmsten sauerbrun., Frankf. 1741.

Mézius (J.-J.). Description des fontaines de Sulzbach. Fribourg, 1616, in-8., en allemand.

Mezler (F.-X.). Notice abrégée sur les eaux d'Inmau. Sigmariden, 1795.

Michaelis (Adolph.). Tractatus de quibusdam fontibus soteriis, nimirum : 1° de thermis Hirschbergensibus, 2° de fonte soterio Kukussensi in Bohemia, 3° de fonte sic dicto molari ad Carolinas thermas. 1733.

Michaelis (J.-F.). De Fallacia examinis chemici in exploranda intima thermarum natura. Wittemberg, 1775.

Michel Description et analyse des eaux minérales de Néris (Jour. de méd., août 1766).

Mieg (J.-R.). Ueber die Eigenschaften und dengebrauch des Sauers-wassers zu Sulzbach. Bâle, 1784, in-8.

Miglietta. Notice sur les vertus médicinales des eaux minéro-ther-males de Pouzzoles, dans le temple de Sérapis. Naples, 1822.

Mignot. Traité des eaux de Saint-Amand. Valenciennes, 1699, in-12.

Milhorde. De la fontaine auprès de Langon. 1556, in-8.

Milles (Jérémie). Description des eaux minérales de Carlsbad en Bohême. 1757, t. 4 (Trans. phil. de la Soc. roy. de Londres).

Millingen (G.) et Plummer (A.). Nachricht von den Wirkungen und dem gebrauche der mineralischen wasser b. Moffat.

Milon. Description des fontaines de la Roche-Pozay. Paris 1573 et 1617, in-8.

Mineau de la Mistringue (nom supposé). Morali-philoso-physiologie des buveurs d'eaux minérales aux nouvelles sources de Passy. Paris, 1787. (Avec cette épigraphe : Castigat ridendo mores.)

Mingoni (J.). Tract. de thermis Patavinis. 1775, in-4.

Miniat. Traité des eaux minérales de Saint-Amand. 1699.

Mithobius (C.). Bericht von dem gesundbrunnen zu whale fuhrt behrens in der beschreibung der mineralwasser zu Furstenau.

Mitterbacher Damm. (F. B.). Analyse des eaux acidules de Giess-hubel. Vienne, 1798.

Mitterdoerfer (Jos.). Gastunia, almanach pour les visiteurs des bains de Gastein. Salzb.

Mittermayer (Fr.). Description de la source minérale de Sulz, dans le comté d'Eisenburg en Hongrie. 1825, in-8.

Mockins (Jac.). De causis concretionis et dissolutionis rerum qua-rumdam, sive de aquarum effectibus. Fribourg, 1596. in-8.

Model (J.-G.). Untersuchung des Olmutzer brunnens. 1762.

Model. Récréations physiques, économiques et chimiques. Paris, 1774, 2 vol. in-8 (il est question des eaux de Bristol).

Moebius (Godofr.). De balneorum natura et usu. Ienæ, 1644-1658.

Moegling (J.-L.). De inconsiderato acidularum usu. Tubingue, 1615, in-8.

Moeller (Ch.-Ph.). Expériences sur les effets et l'usage des bains de Soole, à Salzhausen. Darmst.

Moercker. Quelques mots sur les eaux de Tœplitz (Journ. der prakt. Heilkunde. Juillet, 1824).

31.

Moeren (J.-T.). Beschreibung des Toenessteiner Sauerbrunnens. Bonn. 1699.

Mogalla (G.-P.). Lettres sur les bains de Warmbrunn, avec quelques remarques sur Flinsberg et Seibwerda. Breslau, 1796, in-8.

— Les eaux minérales de la Silésie et de Glatz. 1802.

Mogen (J-W.). Beschreibung des Niederseltern brunnen. Giess., 1712, in-8.

Mojon. Analyse des eaux thermales sulfureuses d'Acqui. Gênes, 1808.

Molin. Notice sur Luxeuil. 1833, in-8.

Molitor (J.-H.). Tractatus de thermis artificialibus septem mineralium planetarum. 1776, in-12. Ienæ.

Mollo. Traité des eaux minérales de Courmayeur. Genève, 1728, in-8.

Molwitz (Eb.-Fr.). Les eaux minérales ferrugineuses sulfureuses. Stuttgard.

Monch (C.). Beschreibung und chymische untersuchung des dorfgeismarischen mineralbrunnens. Cassel, 1778, in-8.

Mongin-Montrol. Précis pratique sur les eaux de Bourbonne. Langres, 1810.

Monheim (J.-P.-J.). Les sources minérales d'Aix-la-Chapelle, etc. (en allemand). Aix, 1829, in-8.

Monnet. Nouvelle Hydrologie. Paris, 1772, in-12.

Monnet (A.-G.). Traité des eaux minérales. Paris, 1768, in-12.

Monnet de Champeix. Précis de l'examen chimique des eaux minérales de Bar et de Beaulieu (Journ. de méd., mai 1764).

Monnet. Lettre à M. Gosse sur les eaux minér. de Saint-Amand, 1768.

— Examen des eaux minérales de la Plaine (Journ. de méd., juillet 1766, p. 28.

Monnier. Traité abrégé des eaux minérales de France. Lyon, 1753.

Monro. Treatise on mineral waters. London. 1770, 2 vol. in-8.

— Of the brimstone water at Castelroad and Fairbern in the country of Kos (Philos. Transact., vol. 62).

— Mémoire sur les eaux minérales sulfureuses de Castle-Lœd et Fairburn, dans le comté de Voss de Pithkuthly (Écosse). 1773.

Monro (Alex.). Bemerkungen über die Stahlwasser (Fonderlich Schotland, 1782).

Monsey (J.). Lettre sur les bains de Carlsbad, 1749 (Trans. philos. de la Soc. roy. de Londres).

Montagnana (B.). De balneis Patavinis tractatus tres. Venise, 1499, in-fol.

Montaut. Lettre sur les eaux de Barèges, Bagnères et Cauterets (Nat. consid., 1771, t. 7, p. 16).

Montaut (P.). Les miracles de la nature en la guérison de toutes sortes de maladies par l'usage des eaux minérales de Bourbon-Lancy. Autun, 1655, in-8.

Montreuil (M. de). Fontaines minérales de la ville de Bourges. Bourges, 1631, in-8.

Monquentin (P.-L). Von badwasser zu Baden in Niederosterreich. Vienne, 1686, in-12.

Monquietue. Tract. über das Badwasser Beiwien. 1686.

Moralès (Ambrosio de). De la excellencia de la tierra de España (cité par Limon Montero).

Morand. Mémoire sur les eaux thermales de Bains en Lorraine. 1757.

— Mémoire sur les eaux minérales de Saint-Amand. 174?.

— Mémoire pour servir à l'histoire naturelle et médicale des eaux de Plombières (Mémoire de l'Académie royale des sciences, t. 5).

— Lettre sur les antiquités trouvées à Luxeuil et sur les eaux thermales de cette ville. 1756.

Morasch (J.-A.). Beschreibung des Wildbades bey Raab in Bayern. Ingolft., 1734, in-8.

Morkali (G.-B.). Relazione dell' acqua martiale Mutiuense. Modena, 1749.

Morel. Quæstiones medicæ circa fontes medicatos Plumbariæ. Vesuntione, 1746, in-8.

— Analyse des eaux minérales de Wattwiller. Colmar, 1765.

Morell (Ch.-Fr.). Ex. chim. de quelques eaux minér. les plus connues de la Suisse. Berne.

— Chem. untersuchung einiger gesundbrunnen und bader der Schweiz. Bern., 1788.

Morelle. Dissertation sur les eaux de Luxeuil. 1757, in-12.

Morelli (G.). Tract. de thermis Patavini agri aquis medicatis et de causis qualitatum quæ iis insunt. Patav., 1567.

— De aquis medicatis agri Patavini et de cáusis qualitatum quæ eis insunt compendiolum. Patavii, 1565, in-8.

Morin. Examen des eaux de Forges. 1708.

Morin et Girardin. Analyse d'une nouvelle source d'eau minérale découverte à Forges-les-Eaux (Journal de pharm., mai 1837).

Morlet. Analyse des eaux minérales de l'Hôtel-Dieu de Caen (Journal de médecine, 1757).

Mosch (C.-F.). Die Bader und heilbrunnen Teutschlands und der Schweitz. 1819.

— Les eaux therm. de la Sibérie. 1821.

— Des eaux thermales de la Silésie et du comté de Glatz.

Mossier. Mémoire sur les eaux de Vichy et du mont d'Or.

Moulans (Jean). Des Vertus des eaux minérales de Bagnères et de Barèges ; leur degré de chaleur, leur composition et léur véritable usage. Toulouse, 1685.

Moulins (J. de). Mineral waters at Canterbury (Philos. Trans., n. 312).

Moullin de Marguery. Traité des eaux minérales nouvellement découvertes au village de Passy, près Paris. Paris, 1723, 1 vol. in-12.

Mounsey (J.). Letter the hot springs of Carlsbad Riga (Phil. Trans., vol. 46).

Mourgué. Journal des bains de mer de Dieppe. 1823, in-8.

— Considérations sur l'utilité des bains de mer dans le traitement des difformités. 1828.

— Recherches sur les effets et le mode d'action des bains de mer. Paris, 1830, in-8.

Muchar (Alb. de). La vallée et le bain de Gastein. Grætz.

Murry (Ch.). Sur les bains de mer en genéral, et les bains de mer de Norderney. Hanovre. 1836 (en allemand).

MULLER (Ch.-A.). Almanach pour tous les visiteurs des eaux, ou description de toutes les eaux minérales et de tous les thermes de la Silésie, etc. Breslau.

— Descript. chimique et médicale de toutes les eaux minérales mises en ordre alphabétique. Breslau.

MULLER (D., pastor). Ausführlicher bericht von dem Rathmanns-dorfischen nahe bey stassfort gelegenen Wunderheil und Gesund-brunnen. Leipzig, 1701. in-4.

MULLER (Ch.-Fr.). Les eaux minérales de Teinach. Stuttg.

MULLER (J.). Erfundenen Heyl - und Gesundheifsbrunnen. Hanau, 1711, in-8.

MULLER (J.-R.). Dissertatio de thermis Schinznacensibus. Bâle, 1763, in-4.

MULLER (D.). Von Rathsmannsdorfer gesundbrunnen. Lejpz., 1701, in-4.

MULLER (T.). Disputatio de balneis artificialibus. Lipsiæ 1672, in-4 ; Francfort-sur-le-Mein, 1708, in-fol.

MULLER. Erfahrungen von den eigenschaften des mineralwasser zu Bonn.

MULLER (Théoph.). Secrets des bains et des eaux minérales. Paris, 1679, in-12.

MULLERS (J.-M.). Beschreibung von dem Kupferzellischen heil und gesundbrunnen. Wilhelmsdorf, 1717, in-8.

MUND. Description de l'établissement médical des eaux de Græfen-berg, et de la méthode de traitement employée à Priesznitz.

MURAT (V.). Topographie physique et médicale du territoire d'Au-bin, et analyse des eaux minérales de Cranzac. Rodez, 1804, in-8.

— Notice sur les eaux minérales de Cransac. Rodez, 1822, in-18.

MURRAY (J.). Source minérale de Caldas da Raynha (Philos. Magaz., sept. 1830, p. 233).

— Formule générale pour l'analyse des eaux minérales (traduit en français des Transactions de la société d'Édimbourg, par Billy, 1817; Annales de chimie et de physique, t. 6).

MUÆRER. Description chronographique des eaux de Schinznach.

Musnier. L'hydrologie de la fontaine minérale de Dives, proche Mamers. Alençon, 1687, in-8.

Mustoph. Dissertatio de aquarum medicat. 1793.

Muth (Z.-C.). Wildungische brunnenanmerkungen. 1750, in-8.

Mylius (D.-B.). Medicinisch-physikalisch und chemische untersuchung der Pyrmontischen neubrunnens. Hannover, 1764, in-8.

N

Natterer (F.-X.). Beschreibung des heilbrunnens über Leuck. 1770.

Naudot (P. J. V.). An morbis chronicis aquæ minerales Pruvinenses. Reims, 1777, in-4.

Naudot. Sur les sels principes des eaux minérales de Provins (Journ. de méd.; septembre 1819, p. 51).

Navier. Traité des eaux minérales d'Attancourt, avec quelques observations sur les eaux minérales de Sermaise. Châlons, 1696, in-8.

Nebel (D.G.). Aquæ martiales muriaticæ Studernheimenses. Heildelberg, 1779, in-4.

Néel (B.). Dissertation sur les eaux minérales de nouvelle découverte de Saint-Paul de Rouen. Rouen, 1708, in-4.

Nehr (J.-J.). Description des eaux minér. de Marienbad. Leipz.., 1813.

Neifeld (E. J.). Altwasser Sauerbrunnen, 1752.

Nélioubin. Notions récentes sur les eaux minérales du Caucase et sur la découverte de nouvelles sources sanitaires dans la grande Kabardie; suivies des observations faites sur lesdites eaux en 1823. (Journ. milit. de médecine (Voienno-Meditsinnsky journal) de Pétersbourg, 3e partie, no 2, 1824).

Nepel. On medicinal Spaw water. London, 1714, in-8.

Nerucci et Nenci. De thermis Cascianis (in Act. Acad. de Siena, t. 2, n. 3 et 4).

Nessel (Ed.). Examen fontis salutaris Driburgensis in episcopatu Paderbornensi, 1714, in-8.

— Traité des eaux de Spa. Liége et Spa, 1699, in-12.

Nessel (Mathieu). Apologie des eaux de Spa. Liége, 1713, in-12.

Neuhof (Th. Benj.). Descr. du Whiesenbab, avec notices sur son usage. Annaberg.

Neumeister et A. Ruge. Observ. sur les bains de mer à Cuxhave. Hamb.

Nicolas. Histoire des maladies épidémiques de la province du Dauphiné et précis sur les eaux de Lamotte, 1780, in-8. Grenoble.

— Dissertat. chimique sur les eaux minérales de Saint-Dié. Nancy, 1781.

— Dissert. chimique sur les eaux minérales de la Lorraine. Nancy, 1778, in-8.

— Observ. sur l'analyse d'une eau minérale nouvellement découverte à Nancy. Nancy, 1772, in-8.

— Réplique aux observations sur l'analyse d'une eau minérale à Nancy. Nancy, 1772, in-8.

— Extrait d'un Mémoire sur les eaux minérales du Dauphiné (Gaz. salut., 1774, n. 27.)

Niederhuber (Ign.). Explicat. pour l'usage du Wildbad de Gastein. Salzburg.

Niessen (B.). Bericht von dem mineralischen wasser zu Wisbaden. Giess., 1684, in-8.

Nihell. Traité des eaux minérales de la ville de Rouen. Rouen, 1759, in-12.

Nonnius (L.). Aquæ Spadanæ præstantia et utendi modus, 1638, in-12.

Normand (C.-J.). Analyse des eaux de Jouhe, 1740, in-12.

Noyer (V.). Dissert. sur le mode d'action des eaux de Vichy, 1832. Paris.

— Lettres topographiques et médicales sur Vichy et ses eaux minérales, 1833, in-8.

Nunez Gago (J.). Tratado da agua de Caldas de Rainha. Lisboa, 1779, in-8.

O

Obercamp (Fr. J.). Wahrer mineral gehalt und davon abstammende wirkungskrafte derer Kifsingen und Bokleter heyl-trink und bad-brunnen. Wurzb., 1745, in-4.

OBERLEIHNER. Bethsaida ou les bains de boue dans les environs de Juravie. Salzb.

OBERMAIER (N. G.). Beschreibung des Kafsbronnen zu heidenheim am hanekamm. OErtingen, 1679, in-4.

OEHM (C.). Beschreibung des Alten warmen Bades oder St-Georgenbrunnens nahe der Stadt Landeck in der Grafschaft. Glatz et Breslau, 1705, in-8.

OELSNER. Phisiologische, chemische und medicinische untersuchung der mineralischen wasser, etc. Breslau, 1753.

OERTEL (Euch. F. Ch.). Appel aux gouvernements pour l'établissement de maisons pour la cure par l'eau. Leipz.

— Rapport sur les cures. Nurnb.

— Histoire de la médecine aquatique. Leipz.

OETTINGER (C. F.). OEffentliches Denkmal der prinzessin Antonia, Wobey von der Kraft des Deinacher brunnen. Tub. 1763.

OLIVA (C.). Tratado de los banos de aqua dulce : Traité des bains d'eau douce. Saragosse, 1641, in-fol.

OLIVER WILL. A practical dissertation on Bath waters. London, 1707.

— Practical essay on the usu and abuse of warmbathing in gouty cases. Bath et London, 1751, in-4.

OLIVIER GUENNOLÉ. Instruction pour user à propos des eaux thermales de Balaruc. Montpellier, 1730, in-8.

OPOIX. Analyse des eaux minérales de Provins. Paris, 1770, in-12.

— Recherches sur les sels principes des eaux minérales de Provins (Observations sur la physique, l'histoire natur. et les arts; août 1777, p. 117).

— Observations sur une analyse nouvellement donnée des eaux de Provins. Amsterdam et Paris, 1778, in-12.

— Minéralogie de Provins et de ses environs, 1 vol. in-12. Paris, 1803.

ORBESSAN. Essai sur les eaux de Baguères. Mélanges historiques. Toulouse, 1768, in-8.

ORIBASE. De aquis. Græce et latine. Romæ, 1543.

— Collectanea de aquis et balneis, Augustino Gadaldino interprete. Grosse.

Osann. Histoire physico-médicale des sources minérales connues des principales contrées d'Europe. Berlin, 1829, 1 vol. in-8.

— Revue des sources médicinales les plus importantes de Prusse, 1827.

— Les sources minérales des bains de l'empereur François près Eger. Berlin, 1828, en allemand.

— Observations sur les principales eaux minérales du duché de Nassau, 1824.

Osburg (J.-J.). Examen chimique des eaux minérales d'Aix-la-Chapelle. Erfurt.

Osiander (F. B.). Dissertatio de fonte medicato Owensi. Tubingue, 1779, in-4.

Ovelgun (R. F.). Entwurf derer urälten wildungischen mineralwasser oder so genannten sauer und Salzbrunnen, 1725, in-8.

— Diarrhæa ex obstructis mensibus per acidulas wildungenses curata (Eph. cur. nat).

— Veternus cum malo hypocondriaco junctus per aquas medicatas Wildungenses curatus (Eph. cur. nat).

— Bericht vom wildunger Sauerbrunnen. Leipz. 1740, in 8.

Ozy. Analyse des eaux de Saint-Allyre. Clermont, 1748, in-8.

— Analyse des eaux du Péruché (Dictionnaire minéral. et hydrol., t. 2, p. 211).

— Analyse des eaux minérales de Contrexeville (Mercure de France, 1763).

P

Paciaudi (P.). De sacris balneis. Venise, 1550, in-4.

Pacquotte. Dissertation sur les eaux minérales de Pont-à-Mousson. Nancy, 1719.

Pagani (H.-M.). Dell' acque di Recoaro e delle regole concernenti il lor uso. In Vicenza, 1761, in-8.

Paganini. Notizia compendiata di tutte le acque minerali. Milan, 1827.

Paillard. Observations sur les eaux de Luxeuil (Dict. minéral. et hydrol. de la France, t. 1, p. 389).

Palissy (B.). Discours admirable de la nature des eaux et fontaines. Paris, 1586.

Pallas. Analyse des eaux et boues de Saint-Amand. 1823.

Pancirollus. De thermis aut balneis, lib. 1, p. 163.

— Abusus aquarum therm. in cibis.

— Aquæ acetosæ vulgo dictæ incommoda, et tutior modus propinandi aquam acetosam.

Pansa (Mart.). Kurze beschreibung des Karlsbades. 1609.

— Badeordnung. Leipzig, 1618.

— Ristoria balnei Wiesensis, cui etiam quædam de thermis Carolinis inseruit. Lips., 1609. in-8.

Pantaleoni (M.). Beschreibung der Stadt und Grafschaft baden, samt ihran warmen wildbadern. Basel, 1578.

Pantheus (J.-A. Veronensis). De thermis Calderianis qui in Veronensi agro sunt. 1488, in-fol.

Pape (C.-F.). Pyrmonter brunnen Krankengechicte. Pyrmont, 1776, in-4.

Paracelse (Théoph.). Badbüchlein oder sechs Kostliche tractagen von wasserbadern ans licht gestelet durch Adam. V. Bodenstein. Mulhausen, 1562, in-4.

Parant. Mémoire sur les eaux minérales de la fontaine de Chaudebourg. Metz, 1781, in-8.

Paravicino (P.-P.). De Massiniensium et Burmensium thermarum situ, natura miraculisque. Milan, 1545, in-4. Ibid.. 1658, in-12.

Paravicino (F.). Acque minerali di Masino descritte. Milan, 1694, in-8.

Parc (B.). De balneo. Edimbourg, 1773, in-8.

Parcival (Th.). Expériences et observations sur les eaux de Buxton et de Matlock en Derbyshire. 1772, t. 62 (Trans. phil. de la Soc. roy. de Londres).

Paret. Observations sur la source des eaux minérales de Saint-Galmier, 1777.

Parmentier. Nouveau Dictionnaire d'histoire naturelle. Art. Eaux minérales. t. 10, p. 21.

Pascal (J.). Traité des eaux de Bourbon-l'Archambault. 1699, in-12.

Pasini (L.). Liber in quo de thermis Patavinis ac quibusdam balneis Italiæ tractatur Padoue, 1538.

Passinges. Des eaux de Saint-Alban.

Pasta (J.). Bains des environs de Bergame. Bergame, 1794.

Patacki (S.). Descriptio physico-chemica aquarum mineralium Trans-
sylvaniæ. Pestini, 1820.

Paterno (B.). Consilium de balneis aquensibus apud aquas Statiellorum
(dans la collection De balneis).

Patissier. Rapport sur l'emploi des eaux minérales de Vichy dans
le traitement de la goutte. Paris, 1840, in-8.

— Manuel des eaux minérales de France. 1813, in-8.

Patissier et Boutron-Charlard. Même ouvrage. 1837, in-8.

Patissier. Rapport fait au nom de la Commission des eaux minérales
pour l'année 1837. Paris, 1839, broch. in-8.

Payer (W.). Tractatus de thermis Caroli IV imperatoris, sitis prope
Elbogen et Vallem S. Joachimi, 1522.

Payen (D. F. J.). Quæstiones medicæ circa acidulas Bussanas, in-12.
Vesuntione, 1738 (ad baccalaureatus lauream in medicina conse-
quendam).

Payen. Essai sur les eaux minérales et thermales de Louesche;
Thèse. Paris, 1828.

Pearson (G.). Observations et expériences pour servir à l'histoire chimique des fontaines tièdes de Buxton, 2 vol. in-8, 1784.

Peez (A. H.). Traité sur les eaux thermales de Wiesbade. Traduit de
l'allem. par Graffenauer, 1 vol. in-8.

— The mineral wells of Wiesbaden and their sanative efficacy. Giess.

Pelander. Invitation til Gœtheborg Sur-Brunnens-Cur.

Pelletan. Rapport à l'Institut sur les eaux minérales artificielles.
An iv.

Pelouze. Mémoire sur l'influence qu'exerce la présence de l'eau dans
un grand nombre de réactions chimiques (Annales de chimie et de
phys., t. 50).

Percival. On the waters of Buxton and Matlock in Derbyshire. 1773.

Perreau (P.). La singulière vertu de la fontaine de Saint-Pardouls en
Bourbonnais. Paris, 1600, in-8.

Perry (Ch.). Expériences faites, dans un voyage de la Terre-Sainte,
sur l'eau de la mer Morte; sur la fontaine chaude qui est auprès de
Tibériade, et sur l'eau de Hamman Pharoan, 1742, n. 462. (Trans.
phil. de la Soc. roy. de L.)

Perrin (de). De la spagirie des eaux de Celles, 1656.

Perrochet. Essai sur la thérapeutique des eaux minérales d'Enghien, et sur la topographie physico-médicale de la vallée de Montmorency.

Perry (Ch.). An Enquiry into the nature and properties of the Spaw waters. London, 1734.

Peschier. Notice sur l'eau alcaline gazeuse d'Evian, dite savonneuse de Cachat. Genève, 1825.

Pestenreiter (L.-J.). Bericht des heilsamen Toplitzer bades, nebst beschreibung desselben ursprungs. 1675, in-8.

Petazzi. Analyse de l'eau de Roisdorff (Annales de chimie, t. 87, 109).

Petit (Ch.). Lettre à l'Académie royale de médecine sur l'action des eaux de Vichy contre les calculs urinaires.

— De la dissolution des calculs urinaires par les eaux de Vichy. Paris, 1834.

— Quelques considérations sur la goutte et sur son traitement par les eaux therm. de Vichy. Paris, 1835.

— De l'efficacité et particulièrement du mode d'action des eaux therm. de Vichy, 1836.

— Nouvelles observations de guérisons des calculs urinaires au moyen des eaux therm. de Vichy. Paris, 1837.

— Suite des observations relatives à l'efficacité des eaux therm. de Vichy, contre la pierre et contre la goutte. Paris, 1838, in-8.

Petit. Traité des merveilleux effets de deux fontaines en la forêt d'Ardenne. Paris, 1577, in-8.

Petit (P.). Fons Gossinvillæ, sive Gonessiades Nymphæ. Paris, 1599, in-8.

Petitot. Notice sur Bourbonne-les-Bains, 1822.

Petrini. Mémoire sur l'analyse et les effets salutaires de l'eau minérale d'Introdoco dans l'Abbruzze. Naples, 1825 (Giorn. med. Napol., vol. 8, fasc. 1, p. 43).

Pettenkoser. Notice sur la source minérale de Prinzhofen (Archiv. sür die gesammente naturlehre, i. 7.)

Petz (C.-F.-G.). Dissert. de aquis medicatis Burgbernheimensibus. Altd., 1713, in-4.

Pfaff. Das Kieler Seebad dargestellt und verglichen mit andern seeboïdern and der Ostsee und Nordsee.

— Les bains de mer de Kiel, décrits et comparés avec ceux de la Baltique et de la mer du Nord, in-8. Kiel, 1822.

PFAUTIUS (J.). Nosomachia carmine descripta : item descriptiones duorum fontium S. thermarum vallis Petrinæ. Friburg, 1618, in-4.

PFEUFER (C.). Die mineralquellen von Kissingen und ihre beziehung zu denen von Bruckenau und Bocklet.

PFLUGER. Sur les eaux de Baden en Suisse (Archiv. für Naturlehre du doct. Kastner, 1828, vol. 14e, p. 384).

PHÆDRO (G.). De balneis Puteolanis. Basil., 1571, in-8.

PHILIPPE. Mémoire sur les eaux thermales de Néris (Journal de méd., janvier 1786).

PIANTONI (J.-B.). Von Gesundbrunnen zu Arzignoro (In giornale d'Italia, t. 11).

PICTET. Lettres sur les eaux d'Aix.

PICTORIUS (G.). Traité des eaux minérales, du temps et de la manière dont il faut se baigner. Mulhouse, 1560, in-8.

PIDOUX (J.). Discours sur la vertu et l'usage de la fontaine de Pougues. 1597, in-8.

— Avertissement sur les bains chauds de Bourbon-l'Archambault. 1584.

— Les fontaines de Pougues en Nivernois, discours qui peut servir aux fontaines de Spa et autres acides de même goût, et un avertissement. Paris, 1584, in-8 ; Nevers, 1608, in-12.

PIENITZ (Chr.-G.) et FICINUS. Descr. de l'Augustusbad à Radeberg. Dresde.

PIEPENBRING (G.-H.). Physikalisch-chemische nachricht von dem sogenannten neuen mineral-salzwasser auf der saline bey Pyrmont. Leipzick, 1793, in-8.

PIERRE. Mémoire sur les eaux d'Ax. Toulouse, 1758.

PIETRE (J.). An visceribus nutritiis æstuantibus aquarum metallicarum potus salubris? Negatio. Paris, 1633.

PIETZSCH (Gottf.-A.). Extraits du journal d'un malade pendant son séjour à Carlsbad, Weissenfels.

PIGRÉ (chirurgien de Henri III). Examen et recherches des sources de Pougues, chap. 22, liv. x de sa chirurgie.

Pilhes. Traité analytique des eaux thermales d'Ax et d'Ussat. Pamiers, 1787.

Pillien. Essai topographique, historique et médical sur les eaux thermales de Saint-Honoré. Auxerre, 1815, in-8.

Pinac (B.) Observations sur les eaux minérales de Pinac, anciennement d'Artiguelongue, an vi.

Pindemontibus (Aleardus de) Veronensis. De balneis Calderii Libellus.

Pinelli (Flam.) Lettera de bagni di Petrinolo. Roma, 1716, in-4.

Pinot. Observations sur les eaux thermales de Bourbon-Lancy (Journal de méd., septembre 1772, p. 255).

— Dissertation sur les eaux minérales de Bourbon-Lancy, 1752, in-12.

Pinto Rebello (Jos.). Las aquas minerales de Longroiva (poëme philosophique). Coïmbre, 1821, in-8.

Piot. Observations analytiques et médicinales sur les eaux minérales de la nouvelle fontaine de la ville de Saint-Pol, nommée Midelbourg. Arras, 1781, in-8.

— Analyse comparée des eaux de Gauchin avec celles de Saint-Pol. 1782, in-8.

— Saint-Pol en Artois. Eaux minérales. Arras, 1781, in-4.

Pirault des Chaumes. Voyage à Plombières en 1822, ou lettres à M. V**. Paris, 1823, 1 vol. in-12.

Pison. Von Kalten, Warmen, minerischen und metallischen Wassern, sampt der Vergleichung des plantarum und Erdgwachse. Frankfurt, 1572.

Pithois (C.). Sur l'usage pernicieux des eaux de Premeau et de Priscey, faussement appelées minérales. Paris, in-12.

— Journal de ce qui s'est passé aux eaux de Saint-Amand, en 1700, Valenciennes, 1700, in-12.

— Le temple d'Esculape (Journal de Saint-Amand. 1701).

Pitton (J.). Eaux chaudes d'Aix. 1678.

Pitzler (A.). Beschreibung des gesundheits-vulgo Carbers Sulzbrunnens Zwischens grofsklein und Ocarben Gelegen. Frankf., 1724, in-4.

PLAGNE (DE LA). Observations sur les eaux de Cauterets (Hist. de la Soc. roy. de médecine, t. 1, p. 336).

PLANCHON. De aquis mineralibus fontis Saulchoirii.

PLANER. Vom Deinacher Sauerbrunn. 1740.

PLANIAVA. Analyse chimique des eaux de la source appelée Vincentius brunnen à Luhatschowitz, en Moravie. 1828.

PLANCHE. Notice sur différents sels de Cheltenham et sur les eaux de ce nom (Journ. de pharm., t. 6).

PLANCHE, PELLETIER, BOULLAY, BOUDET et CADET. Notice sur les eaux minérales naturelles et artificielles. 1832.

PLANTIN (G. DE). Discours abrégé de la vertu et propriété des eaux d'Encausse. Paris, 1601, in-12.

PLAZA (DON Joseph DE LA). Des eaux de Sant-Iago de el Val (Alex. de Laborde. Itin.).

PLINE. Historia mundi. Parme, 1481, lib. 37.

PLEISCHL. Ueber kali und Zadgehalt des Karlsbader wasser, 1835.

PLITT (H.-Bernh.). Les eaux minérales de Tharand et ses bains de boue. Dresde.

PLOUQUET (G.-G.). Das Wasserbest ein vorschlag zu einer bequemeren und sichereren badeanstalt in fluessen und baechen. Tubingue, 1798, in-8.

PLUMTRE (J.-G.). De thermis Carolinis earumque natura et legitimo usu. Lipsiæ, 1695; Dresde, 1705.

PODEVIGNE. Dissertation sur les eaux minérales de Chaudes-Aigues (Thèse). Paris, 1833.

POESCHMANN (J.). La source du Château à Carlsbad, examinée du point de vue historique, physique, chimique, et médical. Prague.

POILLEVÉ (L.). Histoire véritable de l'eau minérale de la fontaine de Segray. Paris, 1620, in-8.

POISSONNET (P.). Le secret des eaux minérales de la fontaine de Segray, près Pithiviers. Orléans, 1644, in-8.

POLSTERER (Alb.-J.). Hyères dans la Provence. Vienne.

POMEREAU (E.). Traité des eaux minérales de la nouvelle fontaine de Saint-Gondom. Orléans, 1776, in-12.

PORNERS (D.-C.-F.). Physikalische nachricht von dem mineralwasser zu Stecknitz. Prague, 1771, in-8.

PORTAL. Rapport à l'Institut sur les eaux minérales artificielles. An IV.

PORTIUS (L. ST). De nonnullis fontibus naturalibus, 1704.

POSCHMANN (J.). Der Schlossbrunnen zu Karlsbad literarisch, geschichtlich, physikalisch, chemisch und medizinisch dargestellt. Prag., 1826.

POSSIAM. Dissert. sur la nature, les vertus, etc., des eaux minérales acidules du bourg de Dieulefit, découvertes en 1749. (Ouvrage pitoyable.)

POUMIER. Analyse et propriétés des eaux des Pyrénées, 1813, in-8.

POUZAIRE. Traité des eaux minérales de Balaruc, 1771, in-8.

PRAT (P. L.). Mémoire sur les eaux minérales de Bourbonne. Paris, 1827, 1 vol. in-8.

PRESSEUX (P. L. DE). Observations historiques sur les bons et mauvais usages des eaux minérales de Spa. Liége, 1746.

PREUSS (M.). Beschreibung derer in Niederschlesien, OElnischen-Furstentheims zu Skarsine besindlichen, Gesundquellen et OEls, 1716, in-8.

PRIEGARD (J. E. P.). Creutznach und seine hellquellen. Mayence, 1827.

PRIESTLEY. Traité sur la manière de faire des eaux gazeuses, 1781.

PRINSEP (James. Ecuy.). Analyse d'une eau minérale (Asiat. Research., vol. 15, 1825; Appendix, p. 14).

PROZET. Notice sur les eaux de L'Hermitage (Extr. des Affiches d'Orléans, 1774).

PUGH (R.). Bathoniensium et Aquisgranensium thermarum comparatio. London, 1676.

PUVIS. Note sur les eaux de Bourbon-Lancy (Compte rendu de la soc. des Sc. de Mâcon, 1825).

Q

QUADRIO (J. M.). Osservazioni fisico-mediche intorno delle acque termali del Masino. Milan, 1745, in-4.

— Uso, utilita, e storia dell'acque termali di Trascorio, non molto longi della citta di Bergamo. Venet., 1749, in-4.

Quarré Charolois. Les merveilleux effets de la nymphe de Santenay, au duché de Bourgogne, 1633, in-4.

Quellmatz (J. T.). Dissertatio de balneorum aquæ simplicis usu diætetico. Leipzick, 1744, in-4.

Quintoon (J). Of mineral waters, particulary of Bath. London, 1733, in-8.

R

Rabe (J. C.). Vorlaeufige beschreibung des mineralischen wassers zu Stadthagen in der Grafstchaft Schaumburg. Lemgo, 1735, in-8.

— Erste fortsetzung von dem mineralwasser zu Stadthagen, 1737, in-8.

— Fons medicatus Hague Schaumburgiæ exili depressoque sermone descriptus. Lemgo, 1740, in-8.

Radius (Just. G.). Observations sur Salzbrunn et Altwasser; Charlottenbrunn. Leipz.

Radojitsky (J.). Fragment sur les eaux minérales du Caucase (Extr. du journ. Otietchestvennaia Zapisski. Janvier, 1824).

Rahn (J. C.). Dissertatio de aquis mineralibus Fabariensibus, seu Piperinis. Leyde, 1757, in-4.

Rainaudo (Spirito). Breve ragguaglio delle acque di Vinadio, 1681.

Rainguel. Description historique et pittoresque de Luxeuil. Paris, 1837.

Ramazzini (B.). Tract. physico-hydrostaticus de fontium Mutinensium admiranda scaturigine, 1691, in-4.

Ramelovius (M.). De acidulis Wildungensibus. Cassel, 1651, in-8.

— Beschreibung derer Sauerbrunnen zu Wildunger in der Graffch. Cassel, 1662, in-8.

— Speculum acidularum Wildungensium perpolitum et renovatum. Cassel, 1664, in-8.

— Beschreibung und unterdorschung der Sauerbrunnen zu Wildungen und Pyrmont, 1682, in-8.

Randolph (G.). Enquiry in the medicinal virtues of Bath waters and the indication of cure. London, 1752.

— An enquiry into the medical virtues of Bristolwaters. London, 1750, in-8.

Rapou. Traité de la méthode fumigatoire, ou de l'emploi médical des bains et des douches de vapeurs.

Rastel (Th.). Salt springs and salt making at Droitwich in Worcestershire (Philos. Trans., 142).

— Mineral waters at Eglingham in Northumberland (Philos. Trans., 245).

Raths (J.). Brunnenspiegel. Quintel, 1681.

Rau. Traité médico-physique sur les eaux minérales d'Altwasser. Breslau.

Rauch (J.-Fr.). Historia aquæ fontanæ urbis Viennensis. Viennæ, 1709, in-4.

Rauch (J.-G.). Beschreibung der Wiesbadischen bader. 1701.

Raulin (J.). Réponse à deux articles de critique du Traité des eaux minérales insérés dans le Journal de médecine du mois de novembre 1774 (Journ. encyclop., février 1775, p. 105).

— Réponse à la critique du Traité analytique des eaux minérales. 1775, in-12.

— Analyse des eaux minérales spathico-martiales de Provins. Amsterdam et Paris, 1778, in-12.

— Parallèle des eaux minérales d'Allemagne. Paris, 1777, in-12.

— Réponse aux remarques critiques de M. Dufau sur le parallèle des eaux minérales d'Allemagne. 1778, in-12.

— Exposition succincte des principes et des propriétés des eaux minérales qu'on distribue au bureau général de Paris. Paris, 1775, in-12.

— Traité des eaux minérales de Verduzan. 1772.

— Observations sur les eaux minérales de Pougues. 1769, in-12.

— Traité analytique des eaux minérales en général, par ordre du gouvernement. Paris , 1772, in-12.

Raussin. An morbis chronicis minerales aquæ Remenses. Reims, 1779, in-4.

Ravenstein (J.-F.). Bericht von dem bey birkenfeld befindlichen mineralischen gesundbrunnen. Zweybruck, 1744, in-8.

Raymond. Dissertation sur le bain aqueux simple, où l'on détermine dans quel genre de maladies il peut être utile. Avignon, 1756, in-4.

— Mémoire sur la topographie médicale de la ville de Marseille et de son territoire (Mém. de la Soc. roy. de méd., t. 2).

RAYMOND (V.). Manuel des baigneurs, précédé de l'histoire des bains. Paris, 1840, 1 vol., in-12.

REGA (H.-J.). Dissertatio medica de aquis mineralibus et fontis Marimontensis. Lovanii, 1740.

REGA et DE WILLERS. Supplément aux Traités des eaux de Marimont. Louvain. 1742.

REGIS. Analyse des eaux de Balaruc (Mém. de l'Acad roy. des Sc., 1699).

REHMANN (G.-A.). Les eaux minérales de Rippoldsau du point de vue historique, topographique, médical, etc. Fribourg.

REICHEL. Les sources minérales de Steben et la manière d'en faire usage. Hof., 1829.

— Landgerichts physikus ; badarzt in Steben, etc. Uber die Eigenthumlic-hkeiten der stahlquellen stebens in pharmakodynamischer hinsicht dargestellt. 1838.

REID (Th.). Manière d'employer les bains chauds, froids et de mer, avec des observations sur leurs effets. Londres, 1799.

REILLY (D.-J.). Abhandlung vom gesundbrunnen zu Dobriczan im Saatzer Kreise.

REILLY (J.). Tract. de ortu acindole, contentis viribus ac debito usu aquarum mineralium Steckniensium. Kotting, 1766, in-8.

REINAT. Traité des eaux de Wals. Avenione, 1689, in-8.

REINER. Considérations générales sur les établissements des bains de Niederbronn. 1826, in-8.

REINER (F.-X.). Le médecin des eaux ou guide pour conserver la santé par des lotions et des bains, et par l'usage propice des eaux minérales, etc. Munich.

REISEL (S.). Niederbronner baads-ratz. Nature et propriété des bains de Niederbronn. Strasbourg, 1664, in-8.

REISKINS (J.). Commentatio physica ac historica de acidulis Pyermontanis etc. Liepz., 1700, in-8.

REMACLUS (Fuchsius). Historia omnium aquarum medicatarum. Paris, 1542, in-8.

REMMELINUS (J.). Ferinarum Weltzheimensium effectus. Augsp., 1619, in-4.

Remlers (J.-Ch.-W.). Tabellen über den Gehalt der in neueren zeiten untersuchten mineralquellen. Erfurt, 1799.

Renard (Athanase). Bourbonne et ses eaux thermales. Paris, 1826, in-18.

Renard. (C.-A.). An pluribus Hispanorum morbis remedium efficax balneum. Paris, 1714, in-4.

Renaudin. Mémoire sur le sol, les eaux et l'air de la ville de Strasbourg (Rec. d'obs. de méd. des hôpitaux militaires, t. 1., p. 215).

Réné (Ch.). Dissertation sur les eaux de Bourbonne, 1749, in-12 (Traduction des thèses de J.-C. Callet et de Ant. Duport).

Reneaulme (P.). La vertu de la fontaine de Médicis. Blois, 1618, in-4.

Reneaume. Sur les nouvelles eaux minérales de Passy. (Hist. de l'Acad. roy. des Sciences, 1720).

Renzius (J.). Historie der vornehmsten Krankeiten, welche das bad zu Boll curirt, 1599, in-4.

Reudenius. Vom Egerischen. Sauerling, 1618.

Reudenius (Mich.). Observationes Carolinæ, darinnen von der natur des kaiser Karlsbad gehandelt wird, verdeutscht und herausgegeben durch Melch. Rathnirum. Iena, 1611, in-8.

— Discursus philosophico-medicus in Welchem Zehen, das weitberufne kayser Karlsbad und Egrischen schleder sauerling betreffende fragen erortert werden. Iena, 1618.

Reumont (G. D.). Aachen und seine Heilquellen.

— Aix-la-Chapelle et ses sources minérales. Petit in-12 de 182 pag. Aix, 1828.

Reumont et Monheim. Analyse des eaux d'Aix (Prusse). 1810.

Reusner (C.-G.). Experimenta facta cum aqua fontis sulphurei Silesiæ inferioris prope Leobergam (Eph. natur. cur.).

Reusner (H.). Beschreibung des mineralischen bades zu Wembdingen, zu welchen Krankheiten und leibesgebrechen solches nutzlick sey in druck gegeben von essaiam Leschium, Neubourg, 1618, in-8.

Reuss. Analyse des eaux minérales de Sedlitz (Extr. d'une lettre du docteur Reuss à M. de Férussac).

Reuss (F.-A.). Description chimico-médicale des eaux d'Egra. Prague, 1794, in-8.

— Marienbad, près d'Auschowitz. 1805.

— Die mineralquellen zu mischeno in Boehmen. Prague, 1804, in-8.

— Naturgeschichte der Biliner Sauerbrunnen in Boehmen. Prague, 1788, in-8.

— Das Saidschuetzer bitterwasser, physikalisch, chemisch und médicinisch beschrieben. Prague. 1791, in-8.

— Chemisch-medicinische beschreibung des kaiser Franzenbades oder des Egerbrunnens. Prague, 1794, in-8.

— Die gartenquelle zu Tœplitz in Boehmen. Prague, 1797, in-8.

— Anleitung zum gebrauche des Zaidschitzer bitterwassers. Prague, 1798, in-8.

Reuss et Steinmann. Die mineralquellen zu Bilin in Boehmen. Vienne, 1827, in-8.

Reynat. Observations sur les eaux de la fontaine de Vals. Avignon, 1839, in-8.

Reyning (B). Kurge beschreibung des Niederbronnischen wassers. Strasb., 1662, in-8.

Reynolds (Th.). Some experiments on the chalybeat waters lately discovered near the palace of the L. Bishop of Rochester and Bromley in Kent. London, 1756.

Rheiner (H.) Les eaux minérales de Moosberg et de Heinrichbad dans le canton d'Appenzell, décrites topographiquement et chimiquement. Saint-Gall.

Rhodes (de). Lettres à M. d'Acquin sur les eaux de Forvières. Lyon, 1690, in-8.

Rhumel (J.-C.). Vom mineralischen bade zu Neuenmark in der Oberpfalz. Amb., 1598, in-4.

Rhumelius (Jos.-Ph.). Thermarum et acidularum descriptio. Tubing., 1631, in-8.

— Nymphographia oder beschreibung des Wildbades zu Nurnberg. 1632, in-4.

Ribaucourt (P. de). Analyse de l'eau minérale de Truges. 1783, in-8.

Richard (Séb.). Les bains de Digne, en Provence, 1617, in-8.

Richard de la Prade. Analyse des eaux minérales de Saint-Alban (Journ. de méd., août 1774).

— Analyse et vertus des eaux minérales du Forez. 1778.

RICHARD et BAYEN. Analyse des eaux de Bagnères-de-Luchon (Rec. d'observ. de méd. des hôpit. milit.).

RICHARDOT. Nouveau système des eaux chaudes de Plombières. Nancy, 1722, in-8.

RICHER. Relation de la découverte d'une source dans la ville de Coulanges-la-Vineuse. Paris, 1712, in-8.

RICHTER (A.-H.). Les bains de mer de Nordernei, Wangeroog et Helgoland (en allemand). 1835.

RICHTER. Les sources minérales d'Allemagne. 1828 (Deutschlands, mineralquellen, etc., 1828.)

RIEDEL (Ch.-V.). Tœplitz et ses charmes, ou histoire de ce lieu et de sa source chaude; description de la ville, etc. Tœplitz.

RIEDLINUS (V.). Der ein ulmischer herrschaft geislingen liegen Sauerbrunnen zu uberkingen. Augsp., 1681, in-12.

— Acidulæ uberkingenses (Ephem. nat. cur.).

— Aquæ zeisenhusanæ non quibusv. salutares (Eph. nat. cur.).

— Acidulæ Egranæ egregius usus.

— De balneo Roetelensi prope Geislingam, in itinere medico fere per totum. 1702, in-8.

RIGAUDOT. Dissert. sur la cause de la chaleur des eaux minérales (Journal de Verdun, 1724).

RIGAUD et PONS. Essai sur les eaux thermales de Balaruc. Montpellier, 1773, in-8.

RIGNOL (P.). Virtus et nobilitas lympharum fontis Encaussi. Paris, 1619, in-8.

RIMROD (F.-A.). Beschreibung von nieder Selters und der berühmten quelle Daselbst (Hannover Magazin, 1771).

RITTER (Chr.). La guérison par l'eau pour hommes et jeunes gens affaiblis, ou l'eau et les bains froids comme meilleur remède de la force génératrice affaiblie.

— Les miracles de l'eau froide dans beaucoup de maladies.

RITTER (J. von Vering). Eigenthumliche heilkraft verschiedener mineralwasser. Wien, 1833.

RIVIÈRE. Mémoire sur quelques singularités du terroir de Gabian. 1717.

— Sur le boulidou de Perols (His. de la Soc. roy. des Sciences de Montpellier, t. 1, p. 127).

Rivière (H. de la). Les amusements des eaux de Spa, ouvrage utile à ceux qui vont boire ces eaux sur les lieux. Amsterdam, 1734, in-8.

Rivière (G. de la). An asthmati aquæ thermales. Paris, 1710.

Robert (L.). Diss. de thermis. Upsal, 1699.

Robert. Analyse des eaux de Forges (Annales de chimie, novembre 1814).

Robert (J. P.). Mémoire manuscrit pour servir à l'histoire naturelle de la Provence. 1636.

Robert. Manuel des bains de mer. 1827, in-18.

— Essai historique et médical sur les eaux d'Aix (Provence). 1812, in-8.

Robertson jun. (R.-W.). Analyse de l'eau d'une source à Fordel, près Inverkeithing, faite en 1829 (New. Edinb., philos. Journ., juillet, 1829, p. 99).

Robiquet (F.). Recherches historiques et statistiques sur la Corse. Rennes, 1835.

— Réflexions sur les eaux thermales de Néris (Journal de pharmacie, 1835).

Roch. Traité de l'antiquité et singularité de la Bretagne Armorique, dans laquelle se trouvent les bains curant la lèpre, podagre, hydropisie, etc. 1577.

Rochas (H. de). Traité des observations nouvelles et vraies connaissances des eaux minérales. Paris, 1634, in-12.

— La vraie anatomie spagirique des eaux minérales. Paris, 1637, in-8.

— Physique démonstrative des eaux minérales. Paris, 1644.

Rochier (J.-B.). An chlorosi aquæ Sancti Laurentii Balneorum dicti. Montpellier, 1714, in-4.

Rodder (B.-W.). Beschreibung des zu Dribourg im hochstifte Paderborn gelegen gesund und stahlbrunnen. Driburg, 1757, in-8.

Roeckl (Jos.). Descript. des eaux min. de Hœhenstadt. Munich.

— Observ. sur l'usage des eaux min. de Hœhenstadt. Passau.

Roeslin (E.). Situation des Vosges, les denrées que l'on y trouve, les minéraux, les eaux minérales, mais particulièrement la source de Niederbronn. Strasbourg, 1595, in-8 (allemand).

Roever (F.). Hydriasis ou la force médicale de l'eau froide, etc. Leipz.

Rogier (P. de). Von den warmen badern der Stadt Aachen, 1647, in-8.

Rollet (A.). Hygieia; livre instructif pour les visiteurs de Bade. Bade.

Rolletti. Poema encomiasticum aquarum Vichaensium, 1652, in-4. Claromonti.

Romerus et Cordoune. Opus balneare, 1670, in-4.

Romieu (P.). Traité des eaux minérales de Vendres. Perpignan, 1683, in-8.

Roncalli (F.). De aquis Brixianis cum disquisitione theorematum spectantium ad acidularum potum et transitum in corpore humano examen chymico-medicum. Brixiæ, 1724, in-4.

— Diss. de aquis mineralibus Coldoni, in agro Mediolanensi. Brescia, 1724.

Ronchi. Notes sur les usages médicinaux des principales eaux minérales du royaume de Naples.

Rondelet (P.). Aquarum Avallensium medicatarum descriptio. Paris, 1640, in-8.

Rosa (J). Beschreibung des brunnen und Wildbades in der Reichstadt, Weissenburg an Norgaw. Amberg, 1613, in-8.

Roth. Analyse historique des eaux minérales de Niederbroonn. Strasb., 1783.

Rothe (V. E.). Vom der Sauerbrunnen zu uberkingen Ulmischer Herrschaft. Ulm, 1716, in-8.

Rottboll (C. F.). La théorie des bains. Copenh., 1755.

Rouelle. Observations sur l'usage de quelques réactifs employés dans l'analyse des eaux minérales (Nat. consid., 1776, t. 2, p. 363).

— Analyse des eaux minérales de Passy, maison de Calsabigi, in-8. Brochure.

Rougemaître. Recherches et observations sur l'ancienne fontaine de Pétrole du comté de Bitche (Dict. minér. et hydrol. de la France. T. 1).

Rousserie (de la). Recherches analytiques de la fontaine minérale de Jaleyrac, dans la Haute-Auvergne, avec un précis des maladies où ces eaux peuvent être utiles, des cas où elles pourraient être préjudiciables, et la manière de les prendre avec succès. Tulle, 1780, in-12.

Rouveroy (de). Petit traité qui enseigne la méthode que l'on doit tenir en buvant les eaux chaudes de Plombières. Épinal, 1737.

Rouvière (J. la). Nouveau système des eaux minérales de Forges, Paris, 1699, in-12.

Roux. Lettre à M. Raulin, contenant quelques réflexions sur sa réponse à deux articles de critique du Traité des eaux minérales, insérés dans le Journal de médecine du mois de novembre 1774 (Extr. du Journ. de méd., avril 1775).

Rouxel. Observations pratiques sur les bains d'eau de mer (traduct. de l'ouvrage de Buchan). Paris, 1812.

Royer. Remarques curieuses sur les eaux salutaires de Sermaise, 1717, in-12.

Roziès. Analyse des eaux minérales de la fontaine de Bannières (Supplément à la Gazette de santé du 14 septembre 1775).

Rubigori. (J.). Physici Egrani οξυπηγαιον S. de acidis fontibus agri Egrani et vicinis, 1602.

Ruckerus. Obs. de thermis ferinis ducatus Wurtenbergiæ, 1743.

Rudolphi. Landphys. in menden Entwurf des Holzhausichen Gesundbrunnen, 1714.

Ruland (M.). Hydriatica, sive aquarum medicat. sectiones quatuor. Dillingen, 1568, in-8.

— Balnearium restitutum. Bâle, 1579, in-8; ib., 1625, in-8.

Rullmann. Description de la ville de Wiesbade et de ses eaux, 1822. Darmstadt.

Rulty (J). Sur les eaux vitrioliques d'Amlwik, dans l'île d'Anglesey, avec des remarques sur le Hartfelt Spaw, décrit dans le premier volume des Essais d'Édimbourg, et dans le 49e vol. des Transact., phil. de la Soc. roy. de Londres), 1760.

— Description d'une source cuivreuse, découverte depuis peu en Pensylvanie, communiquée par P. Collinson, 1756, t. 49 (Trans. phil. de la Soc. roy. de Londres).

— Vues sur les diverses imprégnations des eaux minérales, et plus particulièrement sur l'existence du soufre dans quelques-unes d'elles, 1759, t. 51 (Trans. phil. de la Soc. roy. de Londres).

Rusch. Instruction pour l'usage convenable des eaux minérales en boisson avec des considérations sur les eaux et bains de la Suisse, 1826.

— Traité sur les bains d'Alveneu.

— Les cures des bains de Baden en Allemagne. 1825.

Russel. De tabe glandulari sive de usu aquæ marinæ in morbis glandularum.

Rustigalli (V.). Del bagno o aqua nelle colline di Pisa.

Rutty (John). A methodical synopsis of mineral waters. London, 1757, in-4, gros vol. de 660 pages.

— Tableau méthodique des eaux minérales, comprenant les eaux médicinales les plus célèbres, chaudes et froides de la Grande-Bretagne et de l'Irlande, de la France, de l'Allemagne, de l'Italie et de plusieurs autres parties du monde.

Ryba (J. E.). Karlsbad und seine heilquellen. Prag., 1828.

Ryetius (Thom.) ou Byetius. Observationes in descriptionem phil. Gæringii de natura et usu fontium acidorum pagi Spa et Tungrensis. Leodii, 1592, in-8.

Ryffs (Walt. Herm.). Neuere, heilsame und nützliche badefahrt, eigentlich, untersuchung, mancherlei, art und manier der badt, so wir im gemeinen leben wildbadt nennen, sondern auch aller gebraüchlicher bader. Wirzb., 1549.

S

Sachs (J.-T.). Gundriss der diatetik bei dem gebrauch aller mineralwasser. Berlin, 1830.

Sachse (J.-D.-W.). Défense des bains de la mer Baltique contre les attaques de plusieurs médecins (en allemand). 1837.

— Observations et remarques médicales sur les bains, surtout sur les bains de mer de Doberan. Berlin, 1835.

Sagar (J.-B.). Des eaux minérales de Trebisch dans la Moravie. Vienne.

Sagar (J.-B -M.). Bericht von dem patzdigteker gesundbrunnen unweit der stadt trebisch in mahren. Vienne. 1765, in-8.

Saint-André. Topographie du département de la Haute-Garonne. 1814.

Saint-Pierre. Essai sur l'analyse des eaux minérales en général, et sur celles des eaux minérales du département de l'Hérault en particulier (Thèse). Montpellier, 1809.

Saisset. Mémoire sur les bains de Lamalou. Montpellier.

Salaignac. Nouvel examen chimique des eaux minérales de Cambo. Bayonne, 1827.

— Eaux minérales de Bagnères. Paris, 1752.

— Analyse de l'eau sulfureuse de Gamarde.

Salbach (J.-C.). Carlsthaler Bethesda oder bericht vom Schlangenbade. 1704, in-12.

Salignon. Eaux de Montmirail (Thèse). Montpellier, 1821.

Salneuve. Essai sur les eaux minérales de Châteauneuf. Gannat, 1834.

Salvaing de Boissier. Dionysii Salvagnii Boessi sylvæ septem, sive de totidem miraculis Delphinatus. 1556, in-8 ; et 1661, in-8.

Salzer (V.-L.). Recherches sur les eaux de Wildbad (Diss. inaug., soutenue à l'université de Tubingue. Août 1828.

Salzmann (Grég.). Von aller wildebader natur, Wirkung und eigenschaft auch deren Gebrauch. Ulm, 1619.

Salzmann (J.-R.). Bericht von dem Prinzbacher bade.

— Beschreibung des Schwalbacher bades. Basel, 1612, in-fol.

Sanchez. Mémoire sur les bains de vapeurs de Russie (Mémoire de la Soc. roy. de méd., t. 3, 1780).

Santi (Clément). Notice sur les eaux thermales dites Bagni di Roselle en Toscane (N. Giorn. di litterati Pisa, n. 8, p. 321).

Santi (Giorg.). Analysi chimica delle acque dei bagni Pisani e dell' acqua acidula di Asciano. Pisa, 1789.

Sarabeyrouse. Observations sur les eaux minérales de Bagnères. Adour, 1818.

Sarenk. Traité medico-chimique sur la source minérale nouvellement découverte à Modling, dans la Basse-Autriche. Vienne.

Sasz. L'établissement de bains de mer auprès de Travemunde. 1828.

Saunders (G.). Traité des eaux minérales des bains froids et chauds.

Saunders (W.). Traité sur l'histoire chimique et les propriétés médicales de quelques-unes des plus célèbres eaux minérales. Londres, 1800.

SAUSSURE (DE). Voyage dans les Alpes. Genève, 1787, 8 vol. in-8.

SAUVAGES. Mémoire sur les eaux minérales d'Alais (19 avril 1736, Soc. roy. des Sc.[de Montpellier).

SAVE. Analyse des eaux minérales d'Encausse. 1809.

— Analyse de l'eau de Cap-Vern (Bulletin de pharmacie. t. 1).

— Mémoire sur l'analyse et les propriétés des eaux de Sainte-Marie (Bulletin de pharm., juillet 1812).

— Mémoire sur l'analyse et les propriétés des eaux minérales de Sainte-Marie et de Siradan. 1813, in-4.

— Analyse de l'eau minérale de Salies.

SAVONAROLA (J.-M.). Traité sur les bains et les eaux thermales d'Italie. 1498, 1503, 1517, 1543, 1552, 1561, 1592, in-fol.

— De balneis omnibus Italiæ sicque totius orbis, proprietatibusque eorum. Venise, 1592, in-4.

SAVY. Eaux minérales d'Avène (trois mémoires, 1818, 1824, 1834.

SCALIGER. De fontibus Lusitanis.

SCENK (Ch.). Almanach pour les visiteurs des bains de la Basse-Autriche. Vienne.

— Guide pour l'emploi utile intérieur de l'eau sulfureuse de Bade. Vienne.

— Les eaux sulfureuses de Bade. Vienne.

SCENK et ROLLET. Archives médicales et chirurgicales de Bade. Vienne.

SCHACHT (T.-P.). Dissertatio de acidulis Brabacensibus. Vurtzbourg, 1720, in-4.

SCHACHERN (P.-G.). Experimenta cum aquis Teplicensibus adornata describens epistola, etc. Hambourg, 1707.

SCHACHERN (Gottl.). Dissertatio medica de thermarum Carolinarum usu in arthritide. Lipsiæ, 1709.

SCHACHERN. De thermarum Carolinarum usu in renum et vesicæ morbis. Lips., 1741, in-4.

SCHAFFER (A.). Wahrhafter bericht vom ursprunge kraft und wirkung des ohnweit Bayreuth zwischen Weiden und Bischofgrun eroffneten heil-und wunderbrunnens. Bayreuth, 1660, in-4.

SCHAFFER (J.-V.-G.). Beitz zu einer kunftigen wissenschaftlichen ansicht der wirkungen mineralischer wasser, 1824.

Schaller, De aquarum medicat. natura et usu, 1783.

Schamsky (Al.-An.-J.). Beschreibung des heilsamen wasser zu gross Lattein, oder slatenitz genannt, 1713, in-12.

Scheidemantel (D.). Nachricht von denen mineral brunnen bey Bruckenau und wernerz. Fulda, 1775, in-8.

Scheidemantel (F.-C.-G.). Instruction sur l'usage de toutes les eaux minérales de l'Allemagne. Gotha, 1792.

Scheitlin. Le Heinrichsbad à Herisau. Constz.

Schelhammer (G.-C.). Acidularum Sualbacensium et Pyrmontanarum per experimenta exploratarum inter se collatio. Kiel, 1703 et 1704, in-4.

Schenck (J.-G.). Description des fontaines salutaires de Sulzbach. Bâle, 1617, in-8 (allemand).

— Beschreibung eines mineralischen sauerbronnen wasser zu zultz-matt. Basel, 1617.

Schenck (J.-P.). Instruction pour un usage convenable des eaux de Bade. Vienne, 1835, in-8.

— Taschenbuch fur badegaeste Badens in Nieder-Oesterreich. Vienne, 1805, in-8.

— Medicinisch-chirurgisch-praktisches archiv von Baden in Nieder-Oesterreich. Vienne, 1804, in-8.

— Kurze Beschreibung der warmen und kalten baeder der Landes-fuerstlichen stadt Baaden in Nieder-Oesterreich. Vienne, 1794, in-8.

Scherb (C.). Notice abrégée des eaux minérales de Sulzbach (allemand). Colmar, 1683.

Scherer (A.-N.). Versuch einer uebers. der Russischen Reiches (Essai d'une revue systématique des eaux minérales de la Russie). Pétersbourg, 1820.

Scherf (J.-C.-F.). Lettres au public sur les eaux de Meinberg. Lemgo, 1794.

— Les forces médicales de Marienbad dans les maladies chroniques. Eger.

— Renseignements sur les eaux de Marienbad et leurs propriétés médicales. Prague.

— Mes observations sur les effets des eaux minérales de Marienbad. Prague.

Scheuchzer (J.-J.). Ουρεσιφοίτης Helveticus, seu itinera alpina tria, in quibus incolæ, animalia, plantæ, aquæ medicatæ, etc., exponuntur. Zurich, 1702, in-4. Londres, 1706, in-4. Ib., 1708, in-4.

— Hydrographia Helvetica beschreibung der seen, fluessen, brunnen, warmen und kalten baeder und andern mineralwassern der Schweitzerlandes. Zurich, 1717, in-4.

— Vernuenftige untersuchung des bades zu Baden, dessen eigenschaften und wirkungen. Zurich, 1732, in-4.

Schlegel (Jul.-H.-G.). Les eaux minérales de Liebenstein (Essai historique, topographique et médical). Meiningen, 1827.

— Les eaux minérales de Salzungen considérées comme un succédané des bains de mer (Journ. der prakt. Meilk, mai 1825).

Schleitz (M.-Jos.). Le Ludwigabad près de Wipfeld. Munich.

Schmelkes (Gottfr.). Description physico-médicale de la boue carbonisée minérale à Tœplitz, employée en bains. Prague.

— Les Thermes de Tœplitz. Berl.

Schmid (Mart.). Description médicale des eaux minérales de Rosenheim. Munich.

Schmidt (J.-G.). Brief eines reisenden ueber den Sichertsreuther bailbrunnen in Bayreuthischen Hof, 1784, in-8.

Schmidt (Max.-Hor.). Guide pour l'usage des eaux minérales surtout de Marienbad, Johannesbrunn, etc. Vienne.

Schmidt (G.-E.). Le Riesengebirg, almanach pour les voyageurs et les visiteurs des bains. Hirschberg.

— Warmbrunn et ses eaux minérales.

Schmidt (C. H.). Mémoire sur les sources d'eaux minérales les plus connues de l'Italie (1er vol. des Mémoires de Saint-Pétersbourg).

Schmidt. Dissertatio de aquarum mineralium usu et abusu, 1803.

Schmutzer (M. R.). Tractatus novus de nymphis Carolo Badensibus, in regno Bohemiæ admirabilibus, 1662, in-8.

Schnitzlein. Le Wildbad près de Wemding. Nardlingen.

Schober. Traité sur les bains de Kirsthlag près de Linz. Linz.

Schoders. Anmerkungen von Gesundbrunnen, 1709.

Schæpflin. De thermis et balneis Alsatiæ sub Romanis (Alsatia illustrata).

Schonenberg (J. T.). Vorlaufige nachricht von der Ergenschaft und gebrauch der martialischen gesundbrunnen bellinghofen in der Dorfschaft barsdone nahe bey Geldern, 1746, in-8.

Schrader (J.). Beschreibung des 1618 bey fechel und wahle ohnweit braunschweig Entsandenen heilbrunnéns. Magdeb., 1619, in-4.

Schrebers. Voyage à Carlsbad.

Schreiber (A.). Aachen, Spa und Burtscheid ou Manuel à l'usage des étrangers et des personnes qui vont prendre les eaux ; avec une instruction sur l'usage des eaux minérales par Hœpfner. Heidelberg, 1824.

— Guide pour la ville et les environs de Bade, 1828 (en allemand).

Schreyen (G. H.). Thermarum contenta, rejecta et retenta, 1696. Leipz.

Schroeb (S). Observationes et experimenta naturam et usum therm. Carol. concernentia, 1704.

Schroeter (L. P.). Les sources sulfureuses asphaltiques de Nenndorf dans le comté de Schaumbourg. Reinteln, 1792.

— Nenndorfs asphaltischen schwefelquellen historisch, physikalisch-chemisch und medicinisch beschreiben. Lingen, 1792. in-8.

— Einigen worte ueber Nenndorfs mineralquellen und ueber die Schwefelbæder ueberhaupt. Lingen, 1794, in-8.

— Veber die verzegluischsten Heilkraefte des Nendorfer schwefel-waser. Lingen, 1797, in-8.

— Historischer unterricht von den Anlagen und der binrichtung dieses Heilbrunnens. Lingen, 1792, in-8.

— Merkwuerdige beobachtung von den virkungen des Nendorfer schwefelwasser vider eine deymonatliche verstopfung des leibes. Lingen, 1798, in-8.

— Anweisung wieman verdorbenes wasser trinkbar machen und die verdorbene luft in neberschwemmt gewesenen wohnungen verbessern Kœnne. Lingen, 1799, in-8.

— Veber die bestaetitge wirkungskraft der Nendorfer Schwefelwassers. Lingen, 1800, in-8.

Schroeter (J.) et Neauder (M.). Dissertatio de thermis, 1558. Iena, in-8.

Schueller. Dissertation sur les eaux savonneuses et en particulier sur celles de Bonn, canton de Fribourg en Suisse. Fribourg, 1779.

Schultes (J. A.). Veber die mineralquellen zu Krynica in Ostgalizien. Vienne, 1808, in-8.

Schulze (C. F.). Nachricht vom Boehmischen bitterwasser und denen Salze. Dresde, 1768, in-8.

— Von Radeberger mineralwasser. Dresde, 1770, in-8.

Schuette (J. H.). Neue beschreibung des Schwelmer gesundbrunnens. Iserlohe, 1783, in-8.

— Beschreibung des Neuentdeckten Clevischen gesundbrunnens. Clèves, 1742, in-8. Traduit en hollandais. Amsterdam, 1742 in-8.

— Die Kraeftige wuerkung des Clevischen gesundbrunnens. Clèves, 1743, in-8.

— Der rechte gebrauch und die Kraeftige Wuerkung des Clevischen gesundbrunnens. Clèves, 1744, in-8.

— Amusements des eaux de Clèves. Lemgo, 1748, in-8.

Schurer. Descriptio balnei Sulzensi. Argentor., 1726.

Schuster (Gott.). Hydrologia mineralis medica, oder grundliche und praktische abhandlung von mineralischen Kalten wassern und vornehmsten sauerbrunnen, auch gebrauch des Karlsbades, etc. Chemnitz, 1716.

— Uber die schadlichkeit des ausserlichen gebrauches von Karlsbad (In dessen journal, etc.).

Schuster (G.). Experimental-Untersuchung derer zu niederwiern im altenburgischen entsprungenen gesund Heillquellen. Chemnitz, 1738, in-4.

— Thermologia Wolkensteinensis. Chemnitz. 1747, in-4.

Schutte. Dissertatio de thermis medicatis, præsertim de fonte medicato Clivensi. Halle, 1752.

Schweinsberg (H.). Les eaux minérales de Soden dans le duché de Nassau. Gotha.

Schweitzer (J. C. F.). Richtige, physikalische, chemische versuche und nem beschreibung eines stahlbrunnens zu Langenschwalbach. Vetzlar, 1770, in-8. Ibid; 1773, in-8.

— Zuverlaessige bestimmung des principii martialis oder eigentlichen eisengehaltes in dem Stahlbrunnen zu Langenschwalbach. Vetzlar, 1775, in-8.

— Auszug der Bisherigen beschreibung des vortrefflichen Stahlbrunnens zu Langenschwalbach. Wetzlar, 1782, in-8.

SCHWENKER (Ch. G.). Anhang von Karlsbad, etc.; in Zittmanns prak-
tis. Anmerk. V. D. Teplitzer badern, 1751, p. 79.

SCHWENCKFELD (G.). Hirschberg warmen bades in Schlesien unter dem
Riesengebirge gelegenen Beschreibung. Gœrlitz, 1607, in-8; 1619,
in-8; Liegnitz, 1619, in-8.

— Thermæ Tœplicenses oder von des Tœplitzer warmen bades in
Boehmen Ursprung, gelegenheit, abtheilung, natur, eigenschaft
und rechten gebrauch. Gœrlitz, 1607, in-8; Liegnitz, 1619, in-8;
Leipzick, 1619, in-8; Ibid. 1708, in-8.

— Beschreibung des Hirschbergischen warmen Bades. Liegnitz,
1708, in-8.

SCHWENKFELDT. Descriptio et usus thermarum hizschbergensium.
Goërlitz, 1607, in-8.

SCHWENKFELD (G.). Thermæ Tœplicenses oder von des Tœplitzer wor-
men bades in Boehmen ursprung, gelegenheit, abtheilung, natur,
eigenschaft und rechten gebrauch. Gorlitz, 1607, in-8.

— Mit Dessen beschreibung vom hirschbergischen bade in Schlesien.
Leipz., 1619, in-8.

— Instructio generalis de aquis mineralibus. Gorlitzii, 1607.

SCRIBA (F.-P.). Beschreibung des mineralischen gesundbrunnen in
dem stifte corvey ohnweit Godelheim, 1749, in-8.

SCRINCI (J.-A.). Gründliche untersuchung beschreibung des Theodor-
bades eine halbe meile von Prag dessen ingredienten, mineralien
wie auch wirkung. Prag., 1741, in-8.

SCRINCI (J.-A.-J.). Tractatus de fontibus Soteriis Tœplitzensibus in
regno Bohemiæ atque eorum præstantissimo sale, nec non usu in
diversissimis affectibus morbosis. 1760, in-8.

— Mémoire pour servir à l'histoire des eaux de Tœplitz. Dresde,
1762.

SCUDAMORE (Charles). A chemical and medical report of the properties
of the mineral waters of Buxton, etc., etc. London, 1820, in-8.

SCUDAMORE. Guide to all the watering and sea bathing placer.
London.

SCULTETE (J.). Beschreibung des Nurnbergischen Wilbades, unter
dem titel. Nuremb., 1666, in-12.

33.

SEBIZIUS (M.). Dissertatio de origine fontium et fluviorum. Strasb., 1699, in-4.

— Beschreibung und wiederlegung etlicher missbraeuche und irrthuemer beym gebrauch der sauerbrunnen. Strasb., 1647, in-8, 1655, in-8.

— Description et réfutation de plusieurs abus et erreurs qui ont eu lieu dans l'usage des eaux acidules et des autres eaux.

— Dissert. de acidulis, sectiones duæ. Argentorati, 1627.

SECONDAT (DE). Observations de physique et d'histoire naturelle sur les eaux de Dax, Bagnères et Barèges. Paris, 1750, in-12.

— Observations sur les fossiles des environs de Bagnères et de Barèges et sur les eaux minérales de Bagnères. Bordeaux, 1747.

— Observations sur le degré de chaleur des eaux minérales de Bagnères, Barèges, Cauterets, au thermomètre de Farenheith.

SEGUIN (J.) ou SÉGUIER. La fontaine minérale d'Arles (B. du Rhône) nouvellement découverte. Arles, 1681, in-8.

SEIPP (J.-C.-L.). Pyrmontische Krankengeschickte, etc. Hannover, 1737, in-8.

SEIP (F.-G.-P.). Diss. de Spiritu et sale aquarum mineralium præsertim Pyrmontanorum. Gott., 1748, in-4.

SEIPP (J.-P.). A full and distinct account of the mineral waters of the Pyrmont. Lond., 1733, in-8.

— Kurzer unterricht von den tugenden und gebrauch des Pyrmontischen stuhlwassers. Lemgo, 1734, in-8.

— Traité sur les eaux thermales d'Allemagne, première édition, 1717; quatrième, 1757, in-8.

— Neue beschreibung des Pyrmontischen stahlbrunnen. Hannover, 1717. in-8.

SEITZ (Alex.). De thermis Badensibus-Superioribus in Ergovia, 1576, in-4.

SEITZEN (J.-N.). Hydrologia Franconica d. i. grundliche beschreibung des Kissingen sauerbrunnen. Nuremb., 1714, in-8.

SENKENBERG (C.-J.). Examen des eaux minérales de Cheltenham (Trans. phil. de la Soc. roy. de Londres. 1741, n° 49).

SERANNE. Observations et analyse de l'eau de Saint-Jean-de Seirargues. Montpellier, 1734, in-12.

SERMUNDUS (G.). De Balneorum Burmensium præstantia et usu. Mediolani, 1594, in-4.

SERRIES (T.). Hydatologia, veram causam diversarum aquæ facultatum per explicationem principii rerum omnium demonstrans. 1668, in-8.

SERVOLE. Lettre sur les eaux minérales de Cransac (Nature consid., 1772, t. 2).

SHAW. Méthode générale d'analyse ou recherches physiques sur les eaux minérales (il existe une traduction par Coste). Londres, 1767.

— Inquiry in tho the virtues of Scarborough spaw waters. Londres. 1734, in-8.

— An inquiry in to the contents virtues and uses of the Scarborough (Recherches sur le contenu, les vertus, les usages des eaux minérales de Scarborough). Londres, 1743, in-8. Traduit en français par Coste; Paris, 1767, in-12.

SHEBBRE (J.). A new analysis of the Bristol waters. London, 1742, in-8.

SHORT (T.). Mémoire abrégé sur la nature et les vertus des eaux de Pyrmont avec des observations sur leurs vertus minérales (Trans. phil. de la Soc. roy. de Londres, 1717, nº 351).

— Memoirs for the natural history of medicinal waters. Londres, 1709, in-8.

— The natural, experimental and medicinal history of the mineral waters of Derbyshire, Lincolnshire and Yorkshire, particulary those of Scarborough. Londres, 1734, in-8.

— The natural, experimental and medicinal history of mineral waters. 1742, in-4.

— Histoire naturelle experimentale et médicale des eaux minérales (en anglais). Londres, 1734.

SIBALD (Robert). Description de plusieurs sources thermales d'Angleterre. 1685.

SICRE. Mémoire sur les eaux d'Ax. 1758.

SIEBOLD (Ad. DE). Description détaillée des sources de Kissengen. Berlin, in-8.

— Description des eaux minérales de Kissingen et leurs effets.— Les sources de Brocklet et Bruckenau. Berlin.

SEILER. Notice sur les eaux de Godelheim sur le Weser (Journ. der prakt. keilk., avril 1825).

Siemerling (Fr.). Le Friederichs-Wilhelmsbad (bain de mer) à Putbus, île Rugen, Stralsund.

Silvaticus (J.-B.). In melancholia thermarum aquæ potabiles an conveniant ?

Silvin-Eymard. Avis au peuple et aux médecins sur les eaux minérales de Chorange. Grenoble, 1823, in-8.

Simon (J.-F.). Die heilquellen Europas, mit vorzügl berucksichtiguug ihrer chemischen zusammensetzung nach ihrem physikal u. medizin., etc. Berlin.

Simpson (W.). Hydrologia chimica or the chemical anatomy of the Scarborough and other spaws in Yorkshire. London, 1669.

Sizaire-Violet. Essai historique, topographique et médical sur les bains et les eaux minérales de Rennes (Bibliothèque médicale, t. 2, p. 49).

Slare (F.). Mémoire où l'on examine les eaux ferrugineuses de Spaw, appelées par les Allemands eaux ou fontaines acides, et l'on prouve qu'elles sont alcalines (Trans. phil. de la Soc. roy. de Londres, 1713, n° 337).

— Mémoire abrégé sur la nature et les vertus des eaux de Pyrmont, avec des observations sur leur vertu minérale (Trans. phil. de la Soc. roy. de Londres, 1717, n° 351).

— Account of the nature and properties and vertues of the Pyrmont waters. London, 1717.

Skraggenstiern (S.). Kurger bericht von dem neulich bey Kloster Lübne im Luneburgischen erfundenen sauer und heilbrunnen, mit beweis das er ein rechtes vollkommenes mineral und gesundwasser fuhre. Luneb., 1715, in-8.

— Von einigen curen durch den brunnen bey Luhne. Hamb. 1715. in-8.

— Von der Salzquelle zu neustadt im amte Harzburg. Hannover, 1752.

Smith (J.). Dissert. de sale medicinali thermarum Carolin. rite depurato et crystallisato. Prague, 1738, in-4.

Smith (J.). Observations générales sur les eaux de Cheltenham (traduction française par M. Lebreton. Paris, 1789, in-8).

Smith (Hugh.). Treatise on the use and abuse of mineral waters. London, 1778.

Soame (J.). Hampstead-wells, or, directions for the drinking of those waters, with an appendif, relating.

Sobernheim. Deutschlands heilquellen, etc. Berlin, 1836.

Socquet (J.-M.). Essai analytique, médical et topographique sur les eaux gazeuses acidules et thermo-sulfureuses de la Perrière, en Savoie. Paris 1824, in-8.

— Essai analytique, médical et topographique sur les eaux minérales de la Perrière, près Moutiers, en Savoie (Bibliothèque universelle, mai 1826).

— Analyse des eaux thermales d'Aix, en Savoie. 1804.

Sodoffsky. Les bains de mer à Dubbeln.

Solenander. De caloris fontium med. causa. Lyon, 1558.

Solier. Lettre sur la fontaine ardente du Dauphiné. 1775.

Sommer (Fabianus). De inventione, descript., temperie, viribus et imprimis usu thermarum Caroli IV imperatoris. Lipsiæ, 1571.

Sonnini. Voyage en Grèce et en Turquie. 1801, t. 2, p. 43.

Soubeiran. Mémoire sur les eaux minérales artificielles. Paris, 1836.

Soulérat (Arn.). Nouvelles observations sur Bagnères de Luchon. Toulouse, 1817.

Souquet. Observations analytiques sur les eaux min. froides de Boulogne-sur-Mer. 1787, in-12.

Sparmanns (D.-J.-W.). Beschreibung aller in und von der stadt Tœplitz besindlichen warmen Badern. Dresden, 1733 ; in-8.

Speth (J.). Neve beschreibung der uralten warmen brunnen und bader zu Wissbaden, 1787.

Speyer (A.-Ferd.). Les principales eaux minérales d'Allemagne. Hanau.

Speyer (Ad.). De fontibus medicatis Wildungensibus (Dissert. inaug. phys. thérap. Berol).

Spielmann (J.-R.). Dissertatio de fonte medicato Niederbronnensi. Strasb., 1753, in-4.

— Disser. sistens historiam et analysis fontis Rippolsaviensis. Strasbourg, 1762, in-4

Spies (J.-C.). Diss. examen aquarum mineralium Furstenaviensium et Vechteldensium. Helmst., 1724, in-4.

Spindler (J.). Bocklet et ses eaux minérales. Wurzburg.

Sprengel. Betrachtung über die quelle auf dem Brocken. In der Berl. wochentl. relation. 1752, p. 311.

Springer. Physische, praktische und dogmatische abhandlung von deutschen gesundbrunnen. Gottingen, 1766.

Springsfelds (Gott.-Carl.). Abhandlung vom Karlsbade, nebst einem versuch einer Karlsbader Krankengeschicte. Leipzig, 1749.

— Ob bei einer Entzundung und Ausbleibung der monatlichen reinigung das Karlsbad sicher zu gebrauchen sei? Karlsbad, 1750.

— Observat. med. circa verum usum therm. Carol. in diversis morbis institutæ. Lips., 1751.

— Commentatio de prærogativa therm. Carol. in dissolvendo calculo vesicæ, præ aqua calcis vivæ. Lips., 1756.

— Iter medicum ad thermas Aquisgranenses et fontes Spadanos. Lipsiæ, 1748.

Spry. Treatise on the Bath waters.

Stæling (F.). Dissert. de methodo explorandi aquas medicatas. Pausonii, 1772.

Stahl (G.-E.). De fontium salutarium usu et abusu. Halæ, 1712.

Steeg ou Versteeg (G.). Descriptio fontis medicati Kissingensis. Wurzbourg, 1595, in-12.

Steel (J.-H.). Iode dans l'eau minérale de Saratoga (Americ, Journ. of Sc., vol. 16, n. 2, juillet 1829, p. 242).

Steigenthal (J.-G.). De aquarum mineralium præstantia, quo indicit prælect. de thermis et acidulis. Helmstaedt, 1703.

Steinmann et Reuss. Das Saidschitzer bitterwasser. — Eaux minérales de Saidschitz en Bohême. Prague, in-8 de 129 pages, 1827; Calve.

Steinmetz. Pyrmont et ses eaux minérales. Pyrmont.

Stentzel (J.-B.). Lebensbalsam, so in der diat und universalinctur, so in dem griesbacher sauerbrunnen besteht. Strasbourg, 1714, in-8.

Stephan (J.-A.). Beschreibung des neuen gesundbrunnen in Oberfranken. Wurzb., 1828, in-8.

Steurlin (S.). Phisikalische und medicinische beschreibung des ge-

sunden Wilhemsbrunnen im Hennebergischen territorio eine
habbe stunde von der stadt Schlensingen zu finden. Schlensingen,
1709, in-4.

STIEBER (D.). Grundl. philosophischer bericht, was das Wildbad zu
Rotenburg, etc. Rotenburg, 1631, in-8.

STIERLING (G.). Annales des bains de mer à Travemunde. Lubeck.

— L'usage et les effets des bains de mer. Hamb.

STISSER (J.-A.). Aquarum Hornhusanarum examen. Helmstaedt,
1689, in-4.

STISSER (J.-C.). Kurze nachricht vom anfange und aufnahme, auch
gebrauch und mistbrauch des gesundbrunnens zwischen Halle
und belberg. Halle, 1710, in-8.

STOERKLIN (Aug.). Nymphæum B. V. Mariæ Fabariensis sive tract.
Fabarianis thermis vulgo Pfefferbad. Dilingæ, 1631.

STOEHR (A.-Léop.). Le Kaiser Karlsbad. Karlsbad. 5e édit.

STOKER (L.). Thermographia Badensis Augustæ. Vindel, 1721,
in-4.

STORCH (J.). Historische und praktische observationes vom liebensteiner Sauerbrunnen, 1727.

STORR (T.-G.-C.). Diss. de fonte medicato Owensi. Tubingue, 1779,
in-4.

STRAHL (Moritz). Die Kurorte Marienbad, Carlsbad und Kissingen in
ihren heilwirkungen auf unterleibskranke. Berlin, 1839, 1 vol.
in-12.

STRAUSS (J.-Ch.). Thermæ Carolinæ. Lipsiæ, 1695, in-8.

— Beschreibung des Karlsbades von dem Beruhmten.

STREINZ (G.-M.). Les bains de Gastein, etc., et leurs effets admirables. Ling.

STREIT (F.-G.). Carte du Taurus et de ses eaux minérales.
Miesb.

STRÖBELBERGER (J.-S.). Thermologia nova, in quá de thermarum
causa generatim, speciatim vero de balneo divi Caroli IV theore-
tice et practice agitur. 1623, in-8.

— Kurze instruction und badregiment wie das Carlsbad samtguter
dicet zu Gebrauchen. Meissen, 1622, in-4.

STRUVE. Sur l'origine des eaux minérales (Isis, vol. 20, cah. 4 et 5,
p. 344).

STRUVE (F.-A.). De l'imitation des eaux minérales. Dresde, 1824.

STRUVIUS (F.-G.). De balneis et balneatoribus secundum instituta Romanorum. Ienæ, 1703, in-4.

STUCHE (C). Traité des eaux minérales en général (Essai de classification de 880 eaux minérales d'Allemagne et des pays voisins, avec 280 analyses chimiques et une carte). Cologne.

— Abhandl von den mineralquellen im Allgem. und versuch, etc. Coln., 1831.

— Suhrer zu den heilq. beim gebrauch der bader, etc. Leipzig, 1833.

STUKER. Description physico-chimique des eaux de Wildungen. 1791.

— Mémoire sur les sources minérales en général d'Allemagne et de Suisse, avec une carte. Cologne.

SUARDUS (J.-B.). De balneis Transcherii oppidi Bergomatis. Bergomi, 1582, in-4.

SUERSEN (J.-F.). Les eaux minérales de Bramstedt dans le Holstein, avec une carte. Hamb.

SULZER (V.-L.). Untersuchungen über das Wildbad, etc. (Recherches sur les eaux de Wildbad, près Giengen; diss. inaugur. Tubingue, 1828.

SUMMER (Fabian). De inventione, descriptione, temperie, virtutibus et imprimis usu thermarum D. Carol. IV imperatoris. Libellus brevis quidem sed utilissimus. 1572.

SUTHERLAND. On Bath waters. London, 1769.

SVAB (J.-M.). Tœplitz et ses environs pittoresques. Leitmeriz, in-12, 1828 (en français).

SWINHOW (F.). Dissert. de thermarum antiquitate contentis et usu. Edinb., 1752.

SYMONS (J.). Observations on vapour bathing and its effects (Observations sur le bain de vapeur et ses effets). Bristol et Londres, 1766.

SYTZ (Alex.). Von der kraft der Wildbader. Basel, 1616, in-4.

T

TABERNAEMONTANUS (T.-J.). Von metallischen und mineralischen bædernund Wassern. 1584. Dissertation latine sur les eaux de Bade.

— (T.-J.). Nouveau trésor des eaux. Neuer wasserschatz. 1572.

TABLET. Observations sur les qualités des eaux minérales de Bagnoles (Mém. de Trévoux, décembre 1715).

TACKE (J.). Beschreibung des Heilbronnens zwischen geisheim und godelack in Hessen-Darmstadt. 1672, in-12.

TAGLIALEGNI (O.). Analysi dell' acqua minerale di Cormons. Udine, 1829.

TAILHAND. Mémoire sur les eaux acidules de Vals. Valence, 1825.

TAILLIÈRE. Lettre contenant quelques observations sur le Mémoire de M. Chevallier (Journ. de méd., mai 1771, pag. 430).

TARDNI (J.) Histoire naturelle de la fontaine qui brûle, près de Grenoble, avec la recherche des causes et des principes, et ample traité des feux souterrains. Tournon, 1618, in-12.

TARDY. Dissertation sur le transport des eaux de Vichy. 1755, in-12.

TARGIONI-TOZZETTI (Ant.), Storia ed analisi chimica delle acque termali dette di S. Agnese, etc. — Histoire et analyse des eaux thermales de Ste-Agnès, dans la contrée de Sainte-Marie-des-Bains. Florence, in-8 de 37 pag. 1828; Galetti.

— Des nouvelles eaux thermales de Sainte-Marie-des-Neiges à Rapolano. Florence, 1840, in-8.

TAVARÈS. Eaux minérales du Portugal. 1810.

— Advertencias, etc., de caldas de Rainha. Lisboa, 1791, in-4.

TAVERNER (J.). An essay upon the witham Spa, or a brief inquiry into the nature, virtues and uses of a mineral chalibeat, water at witham in essef. London, 1737, in-8.

TENTZELIUS (J.). De aquis miraculosis salubribus. Erford, 1661.

TERRASSON (P.). Description de la fontaine minérale découverte au terroir de la ville de Dié. Grenoble, 1672, in-8.

— Le Mercure vengé de M. Passis, ou apologie des eaux de Dié. 1673, in-8.

Terrède. Examen analytique des eaux minérales des environs de l'Aigle, en haute Normandie. Amsterdam, 1776, in-12.

Terrisse (Théoph.). Apologie contre les remarques faites sur le traité de la fontaine de Dié. Dié, 1672, in-8.

— Le plomb hors du tombeau victorieux et triomphant de M. Terrasson. Dié, 1672, in-8.

— Traité de la nature, qualités et vertus de la fontaine découverte au terroir de la ville de Dié, au lieu de Pérès. 1672, in-8.

Théophrast. Von warmen Bædern. Basel, 1570.

Trerrin. Notice sur les eaux minérales de Bourbonne-les-Bains 1813, in-12.

Thibault. Petit traité des eaux et bains de Bourbonne. Langres, 1658, in-8. (On dit que cet ouvrage n'est qu'une troisième édition de celui d'Hubert Jacob.)

Thicknesse (Philip.). The valetudinarians Bath guide. London, 1780, in-8.

Thiéry. Relation d'un voyage à Barèges, Cauterets et Bagnères, à la fin de l'année 1752.

Thiers de Marconnay. Nouvelles découvertes en médecine, très utiles pour le service du roi et du public. Paris, 1724.

Thile (J.). Acidularum artificialium materia. Wittebergue, 1682, in-4.

Thilenius. De l'utilité des bains chauds pendant l'hiver. 1816.

Thilénius (H.-Chr.). Ems et ses eaux minérales. Darms.

Thilénius. Description des eaux minérales de Faching et de leurs effets salutaires. Leipsick, 1799, in-8.

Thiriat (J.-B.). Essai sur les eaux de Bains. Paris, 1808, in-8.

Thiriaux. Essai sur l'analyse des eaux de Saint-Antoine de Guagno. 1829.

Thirmairius (F.-J.). Kurze beschreibung des gesundbades, genannt mariabrunn in dem landgerichte dachau, Oberlands, bagern, nachst mœhing gelegen. Munchen, 1674, in-8.

Thomassen. Les eaux sulfureuses de Bentheim dans le pays de Münster. Juillet 1824.

THOMSON (T.) Analyse des eaux minérales d'Ecosse (Glascow médical, journal, fév. 1828. Edinburgh medical and surgical journal; avril 1828).

THOMSON (A.). Dissertatio de aquarum mineralium examine et origine. Lugd. Bat., 1705.

— Untersuchung der naturlichen geschichte und des medicinischen gebrauchei verschiedener mineral Sthalwasser (Fonderlich in Schotland).

—Gehalt und eigenschaften der quelle zu montrose,

THONHAUSER (L.). Diss. sistens analysin aquarum Egranæ montis Falconis, Veneti, Pouhont, Steknitzensis. Viennæ, 1772, in-8.

THORE et MEYRAC. Mémoire sur les eaux et boues de Dax. 1809 , in-8.

THOUVENEL. Mémoire chimique et médicinal sur les eaux de Contrexeville. Nancy, 1774.

THUMMIG (H.-M.). Observationes de acidulis Stebensibus. Curiæ, 1722, in-4.

THURNEISER (L.). Zehn bücher von kalten, warmen, mineralischen, metallischen wassern samt der vergleichung der pffanzen-und erdgewachse. Francfort, 1572; Strasb., 1612, in-folio.

— Attisholtz oder attiswalder badordnung mit einer beschreibung dieses Bades. Berlin, 1590, in-4.

THYM. Tractat über altwasser. 1698.

TILLING (Joh.-Chr.). Observationes medicæ singulares circa verum usum thermarum Carolinarum in diversis morbis institutæ. 1751.

— Prog. de eorum qui aquis mineralibus utantur diæta. Lipsiæ, 1760, in-4.

TIMONY (Ant.). Dissertation sur les bains orientaux (Mém. de la Soc. roy. de méd., t. 3, 1780).

TIRSCH (J.-V.). Le saint Wenzels-Bad à Tschachwitz en Bohême. Prague.

TITOT (P.-A.). Naturæ et usus thermarum Plumbariarum brevis descriptio. 1684, in-4.

TONDU (J.). Analyse des eaux minérales de Merlange près de la ville de Montereau-Faut-Yonne. 1761, in-12.

Tonstall (G.). Scarboroug spaw spagyricalli anatomised. London, 1670.

Torosiewitz (Th.). Analyse physico-chimique de la source minérale hydro-sulfureuse de Lubien dans le royaume de Galicie. Vienne, 1828.

Toullieu (P.). An præcavendis morbis ex humorum viscida congerie oriundis balneum tepidum ex aqua dulci. Paris, 1710, in-4.

Tournell (F.). Thermographia Aquensis et Porcetana. Luyck, 1674, in-8.

Tournielle. Avis au public touchant les vertus des eaux minérales chaudes et froides d'Aix-la-Chapelle, comme aussi des bains de Borcet. 1696, in-8.

Tralles (B.-L.). Das Kaiser Karlsbad in Boehmen in einer ode entworten; etc. Breslau, 1756.

Trampel (J.-E.). Beschreibung des bades zu Meinberg. Lemgo, 1770, in-8; 1774, in-8; 1778, in-8.

— Beschreibung der substantiellen schwefelquellen bey meinberg. Lemgo, 1781, in-8.

— Beschreibung von den ner entdekten salzartigen mineralquellen in Pyrmont und von den heilquellen derselben. Berlin, 1794, in-8.

Trapp (Ed.-Chr.). Homburg et ses eaux minérales. Darmstadt.

Trécourt. Apologie des eaux de Saint-Amand. 1775.

Treumann (A.). Les eaux minérales et thermes de Freyenwalde sur l'Oder. Berlin.

Treuner (J.-Ch.). Sledacrene seu acidulæ Egranæ. Rudolph, 1681, in-4.

Trevisanus (B.). Trattado della laguna di Venezia (Giornale d'Italia. t, 26).

Trichard (C.). An ut aquarum thermalium, sic et sanguinis vigor a sulphura ? Parisiis, 1699, in-4.

Triller (D.-W.) Dissertatio de fallacia examinis chemici in exploranda intima thermarum natura. Witt, 1767.

Trincaud Latour (de). Notice sur Bagnères de Luchon et ses eaux minérales. Toulouse, 1827.

Trincavellius (V.). De usu thermarum. Basil., 1587.

Tripier. Dissertation sur les eaux minérales d'Evaux (Thèse). Montpellier, 1830.

— Essai sur les eaux minérales d'Evaux. Montpellier, 1828.

TRIVODI. Des bains de Thcheitsch. Vienne.

TROMMSDORFF. Les sources d'eaux minérales d'Eger. Harlem, 1822.

TROMMSDORFF (J.-Barth.). Examen chimique de l'Alexanders-brunn dans le Selkethale.

— Examen physico-chimique des eaux minérales de Kaiser-Franzens-Bad à Eger. Leips.

— Les eaux salino-sulf. nouvellement découvertes à Langensalza et Tennstaedt en Saxe. Gotha.

TROSCHELL (H.-G.-N.). Nothwendige nachricht von dem Bohmischen bitterwasser Saydschutzer ursprungs aus dem Hochbetscher berge. 1761.

—Erforderliche Nachrichten vom dem Biliner Sauerbrunnen, nach der neursten Auffuchung des wahren innern quellwassers. 1762, in-8.

— Allgmeine nachricht von den verschiedenen mineralwassern, salzen, pulvern, und balsamen der Biliner gegend. Leutzmeritz, 1762.

TRUMPHIUS (J.-C.). Historia naturalis urbis verdas breviter delineata. Norlbergæ, 1744, in-4.

TRUMPI (J.). Les eaux minérales de Stachelberg. 1831.

TSCHOERTNER. Analyse de l'eau minérale de Flinsberg en Silésie (Neues Journ. der pharm. de Trommsdorf, 1824).

TUMA (Fr.). Dissertatio de aqua Pyrawarthensi. Vienne, 1765, in-8.

TURC (L.). Du mode d'action des eaux minérales de Plombières, 1834.

— De l'emploi de l'eau douce dans le traitement de plusieurs maladies graves, suivi de quelques cures remarquables obtenues à l'aide des bains de Plombières, 1831.

TURNER. Composition de deux sources minérales situées dans l'Inde près de Pinnarkoon et de Loorgootha (Annal. des mines, t. 5, livr. 2, 1829, p. 288).

TURNER (G.-A.). The rare treasure of English bathes. Londres, 1587, in-4.

— A full account of the mineral waters of Pyrmont and Spa. London, 1734, in-8.

— A book of the nature and properties of bathes in England, as of other bathes in Germany and Italy. Cologne, 1562, in-fol.

— Amusements des eaux de Spa. Amsterdam, 1740.

— A brief account of the mineral waters of Spa. London, 1733.

TURNER (Edw.). Analysis of the solid contents of two hot mineral springs in India (Journ. of science, t. 9, p. 95). Edinburch.

U

UCELLI. Saggio sulle terme Rosellane. Florence, 1826, in-8.

UEBELACKER (F.). System der Karlsbader sinter, und unter vorstellung schoner und seltener stucke sammt einem versuche einer mineralogischen geschichte derselben. Erlangen, 1780, in-fol.

UGUET-RASAYE. Discorso en que se trata si los bannos de aqua dulce son provechosos para la salud. 1630.

UGULINUS. De natura et virtute balneorum Montiscatini (Extr. De balneis omnia quæ extant apud Græcos, etc.).

ULBER (C.-S.). Das gottliche in Carlsbade. Kœnigsberg, 1751, in-fol.

UTERHART (Ch.). Description des eaux minérales de Parchim. Parchim.

V

VALENTIN. Notice sur les eaux de Gréoulx (Journ. de méd.).

— Notice sur les eaux d'Aix (Journ. de méd. de Corvisart, t. 21, p. 198).

— Notice sur les eaux de Digne (Journ. de méd. de Corvisart, t. 21, p. 186).

VALENTIN (L.). Voyage médical en Italie. Nancy, 1820, 1 vol. in-8.

VALENTINUS (D.-M.-B.). Erinnerung vom gebrauch der Sauerbrunnen in ober und unter Hessen samt dem zu Schwalbach, Tonnstein, Saltern, Wildungen, Pyrmont und Geismar. Giessen, 1685, in-8.

VALLERIUS (Nic.). Tentamina physico-chymica circa aquas thermales Aquisgranenses. 1699, in-8.

VALLERIUS (N.). Tractatus de aquis medicat. 1718.

Vallisnieri (A.). De l'usage et de l'abus des boissons chaudes et froides, et des bains chauds et froids. Modène, 1725, in-4. Traduction de l'ouvrage suivant.

— Dell' uso e dell' abuso delle bevande et bagnature calde e fredde. Modène, 1725, in-4.

— Lezione academica intorno all' origine delle fontane. Venise, 1715, in-4; *ibid.*, 1726, in-4.

Vallot (J.-B.). Theses medicæ inaugurales de principiis et virtutibus aquarum mineralium Bellovacensium. Duisbourg, 1759, in-4.

Valmont de Bomare. Dictionnaire universel raisonné d'histoire naturelle. Paris, 1775, in-4.

Vamucci. Mémoire sur les eaux minérales de la Corse, présenté à la Société royale de médecine. 1829.

Vandelius (D.). Dissertationes tres de Aponi thermis. Patavii, 1758.

Vandelli. Analisi sulle acque minerali del Modenense. Padua, 1760.

Vandermonde. Journ. de chirurgie, médecine et pharmacie. 1760.

Vaneckard (Jo.-G.). Dissertatio de Apolline granno, in Alsatia nuper detecto, qua dii locales varii thermarum, item Aquisgranensium et Wisbadensium, etc. antiquitates quædam breviter exponuntur occasione lapidis Colmariæ reperti, etc.

Vannier. Analyse des eaux minérales de Bourges. Bourges, 1762, in-12.

Vannotius (F.-M.). De aqua minerali Salmancina. Romæ, 1642, in-4.

Varin (J.-P.). Admirables et miraculeuses vertus de la fontaine d'Antilly. Paris, 1614, in-8.

Vastel (Ed.). Guide des voyageurs et des malades aux Eaux-Bonnes. Paris, 1838, in-18.

Vater. Observation d'une personne qui n'avait jamais senti les douleurs de la pierre, qui se portait fort bien, et qui par l'usage des eaux de Pyrmont, rendit une quantité extraordinaire de pierres, et qui ensuite urina du sang, et eut un abcès à la vessie. 1723, n° 377 (Transact. phil. de la Soc. r. de Londres).

Vater (A.). Diss. de fonte medicato Witebergensi. Wittenberg, 1748, in-4.

34

Vauquelin. Analyse des eaux minérales de Traveggia, dans la haute Italie (Giorn. di physica, chimica, etc. 1827, p. 106).

— Examen chimique d'une matière verte qui se forme à la surface des eaux de Vichy.

— Analyse d'une eau minérale de l'île Bourbon (Mém. du Muséum, t. 9, p. 275).

Vauquelin et Thierry. Analyse de l'eau de Bagnoles (Annales de chimie, avril 1814).

Veitz (D.). Von dem Podel-Oder-St-Wenzelbade im Chrudimer Kreise.

Velschius. De lutis thermalibus.

Venel et Bayen. Examen chimique des eaux minérales de Passy, par ordre de M. le premier médecin. 1755, in-8. 1757, in-12.

— Examen chimique d'une eau minérale nouvellement découverte à Passy, dans la maison de M. de Calsabigi, 1775, in-8.

Venel. Aquarum Galliæ mineralium analysis. 2 v. in-4.

Cet ouvrage a été fait par ordre de la cour ; mais il est resté manuscrit.

Venel (G.-F.) Mémoire sur les eaux de Selters ou de Seltz (Mémoire de l'Académie royale des Sciences ; savants étrangers, t. 2, p. 53 et 80).

— Questiones chimicæ duodecim. Montpellier, 1759, in-4.

Venette. Observations sur les eaux minérales de la Rouillane en Saintonge. La Rochelle, 1682, in-8.

Ventura (D.). De bagnis Calderiani. Verona, 1594, in-4.

Verchère. Notice sur les eaux minérales en général et sur celles de Bourbon-Lancy (Thèse). Montpellier, 1809.

Verefkin (Mich.). Description des eaux de Catherine, dans le gouvernement d'Astrakan. Moscou, in-8 (en russe).

Vezt (R.-W.). Description et analyse d'une nouvelle source sulfureuse à Harrogate. In-8.

Versial. Notice sur les bains de mer de Boulogne. Boulogne, 1825, in-8.

Vicarius (J.-J.-F.). Hydrophilarium novum, seu discursus de aquis salubribus mineralibus vere novus. Ulmæ, 1699.

Vigaroux. Notice sur les eaux de Fontcaude (Recueil des bulletins de la Société des Sciences de Montpellier, t. 2, p. 169).

Vignet (J.-H. de). Beschreibung der uralten heilsamen und hochst berubmten warmen Tœplitzer bader. Prague, 1720, in-8.

Villefeu (F.). Bref discours des fontaines minérales de Vic-le-Comte, en Auvergne, avec l'histoire des maladies qu'elles ont guéries. Lyon, 1616, in-8.

Villers (A. de). Analyse des eaux minérales qui se trouvent au château royal de Marimont, en Hainaut. Louvain, 1741.

Vincenti. Essai sur les bains généraux d'eau simple (Thèse). Strasb., 1829.

Vincenti (D.). Lettere idrologiche intorno all'uso e all' abuso delle acque minerali, particolarmente circa quelle di Recoaro e di Cilla. 1750, in-4.

Vincentius Burgundus. De aquæ proprietatibus, differentiis, notis, balneis, aquis medicatis, his, quæ parantur ex aquis. Vid. vol. 1, p. 223.

Vincquedes (G.-A. de). De fonte minerali Tungrensi (Ephem. nat. cur.).

Viotti. De balneorum naturalium viribus. 1552.

Viry (de). Notice sur les eaux de Sail-sous-Cousan. 1819, in-4.

Vogel. Règles générales pour prendre les bains, à l'usage des baigneurs en général et en particulier des bains de mer de Dobéran. 1817 (en allem.).

Vogel (A.). Die mineralquellen des Konigreichs Bayern ; les eaux minérales du royaume de Bavière. Munich, 1829, in-8.

Vogel (S.-Th.). Ueber den Nutzen und gebrauch der Seebader. Stendal, 1794, in-8.

— Zur nachricht und belehrung fuer die Badegaest in Doberan. Rostock, 1799, in-8.

— Ueber Seebadecuren in Doberan im Jahr. 1798 ; Rostock, 1799, in-8.

— Annalen des Seebades von Doberan vom Sommer. 1799 ; Stendal, 1800, in-8.

— Fortgesetze annalen des Seebades zu Doberan, vom Sommer. 1800 ; Rostock, 1801 et suiv.

— Neve annalen des Seebades von Doberan. Rostock, 1804 ; 1805, in-8.

Voigt (P.-A.). De aquis medicatis Bohemiæ scriptores comméravit.

Volckamer (J.-L.). Observationes des aquis therm. Caroli nimium potis (in Ephem German. dec. 11, p. 413).

Volhardten (D.-J.-C.). Tœplitzches warmes badbuchlein, in velchen aus guten medicin, etc. Dresden, 1648.

Vollmar (J.-J.). Description succincte des eaux minérales nouvellement découvertes dans la vallée du Saint-Ulrich. Strasbourg, 1773, in-8.

Vollmar. Kurze, doch aber Gründliche beschreibung der neu Ersundenen quelle des Barrer-Bades. Strasburg, 1773.

Volta (J.-S.). Chem. mineral. versuch ub. de bader u. Gebirge v. Baaden, 1792, in-8.

Vordank (D.). Woher ist das gittelschen Eisengranulirwassers ausserlicher medicinalgebrauch enstanden (in Baldingers neven Magazin).

Vrayet. Dissertation sur les eaux d'Abbeville. Amiens.

Vroman (Pet.). Dissert. philologico-medica de balneis, 1695.

Vulfranc Gerdy (J.). Notice sur les bains d'Uriage, 1838, in-8.

— Recherches et observations sur l'influence thérapeutique des eaux minérales d'Uriage (deuxième Mémoire). Paris, 1840, in-8.

Vulson (de). De l'usage des eaux minérales acides et surtout de celles d'Auriols et du Monestiers de Clermont. Grenoble, 1639, in-8.

W

Wackenrother (H.). Examen chimique des eaux minérales de Liebenstein. Halle.

Waechter (Jos). Traité sur l'usage de principales eaux. Vienne.

Wagner (D.-J.-C.). Hess. Leib-und brunnenmedicus, curen, welche 1726, durch den gebrauch des Hoff-geissmarischen mineral gesundbrunnen und dessen bades geschehen. Cassel, 1727, in-4.

— Kurze beschreibung des trink und badebrunnens zu hoffgeissmar. Cassel, 1732, in-8.

Wagner (P.-C.). Epistola de acidulis Sichersreuthensibus. Erlangue, 1753, in-4.

— Observ. de aquarum salubrium Heisbronnensium effectu. Nurenberg, 1731.

Wagner (J.). Beobachtungen uber Karlsbad und seine heilwirkung. Prag., 1837.

Walch (H.). Beschreibung des goppinger sauerbrunnens. Tubingen, 1664, in-8.

— Beschreibung des Wurtenbergischen wilbades. Stuttgard, 1667, in-fol.

— Beschreibung des mineralischen bades bey Liebenzell in Wurtenbergischen. Stuttg., 1668, in-12.

Walcke (A.). Analyse de deux sources minérales dans la forêt de Windsor (Quart. Journ. of Sc., mars 1829, p. 89).

Walcker (A.). Analysis of the mineral waters of Bath (the Quarterly Journal, 1829, p. 78).

— On mineral waters natural and artificial (the Quarterly Journal, 1828, p. 62).

Waldmann (D.-E.). Kurzer bericht von dem Liebensteiner sauerbrunnen in Sachsen Meinungen gelegen, 1718, in-8.

Waldschmid. Diss. de acidulis vulg. sauerbrunnen. Marp., 1682, in-4.

Walker (J.) Dissert. de aqua sulphurea Harrowgatensi. Edinb. 1770, in-4.

Walker de Borgue-House. Description d'une nouvelle eau minérale découverte depuis peu près Moffat en Annandale, dans le comté de Dumfries, Écosse (Trans. phil. de la Soc. roy. de L., 1757, t. 4).

Wall (J.). Lettre au docteur Lyttelson, doyen d'Exeter, sur les eaux de Malverne en Worcestershire (Trans. phil. de la Soc. roy. de L., 1757, t. 4).

Wall (M.-J.). Essai sur les eaux du Holy-Well, à Malverne en Worcestershire (Trans. phil. de la Soc. roy. de L., 1756, t. 49).

Wallerius. Hydrologie ou description du règne aquatique, divisé par classes et variétés, avec la manière de faire l'essai des eaux minérales. Berlin, 1751.

Wallerius (J.-G.). Dissertatio de origine fontium. Upsal, 1761, in-8.

— Waelmente tankar om Daennemarks haelsobrune; hoc est cogitationes de fonte Soterio ad Daennemark propè Upsalum sito. Stockholm, 1737, in-8.

Wallich (Em.-Wolfg.). Sur les thermes de Klein-Pœsteny en Hongrie. Vienne.

Warthon. Lettres sur la nature et les propriétés des eaux de Gau. Amsterdam, 1749.

Webell (C.-H.). Physisch medicinische betrachtung des unweit bilin befindl gesundbrunnens. Friedrichstadt, 1762, in-8.

— Anleitung zum gebrauche des biliner Sauerbrunnens. Dresden, 1782.

Weber (C.). Hofmed. von der Lage, der geschichte, dem gehalte gebrauch und der wirkung des Rehburger gesundbrunnens. Hannover, 1769, in-8.

Weber (P.). Thermarum Wisbadensium descriptio.

— Beschreibung des Wisbades. Frankf., 1636, in-8.

Wecker. Eigentliche beschreibung des Emser bades.

Wedel (J.-W.). De acidulis dissertatio. Ienæ, 1695, in-4.

Wedel(G. W.). De thermis. Ienæ, 1695.

— Dissertatio de aquarum natura. Ienæ, 1702.

Weigel (M.). Ausfuhrliche beschreibung des warmen bades embs, dessen gebrauch, tugend und wurkung. Francf., 1627, in-8.

Weickard (M.-A.). Nachricht von dem gesundbrunnen zu Bruekenau. Bruckenau, 1764 et 1790, in-8,

— Neuere nachricht von dem bey Bruckenau gelegenen gesundbrunnen. Bruckenau, 1767, in-8.

— Von dem diaet auf dem gesundbrunnen zu Bruckenau. Bruckenau, 1771, in-8.

Weinek J. (Guler de). Fiderisser Sauerbrunnen, 1642.

Weiss (N.). De fonte Soterio Weidenbergensi ditionis Brandenburgico. Byruthinæ (Eph. nat. cur., vol. 3).

Weitssmann (G.-T.). Phthisis acidulis curata.

Welschius. De cremore thermarum Carolinarum et lutis thermalibus.

Welker (J.-P.). Grundliche beschreibung des Schlangenbades, 1721.

Wendf (Joh.). Sur l'importance et les effets des bains de vapeur russes. Breslau.

— Les eaux minérales de Kissingen. Breslau.

Wenker (D.). Das aus der vergessenheit und den ruinen wieder aufftehende St.-Johannenbad bey Nordlingen. in-8.

Wepfer (J.-J.). Oratio de thermarum potu in Barbeyterio. Bâle, 1646, in-8.

Werber (G.-J.-A.). Théorie des sources du point de vue de la géologie organique, avec un traité médical des eaux minérales de Kniebis, dans le grand-duché de Bade. Freiberg.

West (W.). Analysis of a newly discovered mineral spring at Stanley, near Wakefield (Quarterly Journal of science for July 1827).

— Notice sur une nouvelle source sulfureuse à Harrowgate (Journ. of science, n. 29, avril 1823, p. 82).

Westrumb (F.-J.). De la source minérale muriatique à Pyrmont. Hanovre, 1797.

— Description des eaux minérales de Selters. Marb.

— Beschreibung der Schwefelbrunnen und bader zu eilsen. Hanovre, 1805.

— Recherches physico-chimiques sur les sources sulfureuses de Winzlar (Archiv. für Naturlehre du docteur Kastner; vol. 14, p. 51, 1828).

Wetsteinii (J.-R.). Thermæ Favarienses omnium totius Europæ maximi salutares carmine elegiaco descriptæ. Basil., 1672.

Wettstein (J.-U.). Description de l'établissement de bains et d'eaux de Saint-Maurice.

Wetzlar. Sur les eaux minérales et les bains en général. Mayence 3 vol.

Wetzler. Description des eaux de Wipfeld, Kissingen, Bocklet, etc. 1821.

— Supplément et corrections des volumes sur les eaux. 1822.

— Remarques sur les eaux minérales contenant du carbonate de soude (Kastner; Archiv., t. 10, 1827).

— Traité sur les eaux minérales et les bains. Mayence, 1822, 2 vol.

Wetzler (J.-Ev.). Ueber gesundbrunnen und heilbaeder, nachrichten ueber die vorzuglichsten gesundbrunnen und heilbaeder in Boehmen.

— Sur les sources minérales et les bains médicinaux de Bohême. 3 vol. in-8. Mayence, 1825.

— La source d'Adelheid (contenant du brome) à Heilbrunn. Augsburg.

— Aperçu sur les eaux minérales de la Bavière. Munich.

Wetzler. Les eaux minérales et les bains de Baden.

— Traité sur les sources de l'Allemagne et de la Bohême. 1823.

Whytt. Lettre au révérend Th. Birch, contenant quelques observations sur la vertu lithontriptique des eaux de Carlsbad (Trans. phil. de la Soc. r. de Londres, 1757, tome 4).

Wichelhausen (Eug.). Sur les bains des anciens, leur décadence et la nécessité de les reconstruire. Mannheim.

Wischmann (J.-E.). Notice sur l'action des eaux minérales, principalement de celles de Wildung. Hanovre, 1797.

Widemann (J.). Tract. de balneis Ferinarum thermarum vulgo Wildbad perutilis balneari volentibus ibidem. Tubingue, 1519, in-8.

— Tract. de balneis thermarum Ferinarum in ducatu Wurtembergico. Tubing., 1611, in-8.

Wider (J.-S.). Mineral hydromantica Weissenburgensis, oder Kurze delienation des Weissenburgischen Wilbades. Oettingen, 1708, in-8.

Wigand (F.-L.) Alloquium epistolare quo institutum suum de observat. curatorum colligendis et edendis aperit. 1774, in-8.

Wildvogel (C.) Lib. de balneis et balneatoribus. 1754.

Willan. On sulphureous waters.

Willemet. Essai analytique sur les eaux minérales de Walsbronn. Vallerius Lotharingiæ, p. 258.

William. Treatise on the medicinal virtues of the mineral waters of the germans Spa. London, 1773, in-8.

Willich (M.). Notice sur les eaux de Sagard, dans l'île de Rugen. 1796.

Wilson. De la force médicale des vapeurs d'eau dans le traitement des rhumatismes et de la goutte.

Winkler. (Jos.-Magn.). Description des eaux minérales de Luschowitz, en Moravie. Brunn.

Winterperger (W.). Vom Wilbade der stadt Baden in Oesterreicht unter der ems anfanglich. 1617, in-8.

Witchead (W.). A hymen to the nymph. of Bristol spring. London, 1751, in-4.

Withering (W.). Chemical analysis of the water at Caldas de Rainha (en anglais et en portugais). Lisboa, 1795, in-4.

Witting. Description physico-chimique des sources d'eaux ferrugineuses de Godelheim (Magaz. der pharm., janvier 1824).

Witry (Everlange de) Abhandl über die gesundheils zu Sauchoir nicht weit von Tournay (Mémoire de l'Académie de Bruxelles, t. 1).

Wittich (J.). Vom mineralischen sauerbrunnen zu Kissingen in Franken. Wurzb., 1596, in-8.

Wittig (R.). Scarboroug Spaw, or a description of the nature and virtues of the Spaw at Scarborough Yorkshire. York, 1667, in-8.

— De omnis aquarum generis origine ac usu. Londres, 1678, in-8.

— Scarboroug Spaw spagyrically anatomized. Londres, 1671, in-12.

Wittle (R.). Lettre du docteur Wittle sur les observations des docteurs Foot et Highmore, touchant les eaux minérales et leur analyse (Transact. philosophiques de la Société royale de Londres, 1670, t. 5).

Woita (A.-C.). Examen physique et médical des bains de Selenitz. Graetz.

Wolf (G.-A.). Karlsbad in medicinischer, pitoresker und geselliger beziehung. Prague, 1838.

Wolf (J.). De acidulis Wildungensibus, earumque mineris, natura, viribus, ac usus ratione brevis explicatio. Marbourg, 1780, in-4.

Wolfart (P.). Von brabacher Sauerbrunnen. Herborn, 1720, in-8.

— Beschreibung des auf dem wesserwalse amst mengerskirchen liegenden brabacher Sauerbrunnen. Herborn, 1721, in-8.

— Bedenken von den bey hofgeismar liegenden gesundbrunnen. Cassel, 1725, in-8.

— De thermis Embsensibus. Cassel, 1715, in-4.

Wolfram. Traduction du guide pour la ville et les environs de Bade de Schreiber. Carlsrhue, 1828, in-12.

Wolter. Bericht von dizenbacher Heilbrunnen in der graffchaft wiesensteig. Ulm, 1755, in-8.

WoolnÒth (J.-C.). Analyse de l'eau d'Holy-Well (Philos. Magaz., nov. 1824).

Wobmille (G.). Descrittione della citta di Napoli e del suo amenissimo distretto e dell' antichita della citta di Pozzuolo. Napoli, 1625, in-8.

Worthington (J.). Experiments on the Spa at Morension near Liverpool. London, 1773, in-8.

Wurtz (G.-C.). Voyage d'un médecin étranger de Prague à Carlsbad (allem.). 1779.

Wurzer. Die mineralquellen zu Hoffgeismar in kurhessen chemisch und physisch dargestellt (les sources minérales d'Hofgeismar dans la Hesse électorale, considérées sous les rapports chimiques et physiques). Marbourg, 1825.

Wurzer. Traité sur les eaux sulfureuses de Nenndorf. 1824.
— Traités sur les bains de Nenndorf. Leipz.
— Les eaux min. de Schwalheim. Leipz.

Wuth (C.-F.). Dissertat. de aqua Soteria Fachingensi. Giess., 1779, in-4.

Wutzke. Bemerkungen ueber die Gewaesser, die Ostseekuste, etc. (Observations sur les eaux de la Prusse, la nature de son sol et les côtes de la Baltique, avec une préface et un appendice de Wrède, et avec une carte hydrographique. Kœnigsberg, 1829, in-4 de 160 pages ; Borntrœger.

Wynter (J.). Treatise of bathing in the Hotbath et Bath. London, 1728, in-8.

Y

Yvelin (P.) Nocetne fœcunditati aquarum metallicarum potus ? Affirm. Paris, 1670.

Z

Zaegel (S.). Traité physico.-méd. sur les eaux min. sulfureuses et sur les thermes de Eilsen. Leipz.

ZAMBECCARI (G.). Breve trattato de bagni di Pisa e di Lucca. Padoue, 1712, in-8.

ZAUSCHNER (J.-B.-J.). Diss. de elementis et viribus medicis aquarum mineralium Teplicensium. Prague, 1766.

ZECCHIO (J.). De aquarum Porrectanarum usu atque præstantia. Bologne, 1576, in-4.

ZEDLITZ (L. DE). Dictionnaire statistique, historique des eaux minérales et thermales de l'Allemagne, Suisse, Hongrie, Croatie, Transylvanie, France, etc., etc., les bains de mer, etc. Leipz.

— Traité sur Charlottenbrunn, avec une analyse chimique.

ZELLER (J.). Diss. de thermis Ferinis atque Zellensibus physico-medice consideratis. Tubing., 1729.

— Celebrium Wurtembergiæ nostræ acidularum Deinacensium spiritusque vitrioli volatilis et ejus phlegmatis examen per reagentia cum phœnomenorum explicationes. Tubingue, 1727, in-4.

— Thermæ Ferinæ atque Zellenses physico-medice consideratæ. Tubingue, 1729, in-4.

ZEMPLIN (Aug.). Salzbrunn und seine mineralquellen. Breslau, 1822, in-8, 2e édit.

ZENTNER (J.). Le Renonthal et ses eaux minérales; Griesbash, Petersthal, etc. Freiburg.

ZEUSCHNER (Pr.). Les eaux minérales de Gleissen. Berl.

ZIEGLER (F. DE). Rodenbergischen gesundbrunnen vorlausige beschreibung nebst angefugten register der merkwurdigsten Curen von 1739-1742-1743, in-8.

ZIEGLER (J.-G.). Petits mémoires sur l'histoire des eaux de Bibra. Altenbourg, 1798.

ZIEGRA (C.). De aquis salubribus. Witteb., 1659.

— Notabilia de thermis et acidulis. Witt., 1659, in-4.

ZIMMERMANN (J.-P.). Wiesbade et ses environs. 1826 (en allemand).

ZIPSER (Ch.-A.). Le visiteur des bains de Sliatsch dans la Basse-Hongrie; guide médical et topographique pour les étrangers. 1827.

ZITTERLAND. Les nouvelles sources ferrug. d'Aix-la-Chapelle et Burtscheid. Aix-la-Chapelle.

— Guide méd. pour les visiteurs des eaux d'Aix-la-Chapelle.

— Les eaux minérales chaudes d'Aix-la-Chapelle ; livre pour les médecins.

Zittmann (D.-J.-F.) Sachf. Leibmedicus praktische anmerkungen von dem Tœplitzer bade, dem Bohmischen und Bilinerwasser. Dresde, 1743, in-4.

Zuckert (J.-F.). Description systématique de toutes les eaux minér. et des bains d'Allemagne. Berlin, 1768, in-4 ; Kœnigsberg, 1776, in-8 ; Berlin, 1795, in-4.

— Von meinberger mineralwasser. Lemgo, 1774, in-8.

Zwierlein. Observations générales sur les bains, à l'usage des médecins et des buveurs d'eau. Leipsick, 1793.

— Avantage de la cure par les bains dans les maladies chroniques.

Zwierlein et Kuhn. Almanach pour les visiteurs des eaux.

Zwierlein (C.-A.). L'Esculape pour les médecins et visiteurs d'eaux minér. Vienne.

— Sur les établissements de bains les plus nouveaux en Allemagne. Francfort.

— Traité sur les eaux minérales de Bruckenau.

Zwinger (Th.). Examen et usage de l'eau minérale de la Yontaine qui est dans le petit champois de la vacherie de Fortburg, appartenant à la ville de Délémont, proche du pré de Voet. Basle.

Zynthus (H.). De balneo thermali Lixignano vocato, nec non de luto Borboliorum medicato, in ducatu Parmensi ; tractatus, in quo docentur modi reales utendi, et aquis et luto thermali. Venetiis, 1615, in-4.

SUPPLÉMENT.

De balneis omnia, quæ extant apud Græcos, Latinos, Arabes, tam medicos quam alios scriptores. 1553, 1 vol. in-fol.

Avis aux buveurs d'eaux minérales affligés de maux de nerfs. Liége et Spa, 1776, in-12.

D'une eau minérale vitriolée, avec quelques particularités sur les eaux minérales (Trans. philos. de la Soc. roy. de Londres, 1695, t. 1, n. 20).

Carte des eaux minérales, de toutes les eaux minérales d'Allemagne, de la Suisse et des Pays-Bas. Weimar.

Considérations sur les réflexions relatives aux eaux minérales médicinales. (Trans. philosoph. de la Société royale de Londres), 1670, t. 5.

Supplément à l'histoire des eaux minérales et bains célèbres dans notre Suisse.

Guide aux eaux minérales ou diète pendant l'emploi des bains et des eaux minérales artificielles et naturelles. Leipz.

Aix-la-Chapelle. Amusements des eaux d'Aix-la-Chapelle. Amsterdam, 1736.

— Lettre à un ami, vers libres, qui donnent une idée des eaux d'Aix-la-Chapelle. Cologne, 1703, in-8.

—Bathoniensium et Aquisgranensium thermarum comparatio, variis adjunctis illustrata R. P. epistola ad illustrem virum Royerum, etc. Londini, 1675, in-8.

Aix (Savoie). Guide pittoresque aux eaux d'Aix en Savoie. Audin, lib.-édit.

Allemagne. Annales des sources minérales de l'Allemagne.

— Annales des sources minérales et des bains de mer d'Allemagne. 1837.

— Des plus riches fontaines salées d'Allemagne (Trans. phil. de la Soc. roy. de Londres, 1665, t. 1).

Alsace. De quelques fontaines extraordinaires de Bâle et d'Alsace (Trans. phil. de la Soc. roy. de Londres, 1665, t. 1).

Eaux d'Arnedillo. Ensayo sobre las aguas de Arnedillo. Madrid, 1806.

Analyse des eaux de Bade. Strasbourg, 1756.

Bade. Amusements des bains de Bade en Suisse, de Schintznach et Pfeffers (en français). Londres, 1739, in-12.

Baden (J.-A.-C.- de S.). Description des trois eaux minérales les plus célèbres dans l'archiduché d'Autriche sous l'Ems, comme Baden, Deutsch, Altenburg et Pyrenvorth.

— Passe-temps agréable aux eaux de Baden en Suisse, à Schinznach et à Pfeffers.

Bagnères. J*** (J.-B.). Guide des voyayeurs à Bagnères de Bigorre et dans les environs. Tarbes, 1818, in-8.

— Guide du voyageur aux bains de Bagnères, Barèges, Saint-Sauveur, Cauterets, par J.-B.-J. Paris, 1819, in-12.

Barèges. Précis d'observations sur les eaux de Barèges et les autres eaux minérales du Béarn et du Bigorre, ou extraits de divers ouvrages périodiques au sujet de ces eaux. Paris, 1769, 2e édit.

Bonnes. La Naiade de la Houn de Bourdeu a las Aigues-Bonnes, par un vieux médecin. Pau, 1811, in-12.

— L***. Lettre écrite des eaux Bonnes à M. le marquis de V***. Paris, 1828, 1 vol. in-12.

Die heilquellen von Borszeck nach eigenen erfahrumgen in kurzem beschrieben von einen practis chen arzte.

Eaux minérales de Borszeck décrites sur ses propres observations par un médecin praticien, avec une carte. Vienne, 1625.

Bussang. D***(Didelot? probablement). Examen sur les eaux de Bussang. 1777.

Carlsbad. Feuilles sincères sur l'emploi et l'arrangement de Carlsbad pour les visiteurs des bains. Leipz.

Castera Verduzan. B*** (le comte de). Une saison aux eaux de Castéra Verduzan. Auch, 1825.

Cudova. Les eaux de Cudova et Reinerz. Breslau.

— Les eaux de Steben et Langenau. Hof.

Les eaux et thermes les plus importants d'Europe, ou à quelles eaux irons-nous ? Comparaison de leurs forces médicales et de leur emploi utile pour malades et bien portants. Berlin.

Guesalega. Investigationes analyticas, y observaciones medicas sobre las aguas de Guesalega o de Cestona. Bilbao, 1822, in-4.

L. S. D. L. Les grandes vertus et propriétés de l'eau minérale et médicinale de la fontaine nouvellement découverte à la Haquinière au mois d'avril 1620. Paris, 1620, in-8.

Herefordshire. De quelques eaux minérales de l'Herefordshire (Trans. phil. de la Soc. roy. de Londres, 1765 n. 20).

Principales eaux minérales de Hongrie (Taschenb. zür verbreitung geograph. Kenntnisse; 1827, p. 198).

Jouhe. Observations sur la nature, la vertu et l'usage des eaux minérales et médicinales de Jouhe, près de Dôle. 1710, in-8.

PADERBORN. Sur une fontaine remarquable des environs de Paderborn en Allemagne (Trans. phil. de la Soc. roy. de Londres, 1665, t. 1).

PLOMBIÈRES. F*** (S.-F.). Les eaux de Plombières (Poëme). Montbéliard, 1823, 1 vol. in-12.

— A. T. M. C. Entier discours de la vertu et propriété des bains de Plombières. Paris, in-16; impr. de J. Hulpeau.

— Voyage à Plombières en 1822, ou lettres à M. V*** par M. P. D. C. Paris, 1823, in-18.

POUGUES. Traité des fontaines de Pougues. Paris, 1684.

— Notice sur les eaux minérales de Pougues.

— D. L. R. Les eaux minérales de Pougues, extrait des auteurs qui ont écrit sur ces eaux. Nevers, 1746.

PROVINS. B*** (N.). Dissertation sur les eaux minérales de Provins. Provins, 1738.

SAINT-SAUVEUR. Nouvelles observations sur les eaux de Saint-Sauveur. 1808. par M. F.

SCHINZNACH. Examen chimique des eaux de Schinznach et d'autres eaux minérales dans le canton de Berne.

SCHWALSBACH. Amusements des eaux de Schwalsbach, des bains de Visbaden, de Schlangenbad. Liége, 1739; Everard Kints, édit.

SELTZ. Notice sur l'eau minérale de Seltz. Metz, 1823, in-12.

SPA. Les amusements des eaux de Spa, ouvrage utile à ceux qui vont boire ces eaux minérales sur les lieux. Amsterdam, 1734.

— Essai sur l'analyse de l'eau minérale de la Grande-Flémale, ou comparaison de cette eau avec celles de Spa. Liége, 1750.

— W*** (DE). Le manteau ou la couverture des eaux de Spa. Cologne, 1737.

TRIPPTAEDT. Nouvelles eaux minérales de Tripptaedt. Manheim.

WINDSOR. Analyses of two mineral springs in Winsord forest (the Quarterly Journal, 1829, p. 89).

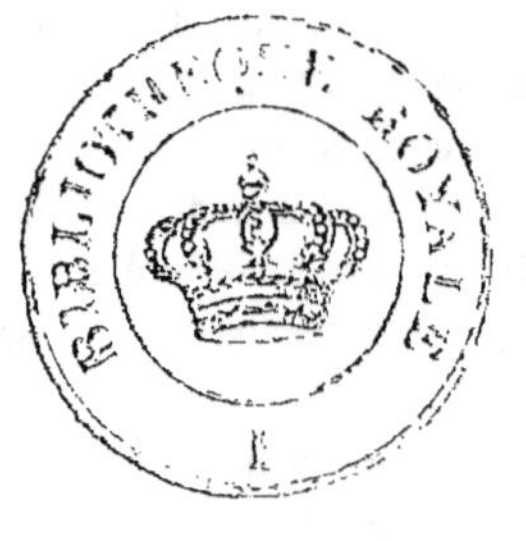

TABLE DES MATIÈRES

CONTENUES DANS LE PREMIER VOLUME.

FIN DU TOME PREMIER.